Die

Theorie und Praxis

der

Geburtshülfe.

Die
Theorie und Praxis
der
Geburtshülfe.

Dargestellt

von

Albert Krause,
ordentlichem Professor der Medizin an der Universität Dorpat.

Mit Abbildungen in Stahl und Holz.

Erster Theil.

Berlin.
Druck und Verlag von Georg Reimer.
1853.

Vorwort.

Eine vieljährige Wirksamkeit als Hebammenlehrer am Danziger Entbindungshause, in welchem jährlich gegen zweihundert Geburten zur Beobachtung kommen, und ausserdem eine umfangreiche geburtshülfliche Privatpraxis gaben mir Gelegenheit, sowohl die natürliche Geburt in all ihren Arten bis zur äussersten Grenze der Selbsthülfe zu beobachten, als die mannigfachsten Weisen der Behandlung so wie die grossen und kleinen Operationen in eigner Anwendung zu erproben. Das in 14 Jahren sich anhäufende Material glaubte ich nicht besser als in einer das Ganze der Kunst und Wissenschaft umfassenden Form verwerthen zu können. Hiebei stellte ich es mir zur Aufgabe, die physiologischen und pathologischen Erscheinungen der Geburt möglichst nach ihrer mechanischen und anatomischen Seite zu deuten, ferner auf die Art der natürlichen Selbsthülfe als Fingerzeig, wenn nicht als Norm für das geburtshülfliche Handeln hinzuweisen, endlich dasjenige, was mich die eigene Erfahrung als cito, tute, et jucunde gelehrt, wiederzugeben. Erschien es dem Zwecke einer gründlichen Auffassung wesentlich förderlich, wenigstens bei den wichtigsten Gegenständen ihre geschichtliche Entwickelung hinzuzufügen, so glaubte ich durch eine Sonderung nach den verschiedenen Nationen eine leichtere Uebersicht der jetzt in Deutschland, Frankreich und England herrschenden Ansichten gewähren zu können, so wie durch ein hin und wieder eingeflochtenes Wort der Kritik einzelne Ansichten ihres verführerischen Aeussern entkleiden zu müssen.

Bei der Ausführung war ich bestrebt mit den Vorzügen Deutscher Systematik und Deutscher geburtshülflicher Dogmen die in Französischen und Englischen Werken übliche freie Darstellung zu verbinden, ein Mal weil sich manche Erörterung kaum in den Umfang eines Paragraphen fügen wollte, und dann weil ich den Wunsch hegte, eines aus dem andern derartig zu entwickeln, dass jede Handlung am Geburtsbette völlig frei von der Autorität zu einem durch innere Nothwendigkeit gebotenen Ausflusse selbstbewusster Anschauung wird.

Dorpat.

Prof. Krause.

Inhaltsverzeichniss.

Einleitung.

Einleitung.

Die Geburtshülfe ist die Kunst, welche durch die Anwendung gewisser Grundsätze und Regeln die Gefahren der Geburt, von denen Kind und Mutter bedroht wird, zu verhüten, beseitigen oder vermindern bemüht ist. Der Gegenstand, mit dem sie sich beschäftigt, ist demnach sowohl das Weib, vor, während und nach der Niederkunft, als das Kind von dem Augenblicke der Erzeugung bis zum Austritt aus dem mütterlichen Körper, und ihre Aufgabe das Leben und Wohlsein beider fortwährend zu schützen.

Die Geburtshülfe greift somit ebenso in das Gebiet der Medizin als der Chirurgie und hat gleich andern Wissenschaften, die mit einer Kunst genau verbunden sind, einen theoretischen und einen praktischen Theil. Der theoretische schildert den Bau der bei der Geburt interessirten Gebilde, Anatomie, zeigt die Veränderungen, welche in ihnen vor, während und nach der Geburt eintreten müssen, Physiologie der Schwangerschaft, Geburt und des Wochenbettes, und weist auf die Abweichungen von dem natürlichen Gange hin, Pathologie. Der praktische Theil dagegen lehrt die Anwendung der Sinne zur Erkenntniss der verschiedenen Zustände, Untersuchung, stellt die Regeln auf, den regelmässigen Zustand zu erhalten, Diätetik, weist endlich die Mittel nach, die Abweichungen von dem naturgemässen Verhältniss auf den natürlichen Weg zurückzuführen, oder zu heben, medizinische oder mechanische Therapie.

Wir beginnen mit der anatomischen Schilderung der Theile, welche bei der Schwangerschaft, Geburt und dem Wochenbett hauptsächlich in Betracht kommen. Sie gehören entweder der Mutter oder dem Kinde an, und sind entweder passiv oder aktiv; zu den passiven gehört das Becken und der Kindeskopf; zu den letzteren die am und im Becken befindlichen Geschlechtstheile und die Brüste.

Anatomie des weiblichen Beckens, des Kindeskopfes und der weiblichen Geschlechtstheile.

Das Becken.

Das Becken, *pelvis*, ohne Zweifel so genannt wegen der augenscheinlichen Aehnlichkeit mit einem Barbierbecken, bildet den untern Theil der Unterleibshöhle und die Basis des Rumpfes. Es befindet sich ungefähr in der Mitte des Körpers und besteht aus einem von Weichtheilen umgebenen Knochenring, dessen hintere Peripherie die Wirbelsäule trägt, seitlich dagegen sich beim Stehen in den Pfannen auf den Köpfen der Oberschenkel stützt. Sein Inneres enthält einen Theil der Därme und Urinwerkzeuge, die innern Geschlechtstheile, grosse Gefässe, Nervenstämme und Muskeln; an seiner Aussenseite nehmen die grossen Muskelmassen des Rückens, der Bauchwände so wie des Oberschenkels ihren Ursprung, und es befestigen sich vorn die äussern Geschlechtstheile. Um von dem Ganzen eine fassliche Darstellung zu geben, ist es nöthig, dasselbe in seine einzelne Theile zu zerlegen. Wir unterscheiden deshalb die zur Grundlage dienenden Knochen, und die Gebilde, welche dieselbe aussen und innen umgeben, seine Wände bedecken, seine Unebenheiten ausgleichen, seine Form runden und dadurch seine Gestalt verändern.

Die Knochen des Beckens.

Von den Weichtheilen entkleidet stellt das Knochengerüste einen gekrümmten Kanal dar, durch welchen das Kind bei der Geburt hindurchgetrieben wird. Eine genaue Kenntniss dieses Kanals ist deswegen höchst nothwendig, weil seine grössere oder geringere Weite den Durchgang des Kindes leicht gestattet, erschwert, oder unmöglich macht, und weil die Hindernisse, welche ein nicht nachgiebiger Knochen entgegenstellt, oft gar nicht zu beseitigen sind, und die schwierigsten, so wie lebensgefährlichen Operationen erheischen.

Das ausgebildete Becken besteht aus vier einzelnen Knochen, und aus den sie verbindenden Knorpeln und Bändern. Die vier Knochen sind: zwei Seitenbeckenbeine vorn und zur Seite, das Kreuzbein hinten, und unter ihm das Steissbein.

I. Das Seitenbeckenbein, *os innominatum*,[1] ein grosser Knochen, welcher die vordere und seitliche Wand bildet, hat eine höchst unregelmässige Gestalt. Bei einer ältern Person ist er ein Ganzes, während er beim Kinde aus drei durch Knorpel verbundenen Stücken besteht, die erst gegen das zwanzigste Lebensjahr zu einer untheilbaren Masse verwachsen. Zur bessern Uebersicht des grossen Ganzen theilt man es in jene ursprüngliche drei Theile, in das Hüftstück, Sitzstück und Schoossstück.

a. Das Hüftstück, *os ilium*,[2] liegt an der Seite. Man unterscheidet an ihm den grössern obern Theil, welcher wegen seiner grossen Ausdehnung in der Fläche Blatt genannt wird, und den unten liegenden dicken Theil, Körper. Das Blatt hat zwei Flächen. Die äussere ist rauh, und dient zur Befestigung der Gesässmuskeln. An der innern Fläche unterscheidet man einen vordern glatten und einen hintern rauhen Theil. Der vordere glatte ist der bei weitem grössere und durch eine von hinten nach vorn fast horizontal verlaufende scharf vorspringende Kante, die Bogenlinie, *linea innominata*, in zwei ungleiche Hälften getheilt. Die obere grössere, *fossa iliaca*, etwas ausgehöhlt und glatt, steigt schräg in die Höhe und geht nach vorn in die obere Fläche des Schoossstücks über. Die untere kleinere Hälfte ist nach innen geneigt, bildet den Grund der Pfannen so wie die Seitenwand des kleinen Beckens, und verläuft nach unten und vorn zum Sitz- und Schoossstück. Der hintre rauhe Theil der Innenfläche des Hüftblatts ist der kleinere, hat die Form der Ohrmuschel und dient zur Verbindung mit den gleichgestalteten Seitenrändern des Kreuzbeins, hinter welches er sich legt. Die dickste Knochenmasse oder der Körper des Hüftstücks bildet den hintern Abschnitt der Pfanne. Die Ränder, welche das Seitenbeckenbein begrenzen, sind: oben, der breite convexe ∾ förmige Kamm des Hüftblattes, *crista ossis ilei*, der nach vorn und hinten in eine Spitze, *spina ossis ilei superior anterior* und *posterior*, ausläuft;

[1] *innominatum*, ungenannt, weil der ganze Knochen bei den alten Anatomen keinen besondern Namen führte, sondern nur die einzelnen Theile ihre Bezeichnung hatten.

[2] εἰλέω, umgeben, herumlegen.

vorn und hinten, eine von jenen Spitzen halbmondförmig herabgehende scharfe Linie, die nach unten durch den vordern und hintern Stachel, *spina ossis ilei inferior anterior* und *posterior*, begränzt wird; unten, der tief gehöhlte Ausschnitt, *incisura ischiadica major*.

b. Das Sitzstück, *os ischii*, [1] ist der unterste Theil des Seitenbeckenbeins und folgt in seiner Grösse unmittelbar dem Hüftstücke. Es besteht ebenfalls aus einem dicken Theil, Körper, welcher den untern und vordern Abschnitt der Pfanne bildet, und dem dünnern Theil. Letzteren bilden zwei Aeste, der herabsteigende, *ramus descendens*, und der heraufsteigende, *ramus ascendens*. An dem Vereinigungspunkt beider entsteht eine dicke Anschwellung, welche, vorzugsweise dazu bestimmt die Last des Rumpfes beim Sitzen zu tragen, Sitzknorren, *tuber ischiaticum*, heisst. An der Innenseite ragt ein Stachel, *spina ischii*, nach innen und hinten in die Höhle, welcher einem grossen sehnigen Bande, *lig. spinoso-sacrum*, zur Befestigung dient.

c. Das Schoossstück, *os pubis*, [2] ist der vorderste und kleinste Theil des grossen Knochens. Es zerfällt ebenfalls in den dickern Theil, Körper, welcher zur Seite liegend seinen Antheil an der Bildung der Pfanne vorn und oben abgiebt, und in die beiden Aeste. Der grade Ast, *ramus horizontalis*, ist ein dreieckiges Prisma, dessen nach oben zugeschärfte Kante der Kamm, *crista ossis pubis*, heisst. Diese setzt sich nach hinten in die Bogenlinie des Hüftstücks fort, und endet nach vorn mit einem kleinen Vorsprung, *tuberculum ossis pubis*, welcher zur Befestigung für das runde Mutterband dient; an der Stelle, wo das äussre Ende dieses Astes mit dem Hüftblatt verwachsen ist, also dicht über der Pfanne bleibt eine kleine Vorragung, *tuberculum iliopubicum*, Hüftschoossverwachsung. Fast unter einem rechten Winkel geht von dem horizontalen Ast der heruntersteigende, *ramus descendens*, ab, um sich nach unten mit dem heraufsteigenden des Sitzstücks zu vereinigen. Die heruntersteigenden Aeste beider Schoossstücke treten zu einer durch Knorpel und Bänder unbeweglichen Verbindung, der Schoossfuge, *symphysis ossium pubis*, zusammen, und bilden nach unten auseinanderweichend den obern Theil des Schoossbogens. Die beiden Seitenbeckenbeine

[1] ἰσχίον die Hüfte.
[2] *pubes* das Schaamhaar.

sind somit vorn mit einander, hinten mit den beiden Seiten des Kreuzbeins durch Fugen verbunden.

Man kann sich die embryonale Trennung der drei Stücke des Seitenbeckenbeins am besten dadurch vor die Augen führen, wenn man in die Pfanne sich ein Y in der Art gelegt denkt, dass die Oeffnung desselben den horizontalen Ast des Schoossstücks umfasst. Die vollkommne Verknöcherung ist erst nach vollendetem Wachsthum, also nach dem zwanzigsten Lebensjahr beendet. Früher, meist gegen das siebente, findet die Verschmelzung des absteigenden Schooss- und aufsteigenden Sitzstückastes statt, welche in die Mitte des innern Randes des eiförmigen Loches fällt.

An dem Seitenbeckenbeine sind noch bemerkenswerth die Pfanne und das eiförmige Loch.

Die Pfanne, *acetabulum*, ist die Gelenkgrube, welche für den Kopf des Oberschenkels durch die Vereinigung der Körper des Hüft-, Sitz- und Schoossstückes gebildet ist. Sie liegt an der äussern seitlichen Wand des Beckens.

Das eiförmige Loch, *foramen obturatorium s. ovale*, bezeichnet mit dem Namen seine Gestalt. Es befindet sich an der vordern Wand des kleinen Beckens, und wird vom Sitz- und Schoossstück umgeben.

II. Das Kreuzbein, *os sacrum*, [1] ist der wichtigste Knochen des Beckens, dessen Höhe und Breite die des Beckens, so wie seine innre Krümmung die Weite des Kanals hauptsächlich bedingt. Merkwürdig ist es, dass an ihm die häufigsten und beträchtlichsten Abweichungen von der Norm vorkommen. Es liegt an der hintern Peripherie des Knochenringes, und ist zwischen den Seitenbeckenbeinen keilförmig eingeschoben. Seine Gestalt ist dreieckig, oben breit und dick, unten dünner, fast spitzig. Der ganze Knochen ist von unten nach oben mässig gekrümmt, nämlich hinten convex und vorn concav. Man unterscheidet an ihm die zwei Flächen, und drei Ränder.

Die vordre Fläche, welche glatt und concav ist, besitzt zwei parallele Reihen von vier Löchern, deren Grösse von oben nach unten abnimmt, und für den Austritt der Kreuzbeinnerven bestimmt sind. Zwischen je zwei verläuft eine horizontale Linie, welche die Stelle bezeichnet, wo die fünf, seltener sechs, früher getrennten Kreuzbeinwirbel mit den Jahren verwachsen sind.

[1] *sacrum*, weil es beim Opfer den Göttern dargebracht wurde.

Die hintere Fläche ist convex, uneben von den zu Leisten verwachsenen Gelenkfortsätzen, und enthält den untern Theil des Rückenmarkkanals. Dieser ist unten offen und hat hier zur Seite die absteigenden Gelenkfortsätze der letzten falschen Kreuzbeinwirbel, zwei abgerundete Höckerchen ohne Gelenkfläche, *cornua sacralia.*

Das Kreuzbein hat drei Ränder, einen obern graden, zwei seitliche und nach unten eine stumpfe Spitze. Der erste verbindet sich mit der Wirbelsäule, letztere mit dem Steissbein, dagegen die Seitenränder mit den beiden Seitenbeckenbeinen.

Der obere breite Rand, der grade Schenkel des Dreiecks, *basis,* bietet durch seine Verbindung mit der Wirbelsäule der Last des Oberkörpers eine sichre Unterlage, eine unverrückbare Stütze. Erwägt man, dass das Kreuzbein aus falschen Wirbeln besteht, welche erst gegen das sechszehnte Lebensjahr zu einem festen Ganzen verwachsen, und dass während dieser Zeit Krankheiten, welche die Ausbildung der Knochen stören, sehr gewöhnlich sind, so wird man es erklärlich finden, woher der Knochen, der unter dem stärksten Drucke steht, häufigere und beträchtlichere Abweichungen von der Norm als irgend ein anderer am Skelet zeigt. Die Verbindung nach oben ist eine besonders beachtenswerthe für den Geburtshelfer, nicht wegen seiner Construktion, sondern wegen seiner Lage. Auf dem breiten Rande liegt nämlich der unterste Lendenwirbel und zwischen beiden ein Faserknorpel, der vorn beträchtlich dicker ist als hinten. Da hierdurch der Lendenwirbel nach hinten, das Kreuzbein hier nach vorn geneigt ist, so entsteht durch diese Vereinigung zweier verschiedener Richtungen ein nach vorn vorspringender Winkel, der Vorberg, *promontorium,* von welchem zu beiden Seiten die Bogenlinie anfängt, und sich nach vorn fortsetzt. Der Vorberg ist der wichtigste Punkt der Beckenhöhle, dessen stärkeres oder schwächeres Vortreten die obere Oeffnung des Kanals mehr oder weniger verengt, und im ersten Falle ein erhebliches Hinderniss für den Beginn der Geburt, für den Eintritt des Kindes in den knöchernen Kanal abgiebt. Ein solches Heraustreten aus seiner naturgemässen Stellung kommt nur zu häufig vor, weil das Kreuzbein nicht nur, wie oben angedeutet, unter dem Einfluss des Drucks und der Krankheit mangelhaft ausgebildet wird, sondern sich namentlich der Vorberg auch an all jenen Verschiebungen der andern Knochenwände in höherm oder geringerm Grade betheiligt.

Die Seitenränder sind schief abgeschnitten und legen sich vorn über die ohrförmige Innenfläche des Hüftblattes. Diese Verbindung ist durch Knorpeln und zahlreiche Bänder eine sehr feste und heisst Hüftkreuzfuge, *symphysis sacroiliaca.* Der untere Rand ist eine stumpfe überknorpelte Spitze, *apex,* welche nach vorn gewendet sich mit dem Steissbein zu einem beweglichen Gelenk verbindet.

Die Breite des Kreuzbeins beträgt an seiner Basis etwas über 4 Zoll, an seiner Spitze $^3/_4$ Zoll, seine Höhe 4 Zoll, seine Dicke an der Basis $2^1/_2$ Zoll und seine tiefste Aushöhlung $^3/_4$ Zoll.

III. Das Steissbein, *os coccygis,* [1] liegt unterhalb des Kreuzbeins, dessen Spitze es bildet. Es ist ebenfalls dreieckig. Seine obere breite Fläche ist mit dem Kreuzbein verbunden, seine freie Spitze ragt nach vorn in die Beckenhöhle hinein. Es besteht aus vier kleinen zusammenhängenden Knochenstückchen, in welchen die Attribute der Wirbel fast ganz untergegangen sind. Nur das oberste Stück hat noch eine Andeutung von aufsteigenden Gelenkfortsätzen, *cornua coccygea,* welche den *cornua sacralia* entgegenwachsen, ohne sie zu erreichen. Die von vorn nach hinten bewegliche Verbindung mit dem Kreuzbein gestattet eine Erweiterung des untern Beckenraums und gleicht das Hineinragen in die Höhle aus, was für den Austritt des Kindes bei der Geburt von Wichtigkeit ist. An seiner vordern Fläche befestigt sich der *levator ani,* an seiner Spitze der

[1] Von κόκκυξ, Kuckuck, wegen der Aehnlichkeit mit dessen Schnabel.

Tafel I.

Fig. I. Das linke Seitenbeckenbein von vorn. ***A.*** Hüftstück, ***A'.*** Körper desselben, ***a.*** äussere Seite des Hüftblattes. ***b.*** innere Seite. ***c.*** Hüftkamm. ***d. f.*** ***spina ossis ilei anterior superior*** und ***inferior, i, tuberculum iliopubicum.*** ***B.*** Sitzstück. ***B'.*** Körper desselben. ***k,*** absteigender Ast. ***l,*** aufsteigender. ***m,*** Sitzknorren. ***C.*** Schoossstück. ***C'.*** Körper desselben. ***o,*** grader Ast. ***r,*** herabsteigender. ***p, crista ossis, q, tuberculum ossis pubis.*** ***D.*** Pfanne.

Fig. II. Dasselbe Bein von der Seite. ***e, g, Spina ossis ilei posterior superior*** und ***inferior.*** ***D.*** Pfanne. ***F. Incisura ischiadica, n,*** Sitzstachel.

Fig. III. ***b,*** die innere vordere Fläche des Hüftblattes, ***fossa iliaca, b',*** der hintere ohrförmige Theil. ***D'.*** Boden der Pfanne. ***E.*** eiförmige Loch. ***N.*** Bogenlinie.

Fig. IV. Kreuzbein von vorn mit den vier paar Löchern und den zwischen befindlichen Leisten. ***A.*** Basis. ***B.*** Seite. ***C.*** Spitze. ***a, cornu sacrale.***

Fig. V. Steissbein von vorn, ***a, cornu sacrale.***

Fig. VI. Wirbelsäule, ***A.*** in ihrer Stellung zum Kreuzbein. ***B.*** dessen seitlicher Rand, ***C.*** Rücken.

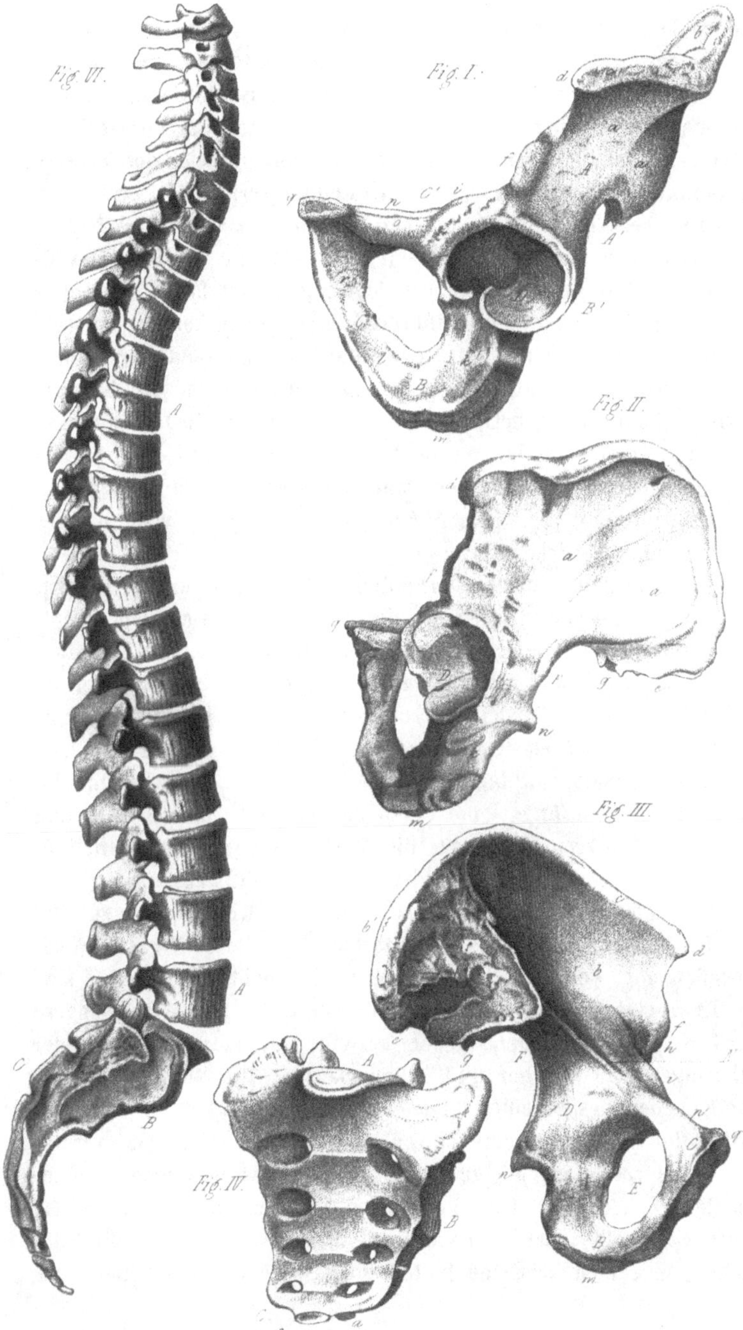
Fig. VI.
Fig. I.
Fig. II.
Fig. III.
Fig. IV.
Fig. V.

Sehnenbänder sich dem widersetzen würden, so haben vielfache Experimente gezeigt, dass man bei einer verstorbenen Schwangeren auch nicht durch die Anwendung einer ausserordentlichen Gewalt eine Erweiterung des Beckenkanals auch nur um ein Geringes erzwingen kann, ja dass selbst eine Trennung mittelst des Messers die Geräumigkeit nur um ein Unbedeutendes vermehrt. Ferner sind diese Knorpelschichten bei manchen Frauen ganz dünn und betheiligen sich auch nur wenig an dem Blutreichthum, so dass Cruveilhier mehre Mal bei vorgerückter Schwangerschaft kaum eine Spur der dünnen Knorpel in der Hüftkreuzfuge auffinden konnte. Ausserdem fand man in jenen seltenen Fällen, wo während der Geburt die Schoossfuge auseinander gesprengt wurde, nicht die Knorpel zerrissen, sondern vom Knochen losgetrennt. Endlich sieht man bei Frauen, nachdem im Wochenbett eine selbst nur geringe Beweglichkeit der Schoossfuge entstand, das Gehen beeinträchtigt und schwankend werden in einer Art, wie es niemals während der Schwangerschaft vorkommt.

Die Anordnung dieser Verbindung ist weniger auf die Geburt, als auf die Bewegung berechnet. Ihr Nutzen zeigt sich wohl hauptsächlich darin, den vom Schenkel auf das Becken ausgehenden Stoss beim Gehen und noch mehr bei angestrengter Bewegung im Sprung und Fall in seiner Fortleitung zu unterbrechen. Hierzu ist nichts geeigneter als der elastische Knorpel. Die von einem Fusse herrührende Erschütterung bleibt auf der Seite des Beckens beschränkt, indem die Schoossfuge seine Fortpflanzung vorn unterbricht, und hinten die Hüftkreuzfuge auch die Wirbelsäule mit dem empfindlichen Rückenmark den Folgen derselben entzieht, was um so eher dadurch gelingt, als das Hüftstück hinter dem Kreuzbein liegt. Damit die innern Genitalien, diese zarter gegliederte Werkstätte der Fortpflanzung, vorzugsweise jener Vortheile theilhaftig werden, sind die Knorpel bei Frauen dicker, und damit die grosse schwangere Gebärmutter vollkommen sicher gestellt sei, werden sie in der Schwangerschaft weicher und aufgelockerter. Die Vereinigung beider Knochen besitzt einen hohen Grad von Festigkeit, welche eine Dislokation des Kreuzbeins sowohl nach innen als aussen verhindert. Die zahlreiche Menge der starken rückwärts gelegenen Bänder leisten einen erfolgreichen Widerstand jedem äussern Druck, welcher dasselbe nach innen drängt. Andrerseits machen die Hüftblätter, indem sie dasselbe hinten umfassen, ein Ausweichen nach aussen unmöglich, so dass der mit grosser Gewalt durch das Bekken getriebene Kindeskopf eben so wenig Verschiebung veranlassen kann, als eine selbst stark vermehrte Last des Rumpfes, welcher seinen Druck mittelst der Wirbelsäule nicht senkrecht auf das Kreuzbein ausübt, sondern vermöge des im *Promontorium* gebildeten Winkels nach hinten und unten.

Das Gelenk zwischen dem Kreuz- und Steissbein ist ein bewegliches, und nach Art derselben gebaut. Hinten wird es durch sehnige Fasern, welche von den zwei untern Höckerchen des Kreuzbeins zu den des Steissbeins herabsteigen, unterstützt. Es erlaubt der Spitze des Steissbeins $\frac{1}{2}$ bis 1 Zoll sich zurückzuziehn. Die Beweglichkeit nimmt mit den Jahren ab und giebt bei Erstgebärenden im vorgerückten Alter Anlass zu einer verzögerten Geburt, dagegen zum Bruch, wenn das Gelenk verknöchert ist, was bei Personen, die viel sitzen, vorkommt.

Die Bänder, welche sich im Becken befinden, sind dazu bestimmt einerseits die grossen Lücken auszufüllen, um unnütze Knochenmassen zu vertreten, somit grössere Leichtigkeit des Beckens zu bedingen, andrerseits den Muskeln zum Ansatz zu dienen. An der untern Oeffnung des Beckenkanals befinden sich, um einen Theil des Bodens zu bilden vier grosse starke Bänder, und zwar zwei auf jeder Seite.

Das *lig. tuberososacrum,* Knorrenkreuzband, welches vom Sitzknorren zum obern Rand des Kreuz- und Steissbeins hinüber gespannt ist.

Das *lig. spinososacrum,* Stachelkreuzband, entspringt von dem Sitzstachel, kreuzt sich mit dem vorigen und befestigt sich ebenfalls an der Seitenwand des Kreuz- und Steissbeins. Es bietet dem *M. levator ani* und *coccygeus* einen Ansatzpunkt. Diese beiden Bänder theilen den grossen Hüftausschnitt in zwei ungleiche Oeffnungen, eine nach hinten gelegene, grosse und unregelmässige, welche dem *M. pyriformis,* dem *Nerv. ischiadicus* und der *Art. glutaea superior* und *inferior,* vorn in eine kleinre dreieckige, welche dem *M. obturator internus* so wie den *Nerv.* und *vas. pudend. intern.* den Durchtritt gestattet. Von den genannten Weichtheilen wird die Oeffnung beider vollkommen ausgefüllt.

Die *membrana obturatoria,* eine sehnige Haut, welche von der äussern und innern Knochenhaut gebildet ist, verschliesst das eiförmige Loch bis auf eine kleine nach oben und aussen befindliche Lücke für die austretenden Gefässe und Nerven gleichen Namens. Von ihr entspringen der äussre und innre *Musc. obturatorius.* Diese Sehnenhaut mässigt durch eine gewisse Nachgiebigkeit den heftigen Druck, welchen der herabgleitende Kindeskopf auf den *M. obturatorius internus* ausübt.

Eine nähere Beschreibung verdienen noch zwei Theile am Bekken, die obere Verbindung desselben mit dem Lendenwirbel, und der untere Ausschnitt der vordern Wand.

Das Gelenk des Kreuzbeins mit dem fünften Lendenwirbel wird durch einen Zwischenknorpel und seitliche Bänder ganz in derselben Weise, wie bei den Wirbeln vermittelt, besitzt jedoch nur eine geringe Beweglichkeit, die von dem Grade abhängt, als sich der Knorpel zusammendrücken lässt. Somit kann auch die Bewegung der Wirbelsäule nach vorn oder hinten diesen Winkel weder spitzer noch stumpfer machen.

Schoossbogen, *arcus ossium pubis,* heisst diejenige an der vordern Beckenwand befindliche Oeffnung, die oberhalb einer Linie, welche man sich von einem Sitzknorren zum andern gezogen denkt, befindlich ist. Die höchste Stelle dieses Bogens liegt unter der Schoosfuge, während seine beiden Schenkel von dem innern Rand der aufsteigenden Aeste des Sitz- und dem absteigenden des Schoossstücks gebildet werden. Dieser Rand hat das eigenthümliche, dass er nach aussen umgebogen, der Bogen dagegen, dass er diejenige Spannung besitzt, welche das Hinterhaupt eines ausgebildeten Kindes genau ausfüllt. Die Höhe des Bogens beträgt zwei Zoll.

Der Raum des Beckens.

Der von den Beckenknochen eingeschlossene Raum heisst Bekkenhöhle. Durch ihn muss das Kind bei der Geburt hindurchtreten, um das Tageslicht zu erblicken. Da das Innere dieser Höhle höchst unregelmässig ist, eine Menge von Biegungen und Vorsprüngen hat, so nimmt man, um jede Abweichung davon zu erkennen, gewisse Abtheilungen an, und denkt sich in ihnen, um die Entfernung einzelner Punkte zu bestimmen, Linien gezogen, deren Länge man misst. Diese imaginären Linien heissen Durchmesser. Geben wir das Maass derselben in Pariser Zoll an, so ist dies die Durchschnittszahl einer grossen Menge gutgebauter Becken, also gewissermassen das an ein vollkommnes Becken angelegte Maass.

Die Beckenhöhle ist oben weit und unten eng. Man unterscheidet daher das grosse Becken und das kleine. Weil letzteres den Geburtshelfer hauptsächlich interessirt, so versteht man, wenn er vom „Becken" spricht, bloss das kleine. Die Gränze beider ist scharf gezeichnet, hinten durch den Vorberg, seitlich durch die Bogenlinie, vorn durch den Schoosskamm. Sie stellt natürlich zugleich den Ausgang des grossen und Eingang des kleinen Beckens dar.

Das grosse Becken, *pelvis major*, die obere grösste Hälfte der Beckenhöhle, hat die Gestalt einer flachen nierenförmigen Schaale, deren seitliche Wände durch die concave Fläche der Hüftblätter, deren hintere durch den letzten Lendenwirbel vorgestellt wird, während vorn die Lücke der Knochenwand beim Lebenden durch die vorderen Bauchmuskeln vollständig ausgefüllt wird. Die Trichterform, welche hauptsächlich durch die schiefaufsteigenden Seitenwände bedingt wird, hat den Nutzen, die Gedärme zu tragen und das Herabsinken der schwangern Gebärmutter zu verhüten. Es hat zwei Durchmesser, welche seine Breite anzeigen:

1) der hintere grosse Querdurchmesser $9\frac{1}{2}$ Zoll.
von der grössten Ausbiegung des linken Hüftkamms bis zum rechten.

2) der vordere kleine Querdurchmesser 9 Zoll.
von der linken *spina ossis ilei anterior superior* bis zur rechten.

Das kleine Becken, *pelvis minor*, liegt unter dem grossen und bildet einen überall von Knochen umschlossenen Kanal, der oben und unten offen; er ist unten trichterförmig verengt, und nach vorn gekrümmt. Zu seiner Bildung vereinigen sich sämmtliche vier Beckenknochen, und nur der obere Theil des Seitenbeckenbeins, das Hüftblatt schliesst sich davon aus. Seine hintre Wand ist höher und nach hinten stark ausgebogen, dagegen die vordere grad und unten tief ausgeschnitten.

Eine genaue Kenntniss dieses engsten Theils des Beckenraums ist um so nöthiger, als sich durch dieselbe nur allein die Art und Weise begreift, in welcher die regelmässige Fortbewegung des Kindes bei der Geburt statt findet. Da Abweichungen von der Norm grade hier am häufigsten vorkommen, und das Kind dann meist im Herabtreten auf ein Hinderniss trifft, welches schwer, bisweilen gar nicht überwunden werden kann, so muss man, um zu beurtheilen, ob die Geburt möglich oder unmöglich, leicht oder schwer sein wird, eine genaue Vorstellung von der Weite und Tiefe des kleinen Beckens, von der Lage seiner Wände gegen einander, so wie von seiner Stellung gegen die Längenaxe des Körpers haben. Um die Weite oder Geräumigkeit des Beckens zu bestimmen, unterscheidet man den Eingang, den Ausgang, und die zwischen beiden befindliche Höhle.

Der Beckeneingang, oder die obere Oeffnung, *apertura superior*, wird, wie schon oben erwähnt, hinten durch den Vorberg, seitlich durch die Bogenlinie und vorn durch den Schoosskamm begränzt. Durch die Hervorragung des ersten hat er die Gestalt eines Herzens mit stumpfer Spitze oder einer querliegenden hinten etwas eingedrückten rundlichen Ellipse, und liegt nicht horizontal sondern mit seinem hintern Theil weit höher als mit seinem vordern. Man nimmt in ihm vier Durchmesser an, einen graden, einen queren und zwei schiefe.

1) der grade Durchmesser, *Diameter recta s. Conjugata* 4 Zoll.
von der Mitte des Vorbergs bis zur Spitze der Schoossfuge.

2) der quere Durchmesser, *Diameter transversa* 5 Zoll.
von der Mitte der linken Bogenlinie bis zur Mitte der rechten.

3) die zwei schiefen Durchmesser, *Diametri obliquae* $4^1/_2$ Zoll.
a, der erste schiefe von der rechten Hüftkreuzfuge, ***symph. sacroiliaca*** bis zur linken Hüftschoossverwachsung, ***tuberc. iliopubicum.***
b, der zweite schiefe von der linken Hüftkreuzfuge, ***symph. sacroiliaca*** bis zur rechten Hüftschoossverwachsung, ***tuberc. iliopubicum.***

Der Beckenausgang, oder die untere Oeffnung, *apertura inferior,* wird hinten umgeben vom Steissbein, seitlich vom Knorrenkreuzband, *lig. tuberososacrum,* und dem Sitzknorren, vorn vom Schoossbogen. Er stellt, wenn das Steissbein zurückgebogen ist, ungefähr eine Ellipse dar, dessen hintere Spitze eingedrückt ist, so lange jenes nach vorn gerichtet, und liegt fast horizontal, indem

Tafel 2. Das in der Mitte senkrecht durchschnittene Becken.

Fig. I. Die hintere Hälfte der Innenwand, ***H. H. symphysis sacroiliaca***, ***F. incisura ischiadica major*** und ***minor***, ***P.*** Vorberg, ***s. lig. spinososacrum***, ***t. lig. tuberososacrum***, ***a — b*** lange Querdurchmesser des grossen Beckens.

Fig. II. Die vordre Hälfte der Innenwand, ***J. symphysis ossium pubis*** mit dem ***lig. arcuatum***, ***n.*** Bogenlinie, ***p. crista ossis pubis***, ***v. membrana obturatoria***, ***K.*** Schoossbogen, ***c — d*** kurzer Querdurchmesser des grossen Beckens 9 Z., ***e — f*** querer Durchmesser des kleinen Beckens im Eingang 5 Z., ***g — h*** der Mitte 4 Z., ***i — k*** des Ausgangs 4 Z.

Fig. I.

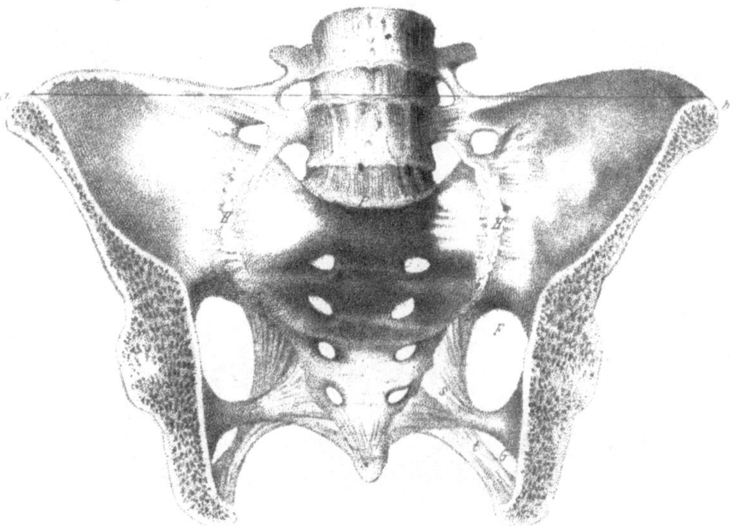

Fig. II.

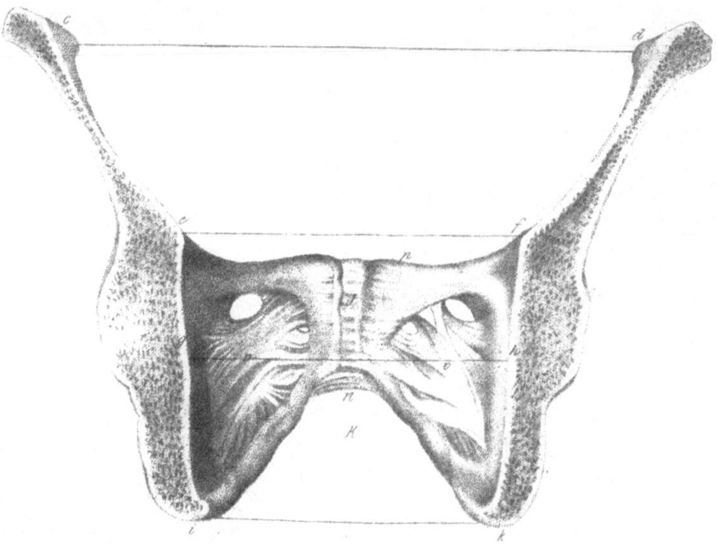

der hintere Theil kaum ein wenig höher steht als der vordere. Man unterscheidet an ihm zwei Durchmesser, den graden und queren.

1) der **grade** Durchmesser $3\frac{1}{2}$ Zoll, beim Zurückweichen des Steissbeins $4\frac{1}{2}$ Zoll.

von dem untern Rande der Schoossfuge bis zur Spitze des Steissbeins.

2) der **quere** Durchmesser 4 Zoll.

vom linken Sitzknorren, *tuber ischii,* bis zum rechten.

In der **Beckenhöhle**, *cavum pelvis minoris,* dem ganzen Raum zwischen Ein- und Ausgang, unterscheidet man die weiteste und die engste Gegend.

Die **weiteste** befindet sich in der Ebene, welche horizontal durch die Mitte des Beckens gelegt ist; demnach wird sie vorn von der Mitte der Schoossfuge, seitlich von dem Grund der Pfanne und hinten von der Mitte des Kreuzbeins bezeichnet. Hier nimmt man zwei Durchmesser an.

1) der grade Durchmesser ist $4\frac{1}{2}$ Zoll.

von der Verbindung des zweiten und dritten Kreuzwirbels bis zur Mitte der Schoossfuge.

2) der quere Durchmesser $4\frac{1}{4}$ Zoll.

von dem Grunde der linken Pfanne zur rechten.

Die **engste** Stelle liegt dicht oberhalb des Ausgangs und wird von der stumpfen Spitze des Kreuzbeins, seitlich vom Sitzstachel und vorn von dem untern Rand der Schoossfuge umgeben. Hier ist

1) der grade Durchmesser 4 Zoll.

von der Spitze des Kreuzbeins bis zum untern Rand der Schoossfuge.

2) der quere Durchmesser 4 Zoll.

vom linken Sitzstachel, *spina ischii,* bis zum rechten.

Die Länge aller der genannten Durchmesser ist in dem von Weichtheilen umgebenen Becken um ein so Geringes kürzer, dass man die obigen Angaben als normale auch für letzteres ansehen darf. Eine Ausnahme jedoch macht hiervon der quere Durchmesser des Einganges, weil der an seinen Endpunkten befindliche *Musc. Psoas* seine Länge fast um 1 Zoll verringert. Stellen wir demnach die Durchmesser zusammen, so ergiebt sich aus einem Vergleich, dass **die längsten Durchmesser im Eingang der schiefe, in der Mitte und im Ausgang der grade ist,** woraus wir schliessen, dass an dieser Stelle einem von oben nach unten sich fortbewegenden Körper der grösste Raum geboten wird.

Ausserdem sind noch folgende Entfernungen zu merken:

1) die *Diagonalconjugata* $4^1/_2$ Zoll.

von der Mitte des Vorbergs bis zum untern Rand der Schoossfuge. Sie zeigt an, dass die *conjugata* im Beckeneingang 4 Zoll ist.

2) die *Conjugata externa* 7 Zoll.

von der Spitze der Aussenfläche der Schoossfuge, bis zur Stachelfortsetzung des letzten Lendenwirbels. Sie liegt in derselben Ebene mit der innern *conjugata* und lässt schliessen, dass diese 4 Zoll lang ist.

3) der Abstand beider Trochanteren des Oberschenkels 12 Zoll.

Sie zeigt in derselben Art wie die vorigen an, dass der quere Durchmesser der Beckenmitte oder die Entfernung einer Pfanne zur andern 4 Zoll ist.

Die Tiefe des Kanals ist wegen der verschiedenen Höhe seiner Wände nicht überall dieselbe. Hinten ist sie 5 Zoll, vom Vorberg bis zur Spitze des Steissbeins, seitlich 4 Zoll von der Mitte der Bogenlinie bis zum Sitzknorren, und vorn $1^1/_2$ Zoll vom obern bis zum untern Rand der Schoossfuge. Diese abweichende Länge namentlich der vordern und hintern Wand erklärt es, woher ein von oben herabtretender Körper unterhalb der vordern Wand zunächst zum Vorschein kommt, während der übrige Theil noch in der Beckenhöhle zurückbleibt.

Die Beckenaxe.

Die Richtung des krummen Kanals wird durch eine Linie dargestellt, welche in gleicher Entfernung von der Seite, so wie der vordern und hintern Wand verläuft, also grade die Mitte bezeichnet, und deswegen Axe oder Mittellinie heisst. Sie ist ungefähr in der Mitte aus zwei Theilen zusammengesetzt, einem graden und einem krummen. Von diesen ist die obere Hälfte grade, weil der Verlauf des obern Theils des Kreuzbeins bis zur Verwachsung seines zweiten und dritten Wirbels ebenso wie der der Schoossfuge

Tafel 3.

Fig. I. Das Becken von oben den Eingang darstellend. *P* Vorberg, *Q* Schoossfuge, im Grund das *lig. tuberososacrum* und *spinososacrum*, *c—d* Querdurchmesser 5 Z., *e—f*, *g—h* schiefe $4^1/_2$ Z., *a—b* grader oder *Conjugata* 4 Z.

Fig. II. Becken in seiner horizontalen Mitte, *a—b* der grade D. $4^1/_2$ Z., *c—d* der quere D. 4 Z., die untere Beckenenge, *e—f* der grade D. $4^1/_2$ Z., *g h* der quere D. 4 Z.

Fig. III. Das Becken auf die Schoossfuge gestellt und der Ausgang mit *lig. tuberososacrum* von unten aus gesehn, *a—b* der grade D. $3^1/_2$ Z., *c—d* der quere D. 4 Z.

Fig. I.

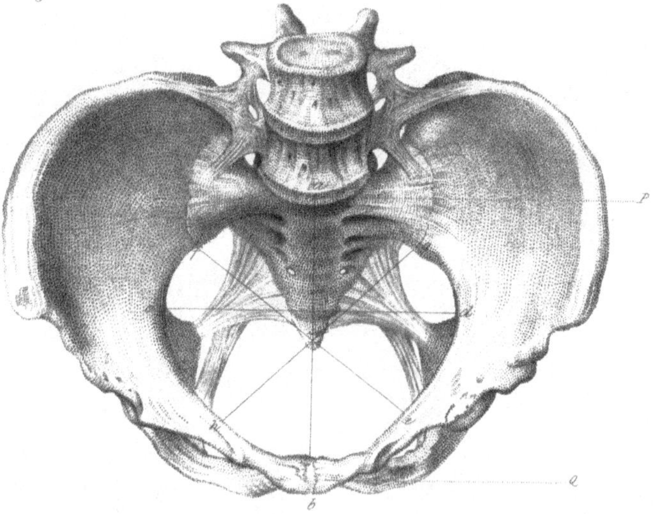

Fig. II.

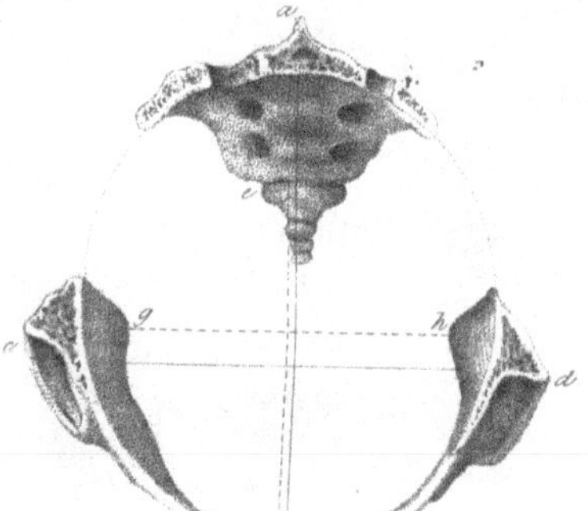

Fig. III.

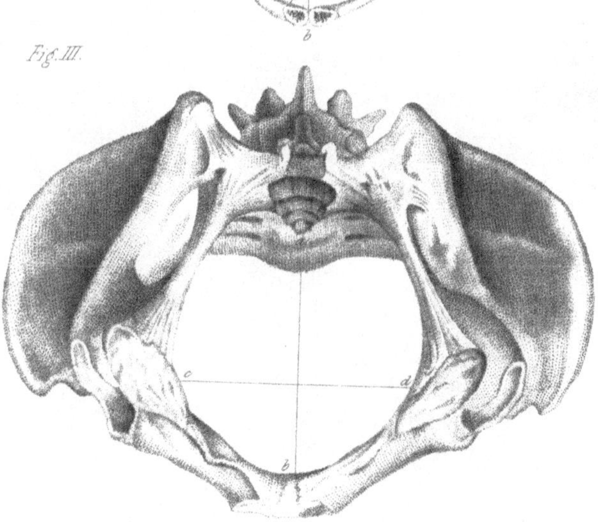

fast grade ist, die untere dagegen wegen der beträchtlichen Krümmung am untern Theil des Kreuzbeins ebenfalls stark gekrümmt. Das Ende dieser Linie ist ein wenig mehr oder weniger nach vorn geneigt, je nachdem das Steissbein in seiner gewöhnlichen Lage oder zurückgebogen gedacht wird. Da in dieser Mittellinie die Scheide und Gebärmutter liegt, ferner das Kind sich bei dem Durchtritt durch den Kanal in ihr fortbewegt hält, so wird sie dem zur Untersuchung eingeführten Finger so wie dem Instrumente, welches zu dem Kinde gelangen soll, die Richtung vorschreiben, in welcher beide einzuführen sind, und heisst deshalb auch Führungslinie, oder Direktionslinie.

Die Flächen der Beckenhöhle.

Ist man vertraut mit der Lage der einzelnen Durchmesser, und hat man sich überzeugt, ob die Weite hinreicht, um das durchtretende Kind nicht auf seinem Wege aufzuhalten, so bleibt noch übrig die Beschaffenheit dieses Weges genau kennen zu lernen, welcher es ans Tageslicht führt. Er wird nämlich gebildet von den verschiedenen Flächen der inneren Wände, welche in mannigfach abweichenden Richtungen liegen, doch alle in einer dem Zwecke entsprechenden, das Herabgleiten des Kindes nach unten und aussen zu begünstigen. Dieses bedarf einer näheren Erörterung.

Die hintere Wand des Beckens wird gebildet von dem Kreuzbein, dessen oberer Rand stark nach innen vorspringt, unterhalb dieses Vorsprungs nach hinten zurückweicht, in seiner Mitte die stärkste Ausbiegung zeigt und von hier aus mit seiner im Steissbein verlängerten Spitze stark nach vorn gekrümmt ist. Die vordere Wand, zusammengesetzt von den horizontalen Aesten des Schoossstücks, den beiden Schenkeln des Schoossbogens und den daneben befindlichen eiförmigen Löchern hat oben eine andere Neigung als unten. Während der obere Theil nach innen und unten geneigt ist, wendet sich der grössere untere nach aussen und vorn; letzteres ist am auffälligsten am Schoossbogen, dessen nach aussen umgebogene Ränder ihre Bestimmung zum Herauslassen deutlich genug verrathen. Die vordere und hintere Wand sind somit parallel, indem die Flächen des obern Theils nach hinten, die des untern Theils nach vorn gerichtet sind.

2 *

Die seitliche besteht aus dem untern Theil des Hüftstücks, dem Grunde der Pfanne, dem Sitzstachel und herabsteigenden Aste des Sitzknorrens. Diese ganze seitliche Fläche ist von aussen und oben nach innen und unten geneigt, d. h. die Wände der linken und rechten Seite convergiren nach unten, stärker an dem hintern Theil, welcher durch den mit seiner Spitze nach hinten gerichteten Sitzstachel hauptsächlich gebildet wird, schwächer an dem vordern, wo die herabsteigenden Aeste beider Sitzstücke fast parallel laufen.

Ueberblicken wir jetzt die gegenseitige Stellung der Wände des ganzen Kanals, so finden wir, dass die seitlichen Wände sich von oben bis unten trichterförmig einander zuneigen, dass die vordere und hintere oben am nächsten zusammentreten, gegen die Mitte mehr und mehr aus einander weichen, und von hier fast parallel bis zum Ausgange beim zurückgedrängten Steissbein verlaufen. Die Richtung dieses Kanals von oben nach unten wird dabei durch die oben geschilderte Führungslinie bezeichnet.

Erinnert man sich dabei, dass im Eingang der schiefe Durchmesser der grösseste und eben so lang ist als der grade in der Mitte und im Ausgang des Beckens, und denkt sich um den ersten schiefen Durchmesser eine Ellipse von derselben Grösse gelegt wie sie der Beckenausgang darstellt, und diese imaginäre Ellipse des Eingangs, welche schief über die Beckenmitte liegt, von dem Kindeskopf in der Mitte so ausgefüllt, dass das Hinterhaupt nach vorn, das Gesicht nach hinten gerichtet ist: so hat man ungefähr ein Bild von der Stellung des Kopfes beim Beginn der Geburt, dessen Aufgabe es ist, aus der obern schiefen Lage in die untere grade herabzusteigen, bis die langen Durchmesser beider Ellipsen sich einander decken. Demnach muss eine Drehung statt finden, die kürzer oder länger ist, je nachdem die vordere Spitze sich nach vorn oder hinten wendet; also ist der Weg kürzer, wenn sich das

Tafel 4.

Fig. I. Das senkrecht halbirte Becken. *P* Vorberg, *J* Schoossfuge, 1—2 *conjugata*. — Die Richtung in welcher der Uterus den Kindeskopf ins Becken stellt, 3, 4, 5, 5. die Beckenaxe zeigt in welcher Richtung der Kopf das Becken verlässt.

Fig. II. Das senkrecht halbirte Becken in der gewöhnlichen Richtung einer stehenden Frau, 1—2 die verlängerte *conjugata*, welche mit der Horizontalebene einen Winkel von 60°, 3—4 der grade Durchmesser des Beckenausgangs verlängert, welcher mit derselben Ebene einen Winkel von 10° bildet, 5—6 senkrechte Körperaxe.

Fig. I.

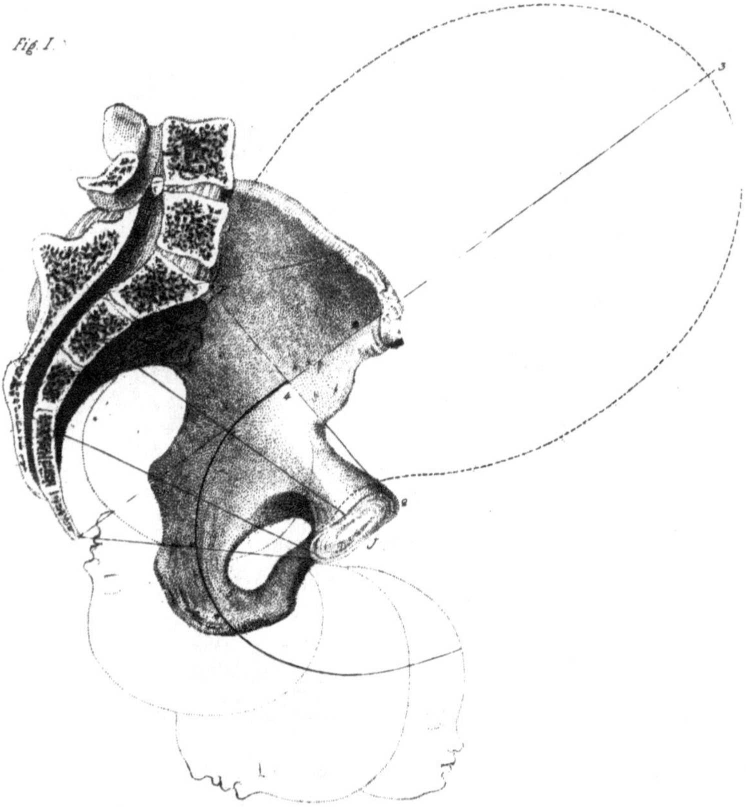

Fig. II.

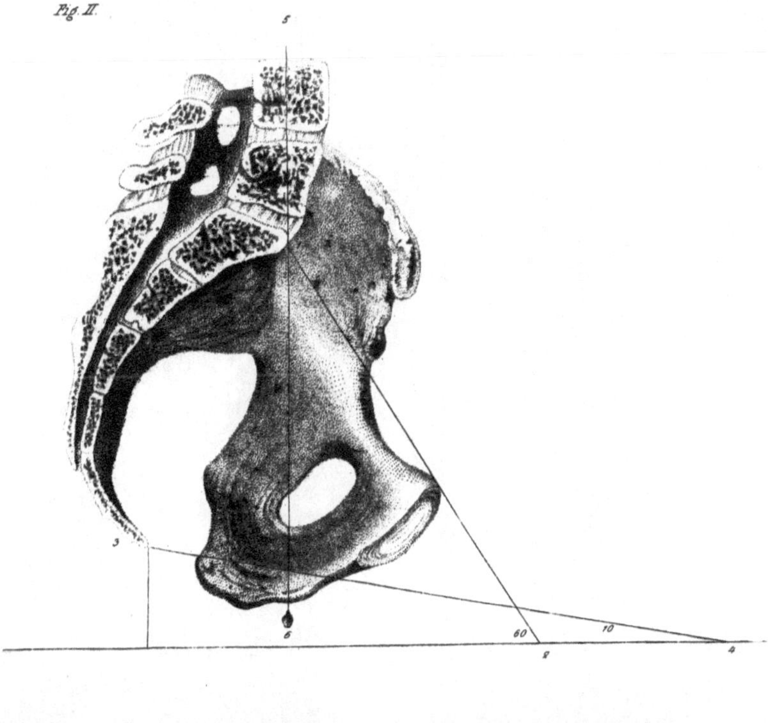

vordere Ende nach vorn oder gegen die Schoossfuge bewegt, länger, wenn es sich nach hinten durch den queren, zweiten schiefen Durchmesser hindurchdrängt, um in den graden der Mitte zu gelangen. Hat dieser kürzere Weg noch den Vorzug der grössern Bequemlichkeit, indem er glatt, abschüssig durch die schiefe Stellung des Sitzstücks, und geräumig durch die Breite der vordern Wand; dagegen der nach hinten führende weniger abschüssig und enger durch die *spina ischii* und das *lig. spinososacrum*, so wird das Hinterhaupt in den bei weitem meisten Fällen den ersten Weg wählen. Diese Drehung nach vorn wird durch das Kreuzbein begünstigt, da dieses dem in entgegengesetzter Richtung vom Hinterhaupt liegenden Gesicht in seiner Aushöhlung hinlänglichen Raum giebt. Hat sich der Kopf mit seiner Länge in den längsten Durchmesser der Mitte gestellt, so behält er diese grade Richtung auch bei, wenn er bis zum Ausgang hinabtritt, wobei die hier nach vorn geneigte Fläche des Kreuzbeins, so wie der untere Ausschnitt der vordern Wand das Hinterhaupt zuerst vorn zum Vorschein kommen lässt, wo es die Wölbung des Schoossbogens vollkommen ausfüllt. Die trichterförmige Neigung der vordern und seitlichen Wand im Eingang hat den Nutzen, den aus dem grossen Becken herabtretenden Kopf in die Tiefe zu leiten und auf diesem Wege das Anstemmen auf den obern Rand zu verhüten.

Die Stellung des Beckens gegen die Längenaxe des Körpers.

In der aufrechten Stellung des weiblichen Körpers steht die Schoossfuge tiefer als der Vorberg, und dieser tiefere Stand der vorderen Wand gegen die hintere bedingt die Neigung des Beckens. Bei der regelmässigen Neigung liegt der obere Rand der Schoossfuge 3 Zoll tiefer als der Vorberg, und der untere Rand der Schoossfuge $^3/_4$ Zoll tiefer als das Steissbein. Man kann dies Verhältniss auch in der Art darstellen, dass man sagt, der Winkel, welcher gebildet wird, wenn man den graden Durchmesser des Beckeneingangs verlängert bis er die horizontale Ebene, worauf die Frau steht, schneidet, beträgt 60°. Dagegen der grade Durchmesser im Ausgang mit derselben Ebene 10°.

Diese Stellung gegen die Horizontalebene oder gegen die Längenaxe des Körpers ist im Stehen eine andere als beim Sitzen,

Bücken und den andern Lagen. Da nämlich der Beckenring hinten mit der beweglichen Wirbelsäule verbunden ist, vorn auf den Köpfen der Oberschenkel wie auf einem Nussgelenk ruht, so kann hier seine vordere Wand bald höher bald tiefer gestellt werden. Eine jede Last, welche den Oberkörper nach hinten hinüberzieht, wird demnach das *Promontorium* herabdrücken, somit das hintere Ende der *Conjugata* tiefer stellen und ihr dadurch eine mehr horizontale Richtung geben, wie dies am Ende der Schwangerschaft vorkommt, wo die zurückgebogene Brust das Gleichgewicht gegen die schwere nach vorn herabsinkende Gebärmutter herzustellen bemüht ist. Umgekehrt vermag dagegen jede Biegung der Wirbelsäule nach vorn, den Vorberg höher zu stellen. Diese Beweglichkeit der Beckenstellung ist uns eine willkommene Eigenschaft, welche wir dazu benutzen, um eine die Geburt störende Neigung des Beckens durch eine passende Lagerung zu verbessern.

Der Unterschied in der Höhe der vorderen gegen die hintere Wand hängt zum grossen Theil vom Vorberge ab. Ob dieser seine regelmässige Stellung hat, also die Beckenneigung ebenfalls eine regelmässige ist, erkennt man beim Stehen äusserlich einerseits an der Ausbiegung der Kreuzgegend, welche eine mässige sein muss, andererseits an der Lage der Schoossfuge, welche weder zu hoch noch zu entfernt von der Spitze des Brustbeins, weder zu sehr nach vorn noch zu sehr versteckt zwischen den Schenkeln sich befinden darf. Abweichungen, selbst sehr beträchtliche, kommen häufig vor. Sie geben sich zu erkennen nicht nur in der Haltung und im Gange, sondern auch durch mancherlei Störungen während der Schwangerschaft und Geburt.

Die Verschiedenheiten des Beckens.

Das Becken bietet eine Menge Verschiedenheiten dar, welche von dem Alter, dem Geschlecht, der Race und der Individualität abhängen.

Tafel 5. Der halbirte Rumpf und das halbirte Becken einer im neunten Monate schwangern Frau zeigt, wie die Rückenwirbel nach hinten gebogen den Vorberg höher stellen und die *Conjugata* dadurch mehr horizontal wird. Den Uterus umgiebt vorn die Bauchdecke, oben und zum Theil hinten das Zwergfell. Die Frucht befindet sich oberhalb des kleinen Beckens.

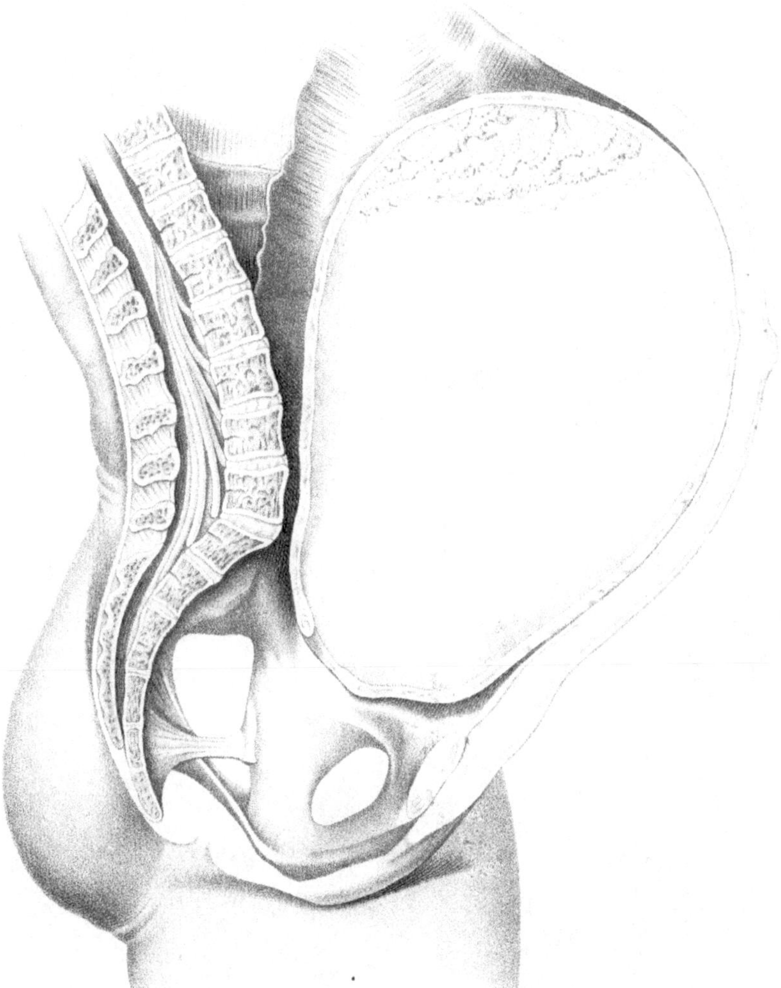

Beim Neugebornen und bei Kindern bemerkt man, dass es weniger tief und breit, dagegen stärker geneigt ist als beim Erwachsenen. Die Hüftblätter stehen mehr grade in die Höhe und sind bei geringer Aushöhlung der innern Fläche eben so wenig geeignet den Eingeweiden eine breite Unterlage als in der flachen Schaale hinlänglichen Raum darzubieten, daher die darüber befindlichen Organe gezwungen werden, sich nach vorn und oben zu den nachgiebigen Bauchdecken zu wenden. Wir finden hierin also den Grund, woher bei Kindern der Unterleib stark nach vorn hervortritt, während die schmalen Hüften dem Neugebornen den Vortheil gewähren, dass sie, weil sie nicht vollends so breit sind als die Schultern, selbst kürzer als die langen Durchmesser des Kopfes, bei der Geburt, sobald die letzteren das Becken passirt, ohne Schwierigkeit folgen.

Mit der Entwickelung des Körpers und mit den allmälig auftretenden Zeichen der Mannbarkeit nimmt die Ausbildung des Beckens eine nach der geschlechtlichen Bestimmung verschiedene Richtung an. Die sich herausbildenden hauptsächlichsten Verschiedenheiten zwischen dem weiblichen und männlichen Becken sind folgende.

Beim Weibe ist die Höhle, beim Manne die Wände Hauptsache, daher der Charakter des weiblichen Beckens Weite und Kürze, des männlichen Enge und Höhe ist. Dieses entspricht dem Zwecke. Beim weiblichen Becken ist der Zweck, das Kind bei der Geburt hindurchzulassen, und dies geschieht leicht, wenn das Becken weit, und schnell, wenn es kurz ist. Der Beckenraum ist aber nicht blos geräumiger, indem seine Durchmesser länger sind, sondern auch seine Form eine günstigere, während die Höhle nämlich hier fast cylindrisch ist, stellt sie beim Manne einen Trichter dar.

Schon im grossen Becken tritt die grössere Geräumigkeit deutlich hervor. Die Hüften bei der Frau sind augenfällig breiter und zwei senkrecht von der Schulter fallende Linien treffen das Innere derselben, schliessen dagegen die Hüftblätter des Mannes ein. Die breiten Schultern charakterisiren den Mann; die breiten schwellenden Hüften das Weib. Die weiblichen Hüftblätter sind tiefer ausgehöhlt und mehr nach aussen gebogen, um den weitauseinandergedrängten Organen des Unterleibes eine breite Unterlage, namentlich dem grossen Uterus eine Stütze zu geben.

Das kleine Becken ist nicht minder geräumiger, wenn es gleich weniger in die Augen fällt. Hier bedingt die grössere Weite hauptsächlich das Kreuzbein, welches breiter, und die Bogenlinie nebst den horizontalen Schoossästen, welche länger sind. Ebenso trägt das Kreuzbein, indem sein oberer Rand, der Vorberg, höher steht und weniger vorspringt, wesentlich dazu bei, dass der Eingang nicht so eng, und indem seine Mitte beträchtlicher ausgehöhlt, dass der mittlere Beckenraum grösser erscheint. Beim männlichen Becken treten die beiden Schoossstücke unter einem spitzen Winkel auseinander, beim weiblichen als offener und weiter Bogen, und dieser wird noch dadurch vergrössert, dass die Schenkel des Bogens wie um ihre Achse gedreht erscheinen, indem sich ihr innerer Rand nach vorn wendet. Die Pfannen, so wie die Sitzknorren, stehen weiter von einander entfernt und fast parallel, beim Manne convergiren sie stark und bedingen dadurch die Trichterform. Der Ausgang ist somit erweitert, aber wird es noch mehr durch die grössere Beweglichkeit des Steissbeins, welches während der Geburt nach hinten ausweicht.

Die geringere Tiefe des weiblichen Beckens ist durch die Kürze des Sitzstücks, so wie durch geringere Höhe des Kreuzbeins gegeben.

Vergleicht man die Knochen des männlichen und weiblichen Beckens, so findet man, dass der Charakter des männlichen sich in der Derbheit der Knochen zeigt, um den daran befestigten Muskeln eine kraftvolle Stütze zu sein. Während bei ihm daher die Masse dicker, die Vorsprünge schärfer, die Formen eckig und die Bänder zur Verbindung der Knochen ausserordentlich fest sind, bemerkt man beim weiblichen nur schlanke Knochen, nur sanfte Biegungen, mässige Vorragungen sowohl nach aussen als innen, die Bänder nachgiebiger, die Knorpel breiter und dicker. Dass beim Mann das Knochengerüst das überwiegende, beim Weibe die geburtsbefördernde Höhle, zeigt sich auch in dem beträchtlichen Unterschied des Gewichts, während das weibliche Becken 1 Pfd. wiegt, ist das männliche $1\frac{1}{2}$—2 Pfd. schwer.

Bemerkenswerth ist, dass in den Jahren, wo beim Weibe die Empfängnissfähigkeit erlischt, sich jene Eigenthümlichkeiten des Beckens allmälich verlieren und dadurch dem männlichen mehr

Tafel 6. Das männliche und weibliche Becken.

Tafel 7. Der Mann mit den breiten Schultern und schmälern Hüften, die Frau mit den breitern Hüften und schmälern Schultern.

Fig. I.

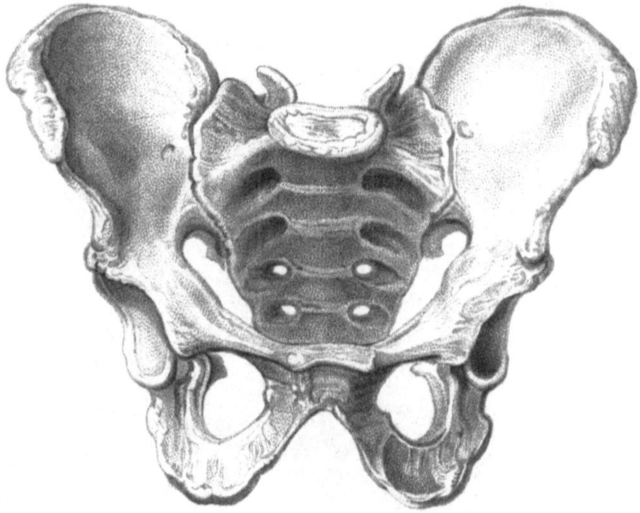

Fig. II.

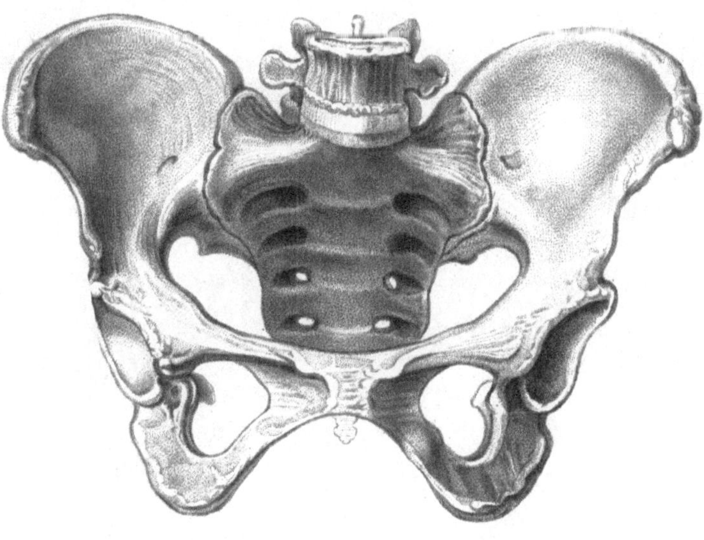

TAF. VII.

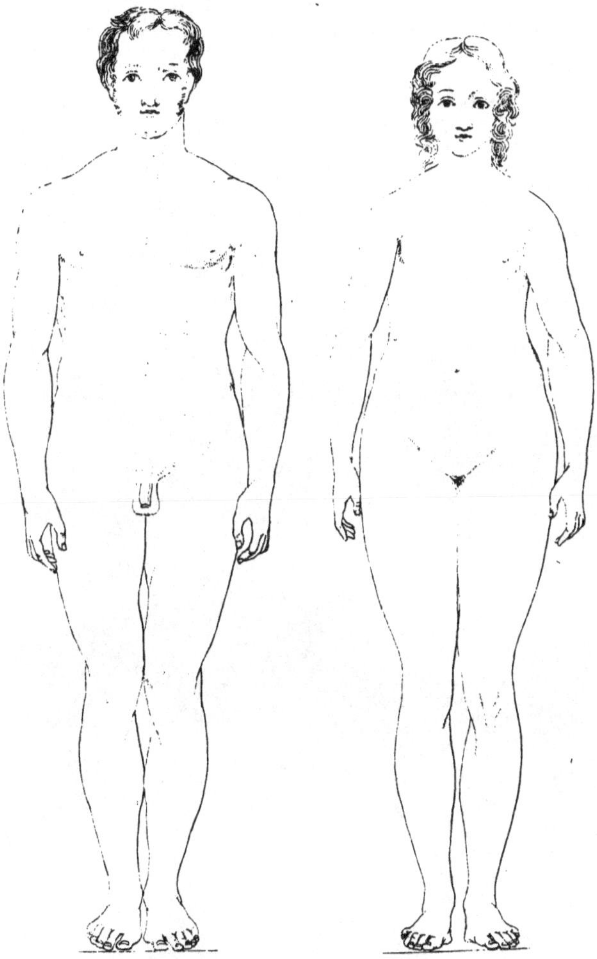

oder weniger ähnlich werden, ohne jene Unterschiede doch so ganz zu verlieren, wie es vor der Zeit der Mannbarkeit der Fall war.

Das weibliche Becken muss in seinen Formen dem Kopf des hindurchtretenden Kindes entsprechen, und da dieser je nach der Menschenrace eine verschiedene Form hat, und die Eigenthümlichkeiten einer jeden schon im angebornen Kinde auftreten, so wies Vrolik und Weber nach, dass demgemäss auch bei den verschiedenen Racen verschiedene Urformen von Becken vorkommen. Die eigenthümliche Gestaltung derselben stellt sich am auffallendsten in dem Eingang dar, weil an seiner Bildung fast alle Knochen Theil nehmen, dagegen weniger an den übrigen Theilen.

Nach ihrer Untersuchung ist das herzförmige oder querelliptische Becken Typus bei den Europäern, das runde bei den Amerikanern, das vierseitige bei den Mongolen, das keilförmige oder gradelliptische bei den Antiopiern. Dieses letztere ist schmal und hoch. Das Becken einer Botokudin besitzt hohe, mehr senkrechte Hüftblätter, ein schmales hohes Kreuzbein, mit wenig ausgeschweifter Bogenlinie, daher der Querdurchmesser verkürzt und die *Conjugata* verlängert. Das Becken der Neger und Bosjesmannen, sodann der Mestitzen stehen dem Affenbecken am nächsten.

Jene vier genannten Formen zeigen sich am schärfsten in den verschiedenen Racen ausgeprägt, schwächer kommen sie auch bei den Europäern vor und zwar, was Häufigkeit anlangt, nach der Ordnung, wie sie hier aufgeführt. Bedenkt man, dass die Form der Beckenknochen in Uebereinstimmung steht mit der Ausbildung der Stärke der übrigen Knochen, erwägt man, dass das Becken die eigenthümliche Aufgabe hat die Last des Oberkörpers zu tragen und den Beinen eine feste Stütze zu sein, so wird man es natürlich finden, dass ebenso mannigfaltig wie die Grösse, Gestalt und Wuchs der Frau, ebenso mannigfach ihr Becken sein kann. Wurde beim Kreuzbein erwähnt, dass es häufiger und beträchtlicher als irgend ein Knochen von der Norm abweicht, so lässt sich dies mit demselben Recht auch vom Becken im Vergleich zu jedem andern Complex von Knochen des weiblichen Gerippes behaupten. Becken, die vollkommen fehlerfrei sind, gehören zu den Seltenheiten. Bald sind die Knochen ungemein schlank und abgerundet, bald mehr dick, eckig, fast von männlichem Charakter, bald ist die Höhle kleiner, bald grösser. Alle diese befinden sich jedoch noch innerhalb der Norm und heissen so lange regelmässige, als ein gehöriges Verhältniss der Knochen unter einander besteht, und eine angemessene Grösse, Tiefe und Neigung die Geburt eines wohlgebildeten ausgetragenen Kindes ohne Nachtheil gestattet.

Das Becken mit seinen Weichtheilen.

Die Gestalt des von Weichtheilen umgebenen Beckens unterscheidet sich wesentlich von dem nackten Knochengerüst, indem die Ecken gerundet, die Höhlungen gefüllt und die Oeffnungen geschlossen sind; doch findet dieser Unterschied keineswegs in dem Maasse statt, dass nicht das kundige Auge unter den Weichtheilen die Form der unveränderlichen Knochen erkennen könnte, und sonach beurtheilen, ob sie den Anforderungen entspricht. An der Aussenseite entspringen die starken Muskeln für den Oberschenkel, den Rücken und den Bauch, welche letztere bei der Geburt dem Uterus einen kräftigen Beistand leisten; vorn auf der Schoossfuge befindet sich der Schamberg und unter ihm der Eingang zu den innern Geschlechtstheilen. Wichtiger ist jedoch das Innere, wo die Weichtheile theils die Wände bedecken, theils die Höhle ausfüllen.

Das grosse Becken ist vorn, wo die grosse Lücke zwischen den Hüftblättern ist, von den Bauchdecken geschlossen; seitlich befinden sich in der Höhlung der Hüftblätter, *fossa iliaca*, die innern Hüftmuskeln, *M. iliacus internus*, ausgebreitet, hinten ist die tiefer werdende Ausbiegung zu beiden Seiten des Vorbergs durch den anlagernden Psoas, welcher zu beiden Seiten der Wirbelsäule herabsteigt, ausgefüllt.

Im kleinen Becken ist es weniger die Höhle und der Eingang als der Ausgang, welcher durch die daneben befestigten Muskeln und Sehnen wesentlich umgestaltet wird.

Der Eingang des kleinen Beckens ist wenig verändert. Die Knochen sind nur von der *fascia pelvis* und dem Bauchfell überzogen. An der hintern Wand nimmt die *Art. sacralis media*, welche über die Mitte des Promontoriums in der Länge des Kreuzbeins verläuft, ferner der zu seiner linken liegende Mastdarm endlich die auf der Hüftkreuzfuge verlaufende *Art. hypogastrica* und Harnleiter sehr wenig Raum fort; seitlich dagegen entsteht eine beträchtlichere Verengung durch den Psoas, welcher, nachdem er die Wirbelsäule verlassen, sich schräg nach auswärts zum kleinen Trochanter wendet. Hierbei geht er längs dem innern Rande der Bogenlinie und verlässt das Becken neben dem *Tuberculum ileopectineum*. Auf ihm liegt zumeist nach aussen die *Art. cruralis*, nach innen die gleichnamige Vene, welche von der schwangeren Gebärmutter daher zunächst gedrückt wird und durch gehinderte Fortleitung des Bluts jene so häufige Varices an den Füssen der Schwangeren entstehen lässt. Dadurch wird der Eingang, welcher im knöchernen Becken querelliptisch ist, eiförmig mit dem breiten Ende nach vorn, und der Querdurchmesser, der im knöchernen Becken der grösste war, jetzt fast um einen Zoll verkürzt. Diese Beschränkung durch die Muskeln ist jedoch nicht von Bedeutung, da sie nachgiebig sind, und auch durch die Breite des schwangern Uterus so wie des Kindeskopfes weit auseinander geschoben werden können. Nur bei muskelkräftigen Frauen vermag er dem Einstellen des Kopfes ernstlichen Widerstand zu leisten, und somit den Beginn der Geburt zu erschweren, zumal er beim Anziehn der Schenkel gegen den Unterleib während dem Verarbeiten der Wehen anschwillt.

Die Organe, welche die Höhle des Beckens enthält, sind von vorn nach hinten; die Harnblase, welche unmittelbar hinter der Schoossfuge liegt und mit der kurzen Harnröhre dicht unter derselben mündet; die in der Führungslinie liegende Scheide und Gebärmutter nebst ihrem Anhange, endlich der dem Kreuzbein zur Linken angeheftete Mastdarm, welcher unterhalb des Vorbergs gegen die Mitte sich begiebt, und hier der Mitte des Knochens entlang ein klein wenig vor dem Steissbein endet. Alle diese sind zum grössten Theil vom Bauchfell überzogen, welches von der vordern Bauchwand herabsteigt, den obern Theil der Blase einhüllt, sich von hier über die Gebärmutter fortsetzt, ohne bis zur Scheide herabzusteigen, alsdann zum Mastdarm hinübergeht, um sich dann an die hintere und seitliche Wand über die *lig. spinoso-* und *tuberoso-sacrum* so wie über den von der *fascia pelvis* bedeckten Knochen zu den Bauchmuskeln fortzusetzen. Dort, wo es den Knochen bedeckt, liegt unter ihm ein fettreiches Zellgewebe, in welchem die Gefässe und Nerven eingebettet sind. Längs der *Symphysis sacroiliaca* verläuft die *Art. hypogastrica*, deren Aeste sich zu sämmtlichen Beckenorganen begeben. Neben ihr befindet sich nach aussen der *Nervus obturatorius*, nach innen der *Plex. sacralis*, nach vorn der *Urether*, nach hinten die *Vena hypogastrica*. Am obern Rande der *Incisura ischiadica* beginnt die Theilung ihre Aeste, von denen die *Art. vesicalis* für den Uterus die *Art. uterina* abgiebt. Unweit der letzten verläuft die *Art. seminalis*, welche von oben über den Psoas herabkommend und sich im Beckeneingang mit dem Urether kreuzend in Begleitung der gleichnamigen Vene zum Ovarium zwischen den Falten der breiten Mutterbänder hinaufsteigt, umgeben von einem zahlreichen lockern Bindegewebe, welches mitunter in Folge des Wochenbettes in Entzündung und Eiterung, deren Geschwulst durch die Bauchdecken deutlich zu fühlen ist, übergeht.

Die Länge der Durchmesser ist in der Beckenmitte nur sehr wenig verringert, da bei vorgerückter Schwangerschaft die Blase nach oben gezogen, der Mastdarm mehr zur Seite geschoben wird, und das Peritoneum nebst den darunter liegenden im Zellgewebe verlaufenden Gefässen eine dünne Lage ausmachen. Rechnen wir selbst noch die Wände der ausgedehnten Scheide hinzu, durch welche der Kopf herabtritt, so würden doch die Durchmesser nur um wenige Linien verkürzt.

Der Ausgang des Beckens ist am auffallendsten verändert. Im knöchernen Kanal bildet er eine weite elliptische Oeffnung, die hinten vom Steissbein, seitlich vom Knorrkreuzband, dem Sitzknorren, vorn vom Schoossbogen umgeben ist. Diese Oeffnung ist von einem sehr complicirten Apparat verschlossen, dessen Kenntniss von hoher Wichtigkeit, weil er die Richtung des Kindes bei der Geburt bestimmt, und durch grössere oder geringere Nachgiebigkeit das Austreten desselben beschleunigt oder verzögert. Der Boden wird von Sehnen, Membranen und Muskeln zusammengesetzt, welche ebenso stark als nachgiebig sein müssen, stark, um dem Druck der drüber liegenden Eingeweide, der durch jede Wirkung der Bauchpresse noch gesteigert wird, einen kräftigen Damm entgegenzustellen und zugleich die Mündung sowohl des Afters als der

Tafel 8. Die Beckenhöhle von innen gesehen, nach Entfernung des *Peritoneums* und der *Fascia pelvis*. *A* Vorberg, *B* Steissbein, *C* Schoossfuge, *C* horizontaler Ast des Schambeins, *D Rectum*, *E Vagina*, *F* Harnblase. 1. *Aorta*, 2. *Art. iliaca communis*, 3. *A. hypogastrica*, 4. *A. cruralis*. 5. *A. vesicalis*, 6. *A obturatoria*, 7. *A. circumflexa ilei*, 8. *A. epigastrica*, 9. *A. sacralis media*, 1' *Vena cava inferior*, 2' *V. iliaca communis*, 3' *V. hypogastrica*, 4' *V. cruralis*, 10. *Nerv. cruralis*, 11. *Ramus cutaneus n. cruralis*. *a Musc. levator ani*, *b coccygeus*, *c obturator internus*, *d Psoas major*, *e Psoas minor* nebst Aponeurose, *f iliacus internus*, *g rectus*, *h transversus abdominis*.

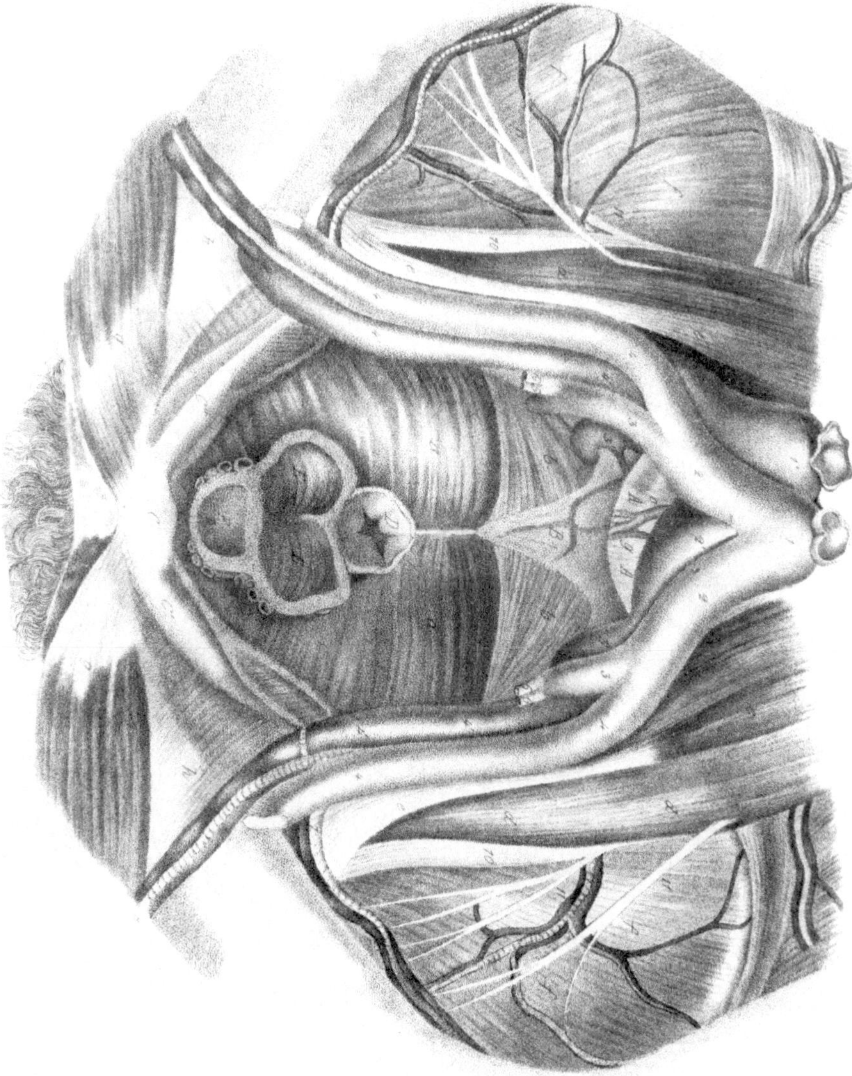

Scheide gehörig zu verschliessen, elastisch, um bei der Geburt dem durchtretenden Kinde Platz zu machen. Dieser Damm wird gebildet von den zwei starken Aponeurosen, der Beckenbinde, *fascia pelvis*, und der Mittelfleischbinde, *fascia perinaei*, zwischen denen die Muskeln liegen.

Von oben herab untersuchend, trifft man zunächst auf die *fascia pelvis*, welche wie eine grosse Decke über die ganze untere Oeffnung ausgespannt ist. Sie ist als eine Fortsetzung der Aponeurose des grossen Beckens, *fascia iliaca*, so wie der Bauchmuskeln, *fascia transversalis*, anzusehn, und bildet, nachdem sie die Wände der Beckenhöhle, also vorn über dem *M. obturator*, hinten über dem *M. pyriformis* hinabgestiegen, eine fibröse Scheidewand, die von Scheide, Harnröhre und Mastdarm durchbohrt wird. Dicht unter ihm befindet sich der *M. levator ani*, der ganz in derselben Art, wie jene sehnige Decke von der Peripherie des Beckenausgangs entspringt und mit seinen strahlenförmigen Fasern in der Muskelhaut des Afters seinen Mittelpunkt besitzt. Er hat die grösste Aehnlichkeit mit dem Zwergfell und lässt auch wie dieses durch das Ausweichen seiner Fasern jene Theile hindurchtreten. Seine hintere Hälfte wird auf beiden Seiten verstärkt durch den *M. coccygeus*, der vom innern Rande des Stachelkreuzbandes an die Seitenränder des Steissbeins verläuft. Unter beiden befindet sich eine der Oberhaut ganz nahe Muskellage. Sie besteht aus dem den After umschliessenden *M. sphincter ani*, der nach hinten zu sich am Steissbein befestigt, nach vorn in den *constrictor vaginae*, welcher als ovaler Ring die Mündung der Scheide umgiebt, fortsetzt, so dass beide vereinigt die Gestalt einer 8 haben, dessen obere Oeffnung durch die Clitoris geschlossen wird. Von dem Vereinigungspunkte beider geht nach beiden Seiten zum Sitzknorren und aufsteigenden Sitzast der quere Dammmuskel *M. transversus perinaei*, an dem man die oberflächliche und tiefe Lage unterscheidet. Dieser Muskelapparat, welcher vom Steissbein bis Schoossbogen als *sphincter ani constrictor*, zwischen beiden Sitzknorren als *transversus perinaei* ausgespannt liegt, ist oben und unten wie in einer Scheide von den zwei Blättern der *fascia perinaei* eingeschlossen, welche sich nach vorn am Schoossbogen an die *fascia pelvis* anschliesst, nach hinten und unten in die *fascia superficialis* der Oberschenkel und des Gesässes fortsetzt. Am Fusse des Schoossbogens entspringt nach vorn zu der schwammige Körper des Kitzlers, *corpus caver-*

nosum clitoridis, an der innern Seite begleitet von ihrem Muskel *erector clitoridis*, um vorn an dem untern Ende der Schoossfuge in der Clitoris ihren Endpunkt zu finden.

Die Haut, welche mit einem reichlichen Fettpolster versehen ist, besitzt der Länge nach vom After bis zur Scheidemündung einen narbenartigen Vorsprung, Nath, *raphe*, von dem nach beiden Seiten Falten abgehen.

Während der Geburt ist jedem Theile dieses zusammengesetzten Apparats seine Rolle angewiesen. Versuchen wir dieselben zu bezeichnen.

Ist der Kopf bis zum Boden des Beckens herabgetreten und findet sich hier durch den Damm aufgehalten, so sucht er in der dicht unter der Schoossfuge mündenden Scheide einen Ausweg. Dieser wird ihm jedoch durch den Constrictor verwehrt, dessen Aufgabe es ist, die Scheide verschlossen zu erhalten, und dessen bald schwächerer, bald stärkerer Widerstand daher immer den Vortheil gewährt eine allgemeine Ausdehnung des Dammes vorzubereiten.

Wird nun der Kopf stärker herabgedrückt, so tritt das Hinterhaupt dicht unter den Schoossbogen, zwischen den obern, schwächeren Fasern des Constrictor, und öffnet sich somit die Thür ein klein wenig, während der Scheitel gegen den Damm, und die Stirn gegen das Steissbein andrängt. Die Kraft, mit welcher dabei der *M. coccygeus* letzteren nach vorn zieht, hat einen doppelten Nutzen, einentheils indem er den Kopf weit unter den Schoossbogen schiebt, folglich die Wirkung aufhebt, anderseits indem er den Damm sich der Länge und Breite nach auszudehnen zwingt. Das zurückwei-

Tafel 9. Der Beckenboden der auf dem Rücken liegenden Frau von unten nach Entfernung der Haut und ***Fascia perinealis***. — ***A*** Nabel, ***B*** Bauchdecken. ***C*** Schamberg, ***D*** Schenkel, ***E*** Nates, ***F*** Vordere Commissur der tiefer abgeschnittenen grossen Labien, ***G*** Clitoris mit ihrem ***corpus cavernosum*** *g'g'*, ***H*** Mündung der Harnröhre, ***J*** Scheideneingang, ***K Anus***, ***L*** Spitze des Steissbeins, ***m*** Sitzknorren, ***a Musc. levator ani***, ***b sphincter ani***, ***c constrictor vaginae***, ***d transversus perinaei***, ***e erector clitoridis*** und ***ischio-cavernosus***, ***f gracilis***, ***g adductor magnus***, ***h glut. maximus***, ***i lig. tuberoso-sacrum***, 1. u. 4. ***Art.*** u. ***Vena pudenda communis***, 2. ***Art. haemorrhoidalis inferior***, 3. ***V. transversa perinaei***, 5. ***Plexus venosus venae pud. com.*** vor dem ***M. transv. per.***, 6. ***Plex. ven. vaginalis***, 7. bogenförmige Anastomosen der ***Art.*** u. ***Ven. clitoridis prof.*** um die Wurzeln der Clitoris, 8. 9. 10. ***Rami nervi pudendi interni***.

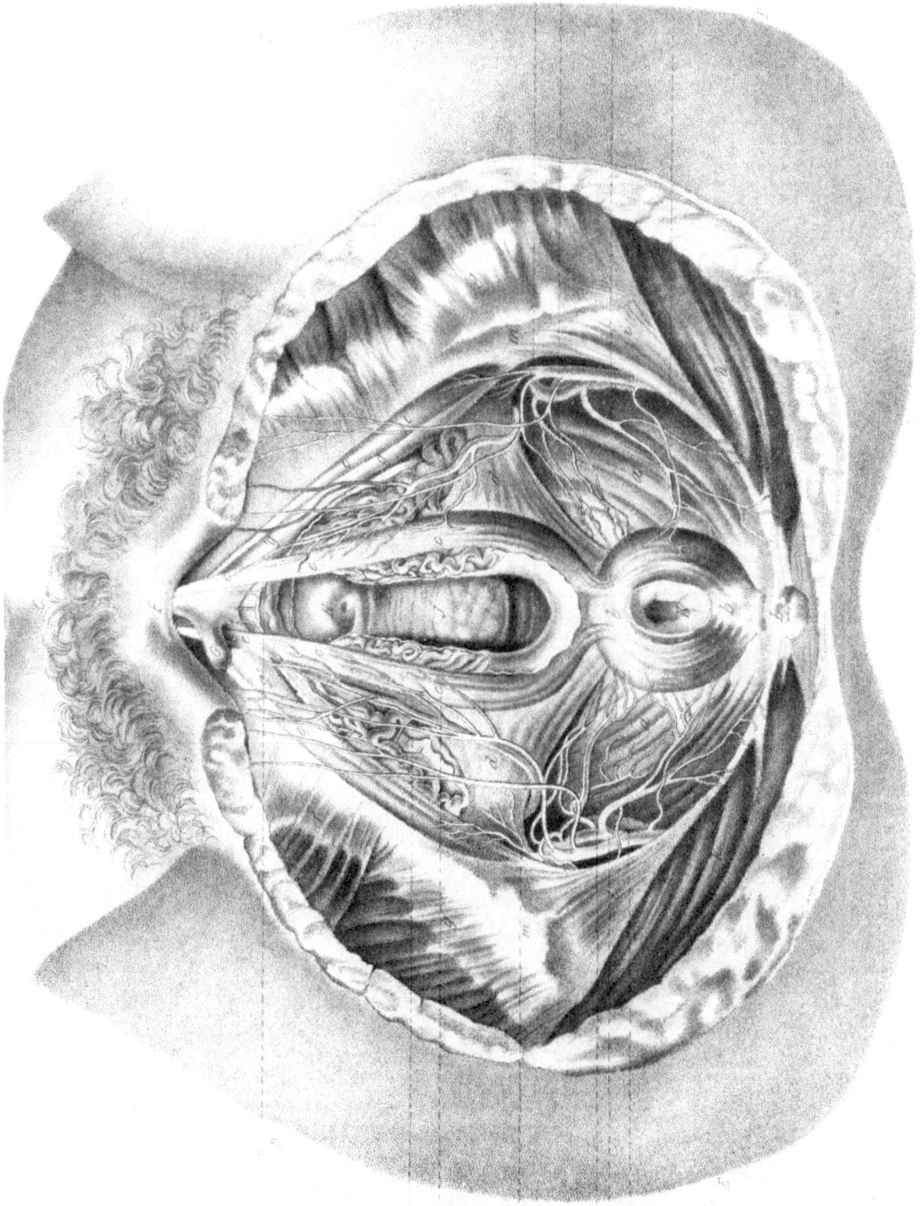

chende Steissbein zieht nämlich den an seiner Spitze angehefteten Sphincter, also auch den mit ihm verbundenen Constrictor nach hinten und verlängert dadurch die hauptsächlich den Damm bildenden Uebergangsfasern beider Muskeln. Diese Verlängerung findet noch Vorschub in der flächenartigen Ausbreitung der Muskelfasern des Sphincters und Constrictors, welche nur lose durch Zellgewebe unter einander verbunden sind, folglich leicht beim Druck des Kindes von oben und beim Zuge nach hinten weit auseinandertreten. Durch dieses Zurückweichen des Steissbeins werden eben die Schenkel des Constrictors und mit ihm die Scheidenspalte verlängert. Um diese auch seitlich zu öffnen und die Spalte in eine für den runden Kopf geeignete Oeffnung zu verwandeln, zeigen sich die queren Dammmuskeln thätig. Da sie sich dort, wo die Fasern am stärksten sind, also an dem Ursprung der zum spitzen Winkel zusammentretenden Schenkel anheften, ziehen sie dieselben gegen ihren Ansatzpunkt, den Sitzknorren, so weit auseinander, bis sie einen stumpfen Winkel oder vielmehr Bogen bilden, welcher der Wölbung der Stirn entspricht. Zugleich entspringt aus diesem Uebergang des spitzen Winkels in einen flachen Bogen der Vortheil, dass ein Einriss des Damms verhütet wird. Daher ereignet es sich öfter, dass ein solcher, nachdem der Kopf den Damm unversehrt verlassen und hierauf der ursprüngliche Winkel wiederhergestellt ist, durch die Schulter des Kindes entsteht. Während dieses Vorgangs hält der *levator ani* den Mastdarm in die Höhe gezogen, und widersetzt sich dem herabtretenden Kindeskopfe, welcher ihn herauszupressen sucht. Seine vordern Fasern, welche sich der Scheide zu beiden Seiten anlegen, unterstützen den Constrictor in seinem Widerstand, und tragen somit ebenfalls dazu bei, dem plötzlichen Durchtritt zu wehren, und nur eine langsame Ausdehnung des Dammes zu gestatten. Das *corpus cavernosum clitoridis* mit seinem *erector* bleibt hierbei als blosses Organ der Wollust, welches überdies mehr aussen angeheftet ist, ganz aus dem Spiele.

Der grosse Reichthum an Zellgewebe und Fett, welcher alle Lücken ausfüllt, die in Falten um den After und die Nath gelegte Haut, welche eine ausserordentliche Elasticität besitzt, begünstigt nicht nur die Ausdehnung, sondern erleichtert auch das Verschieben dieser einzelnen Muskeln, welche in den Aponeurosen eine feste, doch bis zu einem gewissen Grade nachgiebige Stütze haben. Die Durchmesser im Ausgange sind wenig durch die Weichtheile und namentlich die Wand der Scheide verkürzt. Bei den graden ist der Unterschied, welchen der Mastdarm hinten und die Harnröhre vorn macht, ein sehr geringfügiger, ebenso bei dem queren Durchmesser, den die von den Sitzknorren entspringenden Sehnen und Bänder machen. Das Becken mit seinen Weichtheilen stellt somit einen krummen Kanal dar, dessen obere Oeffnung im Eingange fast horizontal, dessen untere in der Mündung der Scheide, also dicht unter dem Schoossbogen fast vorn liegt, jedoch bei der Geburt weiter nach hinten zurücktritt, dessen grösste Räumlichkeit oben im schiefen, in der Mitte und unten im graden Durchmesser liegt, somit auch am meisten geschickt den Kindeskopf in seinem längsten Durchmesser hindurchtreten zu lassen. Die Krümmung dieses Kanals, der Widerstand des Dammes so wie der Scheide sind Vorrichtungen, welche wohlweislich ein übereiltes Heraustreten des Kindes bei der Geburt verhüten sollen.

Der Kindeskopf.

Ist man völlig vertraut mit der Eigenschaft des regelmässigen Beckens, so bleibt noch übrig, sich mit dem Kopf eines wohlgestalteten ausgetragenen Kindes genau bekannt zu machen, um zu beurtheilen, ob derselbe durch das Becken hindurchtreten kann. Mann muss den Kopf daher in allen seinen Einzelnheiten ebenso genau kennen lernen, weil er an Umfang die übrigen Kindestheile übertrifft, so dass diese ohne Schwierigkeit und Verzug nachfolgen, sobald erst der Kopf den mütterlichen Schooss verlassen hat.

Die Gestalt des Kopfes ist eiförmig. Er zeigt vorn das Gesicht, oben, hinten und an der Seite den Schädel.

Der Schädel, als der bei weitem grössere, meist von Haaren bedeckte Theil, besteht vorn aus den zwei symmetrischen Stirnbeinen, oben den zwei Scheitelbeinen, hinten aus dem Hinterhauptsbein, seitlich aus den Schläfenbeinen. Die Ränder dieser Knochen greifen bei Erwachsenen mit vielen Zacken in einander und verbinden sich in dieser Art zu einem ausserordentlich festen Gewölbe. Bei Neugebornen findet dagegen eine solche starre Verbindung nicht statt, sondern hier liegen die Ränder neben einander, und sind aussen durch das *Pericranium* und innen von der *Dura mater* verbunden. Diese Verbindung heisst Nath, *sutura,* und die

Stelle, wo zwei oder mehrere Näthe zusammentreffen, Fontanellen,[1] *fonticuli.*

Bemerkenswerth sind folgende vier Näthe.

1. Die Stirnnath, *sutura frontalis,* senkrecht von der Nasenwurzel in die Höhe steigend, zwischen beiden Stirnbeinen.

2. Die Kronnath, *sutura coronalis,* ungefähr von einem Ohr zum andern, über die Höhe des Kopfes zwischen den beiden Stirn- und Scheitelbeinen.

3. Die Pfeilnath, *sutura sagittalis,*[2] zwischen den beiden Scheitelbeinen. Sie bezeichnet die Längenaxe oder den graden Durchmesser des Kopfes, und ist demnach besonders wichtig für die Bestimmung der Kopflage während der Geburt.

4. Die Hinterhauptsnath, *sutura lambdoidea.*[3] zwischen dem Hinterhauptsbein und Scheitelbein.

Von den Fontanellen sind nur zwei zu erwähnen.

Die grosse oder vordere Fontanelle, *fonticulus major,* befindet sich auf dem Kopfe, dort wo Pfeil- und Kronnath zusammentreffen. Sie ist ein ungleichseitiges Viereck, dessen kürzere Hälfte nach hinten, dessen spitz zulaufende nach vorn gerichtet ist. Sie lässt sich von der Fingerspitze bedecken.

Die kleinere oder hintere Fontanelle, *fonticulus minor,* ist dreieckig und wird durch die Vereinigung beider Schenkel der Hinterhauptsnath mit der Pfeilnath gebildet. Falsche Fontanelle heisst die Stelle, wo unvollkommne Verknöcherung eine spitze Lücke liess.

Man nimmt mehrere Durchmesser am Kopfe an, deren Länge in der Durchschnittszahl folgende ist:

1) der grade Durchmesser oder Längendurchmesser $4\frac{1}{4}$ Zoll,
von der Nasenwurzel bis zum hervorragendsten Punkt des Hinterhaupts.

2) der quere Durchmesser $3\frac{1}{2}$ Zoll,
von dem Höcker des linken Scheitelbeins bis zum rechten.

3) der senkrechte Durchmesser 3 Zoll,
vom Scheitel bis zum Hinterhauptsloche.

4) der schiefe Durchmesser 5 Zoll,
von der Spitze des Kinnes bis zur kleinen Fontanelle.

[1] *fonticulus* — weil man früher wähnte, durch diese Oeffnung entledige sich das Gehirn der wässrigen Stoffe in Form eines Dunstes und erhalte sich dadurch gesund.

[2] weil wenn man die vordere und hintere Fontanelle hinzunimmt <>—< das Ganze einem Pfeil ähnelt.

[3] weil sie ein λ darstellt.

Die Breite der Schädelbasis ist $2^1/_2$ Zoll.

Die Länge des Gesichts 3 Zoll.

Der Umfang des Kopfes 14 Zoll, beim männlichen $^1/_{30}$ Zoll mehr als beim weiblichen.

Die Länge dieses Durchmessers wird durch die dünne Haut, so wie die kurzen feinen Härchen um einige Linien vergrössert. Die Breite der Schultern beträgt nur 4 Zoll, die der Hüften noch nicht $3^1/_2$ Zoll, beide sind demnach viel schmäler, als der grade Durchmesser des Kopfes. Vergleicht man dagegen diese Durchmesser mit denen des mütterlichen Beckens, so findet man, dass die längsten im Eingang, Mitte und Ausgang $4^1/_2$ Zoll sind, also um $^1/_4$ Zoll grösser als der Längendurchmesser des gradstehenden Kopfes, ebenso die 4 Zoll langen Beckendurchmesser hinlänglichen Raum für die $3^1/_2$ Zoll Breite des Kopfes darbieten. Die häutige Verbindung der Schädelknochen befähigen den Kopf seinen Umfang zu verringern, indem nicht nur die Ränder bei einem Druck der Knochen sich einander nähern, sondern selbst unter einander geschoben werden, eine Einrichtung, deren Vortheil besonders sich kundgiebt, wenn der Kopf nur mühsam durch das Becken hindurchtritt, und die doppelter Art sein kann. Trifft nämlich ein gleichmässiger Druck die Peripherie des Schädels, so behält der Kopf seine Gestalt, wobei sich das eine Scheitelbein über das andere, unter beide Scheitelbeine hinten das Hinterhaupt, vorn die beiden Stirnbeine rücken, aber sein grader und querer Durchmesser wird kürzer. Ist der Druck nur in einer Richtung, so kann der lange oder der quere Durchmesser um $^1/_2$ Zoll auf Kosten des andern verkürzt werden. Hierbei verliert der Kopf seine natürliche Gestalt und zeigt die Fähigkeit sich dem Becken gemäss zu configuriren. War die Pressung schwach, so treten die Knochen mittelst der Näthe nur näher an einander, war sie sehr stark, so geben sie selbst nach, erhalten einen Eindruck, welcher jedoch sich allmälig wieder ausgleicht. Dies wird nämlich durch ihre unvollkommene Entwickelung möglich gemacht. Da die Strahlen der Knochenkerne weit auseinander liegen und die Zwischenräume mit Blutgefässen

Tafel 10. Der Kindeskopf in seinen verschiedenen Stellungen nebst seinen Durchmessern.

Tafel 11. Skelet des Neugebornen, welches den grossen Kopf, die schmalen Schultern und das noch schmälere Becken zeigt; als Beweis, dass ersterer bei der Geburt den meisten Raum erfordert.

Fig. I.

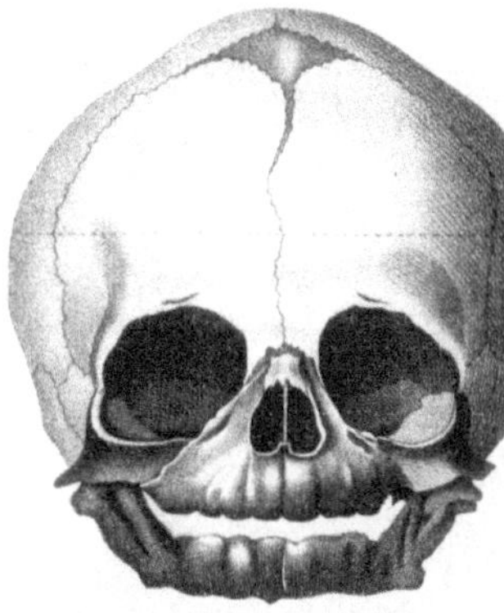

Fig. II.

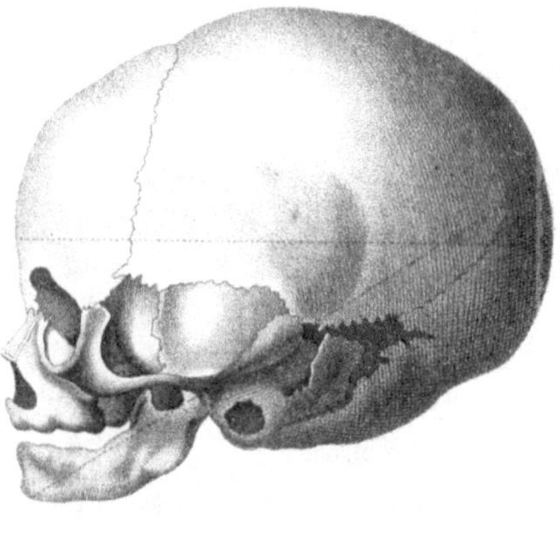

Fig. III.

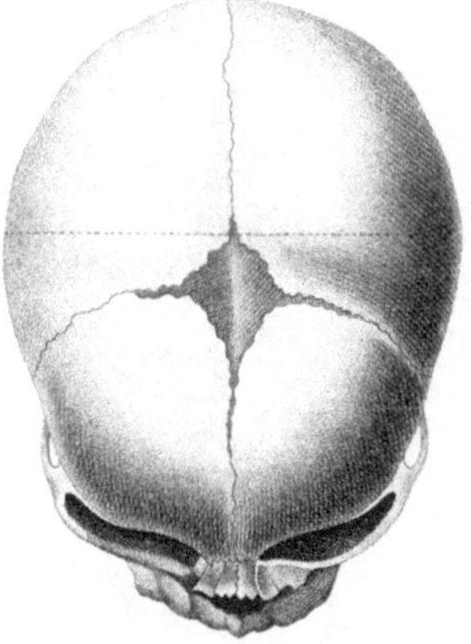

Fig. IV.

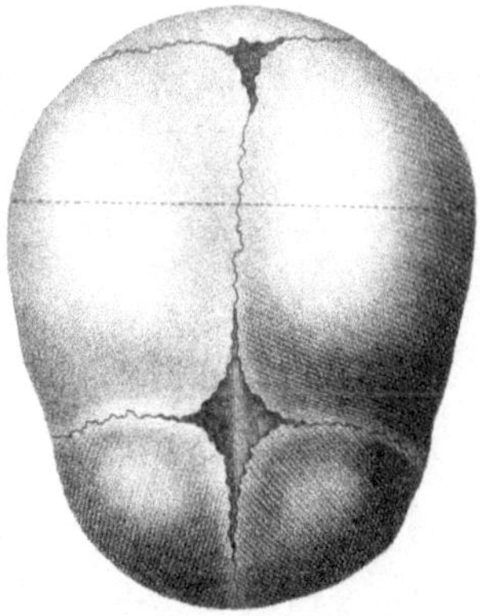

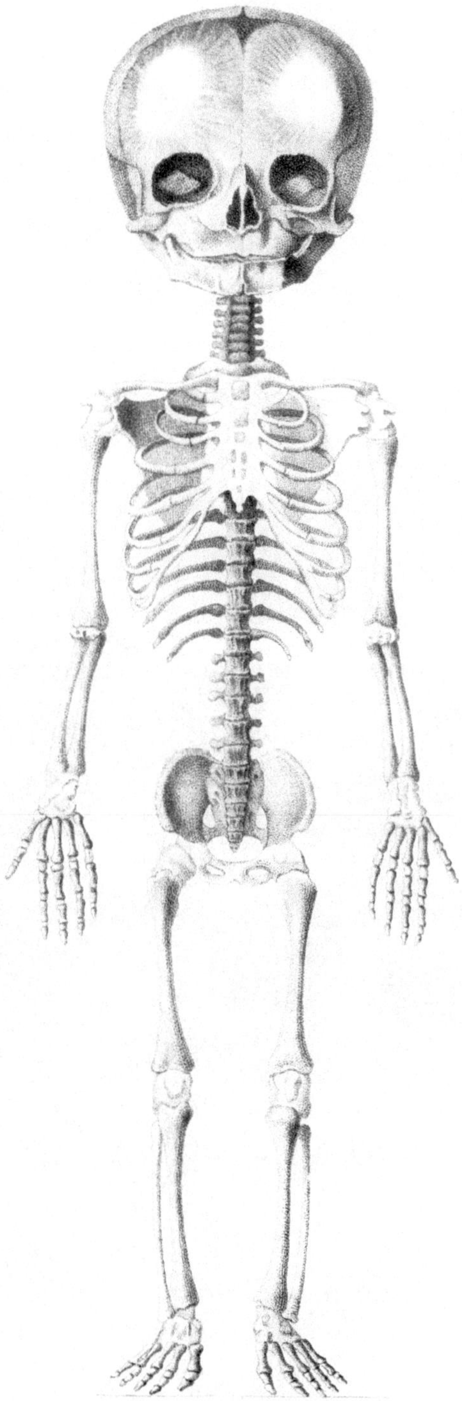

gefüllt sind, da ferner die Knorpel über die erdigen Bestandtheile vorwiegen, da endlich die äussere und innere Knochentafel weniger streng geschieden ist, so lassen sie sich namentlich an den Rändern einbiegen, während sie bei Erwachsenen eher bersten oder splittern.

Ebenso wie die Grösse des Kopfes, die Weite der Näthe und der Fontanellen, ebenso ist auch die grössere oder geringere Nachgiebigkeit der Knochen bei jedem Kinde eine andere. Entsprechend den verschiedenen Formen des Beckens finden wir auch verschiedene Formen des Kopfes, und unterscheiden hauptsächlich drei Arten, 1) den ovalen Kopf, welcher jene angegebenen Grössenverhältnisse zeigt und der gewöhnlichste ist, 2) den elliptischen, dessen Querdurchmesser etwas kleiner, dessen grader Durchmesser länger ist, 3) den runden, bei dem das umgekehrte Verhältniss statt hat.

Bei dem Vergleich der Verhältnisse des Kindeskopfs und Beckens darf man folgende Punkte nie aus dem Gedächtniss verlieren.

1. Dass die *Conjugata* nicht den Längen-Durchmesser des Kopfes, sondern nur den queren hindurchtreten lässt.
2. Dass der Längen-Durchmesser des Kopfes nur um ein weniges kürzer als der schiefe im Eingang, der gerade in der Mitte und Ausgang des kleinen Beckens.
3. Dass sobald die *Conjugata* kürzer als $2^1/_2$ Zoll ist, sie der unnachgiebigen Schädelbasis den Durchgang weigert, so dass selbst der zerstückelte Kopf nicht durch das Becken entwickelt werden kann.
4. Dass kein Durchmesser des Beckens so gross ist wie der schiefe Durchmesser des Kopfes, daher man bei geburtshülflichen Operationen sich in Acht zu nehmen hat, nach der Geburt des Rumpfes dem Gesicht eine solche Stellung zu geben, wobei das Kinn gegen die Schoossfuge gerichtet ist.

Die weiblichen Geschlechtstheile.

Weibliche Geschlechtstheile heissen diejenigen Gebilde, welche eigenthümlich eingerichtet sind, um die Bestimmung des Weibes zu erfüllen, also die Fortpflanzung vermitteln sollen, demnach mit der Schwangerschaft und Geburt in näherer oder entfernterer Beziehung stehen.

Man unterscheidet die äussern und innern. Zu den äussern rechnet man die unten am Becken halb versteckt zwischen den Oberschenkeln befindlichen Weichtheile, die weibliche Scham oder den Schooss und die Brüste. Zu den innern Geschlechtstheilen gehören die im Becken liegende Scheide, Gebärmutter, Eierröhren, Eierstöcke nebst den dazu gehörigen Bändern. Die Grenze beider, der äussern und innern, bezeichnet jene Klappe, welche unter dem Namen Jungfernhäutchen bekannt ist, und nach ihrer Zerstörung deren Ueberbleibsel. Diejenigen dieser Gebilde, welche Theil an dem Geburtsgeschäfte nehmen, die Gebärmutter, Scheide und Schamlippen, heissen auch weiche Geburtstheile, oder besser nachgiebige Geburtswege, im Gegensatz zu den harten, dem nicht nachgiebigen Kanal des Beckens.

Die äussern Geschlechtstheile.

Zur weiblichen Scham, *pudendum muliebre, s. cunnus, s. vulva,* gehört der Schamberg, die grossen Schamlippen mit ihrem Bändchen, die kleinen Schamlippen und der Kitzler nebst Vorhaut.

Der Schamberg, *Mons veneris,* ist jene Erhöhung, welche sich auf der Schoossfuge befindet, und bei aufrechter Stellung in ihrem ganzen Umfange dicht über den Schenkeln sichtbar ist. Sie bildet den obersten Theil der weiblichen Scham und ist bei mannbaren Mädchen ein starkes Fettpolster, welches mit derben meist gekräuselten Haaren, *pubes,* reichlich besetzt ist. Diese erstrecken sich nicht selten in der Richtung der *linea alba* in die Höhe, häufiger längs den grossen Schamlippen bis zum After. Sind jene Haare überreich und lang, so verkleben sie leicht, machen die Untersuchung, selbst die Entbindung schmerzhaft und wehren der in der Scheide befindlichen Flüssigkeit den Austritt.

Die grossen Schamlippen, *labia majora s. externa,* sind die beiden senkrecht neben einander liegenden Hautfalten, welche sich vom Schamberge bis zum Damm erstrecken. Sie liegen im jungfräulichen Zustande dicht an einander und bilden eine feine Spalte, die Schamspalte, *rima pudendi s. introitus vaginae,* welche durch häufige Begattung oder Geburt klaffend wird. Die äussere Fläche der Lippe ist mit Haaren besetzt und hat den Charakter der äussern Haut, besitzt als solche auch Haarbälge und Talgdrüsen, wogegen die innere Fläche schon mehr das Ansehn einer Schleimhaut, obwohl keine Schleimdrüsen hat. Das Innere wird ausgefüllt von etwas Fett, einem sehr lockern dehnbaren Zellgewebe und einem sehr reichlichen Venengeflecht, welches während der Schwangerschaft so häufig zur Entstehung grosser und vieler Blutaderknoten, und bei der Geburt durch Zerreissen zu äussern so wie innern Blutergüssen Anlass giebt. Diese Structur, so wie die weiche elastische Haut gestattet ihnen beim Durchtritt des Kindes, eine ungemeine Ausdehnung, die nachher wiederum verschwindet, und nur bei Krankheiten, bei Hernien oder Blutergüssen auch andauert. Die beiden Lippen verbinden sich nach oben und unten. Oben treten sie dicht unter dem Schamberge zur *commissura superior s. anterior* zusammen, nach unten vor dem Damm zur *commissura inferior s. posterior*. Zieht man sie hier etwas auseinander, so erscheint eine Falte, welche quer von der Innenfläche der einen zur andern herübergespannt ist, und wegen dieser Spannung in der Regel bei der Geburt zerreisst. Es ist dies das Schamlippenbändchen, *frenulum labiorum*. Hinter ihm befindet sich eine kahnförmige Vertiefung, *fossa navicularis*.

Die kleinen Schamlippen, *labia minora s. interna s. Nymphae,*[1] werden erst sichtbar, nachdem die grossen ein wenig aus einander gezogen sind. Sie verlaufen in derselben Richtung wie diese, sind jedoch weit kleiner, dünner und zarter. Nach unten zu entfernen sie sich von einander, und gehen in die innere Fläche der äusseren Schamlippen über, ohne jedoch bis zu deren hinterer Commissur zu reichen, nach oben dagegen spaltet sich eine jede in zwei Schenkel, welche sich zu zwei Bogen vereinigen, welche die Clitoris in der Art überziehen, dass sie oben die Vorhaut, unten das Bändchen derselben bilden. Die Lippe hat ebenfalls eine äussere und innere Fläche. Letztere zeigt schon den Charakter der Schleimhaut und deutliche Schleimdrüschen, wogegen sich in ersterer, besonders in der Nähe der Clitoris, reichliche Talgdrüsen befinden, welche ein scharfriechendes, zuweilen sogar ätzendes Sekret liefern. Das im Innern befindliche Zellgewebe ist sehr locker, und von einem sehr reichlichen Arteriennetz durchzogen, welches eine Art Erection möglich und eine Verletzung sehr gefährlich machen kann.

Der vordere Rand beider Lippen ragt beim Neugebornen entschieden über die grossen hervor, tritt jedoch mit der Entwicke-

[1] *Nymphae*, als Theile, die an der Quelle, nämlich des Urins, sitzen.

lung der Genitalien mehr und mehr zurück. Bleibt aber, was nicht selten der Fall, jener kindliche Zustand auch nach den Jahren der Pubertät, ragen die innern Lippen also ein wenig zwischen den äussern hervor, so liegen die innern Flächen dicht an einander und schliessen den obern Theil des Scheidenganges ziemlich vollkommen ab; werden sie aber häufig auseinandergezerrt, sei es durch geschlechtliche Ausschweifungen, sei es durch rasch wiederholte Geburten, so ragen sie nicht nur hervor, sondern sind schlaff und ausser Stande den Eingang zu verschliessen; dabei büssen sie auch ihre weiche Beschaffenheit und rothe Farbe ein, werden hart und braun oder bläulich.

Die physiologische Bedeutung der äussern und innern Schamlippen zeigt sich nicht in der Ruhe. Verhüten die grossen den zu leichten Eingang in die innern Geschlechtstheile, bilden die kleinen ein Wehr für den abfliessenden Urin, so ist dies nur das untergeordnete. Erst bei der Geburt entfalten sie ihren Beruf. Dort zeigen sie ihren Werth als Falten, welche sich auseinanderziehen und wieder zusammenlegen lassen; wir erkennen diesen ihren Werth, wenn wir sehn, wie sich die horizontale 2 Zoll lange Spalte in eine Oeffnung verwandelt, durch welche der Kindeskopf mit 14 Zoll Peripherie hindurchtritt, wie während dieses Durchtritts beide Lippen vollkommen in einander übergehen, um nur eine grosse Oeffnung zu bilden, und wie diese unmittelbar darauf wieder in die ursprüngliche Form zurückkehrt. Das Secret der zahlreichen Talg- und grossen Schleimdrüsen erhält nicht nur die Geschmeidigkeit und Elasticität der zarten Haut, sondern schützt auch vor der Einwirkung des Urins.

Der Kitzler, *clitoris,*[1] ein kleiner cylindrischer Körper, 3 Linien lang und 2 Linien breit, liegt zwischen den beiden von den kleinen Schamlippen gebildeten Bogen und hängt von dem untern Rande der Schoossfuge herab. Er ist ähnlich gebaut wie der Penis, doch nicht von der Harnröhre durchbohrt, und besteht ebenfalls aus zwei empfindlichen und erectionsfähigen *corpora cavernosa,* welche von dem aufsteigenden Aste des Sitzstücks entspringen, und begleitet von dem dazu gehörigen Muskel, *erector clitoridis,* längs dem Schoossbogen hinaufsteigen und in einer Art *glans,* die allein sichtbar ist, endigen. Von den kleinen Lippen erhält er einen Ueberzug, welcher oben das *praeputium*, unten das *frenulum* bildet. Der

[1] von *κλειτοριζειν* kitzeln, oder von *κλιζειν* verschliessen.

Kitzler ist der empfindlichste Theil der äussern Geschlechtstheile, besitzt ausserordentlich viel Nerven und stellt das Wollustorgan vor.

Nach Ausschweifungen pflegt das kleine Glied zusammen zu schrumpfen, und nur Auswüchse desselben, meist syphilitischen Ursprunges, sind irrthümlich für das Organ selbst, welches darin seinen Untergang fand, angesehen worden. Ebenso mag jene Missbildung männlicher Formen, wo der Penis unvollkommen entwickelt und die Harnröhre nicht in demselben verlief, sondern in einer Spalte des Scrotums mündete, Anlass zu der Fabel von den Tribaden gegeben haben.

Auf der Grenze zwischen den äussern und innern Geschlechtstheilen befindet sich das Jungfernhäutchen, *hymen.* Dasselbe erscheint, wenn man bei einer Jungfrau das untere Ende der kleinen Lippen auseinander zieht, als eine quere Scheidewand von halbmondförmiger Gestalt, welche ein tieferes Vordringen wehrt. Der nach oben gerichtete Ausschnitt, welcher kaum die Spitze des kleinen Fingers hineinlegen lässt, führt in die dahinterliegende Scheide und ist gerade gross genug, um den Abfluss des Monatlichen zu gestatten. Das Hymen wird daher bei vollkommenem Coitus zersprengt und da es eine Duplicatur der Schleimhaut, so ist diese Zerstörung von einer kleinen Blutung begleitet. Als Ueberbleibsel betrachtet man jene Körperchen, von denen meist zwei an den Seiten, und eins unten wegen ihrer Aehnlichkeit mit der Frucht der Myrthe, myrthenförmige Wärzchen, *carunculae myrtiformes*, benannt wurden.

Die Grösse des Hymens ist verschieden. Bisweilen ist die Falte so schmal, dass sie noch bei der Geburt vorhanden, wie es mir zwei Mal zur Beobachtung kam, bisweilen so gross, dass der Abfluss des Menstrualbluts unmöglich ist und das zurückgehaltene durch Zerstörung jener Atresie entfernt werden muss. Mitunter stellt es eine siebförmige, mitunter eine von einem runden Loche in der Mitte durchbrochene Scheibe dar, bald ist es sehr dünn und zart, bald von sehniger Zähigkeit. Sein Nutzen zeigt sich hauptsächlich im kindlichen Alter, wo es den Eingang zu den innern Theilen von unten herauf bedeckt, ihn vor Luft, Staub und anderen Reizen schützt, namentlich bei den auf den Rücken liegenden Neugeborenen den Urin abhält, nach hinten in die Scheide zu fliessen. Seine Dienste können daher aufhören, wenn durch die vergrösserten Lippen, so wie durch die Schamhaare und die nach der

Pubertät vermehrte Schleimabsonderung der Zugang zur Scheide und Gebärmutter gehörig geschützt ist.

Am obern Rande des Hymen und der innern Seite der kleinen Schamlippen mündet auf beiden Seiten der 8 Linien lange und $\frac{1}{2}$ L. breite Ausführungsgang einer grossen Drüse, *glandula Cowpei s. Bartholini*, welche neben der Scheide zwischen ihrem Muskel, dem Constrictor und der Schleimhaut liegt. Sie sondert eine consistente, fadenziehende, weisslichgraue Flüssigkeit ab, welche wahrscheinlich bei plötzlichem Blutandrange mit einiger Heftigkeit, gewiss nicht ohne Beistand des Constrictors ausgestossen die sogenannte weibliche Ejaculation veranlasst. Sie steht nach der Untersuchung von Hugisier in einem solchen Verhältniss zum Ovarium, dass die stärkere Entwickelung der einen Seite auch denselben Zustand des Ovariums dieser Seite anzeigt.

Bei den äussern Geschlechtstheilen befinden sich noch zwei für den Geburtshelfer besonders wichtige Theile, die Harnröhre und der Damm. Die Mündung der Harnröhre befindet sich nämlich 4—5 Linien unterhalb des Kitzlers zwischen den kleinen Lippen dicht unter der Wölbung des Schoossbogens, stellt ein rundliches Grübchen von dem Umfange eines Federkiels vor, und ist von einem wulstigen Rande umgeben. Man muss mit der Lage derselben um so genauer vertraut sein, als Harnverhaltung während der Schwangerschaft und Geburt nichts ungewöhnliches ist und dann von einem gewandten Geburtshelfer nicht selten gefordert wird, den Katheter einzuführen, und dabei ohne die Frau zu entblössen nur dem fühlenden Finger zu folgen. Wird jedoch die Harnröhre oder ihre Mündung aus ihrer Lage gedrängt, sei es durch Anschwellung oder Verschiebung der benachbarten Theile, so kann man oft der Frau nicht die Unannehmlichkeit ersparen, die Harnröhre erst mit den Augen aufzusuchen, um die Blase von der Gefahr des Berstens zu erlösen.

Tafel 12. Die äussern Geschlechtstheile einer Jungfrau; *a* die grossen Schamlippen, *b* ihre vordere Commissur, *c* ihre hintere mit dem *frenulum*, *d* die Innenfläche der kleinen Schamlippen, welche *e* den obern Bogen der Clitoris, *praeputium*, und *f* den untern Bogen der Clitoris, *frenulum clitoridis*, bildet, *h* die Mündung der Harnröhre, *i* das Jungfernhäutchen.

Tafel 13. Die äussern Geschlechtstheile einer Mehrgebärenden; *a* Schamberg, *b* die grossen Schamlippen, *o* das Schamlippenbändchen, *d* der Damm, *e* der After, *f* die *commissura anterior*, *g* Clitoris, *h* die kleinem Schamlippen, *i* die Mündung der Harnröhre, *k* myrthenförmige Wärzchen, *p* die kahnförmige Grube.

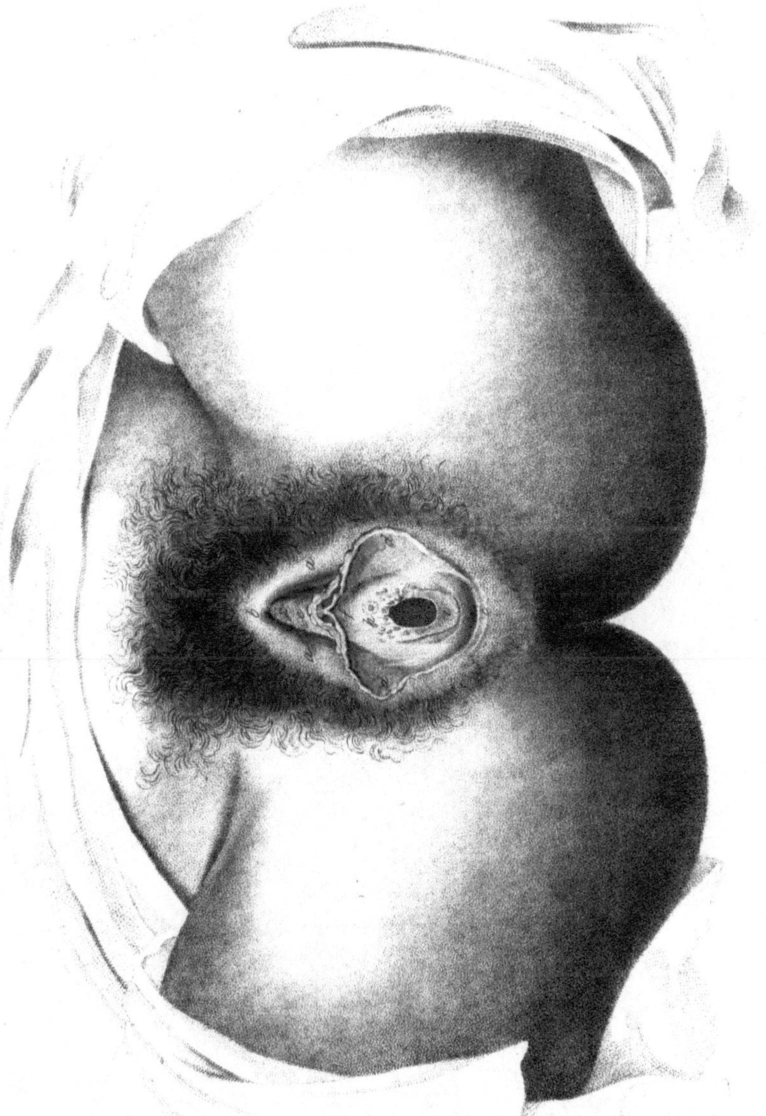

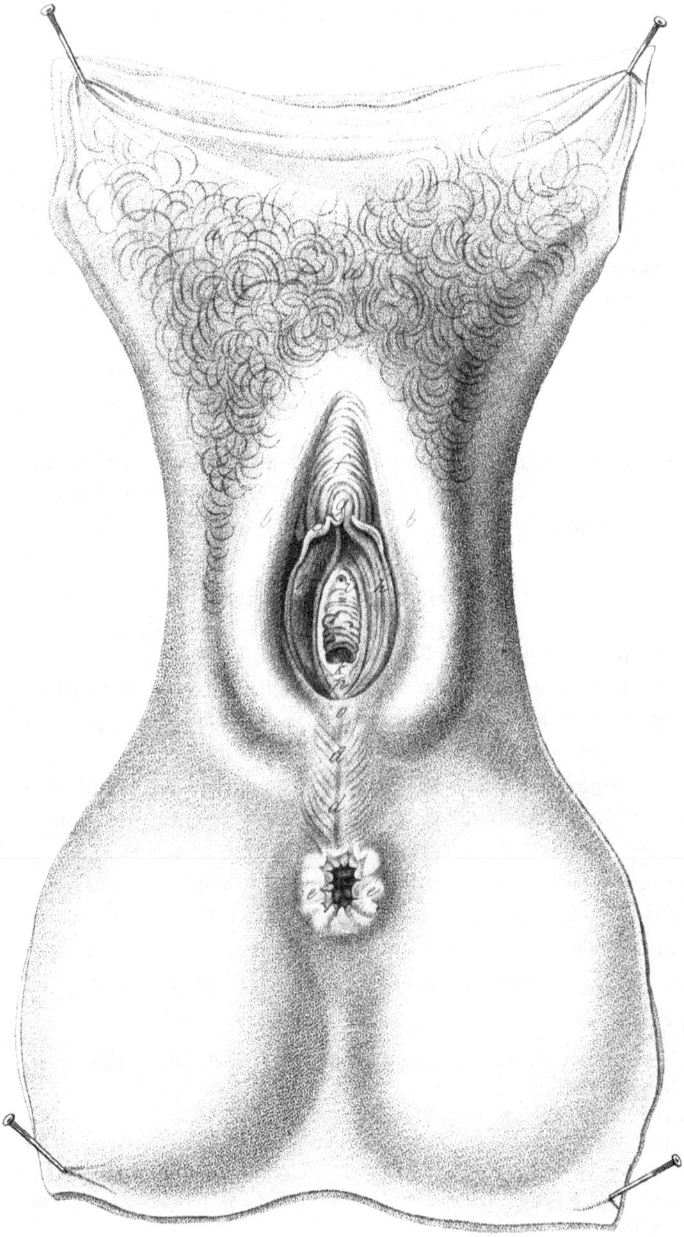

Die Warze, welche hauptsächlich aus diesen besteht, ausserdem viele Nerven, Gefässe, Zellgewebe und ein dünnes Oberhäutchen besitzt, ist sehr empfindlich und erectionsfähig. Sie vermittelt den Abfluss der in der Drüse bereiteten Milch als das nöthigste Nahrungsmittel des Neugeborenen. Das Blut erhält die Brust theils aus den Zweigen der *Art. thoracica externa*, *intercostalis*, *mammaria externa* und *interna*; ihre Nerven entspringen aus den *Nervi intercostales*, die oberflächlichen aus dem *Plexus cervicalis* und *brachialis*.

Die innern Geschlechtstheile.

Die innern Geschlechtstheile werden gebildet von der Mutterscheide, der Gebärmutter, den Eierröhren, Eierstöcken und den dazu gehörigen Bändern.

Die Mutterscheide.

Die Mutterscheide oder Scheide, *Vagina*, ist ein häutiger Gang, welcher unmittelbar hinter dem Hymen oder hinter den myrthenförmigen Warzen beginnt, und in einem der Beckenaxe entsprechenden Bogen bis zur Gebärmutter in die Höhe steigt. Die vordere Oeffnung, *ostium vaginae*, wird seitlich von ihrem Muskel *M. constrictor vaginae* umgeben, der vom *sphincter ani* entspringt und in der Clitoris endet. Hierdurch ist der Eingang am engsten und leistet beim Eindringen in die inneren Geschlechtstheile oft ernstlichen Widerstand, was man wohl bei geburtshülflichen Operationen merkt; dagegen ist das obere Ende am geräumigsten, indem es ein Gewölbe, *fundus vaginae*, darstellt, in das der Uterus zapfenförmig

Tafel 14.

Fig. I. Die Brust bei einer Säugenden ist gross, voll, zeigt Gefässe, dicke Warze, dunklen Hof.

Fig. II. Dieselbe im Profil.

Fig. III. Die Milchgänge durch Entfernung der äussern Haut blossgelegt. Sie münden in der Warze.

Fig. IV. Zeigt auf dem senkrechten Durchschnitt dieses Verhältniss noch deutlicher.

Fig. V. Die traubenartigen Enden der Milchdrüse bilden die Milchgänge, welche in ihrem Verlauf namentlich in der Nähe der Warze sich erweitern und Ausbuchtungen bilden.

Fig. I.

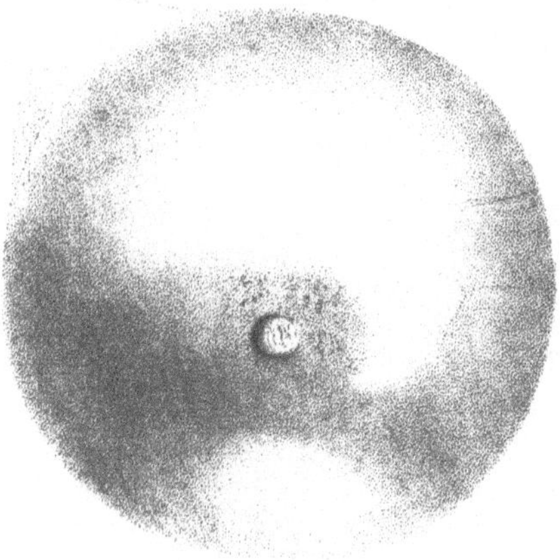

Fig. II.

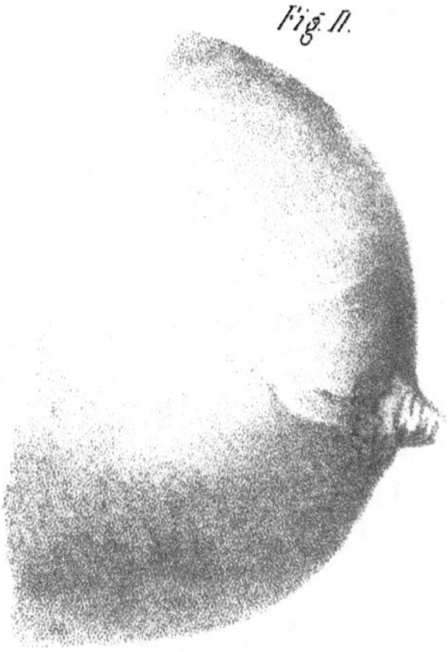

Fig. V.

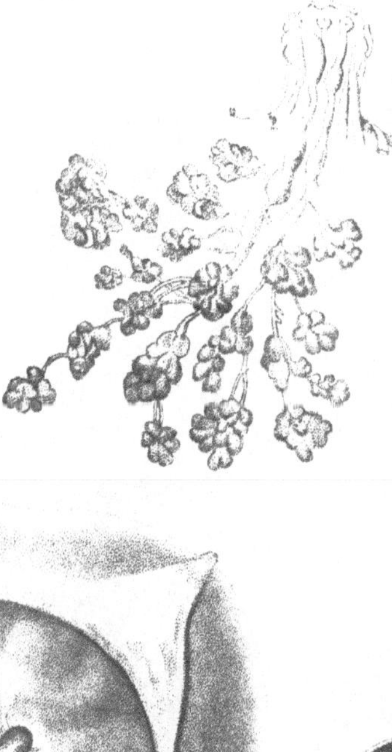

Fig. IV.

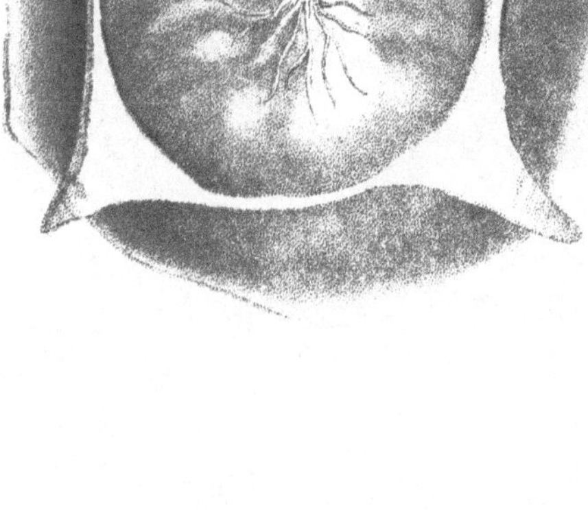

Fig. III.

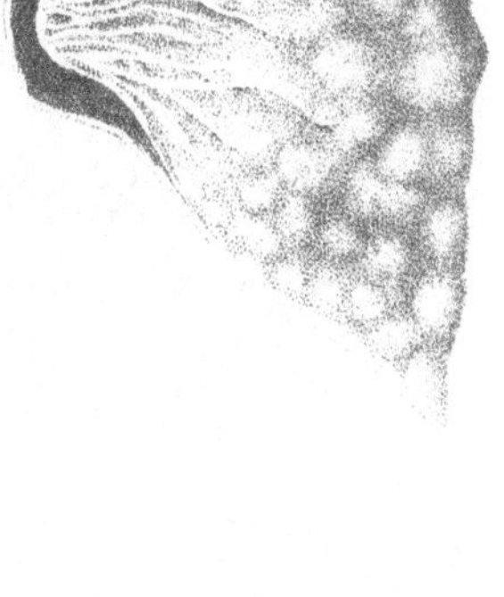

hineinragt. Die Scheide liegt in der Mitte zwischen Harnblase und Mastdarm. Vorn ist sie durch lockeres Zellgewebe mit dem Blasenhalse und der Harnröhre verbunden, so dass eine Verletzung des einen oder der andern, die einigermaassen tief ist, sich bis in die Scheide erstreckt, und eine Blasenscheidenfistel, durch welche der Harn in die Scheide beständig abfliesst, zur Folge hat. Nach hinten ist sie zum grossen Theil in gleicher Art mit dem Mastdarm vereinigt; nur ganz oben wird sie vom Peritoneum überzogen, wogegen sich der untere Theil ungefähr in der Höhe eines Zolls vom Rectum trennt, und dann die Entfernung beider Mündungen durch das Mittelfleisch bezeichnet wird. Die Scheide ist 3—3½ Zoll lang. Man unterscheidet die vordere kürzere und die hintere um ⅔ Zoll längere Wand, welche beide im gewöhnlichen Zustande dicht an einander liegen. Das Innere ist von einer Schleimhaut überzogen, welche sowohl an der vordern als hintern Wand in quere Falten, *Columna plicarum anterior et posterior*, gelegt ist; diese Falten werden gegen das Gewölbe zu seltener und verschwinden durch wiederholte Geburten früher an der hintern als an der vordern Wand. Zwischen ihnen münden sich ebenso wie im Gewölbe zahlreiche kleine Schleimdrüsen, deren Nutzen sich besonders bei der Geburt in der gesteigerten Secretion zeigt. Der Vaginalschleim, welcher im gesunden Zustande mild und farblos ist, reagirt nach der Untersuchung von Donné sauer, der des Uterus alkalisch. Dabei ist ersterer dick, fadenziehend, und wird dadurch charakterisirt, dass er neben den Schleimkörperchen, die ausschliesslich im Urinschleim vorkommen, eine reiche Menge grosser Pflasterepithelien enthält, da die Scheidenschleimhaut nur von diesen bedeckt ist. Sie setzt sich oben an den Ueberzug des hineinragenden Theils der Gebärmutter und nach unten in die kleinern Schamlippen fort.

Die Aussenseite der Scheide wird von einem fibrösen Gewebe gebildet, welches dick, elastisch und mit einem ausgedehnten venösen Plexus versehen, einer bedeutenden Turgescenz zumal während des Coitus fähig ist. Nach oben zu ist es mit dem eigenthümlichen Parenchym des Uterus verbunden, was nicht wenig dazu beiträgt, bei der Geburt die Grenzen beider Organe verschwinden zu lassen, so dass sie nur einen weiten Gang darstellen.

Beide Häute besitzen die Eigenthümlichkeit einer ausserordentlichen Dehnbarkeit, die Schleimhaut durch ein Auseinandertreten der Falten, die fibröse durch die grosse Nachgiebigkeit ihrer Fasern, und hierdurch wird die Scheide in den Stand gesetzt, sich sowohl während der Schwangerschaft zu verlängern, was bis auf 7 Zoll möglich ist, als bei der Geburt bis zum Umfange des Kindeskopfs zu erweitern. Das Blut strömt reichlich zu durch die *Art. uterinae, haemorrhoidalis media, pudenda interna* und *vesicalis*, während die Venen in grossen Geflechten, *plexus venosus vaginalis*, sie umgeben. Die Nerven stammen vom *plexus hypogastricus* und dem 3ten und 4ten *Nerv. sacralis* her. Die Scheide ist dazu bestimmt das männliche Glied, *vaginae ad instar*, aufzunehmen und die Befruchtung zu vermitteln, sie gewährt der Gebärmutter eine Stütze, und hält sie in einer von den äussern Schädlichkeiten nicht so leicht zu erreichenden Entfernung. Bei der Geburt bestimmt sie die Richtung des herabtretenden Kindes und betheiligt sich mittelst ihres Sphincters an jener Einrichtung, mittelst welcher einer zu raschen Ausschliessung des Kindes, so wie einer Ausstülpung ihrer Wände vorgebeugt wird.

Die Gebärmutter.

Die Gebärmutter, *Uterus*, ist für den praktischen Geburtshelfer das wichtigste Glied in der Reihe der innern Geschlechtstheile. Sie liegt oberhalb der Scheide mitten im kleinen Becken, und zwar in der obern Hälfte der Führungslinie, so dass ihr höchster Punkt fast den Eingang berührt, ihr unterer ungefähr bis zur Mitte herabreicht, und bildet daher ensprechend jener mit der darunter liegenden Scheide einen Bogen. Durch die Bauchdecke ist sie also im gewöhnlichen Zustande nicht zu fühlen. Die Gebärmutter, ebenso wie die Scheide in der Mitte zwischen Blase und Mastdarm gelegen, verbindet sich mit dem letztern durch das Peritoneum, welches, nachdem es die hintere Wand und zum Theil die Scheide überzogen, zu ihm hinübergeht. Wichtiger ist das Verhältniss zur Blase. Die hintere Wand der Blase ist nämlich mit der vordern des Uterus fast der ganzen untern Hälfte entlang durch Zellgewebe fest verbunden, und diese innige Verbindung ist bei weitem mehr als das oben beide Organe gemeinsam überziehende Peritoneum die Ursache, woher die Blase sich bei allen Lageveränderungen der Gebärmutter betheiligt, herabsteigt mit der vorfallenden, hinauf mit der schwangern, gezerrt und zusammengedrückt wird bei der Beugung nach vorn oder hinten. Hierdurch auch erklärt es sich, woher bei Schwangerschaft, Geburt und Wochenbett Harnbeschwerden so häufig vorkommen.

Bei einer Jungfrau hat die Gebärmutter die Gestalt einer plattgedrückten Birne, deren Spitze nach unten gekehrt, deren vordere Fläche schwach, deren hintere stärker gewölbt ist. Man unterscheidet an ihr drei Theile: der obere bis zu dem Ansatz der Röhren heisst Grund, *fundus*, der mittlere bis zur grössten Verschmälerung Körper, *corpus*, und der untere dünnste Theil Mutterhals, *collum s. cervix uteri*. Letzterer liegt mit seiner oberen Hälfte über der Scheide, mit seiner unteren in derselben und diese untere ist besonders bemerkenswerth, weil sie dem Finger erreichbar alle Veränderungen des Uterus in Bezug auf sein Gewebe, Lage, Schwere zur unmittelbaren Wahrnehmung bringt. Sie ist bekannt unter dem Namen Scheidentheil, *portio vaginalis*, und hat, indem sie frei in die Scheide hineinragt, die Gestalt eines ungefähr 6 Linien langen Zapfens, der sich ziemlich hart anfühlt, und nach unten in zwei Lippen die vordere und hintere endet. Indem beide dicht an einander liegen, entsteht eine Querspalte, die in den Kanal des Mutterhalses führt und äusserer Muttermund, *orificium uteri externum*, heisst. Die vordere Lippe ist etwas dicker und länger. Die Vaginalportion, welche in der Geburtshülfe eine so bedeutende Rolle spielt und meist der erste Gegenstand der innern Untersuchung ist, wenn es sich darum handelt den Zustand der Gebärmutter in seinem normalen und krankhaften Verhältnisse zu ergründen, die Schwangerschaft festzustellen, ihren Zeitpunkt anzugeben, die Geburt zu erkennen, zeigt ebenso häufige als mannigfache Abweichungen in Gestalt, Grösse, Consistenz und Lage. Bald ist sie nicht cylinderförmig, sondern mehr oder weniger zugespitzt, bald kürzer bald länger, bald steht sie höher bald tiefer, bisweilen sind die Lippen ganz dünn, kaum zu fühlen, dann trifft man Fälle, wo die vordere übermässig lang ist. Hiermit muss man bekannt sein, um sich vor einem Irrthum zu sichern.

Die Länge der ganzen Gebärmutter beträgt 3 Zoll, ihre Breite $1\frac{1}{2}$ Zoll, ihre Dicke von vorn nach hinten $\frac{3}{4}$ Zoll, der Gebärmutterhals ist $\frac{3}{4}$ Zoll breit, $\frac{1}{2}$ Zoll dick und 1 Zoll lang, wovon die Hälfte auf den Scheidentheil kommt. Ihr Gesammtgewicht beträgt eine Unze und zwei Drachmen. Die Gebärmutter hat in ihrem Innern eine Höhle, welche klein, platt und die Form eines Dreiecks mit eingebogenen Seiten ist. Die Basis desselben ist dem Grunde der Gebärmutter zugekehrt, die andern Schenkel den Seiten, während die drei Winkel den drei Oeffnungen entsprechen, von denen die beiden seitlichen in die Eierröhren führen, die untere in den engen Kanal des Gebärmutterhalses übergeht. Dieser Uebergang heisst innerer Muttermund, *ostium uteri internum s. isthmus,* und setzt sich als ein schmaler Kanal durch die ganze Länge des Mutterhalses fort bis er zwischen der vordern und hintern Lippe des Scheidenhalses als äusserer Muttermund, auch vorzugsweise Muttermund genannt, mündet. Durch ihn gelangt man also aus der Scheide durch den Mutterhals in die Gebärmutterhöhle. Die Länge dieser Höhle ist kaum 1 Zoll, die Breite $^3/_4$ Zoll, die Tiefe 1—2 Linien. Der Kanal des Mutterhalses ist 1 Zoll lang und $^1/_3$ Zoll breit, in der Mitte am weitesten, gegen seine beiden Enden, dem innern und äussern Muttermunde, am engsten. Die Höhle nebst dem Kanal sind in ihrer ganzen Ausdehnung mit einer Schleimhaut überzogen, welche eine Fortsetzung der die Vagina auskleidenden zunächst der Vaginalportion den äussern Ueberzug giebt und dann durch den äussern Muttermund in den Mutterhalskanal geht, wo sie an der vordern und hintern Wand eine Längenfalte bildet, von welcher seitwärts kleine Fältchen schief abgehn, die zusammen einer Federfahne oder einem Palmblatte gleichen und *palmae plicatae* genannt werden. Zwischen diesen Falten befinden sich grosse Schleimdrüsen, welche oft über die Fläche in Gestalt von Bläschen, *ovula Nabothi,* weil Naboth sie für die Eierchen hielt,

Tafel 15.

Fig. I. Der Uterus senkrecht durchschnitten zeigt die Uterinhöhle, den Mutterhalskanal, den engen innern Mund und den weiten äussern Mund, der von *a* der vordern und *b* der hintern Lippe umgeben ist. Man sieht den sichtlichen Unterschied der äussern Umhüllung des Parenchyms und der innern von der Mukose gebildeten Schichte.

Fig. II. Die Muskelfasern des Uterus: *a* die embryonalen, *b* die wachsende, *c* die ausgewachsene, *d* in Bündeln vereint, *e* mit Fettpartikeln durchdrungen.

Fig. III. Der Uterus zeigt nach Entfernung eines Theils der vordern Wand seine Höhle, nebst dem Kanal des Halses und der hintern Lippe, das Parenchym und die Mukose mit den Utrikulardrüsen. *a* eine vergrösserte Utrikulardrüse.

Fig. IV. Die vergrösserte Utrikulardrüse, welche der Utrinhöhle durch ihre zahlreichen Mündungen ein siebförmiges Ansehn gehen.

Fig. V. Die vergrösserte Mündung.

Fig. VI. Durch die hypertrophirte Mukosa, welche die Decidua bildet, gehn theils vom Uterus die Venen in schräger Richtung, die Arterien spiralförmig zur Placenta, *a* Art., *b* Vene.

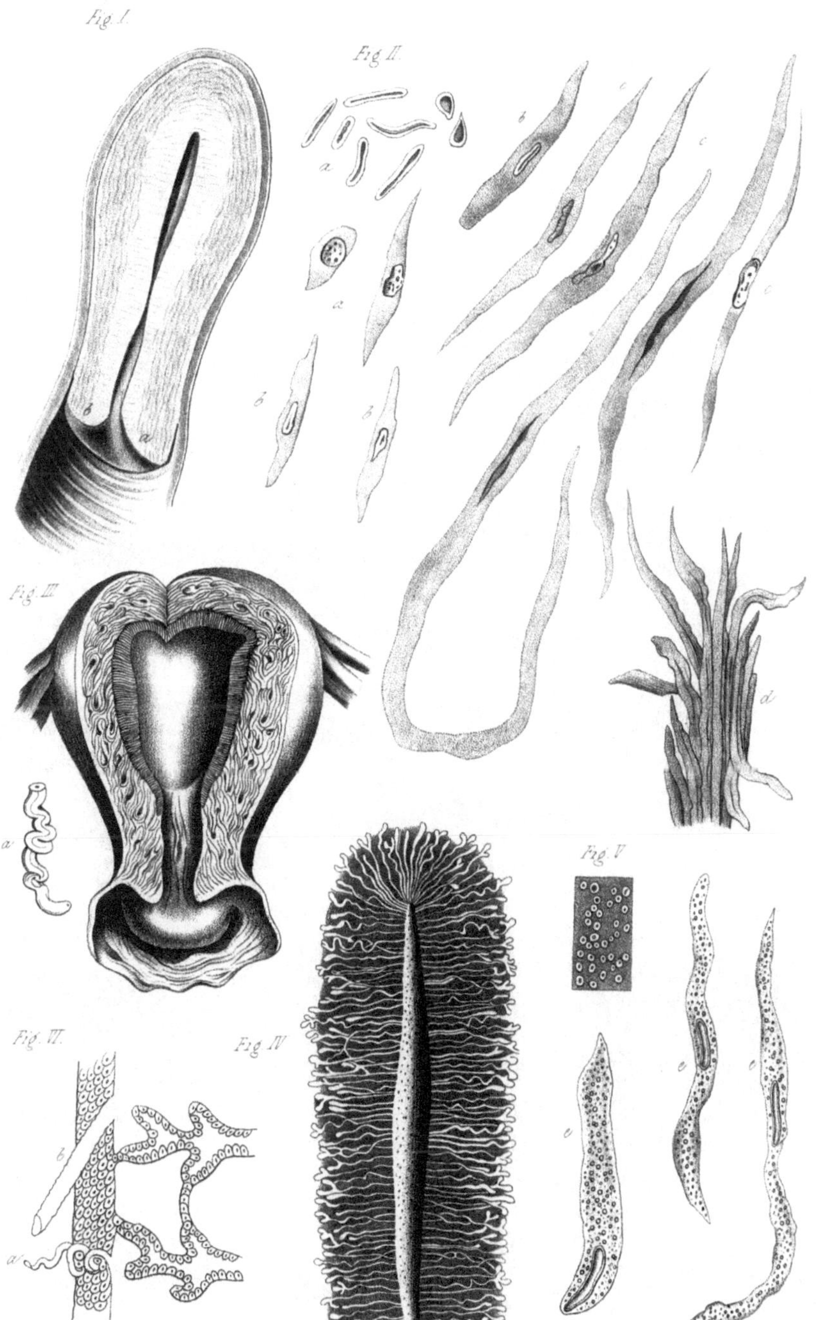

Fig. I.
Fig. II.
Fig. III.
Fig. IV.
Fig. V.
Fig. VI.

vorragen. In der eigentlichen Höhle des Uterus ist die Schleimhaut ohne Falten, sehr zart mit vielen den des Dünndarms ähnlichen Zotten versehn, und im Besitz von Flimmerepithelium, welches sich auf der einen Seite bis zur Hälfte des Halses, auf der andern durch die ganze Länge der Eierröhren bis zum Peritoneum erstreckt. Zwei Merkmale zeichnen das Flimmerepithelium vorzugsweise aus. Es fehlt bei Kindern und schwindet zur Zeit der Menstruation und Schwangerschaft; später erscheint es dann von neuem. Die Schwingungen der Cilien gehn in der Richtung von den Eierstöcken zum Gebärmuttermunde. In der Schleimhaut sind zahlreiche röhrenförmige Drüsenschläuche, *glandulae utriculares*, eingebettet, welche von dichten Capillaren umkreist ein reichliches Sekret, zumal bei Congestionen nach dem Uterus, liefern. Betrachtet man die Schleimhaut durchs Mikroskop, so erscheint sie wegen der zahlreichen Mündung jener Drüsen siebförmig, und dieses Ansehn tritt um so deutlicher hervor, wenn sie nach der Conception hypertrophirt ist, eine Verwandlung die, wenn auch weniger vollkommen, bei manchen Arten schmerzhafter Menstruation vorkommt. Diese hypertrophische Schleimhaut wird nach kürzerm oder längerm Bestehn vom Parenchym bis nahe an das untere Drüsenende abgelöst, vom Uterus mittelst Wehen auf ein Mal ausgestossen oder durch Schleim aufgelöst allmälig entfernt. Die entfernte wird alsbald durch eine neue ersetzt. Die Mukosa, welche eine beträchtliche Dicke besitzt und sich durch ihre helle Färbung von dem Parenchym abzeichnet, ist übrigens so fest mit dem darunter liegenden Gewebe verbunden, dass sie sich weder durch das Messer noch durch Maceration davon trennen lässt.

Die Aussenseite des Uterus ist zum grossen Theil von dem Peritoneum überzogen, in welchem er wie in einer Falte aufgehängt ist. Zwischen diesem äussern Ueberzuge und dem innern, welchen die Schleimhaut gewährt, befindet sich die derbe Substanz des Uterus, welche an den verschiedenen Stellen eine verschiedene Dicke hat. Im Grunde beträgt dieselbe fast $^1/_2$ Zoll, an den Seiten $^1/_3$ und am Halse $^1/_4$ Zoll. Diese Substanz oder das eigenthümliche Gewebe der Gebärmutter ist röthlich und wird aus Muskelfasern, Zellgewebe, Gefässen und Nerven zusammengesetzt. Die Muskelfasern sind sehr dünn, nicht gestreift und nur während ihrer grössten Entwickelung, also am Ende der Schwangerschaft deutlich zu erkennen. Unter dem Mikroskop erscheinen sie blass, schlank, mit einem Kern in der Mitte, nach beiden Seiten in lange Spitzen ausgezogen. Sie liegen sowohl einzeln, als zu Bündeln vereint. Man trifft alle Entwickelungsstufen, die einfachste Form, den nur von einer dünnen Hülle und ein wenig Blastem umgebenen grossen Kern, die fortschreitende Ausdehnung in der Länge auf Kosten des Kerns, und endlich den ganzen Inhalt der Fasern mit Fettkörnchen angefüllt, ein Zeichen, dass sie der Auflösung verfallen. Diese verschiedene Formen sind oft dicht neben einander gelagert, doch die Neubildung kommt vorzugsweise an der Oberfläche unter dem Peritoneum, welches sich nicht vom Uterus ablösen lässt, vor. Es hat demnach den Anschein, als sei der Uterus in einer beständigen Bildung, die aber während der Schwangerschaft einen stärkern Impuls erhält und die Vergrösserung der Muskelmasse durch die starke Ausbildung der embryonalen Elemente ermöglicht, dagegen nach der Entbindung die ausgebildeten, deren Energie erschöpft ist, auflöst, fortstösst und durch eine neue Generation ersetzt. An vielen Stellen sind die Muskelfasern zu grössern Bündeln vereinigt, die sich wie in den von Hohlmuskeln gebildeten Organen, dem Herzen und der Blase, in allen möglichen Richtungen kreuzen, und mit und ineinander auf das innigste verwebt sind, so dass man nur an einzelnen Stellen vorzugsweise eine gewisse Richtung annehmen kann, die ich, da sie nur in den letzten Schwangerschaftsmonaten nachweisbar, in Beziehung zur Geburt näher betrachten will. Man bemerkt Längen-, Quer-, Diagonal- und Kreis-Fasern. Die ersten haben mehr die Längenaxe inne, die queren den Grund, die diagonalen die Seiten der vorderen und hinteren Fläche, während die Kreisfasern um die Oeffnungen des Uterus, die Mündung der Tuben so wie den Muttermund herumgelagert sind. Man unterscheidet von aussen nach innen hauptsächlich drei Lagen, die äussere dicht unter dem Peritoneum, die innere unter der Schleimhaut, und die mittlere zwischen jenen beiden.

Die äussere, unmittelbar vom Peritoneum überzogen, zeigt Fasern, welche strahlenförmig sich über die Oberfläche ausbreiten, an der vordern Fläche von dem Ansatzpunkte des runden Mutterbandes, an der hintern von dem Bändchen des Eierstocks. Nur die oberflächlichsten Fasern hören in der Mitte auf, die tiefern dagegen gehn xförmig in einander über, so dass die Zusammenziehung der einen Seite nicht auf sich beschränkt bleibt, sondern auf die andere übergeht. Unter ihnen befinden sich in der Mittellinie des Uterus die Longitudinalfasern, welche von der vordern Wand über den Grund zu der hintern hinübersteigen und selbst in die entsprechenden Wände der Scheide auslaufen, am Grunde transversale Bündel, welche von einer Eierröhre zur andern hinüberreichen, an der Seite des Körpers die diagonalen. Da nun der dicke starke Muttergrund dem Munde gegenüber liegt, und bei der Wehe die Zusammenziehung des Uterus von ihm ausgeht und sich peristaltisch nach unten fortsetzt, so ist er vorzugsweise im Besitz der treibenden Kraft und zugleich als fester Punkt anzusehn, gegen welchen die sich verkürzenden Fasern über die Frucht zurückziehn. Die Wirkung der longitudinalen und diagonalen Fasern besteht darin, den Inhalt der Gebärmutter nach unten gegen den Mund zu treiben, wobei die erstern um so kräftiger wirken, als sie in der Scheide ihren Stützpunkt haben, während die queren den breiten Theil der Eiform verschmälern und den Inhalt fixiren. Die oberflächlichste von den runden Bändern ausgehende Schichte stellt den Uterus bei beginnender Geburt während der Wehe nicht nur gerade in die Mitte, sondern zieht ihn auch tiefer in den Eingang des kleinen Beckens hinab.

Die innere Lage, welche sich dicht unter der Schleimhaut befindet, besteht aus concentrischen Ringen, deren Mittelpunkt die Eierröhren sind. Sie nehmen den Grund und obern Theil des Körpers ein, dessen unterer Theil von kreisförmigen Fasern umgeben ist. Am Halse werden sie halbkreisförmig, indem sie mit der Längenaxe einen nach oben spitzen Winkel bilden. Die Bestimmung dieser Lage ist dieselbe wie die äussere, nämlich Austreibung des Inhalts durch Verkleinerung der Höhle, nur zeigt sich in der Anordnung der Fasern ein Unterschied, indem hier die gleichzeitig wirkende Kraft beider im Mittelpunkt des Organs zusammentrifft und nach dem Gesetz des Kräfteparallelograms sich in die Diagonale zum Muttermunde fortsetzt. Die Aufgabe dieser innern Lage scheint hauptsächlich darin zu bestehn, auf das ihr nahe gelegene Fruchtwasser zu wirken und somit die Eröffnung des Muttermundes durch dasselbe herzustellen.

Die mittlere Lage, zwischen den oben erwähnten befindlich, bildet die Dicke der Substanz und stellt ein unregelmässiges Netz von Muskelfasern vor, dessen Maschen von Zellgewebe und ansehnlichen Gefässen, namentlich Venen, ausgefüllt ist. Sie ist durch ihre Lage geeignet die Contraction beider Lagen zu unterstützen, vielleicht auch die der einen zur andern zu übertragen, oder selbst die Contraction der einen von der Theilnahme der andern für eine gewisse Zeit abzuhalten.

Der Gebärmutterhals besitzt weder so regelmässige, noch so deutliche Muskelbündel wie der übrige Uterus. Nur der obere Theil zeigt die früher angegebenen Längen- und Ringfasern, und diese namentlich um den innern Muttermund, dagegen ist der untere, die *portio vaginalis*, keineswegs, wie man allgemein annimmt, von einem Muskelringe, wie man ihn als Sphincter an andern Oeffnungen trifft, umgeben, wenigstens war man bis jetzt selbst bei der genauesten Untersuchung nicht im Stande dergleichen in dem festen elastischen Gewebe zu entdecken. Letzteres hat ausserdem eine milchweissliche Färbung und ein dem Faserknorpel ähnliches Ansehn, welches noch deutlicher von dem Gewebe des Körpers absticht, wenn man den Uterus in einer schwachen Essiglösung kocht. Unter dem Mikroskop findet man, dass die Vaginalportion fast aus-

Tafel 16.

Fig. I. Uterus von vorn, zeigt die oberflächlichen vom *lig. rot.* entspringenden Fasern.

Fig. II. Die hintere Fläche.

Fig. III. Die mittlere Lage.

Fig. IV. Die innere Lage.

Fig. V. Dieselbe mit idealisirt vergrösserten Fasern, um deren Richtung deutlich zu machen.

Fig. VI. zeigt die Richtung in welcher die Fasern ihre Kraft geltend machen.

Tafel 17. Die Arterien des Uterus, dessen Rücken man sieht, *a* ***Art. seminalis,*** die zu den breiten Mutterbändern, zu den Eierröhren, Eierstöcken gehend, und in der Ecke mit *b*, der ***Art. uterina,*** zum Uterus hinübertritt.

Tafel 18. Die Nerven des Uterus. ***A*** Vorberg, ***B*** linke Hüftkreuzfuge, ***C*** Durchschnitt des linken horizontalen Asts des Schoossstücks mit der daran befestigten grossen und kleinen Schamlippe. Man erkennt leicht die Blase, Scheide nebst Uterus und Mastdarm. *a* ***Aorta, b iliaca communis, c hypogastrica, d cruralis, e seminalis, a' Vena cava inferior, b' Vena iliaca communis,*** 1. ***Plex. hypogastricus superior s. uterinus,*** unterhalb der Bifurcation der ***Aorta*** gebildet von 2. der ***N. mesentericus inferior*** des ***Sympathicus,*** 3. ***Plex. hypogastricus inferior,*** gebildet von den Zweigen des ***N. mesentericus infer.,*** d. ***Ganglion lumbare, sacrale,*** geht zur Vagina und Uterus, 4. der lange Ast des ***sympathicus,*** welcher den ***Plex. hypogast. sup.*** und ***inf.*** verbindet, 5. das untere Lumbarganglion, 6. die drei Sakralganglien, 7. die drei durchschnittenen Sakralnerven, welche die Zweige, 8 zur Scheide, 9. zur Harnblase, 10. zum Mastdarm schicken.

Fig. I.

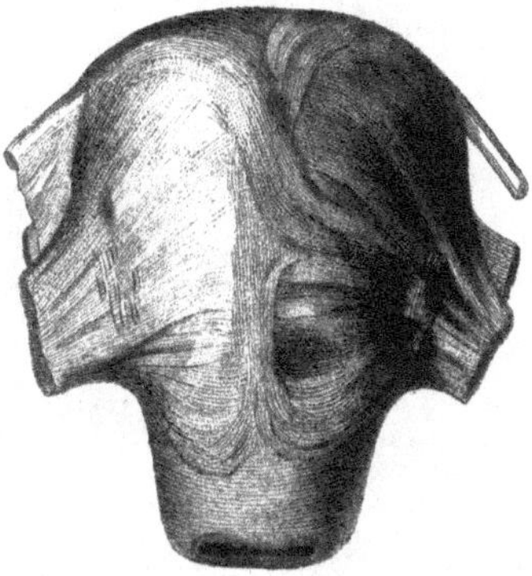

Fig. II.

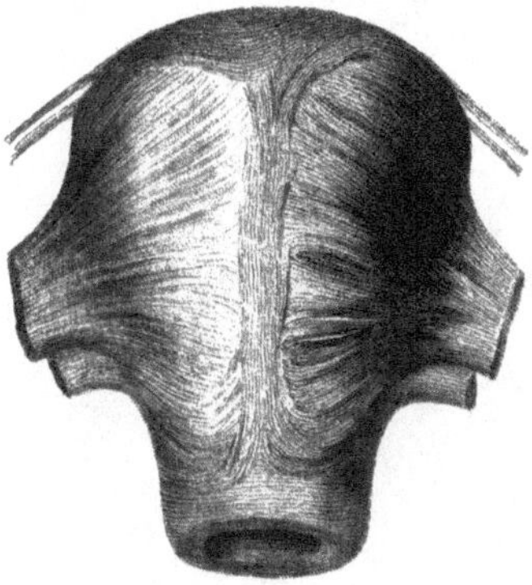

Fig. III.

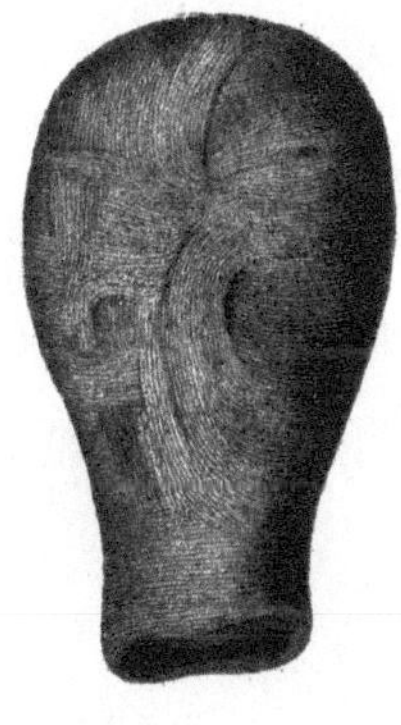

Fig. IV.

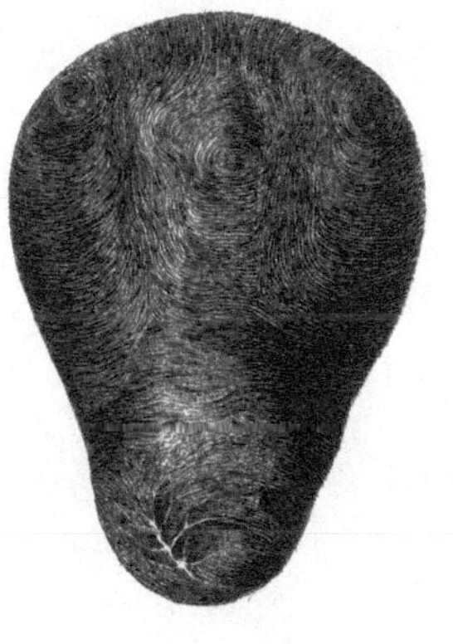

Fig. V.

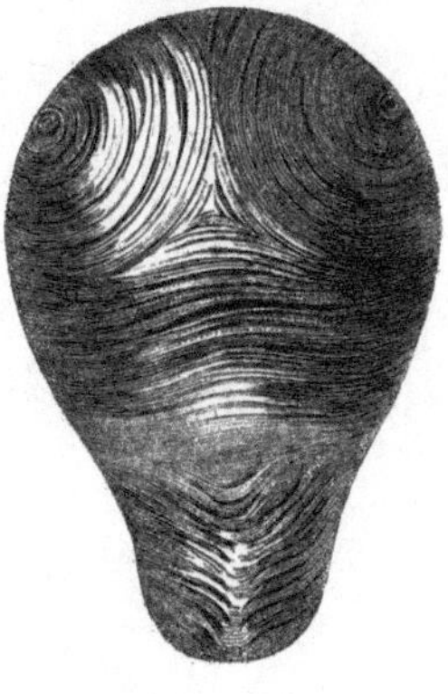

Fig. VI.

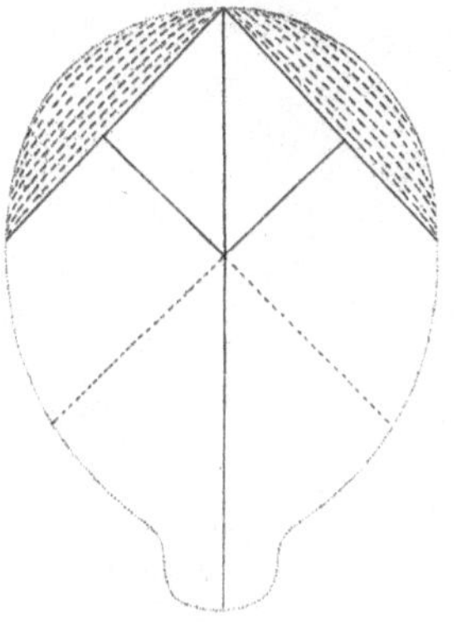

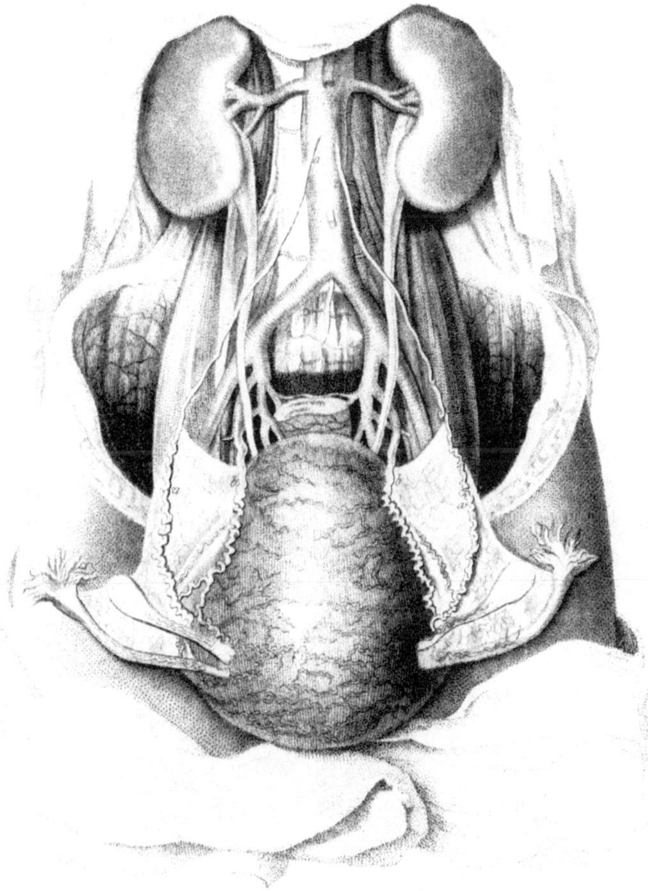

TAF. XVIII.

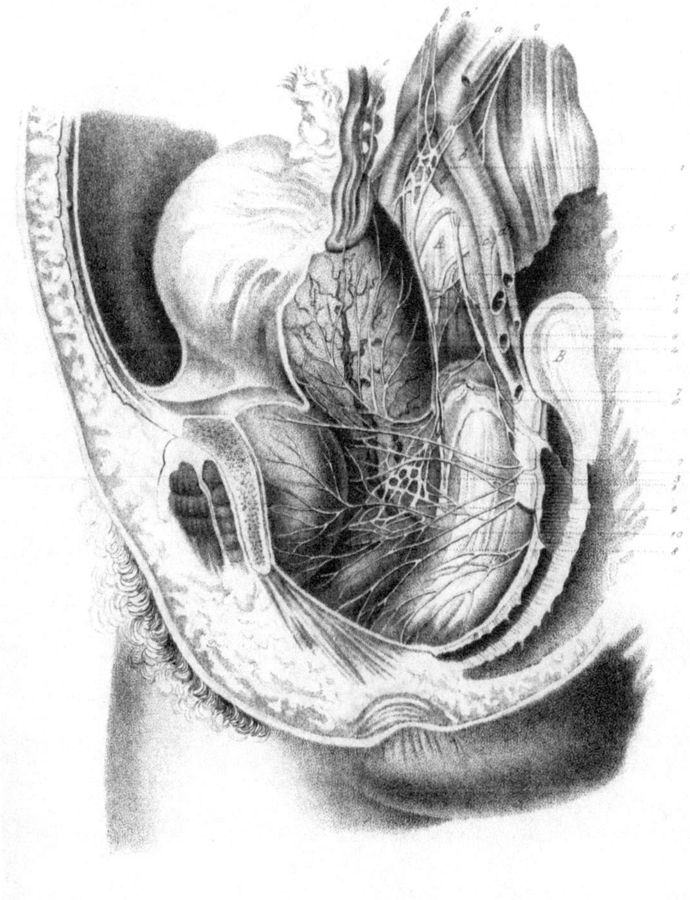

schliesslich aus Kernzellen besteht. Untersucht man dieselbe nach der künstlichen Injection, so findet man die äussere Umgebung reich an grossen und zahlreichen Blutgefässen, dagegen die innere Schichte nur von wenigen dünnen Arterien durchzogen, welche sich in der Schleimhaut und deren Drüschen als Capillarnetz auflösen. Ueberdies lässt auch die Erweichung, so wie allmälige Nachgiebigkeit des äussern Muttermundes während der letzten Zeit der Schwangerschaft und Geburt einen wesentlichen Unterschied zwischen dem schnellen Oeffnen und raschen Schliessen der Muskelfasern eines Sphincters erkennen. Der geringe Grad von Empfindlichkeit dürfte ebenfalls diese Ansicht unterstützen.

Das Blut wird dem Uterus auf drei verschiedene Wege durch ebensoviel Arterien zugeführt, von denen zwei die hintere Wand oben und unten erreichen, während die dritte zur vordern Wand geht.

1. Die *Art. spermatica interna*, welche von der *Art. renalis* oder *Aorta* entspringt, verläuft durch das breite Mutterband zu den Ovarien und den Eierröhren, und tritt an dem Ansatz der letzteren zu dem Uterus über, um sich an dem Grunde desselben zu verzweigen.

2. Die *Art. uterina* stammt aus der *Art. hypogastrica* und geht zur hintern Wand, theils der Scheide, theils der Gebärmutter.

3. Die *Art. spermatica externa*, ein Zweig der *epigastrica*, verläuft von der vordern Bauchwand längs dem runden Mutterbande zum obern und mittleren Theil der vordern Fläche der Gebärmutter.

Diese Gefässe anastomosiren sowohl aussen als innen vielfach mit einander und verlaufen in der Substanz spiralförmig. Die Venen haben den gleichen Namen und Verlauf wie die Arterien. Ihre Wandungen sind äusserst dünn, indem sie blos aus der äusseren Haut bestehn und münden in die *V. cava inferior*, *hypogastrica* und *epigastrica*.

Die Saugadern, besonders zahlreich unmittelbar unter dem Peritonealüberzuge, verbinden sich zum grösseren Theile mit dem am Kreuzbein befindlichen Plexus des Beckens, zum kleinern längs den runden Mutterbändern mit dem in der Inguinalgegend.

Die Nerven entspringen theils vom Sympathicus, theils vom dritten und vierten Kreuzbeinnerven, und bilden zwei Geflechte, von denen das eine in der Nähe des Grundes liegt, *plex. hypo-*

gastricus superior s. uterinus und das andere tiefer am Halse, *plex. hypogastricus inferior*, welcher zahlreiche Aeste an die Scheide schickt. Die einzelnen Fäden sind ausserordentlich dünn und in ihrem Verlauf in der Substanz des Uterus sehr schwer zu verfolgen, so dass man sie leicht mit jenem zähen Zellgewebe verwechseln kann. Fraglich ist es, ob sich ihre Masse während der Schwangerschaft vergrössert.

Die Gebärmutter einer Frau, die schon ein oder mehrere Mal geboren hat, ist im Ganzen grösser, die Wände sind dicker, die Höhle geräumiger, das Gewicht um zwei ja drei Mal beträchtlicher. Der Unterschied in der Länge und Breite beträgt wohl $^1/_2$ Zoll, in der Dicke $^1/_4$ Zoll. Der Hals ist kaum länger, aber breiter, dicker und lockerer. Besonders ist zu bemerken, dass der Muttermund einer Frau, die schon geboren hat, nicht mehr die jungfräuliche Querspalte besitzt, sondern mehr rundlich geworden, dass die Lippen nicht mehr so fest an einander schliessen, und nicht mehr glatt, sondern eingekerbt sind.

Die Thätigkeit der Gebärmutter zeigt sich während der Mannbarkeit in der Absonderung des Monatsflusses, welcher aus der Schleimhaut der Höhle herkömmt, ferner in der Vermittelung der Befruchtung, in der Aufnahme des befruchteten Eichens, in der Ernährung bis zur völligen Ausbildung, so wie in der Austreibung desselben. Hierauf tritt sie wieder in den früheren empfängnissfähigen Zustand zurück.

Die Eierröhren.

Es giebt zwei Eierröhren, *tubae Fallopii*, von denen eine jede an der Seite des Uterus entspringt. Sie ist eine Röhre von der Dicke einer Federspule, gegen 4 Zoll lang und ebenso wie der Uterus in einer breiten Falte der Bauchhaut befindlich. Das eine Ende dieser Röhre ist ausserordentlich fein, kaum für eine Schweinsborste durchgängig und mündet in die Uterushöhle, *ostium uterinum*, das andere dagegen, welches gegen die Bauchhöhle offen steht, *ostium abdominale*, ist ungefähr eine Linie weit und mit gezackten Franzen, *fimbriae*, umgeben. Im gewöhnlichen Zustande hängen diese Röhren herab, richten sich jedoch bei Congestionen horizontal auf, und wenden, vermöge ihres geschlängelten Verlaufes und hinübergezogen vom Ovariumbändchen, das freie Ende nach hinten.

Indem zugleich die Fimbrien auseinander treten bilden sie eine Art Trichter, welcher sich an das Ovarium in jenem Momente anlegt, wo durch Berstung eines Graafschen Follikels ein Eichen aus dem Eierstocke entlassen wird. Die Tuba, so benannt wegen ihrer Aehnlichkeit mit jenem Blasinstrument, ist somit der Ausführungsgang des Ovariums in die Uterushöhle. Die innere Fläche der Röhre ist mit der vom Uterus stammenden Schleimhaut ausgekleidet und diese mit einem Flimmerepithelium überzogen, welches an den Rändern der Franzen in das Pflasterepithelium des Bauchfells übergeht. Die Schleimhaut stützt sich auf eine feste Unterlage, welche aus einer derben sehr gefässreichen Zellhaut und organischen Muskelfasern besteht, die ihren Inhalt in einer Art peristaltischen Bewegung nach dem Uterus zu forttreiben, während die Cilien der Flimmerschleimhaut in derselben Richtung schwingen.

Die Eierstöcke.

Die Eierstöcke, *Ovaria*, sind die Organe, in denen der Keim des neuen Individuums gebildet wird. Es giebt deren zwei, von denen der eine rechts, der andere links unterhalb der Tuba liegt, durch zwei Bänder, *ligg. ovarii propria*, wie in einer Schaukel an ihr aufgehängt, und ebenso wie diese in jener Falte der Bauchhaut, welche die breiten Mutterbänder bildet, befestigt. Die Gestalt des Ovariums ist im mittleren Alter eine flache eiförmige, mit dem stumpfen Ende nach aussen, mit dem spitzen gegen den Uterus gerichtet. Bei noch nicht menstruirten Mädchen ist die vordere so wie die hintere Fläche glatt, nach wiederholter Menstruation, Empfängniss oder Geburt rissig und gekerbt. Unmittelbar vor dem Eintritt des ersten Monatlichen ist der Eierstock am grössesten und gegen $2\frac{1}{2}$ Loth schwer, im vorgerückten Alter wird er kleiner, härter, länglicher und bei hochbejahrten Frauen ist er bis auf $\frac{1}{3}$ des früheren Volumens geschwunden. Das Peritoneum überzieht die ganze Oberfläche und lässt nur dort eine Lücke, wo die Blutgefässe eintreten. Dicht unter diesem serösen Ueberzuge und genau mit ihm verwachsen liegt eine fibröse Haut, *tunica propria*, beide umgeben das Parenchym, *stroma ovarii*, einen sehr gefässreichen Zellstoff, in welchem 10—20 Bläschen, *folliculi Graafii*, und mehrere narbenähnliche Knötchen eingebettet liegen. Die Grösse des Follikels ist von dem Grade seiner Ausbildung abhängig. Die grössesten, also ausgebildetsten, haben den Umfang einer Erbse und liegen an der Oberfläche, über welcher sie zum Theil hervorragen, während die eben erst entstandenen nur mikroskopisch wahrzunehmen sind und sich im Innern befinden. Unter dem Einfluss der Congestion erhalten die ersten ihre höchste Entwickelung also kurz vor dem Sprengen, nämlich den Umfang einer Kirsche, wovon man aber bei der kurzen Dauer dieses Zustandes nur selten Gelegenheit hat sich durch die Sektion zu überzeugen. Bischoff sah einen solchen Follikel, welcher fast 8 L. maass. Dass diese Grösse aber Norm ist, bezeugt die Grösse des in die entleerte Follikularhöhle ergossenen Extravasats, welches Meckel, Weber, Bischoff übereinstimmend 8 L. lang und 6 L. breit fanden. Die näheren Bestandtheile eines solchen Follikels, in welchem das wahre Ei enthalten, sind folgende: Das Innere besteht aus einer hellgelben eiweissähnlichen Flüssigkeit, *liquor folliculi*, welche mit kleinen Körnchen gemischt ist, die sich nach aussen zu einer continuirlichen körnigen Membran, *membrana granulosa*, vereinigen und als Hülle des Follikels mit dem Parenchym des Eierstocks auf das innigste verwachsen. An der Oberfläche des Follikels, also dort, wo er über den Eierstock vorragt und vom Peritoneum überzogen ist, sind diese Körnchen zu einer dicken Scheibe zusammengedrängt, *discus proligerus,* in dessen Mitte das menschliche Eichen, *ovulum*, liegt. Besieht man dasselbe vom Peritoneum aus, so bemerkt man das Eichen von einem kreisförmigen durchsichtigen Gürtel umschlossen. Dies ist die *zona pellucida* und kein kreisförmiges Gebilde, sondern der optische Ausdruck einer durchsichtigen Blasenhaut zwischen dem undurchsichtigen Inhalt des Ovulums und der ebenso undurchsichtigen Umgebung, nämlich dem *discus proligerus*. Diese kleine Blase ist die Dotterkugel, welche in einer äusserst zarten Hülle, *membrana vitelli,* den Dotter, *vitellus,* als dicke, zähe, körnige, zellenreiche Masse einschliesst; der Dotter enthält wiederum

Tafel 19.

Fig. I. Sämmtliche innere Genitalien von vorn dargestellt. Scheide, Uterus mit seinem Peritonealüberzug und den von ihm entspringenden *lig. teretia,* die Eierröhren und Eierstöcke mit ihren doppelten Bändern, die ausgebreiteten Franzen der rechten Seite, die den Eierstock umfassenden Franzen der linken Seite.

Fig. II. Die inneren Genitalien von hinten, der horizontal durchschnittene Uterus zeigt die Uterinhöhle, den Mutterhalskanal mit den *plicae palmatae,* die geöffneten Eierröhren und gespaltenen Eierstöcke.

Fig. I

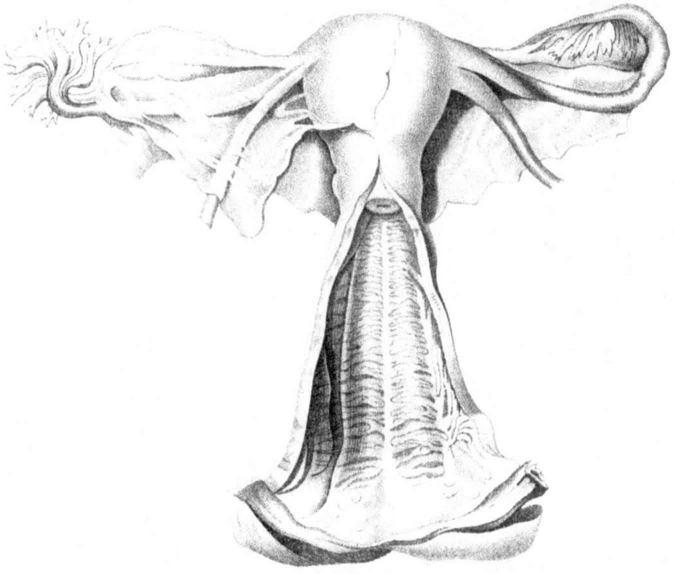

Fig. II.

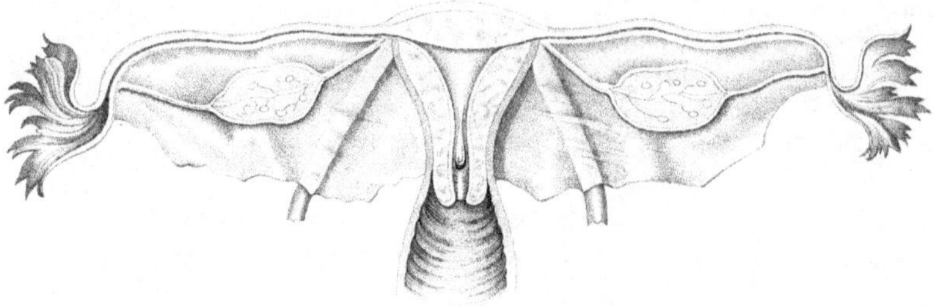

ein noch kleineres Bläschen, das Keimbläschen, *vesicula germinans*, welches ebenfalls an der Spitze der *membrana vitelli* anliegt und in seinem Innern den undurchsichtigen Keimfleck, *macula germinativa*, zeigt. Dieses Keimbläschen löst sich zunächst nach der Trennung des Eichens vom Follikel im Dotter auf.

Der Follikel mit seinem Eichen findet sich schon im neugebornen Kinde in seinen einzelnen Theilen nur im kleinen Maassstabe, so dass sich bis zur Zeit der Pubertät nur diese allmälig vergrössern, ebenso wie nach dem Eintritt derselben die Entwicklung der einzelnen Follikeln sich fortwährend wiederholt. Wächst der Follikel, so ist es besonders der flüssige Inhalt, welcher zunimmt. Das Eichen bleibt dabei immer am höchsten Punkte, und liegt daher, wenn sich der Follikel an der Oberfläche des Eierstocks befindet, unmittelbar unter dem Peritoneum. Soll es dagegen seinen Ort verlassen, so wird ein neuer Prozess eingeleitet. Die den Follikel umgebenden Gefässe nehmen mehr Blut auf und vermehren durch Ausschwitzung in das Innere den flüssigen Inhalt, welcher mit Kraft gegen die dünne Peritonealdecke andrängt, bis zuletzt die Follikularhaut und mit ihr das Peritoneum gesprengt wird. Das dadurch aus seiner Lage gedrängte Eichen wird, umgeben von der *zona pellucida* und dem zerrissenen *discus proligerus*, von der schon am Ovarium lagernden Eierröhre aufgenommen und in die Gebärmutter geführt, um dort entweder unbefruchtet zu Grunde zu gehn, oder befruchtet sich weiter zu entwickeln.

Es sind demnach im Eierstocke drei Bläschen so eins ins andere gefügt, dass das mittlere und kleinste an der Spitze des grössten, unmittelbar unter dem Peritoneum zu liegen kommt. Das grösste Bläschen, der Follikel, hat offenbar nur den Zweck die Entwickelung der beiden andern zu gestatten, was wegen der mikroskopischen Elemente nur in oder auf einer Flüssigkeit möglich ist, so wie nach beendeter Entwickelung ihrer Trennung kein Hinderniss in den Weg zu legen; daher zerreisst die lose nebeneinander liegende Körnerschichte des *discus proligerus* durch den von unten wirkenden Druck der vermehrten Flüssigkeit, und es erfolgt dann der Austritt des mittlern mit dem kleinsten Bläschen. Diese beiden gelangen nun sich selbst überlassen in die Eierröhren. Das kleine löst sich in dem grössern auf und theilt hierdurch den Dotterkügelchen eine Bewegung mit, welche ein verschiedenes Gruppiren der Elemente zur Folge hat. Sie wird jedoch immer schwächer, sistirt zuletzt und das Ganze löst sich auf, wenn nicht durch den Zutritt des befruchtenden Sperma dem ermattenden Leben ein neuer Impuls gegeben wird, welcher den organischen Umsatz nicht nur erhält, sondern verstärkt. Hierin ist somit der Grund zu suchen, warum das Eichen mehrere Tage, vielleicht selbst 8 nach seiner Lösung vom Eierstock, welche wohl erst mit dem Aufhören der Menstruation eintritt, der Empfängniss fähig bleibt. Meist wird nur ein einziges Eichen entlassen und der Austritt mehrerer gehört zu den Ausnahmen.

Nachdem das Eichen den gesprengten Follikel verlassen, beginnen in der Höhle des letzteren eine Reihe von Veränderungen. Zunächst wird von der Membran desselben ein Exsudat abgesondert, welches mehr oder weniger Bestandtheile des Bluts enthält und das Innere ausfüllt, sei es durch allmälige concentrische Lamellen, welche in der Mitte eine Höhlung zurücklassen, sei es durch einen plötzlichen Erguss, welcher zu einer soliden Masse gerinnt. Ein solch ausgefüllter Follikel misst 7—8 Linien in der Länge und etwas weniger in der Breite. In dem Exsudat sowohl als in der Follikularmembran treten nun die Ercheinungen der Aufsaugung auf, und während das Blutcoagulum alle Phasen der Rückbildung durchläuft, zeigt die granulirte Membran eine constante gelbliche Färbung, welche die Veranlassung war dem Ganzen den Namen eines gelben Körpers, *corpus luteum*, zu geben. Untersucht man die gelbliche Substanz unter dem Mikroskop, so findet man, dass sie aus unregelmässigen mit Fettkörnchen gefüllten Zellen besteht, welche der Ausdruck der regressiven Metamorphose sind. Diese Membran schwindet nur sehr langsam, während das Exsudat rascher abnimmt, fester wird und seine Färbung je nach der Menge des Cruors modificirt, so dass sie heller oder dunkler ist, ja mit-

Tafel 20.

Fig. I. Ovarium.

Fig. II. mit einem vollkommen reifen Ei.

Fig. III. Ein idealer Durchschnitt der *granulosa* mit dem *discus proligerus*, der die *zona pellucida* mit dem Dotter und Keimbläschen zeigt.

Fig. IV. Die Gefässe, welche die *membrana granulosa* umgeben und das Exsudat veranlassen. Der *discus proligerus*, die *zona pellucida*, das Dotterbläschen vergrössert.

Fig. V. Der dehiscirende Follikel.

Fig. VI. Das Ovarium äusserlich nach Entlassung des Follikels.

Fig. VII. VIII. IX. u. X. Die Verwandlungen des *corpus luteum*.

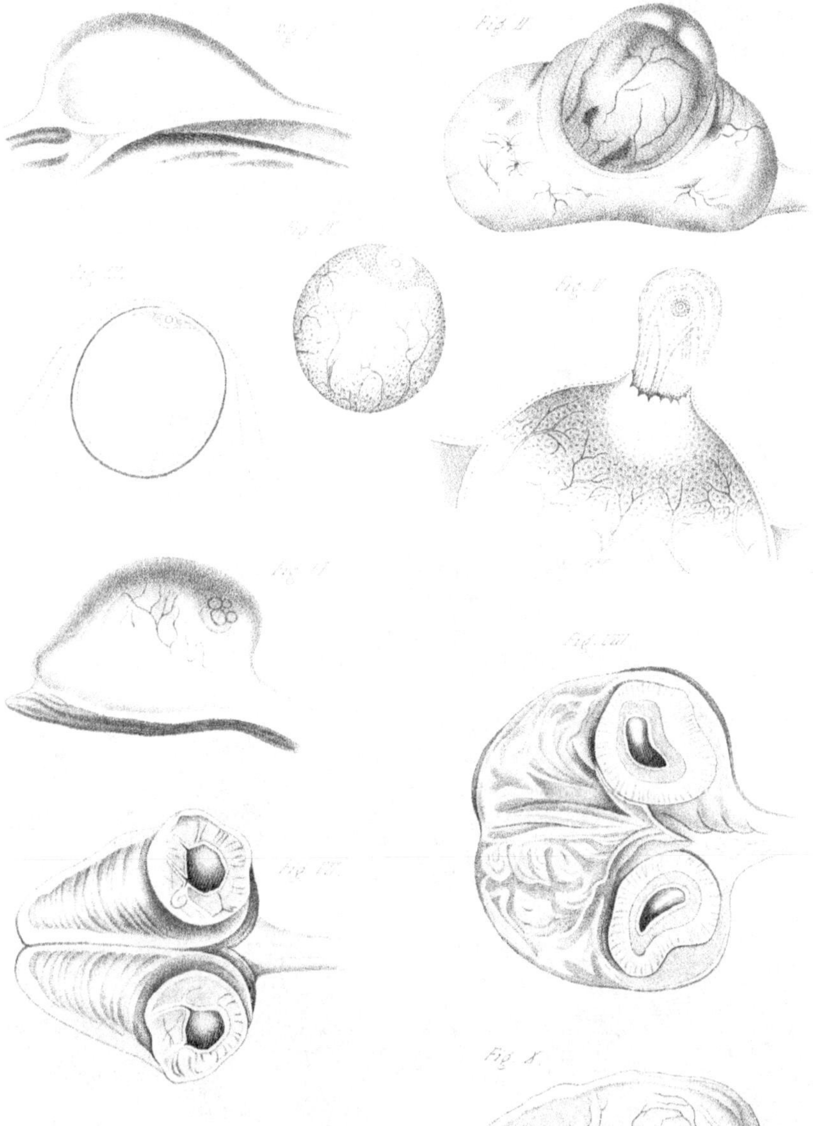

Fig. II
Fig. VIII
Fig. X

unter schwarze Flecke bezitzt. Indem aber die aufgelockerte dicke Hülle nicht mit der Resorbtion des Inhalts gleichen Schritt hält, wird sie in Falten nach innen gedrängt, welche gleichzeitig die Höhle füllen und den Umfang des Ganzen verkleinern. In diesem Stadium zeigt die Durchschnittsfläche des gelben Körpers ein strahliches Ansehn, indem die Falten von dem Exsudat als Radien ausgehn. Die in Fett entarteten Zellen werden zum Theil aufgelöst, zum Theil umgewandelt, wobei sie allmälig in ein Narbengewebe übergehn, welches sich mit dem Stroma verbindet, so dass zuletzt vom Follikel nur ein kleines weisses 1—2 Linien grosses mitunter innen hohles Knötchen übrig bleibt, welches durch ein Einziehen der Oberfläche des Ovariums die Stelle seiner Entstehung markirt. In diesem Zustande kann es eine Reihe von Jahren verbleiben, denn man findet solche bei Frauen von 60 Jahren, bei welchen also schon über 10 Jahre die Eibildung aufgehört. Wie viel Zeit darüber vergeht, um das frische Exsudat in jene Knötchen zu verwandeln, darüber besitzen wir keine Erfahrung, und selbst unsere ausgezeichnetsten Beobachter haben mit einer gewissen Zurückhaltung sich über diesen Punkt ausgesprochen. Bischoff nahm bei einem Follikel von 8 Linien Länge ein Alter von 3 Wochen, und Meckel in zwei Fällen, bei welchen die Länge 6 L., die Breite 2—3 L. betrug ein etwas höhres Alter an. Einen festern Anhalt für die Zeitbestimmung giebt das Ende der Schwangerschaft. Bei der Sektion von Wöchnerinnen, welche ein ausgetragenes Kind geboren, findet man nämlich in ziemlicher Uebereinstimmung den Follikel von 2—3 L. Durchmesser. Ob aber die Rückbildung des *corpus luteum* langsamer erfolgt, wenn Schwangerschaft eingetreten, rascher, wenn diese nicht Statt gefunden, darüber besitzen wir bis jetzt noch keine Erfahrungen, haben aber keinen Grund, eine Verschiedenheit anzunehmen.

Das Vorhandensein des gelben Körpers giebt stets den Beweis für die Lösung eines reifen Eichens, aber keinen Aufschluss, was die Lösung veranlasst. Ueber das ätiologische Moment sind die Ansichten von jeher verschieden gewesen und auch die neueste Zeit vermag nichts positives zu geben. Die älteren Autoren glaubten, dass der Beischlaf allein im Stande sei, die Eichen zur Trennung zu bewegen. Da jedoch die Thatsache hiermit im Widerspruch stand, dass der gelbe Körper auch bei Jungfrauen und unfruchtbaren Frauen sich vorfand, so nahm Home an, dass schon eine geschlechtliche Aufregung hinreichend sei, um die Lösung zu bewirken. Raciborski wollte dabei einen Unterschied zwischen dem *corpus luteum* als Folge des fruchtbaren Coitus und dem selbstständigen als Folge der Menstruation oder einer andern Veranlassung aufstellen, vermochte ihn jedoch nicht zu begründen. Bischoff dagegen wies nach, wie bei Thieren zur Zeit der Brunst die Eichen wachsen und auch ohne Begattung sich unter der Erscheinung eines blutigen Sekrets des Uterus lösten. Dieses letztere festhaltend folgerte er auf ein gleiches Verhältniss bei der Frau und stellt die wohl zu weit gehende Behauptung auf, dass bei jeder Menstruation ein reifes Follikel platze, somit das Weib ein monatlich eierlegender Zweifüssler sei. Auf das Verhältniss zwischen der Reifung des Eichens und dem Monatsfluss werde ich bei letzterem näher eingehn.

Die Gefässe und Nerven sind gemeinsam mit den Eierröhren. Die Arterien sind Zweige der *Art. spermatica interna*, die Venen treten zu einem grossen Geflechte, dem *plexus pampiniformis*, zusammen, aus welchem sich die *Vena spermatica interna* bildet. Die Nerven entspringen aus dem *Plexus spermaticus internus* und *hypogastricus*.

Die Befestigung der Gebärmutter.

Um die Gebärmutter nebst den seitlich befindlichen Eierröhren in ihrer Lage zu erhalten, dienen zur Unterstützung oben die breiten Mutterbänder, vorn die runden, unten die Scheide.

1. Die breiten Mutterbänder, *ligg. lata uteri*, stellen eine Falte des Bauchfells vor, welche quer durch den Raum des kleinen Beckens ausgespannt ihn in eine vordere und hintere Hälfte theilt, während mit dem Inneren dieser Falte die Gebärmutter nebst Eierröhre mit Eierstock durch Zellgewebe fest verwachsen ist. Diese Bänder sind nur ein Theil des fast sämmtliche Unterleibsorgane überziehenden Peritoneums, welches nach vorn zur Blase hinübersetzt, wobei zwei kurze Falten, die *plicae vesico-uterinae*, entstehn und nach hinten zum Mastdarm gehend in gleicher Weise die *plicae semilunares Douglassii* bildet. Zwischen diesen beiden Falten, welche vor und hinter dem Uterus liegen, befindet sich eine Ausbuchtung, letztere tiefer. Seitlich enden die breiten Mutterbänder oben in einen freien die Franzen der Eierröhre aufnehmenden Rand, unten

treten sie von den Rändern des Uterus zu den Seitenwänden der Beckenhöhle und der Innenfläche des Darmbeins. Der zwischen den Eierröhren und den Eierstöcken ausgespannte Theil heisst *ala vespertilionis*; zwischen den beiden Blättern der Falte verlaufen die Gefässe und Nerven zu den Eierstöcken und Eierröhren.

2. Die an der Vorderseite der Gebärmutter ein wenig unterhalb der Eierröhren entspringenden runden Mutterbänder, *ligg. uteri teretia*, gehen nach oben und vorn convergirend, überzogen von dem Peritoneum, durch den Inguinalkanal zu den Höckern des Schoossstücks. Das Band der rechten Seite ist etwas kürzer als das der linken und trägt gewiss viel dazu bei den schwangern im grossen Becken liegenden Uterus auf die rechte Hälfte des Unterleibs, wo wir ihn so häufig antreffen, hinüberzuziehn. Dieses Band ist rundlich, ziemlich fest, von der Dicke einer Rabenfeder, in der Mitte dünner als an den Enden, und besteht aus Muskelfasern, die an der Oberfläche der Gebärmutter ausstrahlen, einem lockern Zellgewebe und Blutgefässen, welche von der Bauchdecke aus durch die *Vasa spermatica externa* dem schwangern Uterus eine nicht unbeträchtliche Menge Blut zuführen.

3. Die Mutterscheide bildet die untere Stütze sowohl durch ihre Art der Verbindung, als durch ihre Lage, da sich einerseits das die Scheide äusserlich umgebende fibröse Gewebe in das Parenchym der Gebärmutter fortsetzt, andererseits der Uterus nicht gerade, sondern in einem stumpfen Winkel mit ihr zusammentritt, somit nicht mit seiner vollen Schwere senkrecht auf sie drückt. Ueberdies lehnt er sich, da seine untere Hälfte mit der hintern Wand der Harnblase durch Zellgewebe verbunden, zum Theil auf diese. Ein Experiment, welches uns Kiwisch lehrt, zeigt am einfachsten, wie es die Scheide hauptsächlich ist, welche den Uterus in seiner Lage erhält. Fasst man nämlich in der Leiche die Vaginalportion mit einem Haken und sucht sie herabzuziehn, so folgt der Uterus ungefähr 1 Zoll, ohne dass man von der geöffneten Beckenhöhle aus eine Spannung der Bänder wahrnimmt. Erst wenn dieser Versuch über jene Gränze fortgesetzt wird, bemerkt man, wie zuerst die hintern Peritonealfalten, dann die seitlichen, zuletzt die vorderen nebst den runden Mutterbändern sich dem Zuge widersetzen.

Diese Befestigungsmittel sichern der Gebärmutter ihre Lage und gestatten ihr zugleich eine für ihre physiologische Veränderung nothwendige Beweglichkeit. So vermag die Scheide sich zu verlängern, wenn die wachsende Gebärmutter in die Höhe steigt. Die runden Bänder halten sie in ihrer Richtung und verhüten, dass sie, obwohl gebunden an die wechselnde Bewegung der bald leeren bald vollen Blase nach hinten umgeworfen wird, was bei schwachen Bändern mitunter in jener Zeit geschieht, wo der Uterus im Beginn der Schwangerschaft noch im kleinen Becken so leicht das Gleichgewicht nach hinten verliert, weil er sich nicht an das Kreuzbein lehnen kann. Sie bedingen zu gleicher Zeit, während sie selbst sich verlängern, sein Hinaufwachsen längs den vordern Bauchwänden. Der Nutzen ihrer muskulösen Structur zeigt sich hauptsächlich im Beginn der Geburt. Indem sie sich nämlich zusammenziehn, stellen sie die Gebärmutter in die Mitte des Unterleibs und drücken sie tief ins Becken herab. Die breiten Mutterbänder vermitteln das seitliche Gleichgewicht und bilden als seröse Haut eine ebenso elastische als schlüpfrige Decke.

Die Veränderungen der innern Geschlechtstheile in den verschiedenen Lebensaltern.

Die Bestimmung des Weibes ist die Fortpflanzung, und die dazu berufenen Organe müssen hiezu ihre volle Ausbildung erlangt haben, d. h. die Ovarien müssen im Stande sein, das Ei zu erzeugen, der Uterus es zu empfangen, zu nähren, zu pflegen und bei der Geburt auszustossen, endlich die Brüste, das Kind noch eine Zeit lang zu säugen. Diese Fähigkeit bezeichnet man, insofern als sie an eine gewisse Zeit gebunden ist, mit dem Namen Mannbarkeit. Aus leicht einzusehenden Gründen tritt dieser Abschnitt erst dann ein, wenn der Körper entweder schon seine vollständige Entwicklung erlangt hat oder ihr doch nahe steht, weil die Möglichkeit einen neuen Organismus in sich zu bilden und zu ernähren einen gewissen Ueberschuss voraussetzt.

Tafel 21. Die Gebärmutter wird nach vorn durch die runden Mutterbänder befestigt, die durch die Bauchdecken hindurch sich an dem Schambein anheften.

Tafel 22. Die Gebärmutter befindet sich, wie der senkrechte Durchschnitt des Beckens zeigt, in der Mitte zwischen Harnblase und Mastdarm. Sie stützt sich auf die Scheide.

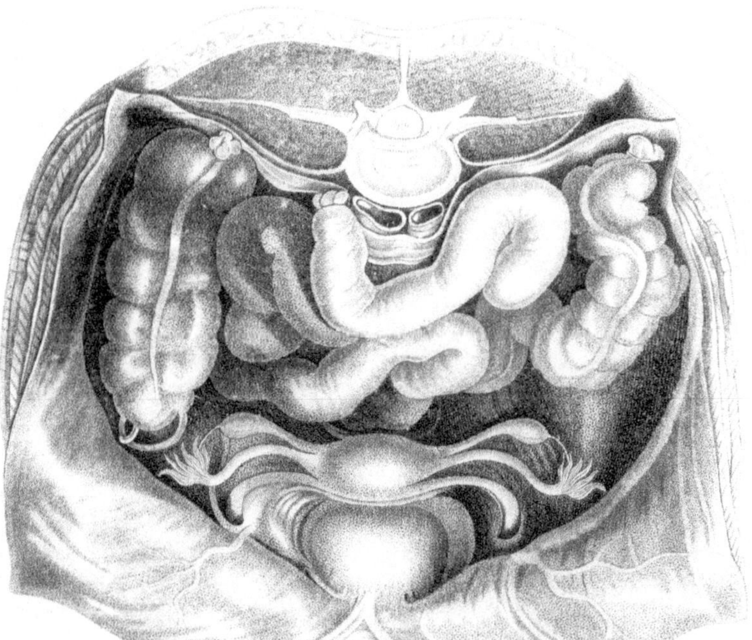

TAF. XVII.

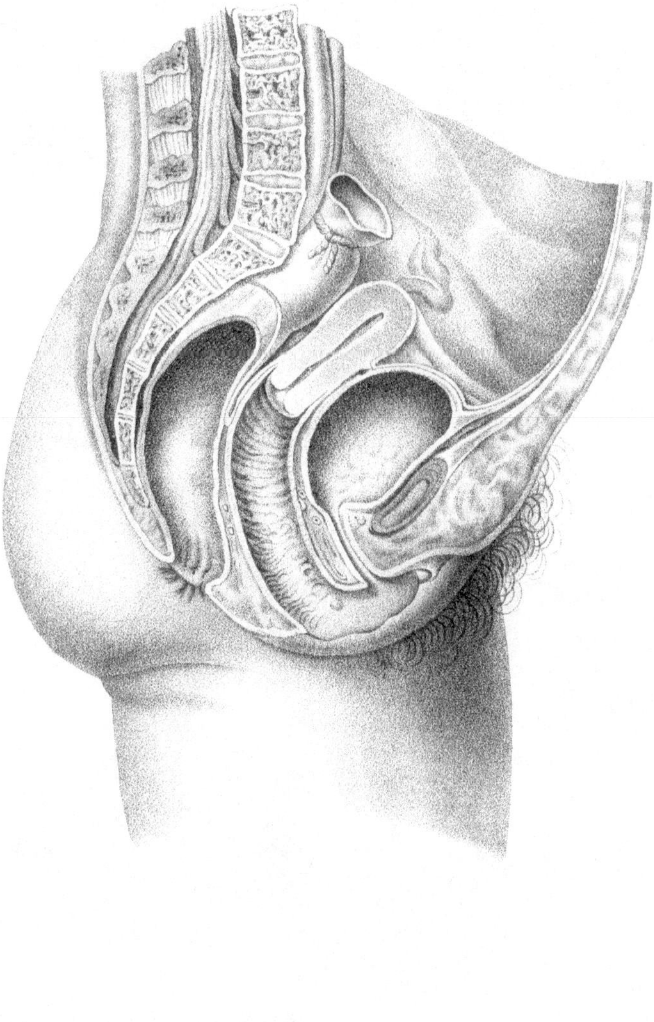

Nachdem wir die Geschlechtstheile einer mannbaren Frau bisher geschildert, gehen wir zurück, um zu zeigen, wie sie vorher beschaffen und dann wie sie sich nachher gestalten. Diese Kenntniss ist nothwendig, weil so manche Fehler mit der gestörten Entwicklung und Rückbildung dieser Organe im Zusammenhang stehn.

Da das Becken Neugeborener sehr eng und flach ist, so bietet es noch keinen hinlänglichen Raum für die innern Geschlechtstheile, welche daher zum Theil in die Bauchhöhle hinein ragen. Selbst in den ersten Jahren reicht der Uterus bis zum letzten Lendenwirbel hinauf. Der Körper ist lang, cylinderförmig, die Höhle klein und ganz ähnlich dem Kanal des Halses, der eine überwiegende Länge hat. Die Eierröhren sind geschlängelt und ihre Uterinöffnung ungemein gross. Die Eierstöcke sind länglich, hellroth, weich und zeigen noch nicht jenes feste eigenthümliche Parenchym und nur miskroskopisch die Anlage der Eichen. Die Scheide ist kurz und eng, die Farbe ein helles zartes Roth. Sämmtliche Organe wachsen nur langsam. Naht jedoch der ganze Körper seiner vollkommenen Ausbildung, dann tritt eine rasche Veränderung in dem ganzen Apparate ein. Der Uterus bekommt schnell eine Gestalt, die er später behauptet, die Eierröhren so wie Eierstöcke entwickeln sich vollkommen. Dieses geschieht unter dem Zufluss einer grössern Menge Blut, die Gefässe werden nicht nur stärker, die Färbung der Organe nicht nur dunkler, sondern es erscheint auch die Menstruation als sichtliches Zeichen, dass reife Eichen im Eierstocke vorhanden sind. Gleichzeitig mit der vollendeten Ausbildung der innern Genitalien stellen sich eine Menge Veränderungen ein, die sich nicht nur auf den Körper, sondern auch auf den Geist beziehn, da die Genitalien das Centrum des Geschlechtslebens bilden und in vielfacher Wechselwirkung mit den wichtigsten Organen stehn. Mit der Ausbildung der charakterisirten Beckenform runden sich die breiten Hüften, der Schamberg rückt in die Höhe und bedeckt sich mit Haaren. Die Unterleibshöhle erlangt in Bezug auf Geräumigkeit das Uebergewicht, die Brüste füllen sich, die Färbung des Hofes wird dunkler, die Warzen treten kräftiger hervor, die kindliche Unbefangenheit weicht dem unklaren Bewusstsein des Geschlechtsunterschiedes, und das jungfräuliche Schamgefühl überwacht den Geschlechtstrieb.

Betrachten wir demnach die Menstruation als einen Beweis, dass das Weib geschickt sei zur Forpflanzung, und erkennen wir es als eine Wahrscheinlichkeit, dass je regelmässiger die Menstruation erscheint, desto gesunder das Weib ist, so wollen wir uns auch zunächst mit den Einzelnheiten derselben beschäftigen.

Die Menstruation.

Die Menstruation ist ein naturgemässer und periodischer Blutfluss aus dem Uterus einer mannbaren Frau, welcher während der Schwangerschaft und Säugung aufhört.

Sie wiederholt sich während einer langen Reihe von Jahren, doch ist der Anfang ebenso wie das Ende nicht immer gleich. Der Anfang hängt vom Klima, Temperament, Beschäftigung und Individualität ab. In Marseille ist das 13te Jahr, Lyon und Paris das 14te, Manchester das 15te, Göttingen das 16te Jahr als die Durchschnittszahl festgestellt. Zwischen beiden letzten Städten ist der Unterschied der geographischen Breite nur sehr gering, doch in Manchester die Temperatur um 1—2° R. wärmer. In den dem Aequator nahen Gegenden, in Aegypten, Indien, erscheint die Regel meist gegen das 11te Jahr, dagegen in Dänemark und Schweden gegen das 17te, bei den Grönländern und Eskimos nur während des Sommers. Auch die Verschiedenheit der Race bedingt die Abweichung in der Pubertätsentwicklung, die nicht durch das veränderte Klima erlischt. Als Beispiel dient die frühzeitige Reife der Israelitinnen auch im Norden. Mitunter trifft man dies auch als Eigenthümlichkeit einer Familie durch mehrere Generationen.

Bei einem Vergleich zwischen den Mädchen auf dem Lande, in den kleinen und grossen Städten ergiebt sich, dass sie in den grossen Städten am frühesten, auf dem Lande am spätesten eintritt, bei den reichen eher als bei den armen. Sanguinische sind früher menstruirt als Lymphatische, Brünette eher als Blonde, starke eher als schwächliche, kleine früher als grosse. Diese letzten Bestimmungen machen sich gleichmässig geltend auf dem Lande und in der Stadt, in warmen und kalten Gegenden. Der weisse Fluss, welcher so häufig schon vor der Menstruation vorhanden ist, verzögert den Eintritt derselben, obwohl dabei zu bemerken ist, dass hauptsächlich lymphatische Constitutionen, Blondinen so wie scrophulöse Mädchen daran leiden, und dies schon an und für sich die Entwicklung des Körpers, also auch den Eintritt der Periode verschiebt. Ist letztere jedoch in ihre natürliche Rechte eingesetzt, so verschwindet jene pathologische Secretion.

Bei vielen Mädchen tritt der Blutfluss ohne alle Beschwerden ein, bei andern von einer Reihe Erscheinungen angekündigt oder begleitet, die entweder nur von dem grossen Andrang des Bluts gegen die Geschlechtstheile herrühren, oder von dem gestörten Gleichgewicht des Blutumlaufs im ganzen Organismus, wobei das eine oder das andere Organ mehr leidet. Die Zahl der unpässlichen verhält sich zu den vollkommen gesunden wie 4 zu 1. In Folge der Congestion gegen das Rückenmark, die Gebärmutter und den Darm entstehn heftige Schmerzen im Kreuz, Druck in der Gebärmutter und Kolik mit Flatulenz. Oft sind dies die einzigen Beschwerden, bisweilen jedoch geräth der ganze Kreislauf in Unordnung, und erzeugt, namentlich wenn die Nervencentren eine grosse Empfänglichkeit dafür zeigen, eine Reihe von Unbequemlichkeiten, welche zu wirklichen Krankheitserscheinungen werden. Wir beobachten alsdann Reizbarkeit, Mattigkeit, Verstimmung des Gemüths, Neigung zur Ohnmacht und Weinkrampf, Kopfschmerz, Zahnweh, Schwere der Glieder, Herzklopfen, wechselnde Farbe, Störung des Magens, Uebelkeit bis zum Brechen, häufiges Uriniren. Meistens gehen diese Beschwerden wenige Tage dem Eintritt voraus, hören mit demselben auf, oder, wenn sie erst mit dem Blutfluss erscheinen, halten sie nur wenige Stunden oder Tage an, und dauern nur selten bis zum Aufhören. Behalten wir diese Zufälle im Gedächtniss und vergleichen sie mit denen beim Beginn der Schwangerschaft, so finden wir zum grossen Theil dieselben, nur stärker und anhaltender. Ist die Ursach dieselbe, muss auch die Wirkung dieselbe sein. Bei beiden finden wir Andrang des Bluts gegen die Gebärmutter und die dadurch hervorgerufenen Erscheinungen sind insofern verschieden, als es durch die Menge und Dauer bedingt wird, demnach geringer bei der Menstruation, weil hier das mikroskopische Eichen im Eierstock nur so weit reift bis es seine Stätte verlassen kann, beträchtlicher und anhaltender bei der Schwangerschaft, weil es alsdann bis zum ausgetragenen Kinde gebildet wird.

Die Menge, Farbe und Beschaffenheit des abfliessenden Blutes bleibt nicht während der ganzen Dauer dieselbe. Im Anfang ist es hellroth, dünnflüssig und sparsam, später dunkler, zähe und reichlich, zuletzt wird es wieder dünner und wässrig. Das Blut fliesst tropfenweis in langen Intervallen ab, später stärker ohne Unterbrechung, und hört dann ebenso auf wie es angefangen hat. Es ist etwas gewöhnliches, dass ein dünner perlmutterfarbiger Schleim einige Tage vor dem Eintritt der Blutung zum Vorschein kommt, und ebenso einige Tage nach ihrem Aufhören andauert. Die Dauer der Menstruation variirt von 3—8 Tage, häufiger ist das letztere als das erstere. Sie währt länger bei Frauen in der Stadt, bei kleiner Gestalt und nervösem Temperament, so wie bei verweichlichter Lebensart. Der Abfluss ist bald ununterbrochen, bald macht er hin und wieder Pausen. Des Morgens tritt sie meistens zuerst ein, fliesst dann am reichlichsten, lässt im Laufe des Tages nach und scheint namentlich während der Digestion sich zu mindern. Nach dem gänzlichen Aufhören kehrt sie bisweilen wieder für einige Tage zurück.

Die Mehrzahl der Frauen fühlt ein gewisses Wohlbehagen in demselben Grade als das Blut abfliesst, bei andern tritt ein Gefühl der Schwäche ein, ohne dass es die Menge des Bluts veranlasst. Die Menge des abfliessenden Bluts ist bei jeder Frau verschieden, ja nicht immer bei jeder Periode dieselbe. Als Durchschnittszahl kann man $4\frac{1}{2}$ Unzen annehmen, und bei dieser Annahme würde eine Frau, deren Monatsfluss während 30 Jahren keine Unterbrechung erleidet, gegen 110 Pfund verlieren.

Das menstruale Blut besitzt Eigenschaften, die es von dem gewöhnlichen Blute wesentlich unterscheiden. Dunkler als das arterielle besitzt es einen scharfen Geruch, der wahrscheinlich von dem beigemischten Schleim herrührt. Eigenthümlich ist ihm ferner, dass es nicht in Kuchen und Serum zerfällt. Diese Eigenheit nicht zu gerinnen wird von Weber dem Mangel von Faserstoff zugeschrieben, der in der Höhle des Uterus zurückbleibt, dagegen von Raciborski der Beimischung des Uterinschleims. Selbst in den Fällen, wo eine Atresie den Abfluss unmöglich macht und das Blut zwingt sich anzusammeln, findet man es syrupartig, ohne den Geruch der Fäulniss, selbst nachdem es eine Zeit lang der Luft ausgesetzt ist. Ja auch das gewöhnliche Menstrualblut kann ohne zu gerinnen aufbewahrt werden, und geht endlich in Fäulniss über, ohne dass sich vorher der feste vom flüssigen Theil geschieden. Durch das Mikroskop erkennt man die Blutbläschen in grosser Zahl gemischt mit den Schleimkügelchen der Scheide und des Uterus. Die chemische Untersuchung weiset nach, dass es arterielles Blut ist, dessen Charakter wahrscheinlich durch Vermischung jenes Schleims versteckt ist. Hieraus ist ersichtlich, wie nicht ein Durchschwitzen durch die Gefässwände, sondern ein wirkliches Zerreissen derselben stattfindet.

Die Quelle der Blutung ist die Schleimhaut der Gebärmutterhöhle und bei grossem Andrang oder beträchtlicher Erschlaffung der Schleimhaut auch deren Fortsetzung im Kanal des Halses. In diesem eben angeführten Fall findet der Umstand seine Erklärung, dass trotz der Schwangerschaft, wodurch die Höhle der Gebärmutter vollständig ausgefüllt ist, das Monatliche regelmässig fortdauert. Bisweilen ist sogar beobachtet, dass selbst aus der Aussenfläche der Vaginalportion nebst dem obern Theil der Scheide, wie man sich beim Vorfall überzeugte, das Blut zum Vorschein kommt.

Untersucht man den Uterus kurz vor und während des Blutflusses, so fühlt man die Vaginalportion dicker, lockerer, den äussern Muttermund etwas geöffnet, die Substanz drückt schwerer auf den untersuchenden Finger und steht tiefer in die Scheide. Bei der Leichenöffnung findet man Turgescenz des Ovariums, ein oder mehrere Follikel mit Blut umgeben oder zerrissen, die Eierröhren jenen anliegend, erweitert und mit blutigem Schleim gefüllt. Die Schleimhaut des Uterus ist in ihrer ganzen Ausdehnung stark geröthet, sammetartig aufgelockert, die Mündung ihrer Drüsenschläuche deutlich vergrössert, die Capillaren vermehrt und die Zotten stark vortretend. In mehreren Fällen traf man auf der Schleimhaut geronnenes Blut oder ein halbgeronnenes plastisches Exsudat, welches fest an dem Uterus hing und sich nur in unregelmässigen Lappen abziehen liess. Hierdurch wird es wahrscheinlich, dass die Nichtgerinnungsfähigkeit des Menstrualblutes nur eine scheinbare ist, dass nämlich das unmittelbar auf der Uterusschleimhaut abgesetzte Blut ebenso gerinnt wie jedes andere, dass aber das zum Vorschein kommende vermöge des langsamen Absickerns und der gleichzeitigen Absonderung von Uterin- und Vaginalschleim dünnflüssiger wird und nicht mehr coagulirt, weil es bereits geronnen nicht zum zweiten Mal gerinnen kann. Das auf der Schleimhaut lagernde Exsudat wird später durch Aufsaugung entfernt, oder aufgelöst im Uterinschleim nach aussen fortgespült, wobei natürlich das feine Flimmerepithelium zu Grunde geht. Da sich in Folge eines befruchtenden Beischlafs eine ähnliche Auflockerung in der Scheimhaut mit Vergrösserung der Uterindrüschen als *Membrana decidua* bildet, der

Uterus blutreicher wird und der Muttermund die Querspalte verliert, so ist dadurch die Aehnlichkeit der anatomischen Veränderungen während der Menstruation und der Schwangerschaft in ihrem Anfange ebenso gross wie die der physiologischen, welche sich in der Reaktion des Organs und des Organismus, wie wir sie schon angedeutet haben, ausspricht.

Genaue und wiederholte Untersuchungen haben nachgewiesen, dass auch nicht die geringste Beziehung zwischen dem Monde und der Periode stattfindet, dass ihr Eintritt und ihre Rückkehr ganz unabhängig von den verschiedenen Phasen des Mondes ist, und es dürfte kein Tag im Monat sein, an welchem nicht Frauen dem Blutfluss unterworfen sind.

Die Reifung der Eichen im Eierstock ist ein organischer Vorgang, der ebenso wie die Funktion anderer Organe zwar an eine gewisse Zeit gebunden aber nicht in der Art, dass diese durch eine unveränderliche Zahl ausgedrückt wird. Ebenso wie die Verdauung, die Bereitung von Urin, von Milch, die Heilung von Wunden bei einer Frau rascher ausgeführt wird, ja der ganze Körper früher ausgebildet ist, als bei andern, ebenso verhalten sich die Kräfte, welche die Eichen entstehn, wachsen und reifen lassen. Sind die täglichen Funktionen des Darms, der Blase, der Brüste, welche nur kurze Zeit dauern und unter unsern Augen vorgehn, zeitlich nicht so scharf begrenzt, um wie viel weniger können wir es von der Ausbildung eines Eichens erwarten, da diese bei weitem länger dauert und unserer Beobachtung weit ferner liegt. Die Entwickelung ist nur von ungefährer Dauer, aber nicht unter ein mathematisches Gesetz gestellt, was wegen der Abhängigkeit innerer Vorgänge von mannigfachen äussern Einflüssen unmöglich ist. Finden wir doch bei derselben Frau, dass dieselbe Funktion ein Mal schneller von Statten geht als ein ander Mal, dass sie verzögert, ja gänzlich unterdrückt wird. Demnach können wir auch nur sagen, dass in der Mehrzahl der Fälle der Eintritt der Periode eine gewisse Regelmässigkeit beobachtet, doch Abweichungen leicht entstehn können. Je kräftiger eine Frau, je regelmässiger ihre Lebensart ist, desto regelmässiger wird auch die Reihenfolge in der Reifung der Eichen und als äusseres Symptom derselben die Blutung eintreten, dagegen je schwächer der Organismus, je empfänglicher für die Schädlichkeiten, desto häufiger Abweichungen, und wir halten es für mehr als wahrscheinlich, dass nicht eine jede Uterinblutung eine

Trennung des Eichens bezeichnet, sondern eine solche ganz unabhängig von dem Eierstocke durch eine Erschütterung des Gemüths, Anstrengung des Körpers, oder durch Krankheit hervorgerufen werden kann, zumal wenn die Beschaffenheit des Uterus selbst die Congestion in demselben begünstigt.

Wir müssen demnach annehmen, dass der Eintritt der Uterinblutung in weiten Zwischenräumen lediglich als Symptom der Reifung und Lösung eines Eichens anzusehn, dass aber eine sehr rasche Aufeinanderfolge, gleichviel ob regelmässig oder unregelmässig, nur als eine von jenem innern Vorgange ganz unabhängige Blutung betrachtet werden muss. Umgekehrt kommt es dagegen höchst selten vor, dass Eichen reifen und sich lösen, wie wir es durch die darauf folgende Schwangerschaft erkennen, ohne es jemals durch eine Menstrualblutung verrathen zu haben.

Die periodische Erscheinung der Menstruation stimmt häufiger mit dem Kalendermonat überein, als mit dem sogenannten Mondesmonat, und ihre Wiederkehr erfolgt am häufigsten am 30sten oder 31sten Tage, seltener nach 4 Wochen, am seltensten in 3 oder 6 Wochen. Diese Behauptung widerspricht der allgemeinen Annahme, stützt sich jedoch auf Beobachtungen, die sowohl ich angestellt, als auch Schweig,[1] der mit dankenswerther Mühe in 19 zum grossen Theil regelmässigen Fällen Tag und Stunde verzeichnet und die ich daher ihrer grossen Genauigkeit wegen zu Grunde lege, obwohl er durch andere Combination zu ganz andern Schlüssen gelangte. Ich fand in 100 Fällen 75 Mal die Menstruation regelmässig, von diesen 75 Frauen gaben 40 den monatlichen Typus an, und nicht wenige genau den Tag und Stunde des Eintritts, 26 die vierwöchentliche, 9 die dreiwöchentliche. Von jenen 40 war fast die Hälfte im Anfange, die andere Hälfte gegen Ende des Monats, und nur eine geringe Zahl gegen die Mitte menstruirt. Die Differenz des Datums bei monatlichem Eintritt betrug 2—4 Tage.[2]

Die Menstruation verschwindet regelmässig während der Schwangerschaft und selten trifft man hierin auf eine Ausnahme. Es erklärt sich das erste dadurch, dass die zeitweise Congestion gegen

[1] Archiv für physiologische Heilkunde 1844 S. 487.

[2] In den 19 Beobachtungen von Schweig finden wir als Durchschnittszahl jedes einzelnen Falls 6 Mal den Typus 31, 30 — I, III, XI, XII. XIII, XVI. — 1 Mal 29 — XIII. 2 Mal 28 — VII, VIII. — 4 Mal 27 — VI, XIV, XVII, XVIII. — 2 Mal 26 — XIX, V. — 1 Mal 23, 24, 22 und 14 Tage — X, XV, IV, II, IX. —

Ovarien und Uterus der andauernden gegen den Uterus gewichen ist, wobei vielleicht die Ovarien weniger wie früher betheiligt sind, und daher der Entwickelung, so wie Reifung des Follikels nur geringen Vorschub leisten. Während des Säugens kehrt schon die Periode wieder und dann öfter gegen den vierten Monat. Ist dies auch nicht der Fall, so reifen die Eichen langsam im Ovarium und es kann der Coitus ein fruchbarer werden, ehe noch die Periode wiederkehrt. Wird dem Kinde die Brust nicht gereicht, so tritt die Blutung früher ein, meist schon nach 6—8 Wochen, nur selten verzögert sie sich bis 4 Monate. Erscheint sie auch dann nicht, so muss man den Grund des Ausbleibens in einer Erkrankung des Uterus oder seiner Umgebung suchen.

Die Menstruation hört gänzlich auf zwischen dem 40—50sten Jahre, und umfasst demnach einen grössern Zeitraum als den des Emtritts, doch fast 50 Pocent verlieren sie zwischen dem 45 bis 46sten Jahre. Eine noch spätere Andauer muss die Vermuthung auf organische Veränderung der dabei betheiligten Organe leiten, denn in seltenen Fällen beobachtet man bei vollkommener Gesundheit die regelmässige Wiederkehr im höhern Alter. Gewöhnlich cessirt die Menstruation nicht auf ein Mal, sondern kehrt in Zwischenräumen von 3—4 Monaten wieder; hierbei sind Metrorrhagieen eine nicht seltene Erscheinung vorzugsweise bei plethorischen und nervösen Frauen, zumal wenn durch häufige Geburt, Abort, Ausschweifung in der Liebe eine gewisse Schwäche des Uterus entstanden.

Zur Zeit des gänzlichen Aufhörens wird das Allgemeinbefinden ebenfalls beeinträchtigt, und zwar durch das gestörte Gleichgewicht in dem Blutumlaufe und der davon abhängigen Aufregung des Nervensystems; ist jedoch jene Epoche überstanden, so kehrt oft die Gesundheit kräftiger wie jemals zurück.

Man glaubte früher, dass dieser Abschnitt des weiblichen Lebens besonders gefährlich sei, und nannte sie auch das kritische Alter. Statistische Zusammenstellungen ergeben, dass die Mortalität der Frauen zwischen den 40—50 Jahren nicht grösser als zwischen 10—20 ist. Von 30—70 Jahren ist die Sterblichkeit bei den Männern weit zahlreicher als bei den Frauen, hauptsächlich jedoch grad in den 40—50 Jahren, wo sie dieselbe um 4 Procent übertrifft. Kann man demnach nicht die Zeit der Menopause grade die unmittelbar tödtliche nennen, so kann man doch nicht läugnen, dass in jener Zeit der Rückbildung der Grund zu mancherlei organischen Krankheiten in den Geschlechtsorganen besonders im Uterus zu suchen, wovon später ein langes Siechthum oder eine tödtende Zerstörung die Folgen sind.

Stellt man an die Physiologie die Frage, welches ist der Zweck der Menstruation, welches die Ursache ihrer periodischen Wiederkehr, so erhalten wir keine befriedigende Auskunft. Bischoff behauptet, dass die Menstruation nur eine die Lösung und Ausstossung des reifen Eichens begleitende Erscheinung sei, welche als Congestion eigentlich dem Ovarium angehörig sich bis auf den Uterus ausdehnt, und in dessen Höhle als Blutung auftritt, somit sei das Monatliche nur der äussere Ausdruck jenes Vorgangs im Innern des Ovariums. Diese Behauptung steht jedoch in so vielfachem Widerspruch mit Thatsachen, welche uns sowohl das tägliche Leben als die Sektion bietet, dass es mir nothwendig erscheint näher darauf einzugehn, zumal der Arzt und Geburtshelfer so häufig den Menstruationsanomalieen gegenübersteht, und seine Ansicht über das Wesen des pathologischen Verhältnisses wohl einen entschiedenen Einfluss auf sein Verfahren dagegen ausüben muss.

Wäre die Blutung nur ein sichtbares Zeichen, dass ein Eichen sich gelöst hat, und nehmen wir an, dass letzteres seine Befruchtungsfähigkeit acht Tage behält, so würde nach Ablauf dieser Frist, also in dem ungefähr dreiwöchentlichen Zwischenraum bis zur nächsten Menstruation die Frau niemals concipiren können. Das Irrige dieser Ansicht widerlegt jedoch die tägliche Erfahrung, so dass wir gezwungen werden anzunehmen, die Befruchtung, welche die vorangehende Lösung des reifen Eichens voraussetzt, kann auch ohne jene äussere Blutung, die vollendete Reifung auch nach Verlauf der Menstruation eintreten. Aber anderseits scheint es nicht ein Mal wahrscheinlich, dass jede regelmässige Wiederkehr der Menstruation unzertrennlich von der Lösung eines Eichens vorkommt, denn wäre es der Fall, so müssten wir bei der Sektion einer jeden noch menstruirten Person, gleichviel ob Jungfrau oder verheirahtet, das Ovarium von gleicher Beschaffenheit finden, nämlich eine deutliche Stufenreihe der Entwicklungsformen sowohl der Eichen als der gelben Körper; wir müssten doch mindestens jedes Mal kurz vor der Menstruation ein fast reifes und nach ihr ein so eben gesprengtes antreffen. Da dies keineswegs wahrzunehmen ist, Meckel aber bezeugt, dass neben einem frischen Extravasat kein ihm nahe stehendes, sondern nur 6—8 ganz kleine sich vorfinden, da ausserdem nicht jeder vollständige Coitus in der Nähe der Menstruation Conception zur Folge hat, so müssen wir unser Bedenken gegen die Behauptung Bischoff's aufrecht erhalten.

Meiner Meinung nach findet folgendes Verhältniss statt. Zu den Eigenthümlichkeiten des Uterus gehört eine vierwöchentliche Congestion, die sich anatomisch auf sämmtliche innere Genitalien erstreckt, und bei welcher ein reifer Follikel durch Schwellung seines Inhalts zum Austreiben des Eies veranlasst wird. Entstehung, Wachsthum und Reifung dieses Follikels ist aber nicht an einen bestimmten, unveränderlichen Zeitraum gebunden, sondern steht gleich allen übrigen organischen Vorgängen unter dem Einfluss des Organismus. So wie die Verdauung, die Bereitung von Milch, Urin, die Heilung einer Wunde bei derselben Frau nicht genau eine und dieselbe Zeit inne hält, sondern ein Mal rascher, ein ander Mal langsamer von Statten geht, so müssen wir auch dieselbe Freiheit für die Herstellung des reifen Follikels beanspruchen, und dies um so mehr, als derselbe ein zartes vielfach gegliedertes Ganze darstellt, auf dessen Gestaltung wohl eine lange Zeit verwendet wird, so dass sowohl äussere als innere Schädlichkeiten dessen Ausbildung verzögern können. Für mich nämlich ist die Bildung und Ablösung des zu befruchtenden Eichens nur die Bereitung und Ausführung eines Sekrets, welches seine Analogie in dem befruchtenden Sperma hat. Zu diesem Vergleich glaube ich mich um so mehr berechtigt, als bei beiden das Produkt in einer Zellbildung besteht, und bei beiden die Entfernung des vollendeten Produkts nur bei dem Eintritt von Congestionen der benachbarten Gebilde, so wie nicht ohne Aufregung des ganzen Organismus vor sich geht. Die Entfernung des reifen Eichens ist eine physiologiche Nothwendigkeit, soll es nicht in Zellen zerfallen, sich auflösen und durch ein längeres Verweilen ein räumliches Hinderniss für die erforderliche Neubildung geben. Der natürliche Weg zu diesem Ziel ist stets die Eierröhre und er kann nur durch Congestion, gleichviel in Begleitung von Blutung, wie bei Menstruation, oder ohne dieselbe, wie beim fruchtbaren Coitus hergestellt werden.

Die Menstruation erscheint also mit ihrer regelmässigen Wiederkehr zunächst als eine systematische Vorrichtung, um die abgelebten Eichen zu entfernen und das Ovarium monatlich zu reinigen, die aber vergebens fliesst, wenn kein der Reife nahes Eichen vorhanden. Ausser diesem mechanischen Dienst der Reinigung möchte ich ihr aber auch den höhern physiologischen Nutzen zusprechen, durch die mehrere Tage dauernde Blutfülle den schlummernden Keim des Follikels zu beleben und den wachsenden zu fördern, somit die Thätigkeit des ganzen Behältnisses der Fortpflanzung zu steigern und die Erfüllung seiner Aufgabe zu beschleunigen. Es ist thatsächlich, dass auch ohne Menstruation Follikel wachsen und reifen, aber es ist mehr als wahrscheinlich, dass dies ohne Zutreten jenes Reizes und ohne jene monatlich verstärkte Nahrung weit langsamer geschieht und die Lösung des reifen seltner eintritt.

Gleichzeitig übt die Congestion aber auch einen belebenden Einfluss sowohl auf die Substanz als auf die Schleimhaut des Uterus aus, indem sie, wie dies auf das deutlichste das Abstossen des Flimmerepitheliums und der reichliche Schleim bezeugt, die Entfernung der veralteten abgelebten Zellen bezweckt, so wie für eine Neubildung Sorge trägt, damit stets kräftige Fasern und Zellen die Decidua mit Leichtigkeit herzustellen bereit sind, und das befruchtete Eichen einen für die weitere Entwicklung befähigten Boden vorfindet. Soll die Frau jenen Vorzug behaupten, dass sie unabhängig von Temperatur und Jahreszeit zu jeglicher Zeit empfangen kann, so muss eine fortdauernde Eibildung unterhalten und dem Uterus die Fähigkeit sich leicht zu entwickeln gesichert sein. Dies gewährt aber nur der periodische Monatsfluss. Hiervon kann man sich um so leichter durch den Augenschein überzeugen, wenn man nämlich das schwellende blutreiche Organ im Zustande des Monatlichen mit jener verschrumpften Form, jener starren, vertrockneten Faser des im höhern Alter atrophirten Uterus vergleicht. Je blühender die Frau, je fester ihre Gesundheit, je geregelter alle Funktionen ausgeführt werden, desto bestimmter wird auch die monatliche Regel eintreten, und desto mehr wird auch, da wir Gleiches von der Thätigkeit des Ovariums voraussetzen müssen, die Eibildung statt finden, und desto öfter Reifung und Monatliches zusammentreffen. Da Fortpflanzung die Lebensaufgabe der Frauen ist und die dazu berufenen Organe eine gewisse Herrschaft über den ganzen Organismus ausüben, so folgt daraus, von welcher Wichtigkeit die regelmässige Funktion sowohl des Uterus als der Ovarien ist, und wie vielfache Störungen und Krankheiten ihre Entstehung dadurch erhalten, dass eins oder das andre in Unordnung kommt, wobei nicht immer die mehr in die Augen fallende Menstruation das wichtigste ist.

Bleiben wir bei jener Auffassung stehen, welche in jeder Menstruation eine Eilösung sieht, so bleiben eine Menge von alltäglichen Zuständen ein Räthsel. Es bleibt unerklärlich, woher eine Person, ehe sich bei ihr überhaupt die Menstruation eingestellt, woher eine Stillende vor der Rückkehr der Menstruation empfangen kann, woher die Menstruation erscheint bei ganz jugendlichen Personen, denen alle übrigen Zeichen der Mannbarkeit fehlen, und dagegen Schwangerschaft so selten nach dem vierzigsten Jahre, unerachtet die Regel noch pünktlich erscheint, eintritt, weshalb der regelmässige Blutfluss mitunter selbst während der Schwangerschaft anhält, in welchem Verhältniss eine unregelmässige zu häufige Wiederkehr der Uterinblutungen zur Eilösung steht. Alle diese Thatsachen finden dagegen ihre vollständige Deutung, wenn wir annehmen: der Uterus sowohl als die Ovarien besitzen eine periodische Thätigkeit, die aber nicht so von einander abhängig ist, dass nicht die eine ohne die andere eintreten könne, daher die Function beider zwar oft zusammenfällt, aber nicht immer zusammenfallen muss.

Die Form des Uterus nähert sich bei den Frauen jenseits der Mannbarkeit wieder der kindlichen, ist kleiner, die Substanz dünner, weisser, die Vaginalportion härter, die Eierstöcke schwinden, das eigentliche Parenchym wird von einem grauschwarzen Zellgewebe verdrängt, in welchem man nur Spuren desselben und Narben von Eiern findet. Der ganze Körper ist nicht mehr im Stande einen Ueberfluss von bildungsfähigem Stoffe, wie er zur Erzeugung und Ernährung des Kindes erforderlich ist, abzugeben, die Ovarien erzeugen keine neuen Ovula und die Thätigkeit des Uterinsystems erlischt, sobald die Frau nur noch für die eigene Erhaltung Sorge tragen kann.

Geburtshülfliche Untersuchung.

Die geburtshülfliche Untersuchung, *exploratio obstetrica*, ist bemüht, die Beschaffenheit der auf die Geburt bezüglichen Theile zu erforschen. Demnach kann zum Gegenstande derselben jedes erwachsene weibliche Wesen werden, sowohl eine Jungfrau als eine Deflorirte, eine Schwangere und eine Kreissende, eine Entbundene und eine an den Genitalien Erkrankte.

Der Zweck der Untersuchung ist, durch jedes erlaubte Mittel und auf jedem erlaubten Wege dahin zu gelangen, um festzustellen, in welchem Zustande sich die zu untersuchende Person befindet, welche Veränderungen mit ihr vorgegangen, und in wie weit ihre Lage eine natürliche ist. Um diese oft schwierige Aufgabe genügend zu lösen, ist es nöthig die Untersuchung in einer gewissen Ordnung vorzunehmen und dabei gewisse Regeln zu beobachten.

Man theilt die Untersuchung ein in die äussre und innre, je nachdem man sich bloss mit den aussen liegenden Theilen oder mit den innern Organen beschäftigt.

Die äussre Untersuchung, *exploratio externa*, umfasst die Brust, Unterleib, Gebärmutter, Becken, äussre Genitalien, wobei man sich des Auges und Fingers bedient. Der Geruch verschafft die nöthige Kenntniss von der Beschaffenheit des abfliessendes Urins, des Fruchtwassers, des Bluts, der Lochien, des Schweisses. Das Gehör theilt uns die vom Uterus und von der Frucht ausgehenden Geräusche mit.

Die innre Untersuchung, *exploratio interna s. manualis*, gewöhnlich Touchiren genannt, giebt uns mittelst des Gefühls Auskunft über den Zustand der innern Genitalien, der Scheide, Vaginalportion, des Uterinsegments, ausserdem über die Grösse und Lage des Kindes, über die Beckenhöhle, den Mastdarm und die Harnblase.

Beide zusammen, die innere und äussere bilden die vollständige Untersuchung, *exploratio completa*. Bedient man sich eines Instruments, z. B. beim Ausmessen äussrer und innrer Entfernungen eines Zirkels, zur Erforschung der Uterushöhle einer Sonde, so nennt man dies Instrumentaluntersuchung.

Erheischt schon eine jede ärztliche Untersuchung eine gesteigerte Anstrengung sämmtlicher Sinne, so ist es für den Geburtshelfer eine besondre Pflicht, den Tastsinn auszubilden und zu benutzen, da dieser oft für ihn die Stelle der übrigen vertreten und das Gefühl allein das Urtheil bestimmen muss. Auf die Pflege der Hand ist daher eine besondre Aufmerksamkeit zu verwenden. Damit sie weich, geschmeidig und elastisch bleibe, darf sie nicht zur Handhabung schwerer Gegenstände benutzt werden. Die Finger schütze man vor Luft, mehr noch vor Kälte durch Handschuhe, um den Gefühlsnerven eine zarte Decke zu erhalten. Die abgerundeten Nägel dürfen die Spitzen nicht überragen, um weder Schmerzen zu machen, noch das Zufühlen zu hindern. Ferner muss die linke Hand gewohnt sein, eben so leicht und eben so sicher äusserlich und innerlich zu untersuchen. Ueberdies sucht man sich durch häufige Uebung im Untersuchen von Jungen und Alten, Schwangern und Nichtschwangern, Gesunden und Kranken, einerseits die nöthigen praktischen Kenntnisse, anderseits eine angenehme Gewandheit in der Behandlung der empfindlichsten Theile zu erwerben.

Einer jeden Frau gegenüber ist dem Arzte eine besondere Vorsicht in Sprache und Benehmen zu empfehlen, zumal wenn er ihr als Geburtshelfer naht und Vertrauen erwerben will. Es ist eben so unpassend ohne dringenden Grund eine Untersuchung anzustellen, als unrecht aus zu grosser Nachgiebigkeit beim geringsten Sträuben eine nothwendige zu unterlassen. Ist man einmal von der Nothwendigkeit derselben überzeugt, weil man sich ohne dieselbe keine klare Ansicht verschaffen kann, so stelle man dies mit Ernst vor, und bestehe mit Festigkeit darauf. Selten wird es dann verweigert. Oft ist es dabei von Nutzen, eine erfahrne Anverwandte für seine Ansicht ebenfalls zu gewinnen, und ihren Beistand anzusprechen. Selbst beim Antragen der Untersuchung beobachte man die grösste Schonung, benenne sie mit den gelindesten Namen und bringe sie in einer Art zum Vorschein, wie sie der Frau weniger Schamröthe ins Gesicht treibt. Schon vorher sorge man für den nothwendigen Apparat, bestelle Waschwasser etc. und entferne alle Zeugen; doch giebt es einer zaghaften Frau mehr Halt, wenn eine ältere Person zugegen bleibt. Sobald man diese Vorbereitung getroffen, gehe man rasch an die Untersuchung und gebe der Frau eine solche Stellung, in welcher man leicht und schnell zum Ziele kommt.

Man beginnt mit der äussern Untersuchung und geht dann zur innern über, beobachte eine bestimmte Reihenfolge, um nichts zu übergehn und die grösste Umsicht, um nichts ausser Acht zu lassen. Besondere Rücksicht nehme man auf das Zartgefühl, entblösse nie einen Theil ohne Noth, verursache keine Schmerzen und verlängere nicht, indem man sich gründlich von allem zu unterrichten wünscht, diesen peinlichen Akt über die Gebühr. Aeussert die Frau grosse Ungeduld oder Empfindlichkeit, so gebe man die Untersuchung entweder für den Augenblick ganz auf, oder beschränke sich auf die Hauptsache, um die Einwilligung zu einer Wiederholung nicht zu erschweren.

Nach der Beendigung beruhige man durch einen theilnehmenden Zuspruch das Gemüth der Frau, welche sich meist trotz der äussern Ruhe in der grössten Aufregung und ängstlichsten Spannung befindet. Es entspricht der ärztlichen Politik, durch solch eine Mittheilung, welche besänftigend, vielleicht negativ und nur grade das nöthigste enthält, einer Frage zuvorzukommen, deren bestimmte Beantwortung in Verlegenheit setzt. Nie verrathe Wort oder Miene eine Ueberraschung oder gar eine Bestürzung, wenn man nicht die Ruhe der Frau für immer verscheuchen will; dabei sei man zurückhaltend in seinen Behauptungen und spreche sie nur dann mit Bestimmtheit aus, wenn man vollkommen dazu berechtigt ist. Erachtet man es für nothwendig, die Untersuchung durch eine genauere Ausfrage nach dem Befinden, letzten Monatlichen, der Kindesbewegung etc. zu ergänzen, so sei man vorsichtig im Glauben, da willkührliche und unwillkührliche Täuschungen sowohl des Gefühls als des Gedächtnisses bei Frauen nur zu häufig vorkommen.

Ist es die Pflicht des Arztes während der Untersuchung sich auch nicht den kleinsten Verstoss gegen die Delikatesse zu Schulden kommen zu lassen, so darf er eben so wenig sich später die Freiheit herausnehmen auf jenen Moment anzuspielen, wo es ihm gestattet war, in die tiefsten Geheimnisse einzudringen.

Die **Stellung**, welche die zu untersuchende **Frau** annehmen muss, ist verschieden, je nach ihrem Befinden und nach dem Zweck der Untersuchung.

Das **grade Stehn** ist am vortheilhaftesten für Gesunde, sowohl Schwangere als Nichtschwangere und für Kreissende zu Anfange der Geburt. Es gestattet eine Uebersicht über die Gestaltung der ganzen Person und begünstigt die genaue Erforschung der Stellung der Füsse, Kniee und Oberschenkel, der Neigung, Höhe und Weite des Beckens, so wie der Ausdehnung des Bauches. Während des Stehens spannen sich die Bauchwände und sowohl bei Nichtschwangern aber noch mehr bei Schwangern sinkt der Uterus herab. Bei letzterem wird sich demnach sein unteres Segment nebst der Vaginalportion so wie das in ihm befindliche Kind um vieles tiefer stellen und dem in die Scheide eingeführten Finger entgegenkommen. Während der innern Untersuchung, lehnt sich die Frau mit dem Rücken gegen die Wand und der Arzt kniet vor ihr.

Das Stehn begünstigt somit vorzugsweise den Ueberblick und die innere Untersuchung.

Im Liegen wird die Untersuchung vorgenommen, wenn Krankheit, oder vorgerückte Geburt das Stehn unmöglich, oder die eben stattgehabte Entbindung einer Blutung oder eines Gebärmuttervorfalls wegen gefährlich macht. Ferner wenn man den Unterleib genau examiniren will, sei es mit der Hand, sei es mit dem Ohr. Lässt man, wie es gewöhnlich geschieht, die Frau die Rückenlage annehmen, so erschlaffen die Decken der Bauchhöhle, indem ihr Inhalt gegen die Wirbelsäule sinkt, aber noch weit mehr, wenn gleichzeitig die Schenkel gegen den Unterleib so wie Brust und Kopf nach vorne gebogen sind. Alsdann ist man im Stande, den Unterleib genau zu durchforschen, Geschwülste zu entdecken, den Umfang der schwangern Gebärmutter zu ermitteln, ihren Inhalt zu bestimmen und die von ihm ausgehenden Geräusche zu hören. Der untere Theil des Uterus steht dagegen hoch und ist weniger leicht zu erreichen. Die Stellung des Arztes ist eine dem verschiedenen Zweck entsprechende; er steht beim Befühlen des Unterleibs, er sitzt der Frau zur Rechten auf dem Rande des Lagers, im Fall er mit der rechten Hand in die Scheide eingeht, und kniet beim Untersuchen mit dem Ohr.

Bei der Seitenlage beabsichtigt man entweder die eine Seite von dem Drucke des Inhalts zu befreien und seine Tiefe den untersuchenden Händen zugänglich zu machen, oder umgekehrt den Inhalt, die etwaige Geschwulst der Oberfläche zu nähern. Man lässt die Frau rasch sich erst auf die eine dann auf die andere Seite wenden, wenn es gilt die grössere oder geringere Beweglichkeit einer Geschwulst zu prüfen.

Das Liegen begünstigt somit vorzugsweise die äussere Untersuchung.

Die Lage auf Knie und Ellenbogen, *position à la vache*, empfiehlt man nur in den wenigen Fällen, wo man die vordre Wand einer Geschwulst im Unterleibe der untersuchenden Hand näher zu bringen oder ihre seitliche und hintere Wand mehr aus der Tiefe, als es in der Seitenlage möglich, hervorzuholen wünscht. Ferner wenn man den hoch über die Schoossfuge nach vorne gerichteten Muttermund nicht anders erreichen kann.

Sitzend wird eine Person untersucht, deren äussere erkrankte Geschlechtstheile bei ausgespreizten Beinen scharf beleuchtet werden müssen; dagegen halb sitzend halb liegend, wenn Krankheit Stehn und Liegen unmöglich macht.

Nach vorn unter einem rechten Winkel muss sich die Frau biegen, wenn man die Absicht hat, den Damm und After zu besichtigen, oder den Finger in den Mastdarm einzuführen.

Bei der Untersuchung, wie man sie gewöhnlich anstellt, geht man von der äusseren, wozu man Auge und Finger braucht, zur innern über, wobei man nur des letzteren bedarf. Diesem entsprechend stellen wir die Methode, wie mit dem Gesicht zu untersuchen, voran, lassen die mit dem Gefühl darauf folgen, knüpfen daran die nicht immer nothwendige mit dem Gehör. Den Beschluss macht die seltenste, welche den Gebrauch der Instrumente lehrt.

Untersuchung durch das Gesicht.

Das Auge hat zunächst den Eindruck der ganzen Persönlichkeit der zu Untersuchenden aufzufassen, und im raschen Blick sich von der Grösse, Gestalt, Alter zu unterrichten. Man beobachtet Ausdruck und Farbe des Gesichts, den Gang, die Wölbung des Kreuzes, die Breite der Schultern und Hüften, so wie die Stellung des Beckens. Hierauf geht man vom Allgemeinen zum Einzelnen über, und schenkt eine besondere Aufmerksamkeit dem Unterleibe, der Brust, der Hautfarbe und den äussern Geschlechtstheilen.

Die Grösse des Unterleibes ist die augenfälligste Erscheinung bei vorgerückter Schwangerschaft und auch Jedermanns Auge kenntlich. Das genauer untersuchende Auge des Arztes prüft nicht blos den Umfang und die Form, sondern auch seine Neigung nach der einen oder andern Seite und nach vorn.

An der entblössten Brust beobachtet man die Grösse, Fülle, Gestalt, die Turgescenz und Farbenveränderung des Hofs so wie der Warze, ferner ob sie Milch enthält und wie diese beschaffen.

Häufig bemerkt man, dass die Farbe der Haut sich verändert, grau wird und an Turgor verliert, dass dunkle Flecken im Gesicht, Nacken und Brust zum Vorschein kommen, welche den gewöhnlichen Leberflecken ähnlich, aber in demselben Grade dunkler werden, als der Unterleib wächst. Fast jedes Mal erscheint die weisse Linie gefärbt, bald dunkler bald heller, bald in der ganzen Länge, bald nur eine kurze Strecke; bisweilen bemerkt man bei Erstschwangern, wenn die Bauchdecken sehr gespannt sind, silberweisse Streifen, die gegen das Becken convergiren, seltener an der Brust.

Endlich kann man auch durch das Gesicht Ausschläge und Geschwüre der äussern Geschlechstheile, Verletzungen des Damms beurtheilen, sich von der hellern oder dunklern Färbung der Scheidenschleimhaut überzeugen, so wie die Menge und Beschaffenheit des aus den Genitalien ausfliessenden Wassers, Schleims und Bluts erkennen.

Untersuchung durch das Gefühl.

Die Resultate der Untersuchung mit der Hand sind in der geburtshülflichen Praxis von dem grössten Werth, und demnach die grösste Sorgsamkeit dabei zu beobachten. Man untersucht mit den Händen, sowohl äusserlich als innerlich.

Die äussere Untersuchung hat zum Gegenstand den Unterleib und das Becken. Das Verfahren dabei ist folgendes. Nachdem die Frau sich mit dem Rücken gegen die Wand gelehnt, lässt sich der Arzt auf das rechte Knie nieder, so dass er sich etwas seitlich vom Unterleibe der Frau befindet. Hierauf legt er die unbeschäftigte Linke gegen das Kreuz der Frau, und führt die rechte Hand gehörig erwärmt unter die Kleider gleich gegen den Unterleib, um ihn von oben herab bis nach unten zu betasten. Man beginnt mit der Herzgrube und den beiden Hypochondrien, geht herab zu dem Nabel, beobachtet seine Tiefe, Falten und sein Vortreten. Alsdann prüft man die Gestalt des Unterleibes, wie gross er ist, ob er mehr nach einer Seite liegt, wie die Spannung seiner Wände; ob es möglich ist die Gebärmutter zu entdecken, ihren Umfang und Lage zu bestimmen. Dabei giebt man Acht, ob sich im Innern die Frucht bewegt, ob stark oder schwach, wie gross sie ist, und wie sie liegt; endlich, ob die Haut glatt, runzlich oder von Venen durchzogen ist. Hierbei muss die Hand mit ausgespreizten Fingern nicht zu leicht über die Theile hinfahren, um nicht zu kitzeln, aber auch nicht zu stark drücken, um keinen Sckmerz zu verursachen. Wünscht man bei der Vermuthung einer Schwangerschaft in jenem Monat, wo der Uterus erst vor kurzem das kleine Becken verlassen hat, oder einer anderen Geschwulst, diese zu fühlen, so stösst man die Fingerspitze gleich nach der Inspiration ziemlich stark nach ein- und abwärts. Hierdurch gelingt es oft das Gewünschte zu erreichen. Die Bewegung der Frucht kann man ebenfalls durch einen raschen Druck der ganzen Hand, an verschiedenen Stellen wiederholt, hervorrufen, oder noch eher, wenn man die kalte Hand auf den Unterleib legt. Bei dieser Gelegenheit muss ich noch eines Symptomes erwähnen, welches ich nirgend gelesen, und welches doch regelmässig in einer grossen Menge von Fällen von mir beobachtet wurde. Dies ist die Fluktuation der schwangern Gebärmutter. Man kann sie durch die bekannte Art des Anschlags jedesmal nach dem 5ten Monat entdecken, oft früher als die Kindestheile, später um so deutlicher, je grösser das Kind in der Gebärmutter ist, und zwar in dem obern Dritttheil derselben, dort wo ungefähr seine Beine liegen.

Richtet man besonders sein Augenmerk auf das Becken, um zu erfahren, ob es der Norm entspricht, so bedient man sich dazu beider Hände, die man unter die Kleider der Frau führt. Man legt zunächst die linke auf den rechten Hüftkamm und die rechte Hand auf den linken, und sieht, ob sie gleich hoch sind, ob die Entfernung auch gegen 10 Zoll beträgt, also die Breite des grossen Beckens enthält. Dann führt man beide Hände bis zu den beiden Trochanteren herab, bei denen sie die gleichen Höhen und den Abstand, der ungefähr 12 Zoll betragen muss, schätzen. Ist dies der Fall, dann ist die Länge des Querdurchmessers in der Beckenmitte von einer Pfanne zur andern 4 Zoll, also ebenfalls eine normale. Endlich lege man, um die Länge des graden Durchmessers im Beckeneingange zu erfahren, die linke Hand auf den Schamberg und die rechte auf den obern Kreuzbeinwirbel. Stehn sie ungefähr 7 Zoll von einander, so ist die Conjugata eine normale, nämlich 4 Zoll lang. Diese Lage der Hände benutzt man zugleich, um zu beurtheilen, ob das Becken ein grades, und welche Neigung es besitzt. Bemerkt man nämlich, dass die gegenüberliegenden Hände auch nur den geringsten Unterschied ihrer Höhe zeigen, so kann man auf ein schiefes Becken schliessen. Um dagegen seine Neigung so wie die Stellung des Vorbergs kennen zu lernen, geht die hinten befindliche rechte Hand längs den Lendenwirbeln bis zum Steissbein herab, prüfend ob die Einbiegung in der Gegend des untersten Lendenwirbels eine starke ist und das Kreuzbein sehr nach hinten hervortritt, während die linke auf dem Schamberg ruhende Hand angiebt, ob die hinter ihm befindliche Schamfuge nach vorn tritt oder zwischen den Schenkeln versteckt liegt. Je tiefer die Einbiegung hinten, je tiefer die Stellung der Schoossfuge vorn, desto grösser ist die Neigung des Beckens.

Diese Untersuchung des Beckens giebt kein vollkommenes Bild, sondern nur grobe Umrisse, indem die schärfere Begränzung durch die innere Untersuchung und nöthigenfalls durch Instrumente gewonnen werden kann.

Die innere Untersuchung hat zum Gegenstande die äusserlichen Geschlechtstheile, die Scheide, die Gebärmutter nebst ihrem Inhalt, die benachbarten Organe und die Beckenhöhle. Sie wird durch die Scheide angestellt, nur ausnahmsweise durch den Mastdarm.

Bei der Exploration durch die Scheide kann man auf dreifache Weise verfahren. Man bedient sich nämlich entweder bloss eines Fingers, oder vier Finger oder der ganzen Hand. Ein Finger reicht in den meisten Fällen aus, und verursacht selten Schmerz, denn er findet selbst in einer engen Scheide Raum. Nur wenn derselbe nicht weit genug reicht und eine genaue Erforschung nothwendig ist, z. B. der Kindeslage oder der Beckendurchmesser, darf man dazu vier Finger oder die ganze Hand gebrauchen.

Bei der Untersuchung mit einem Finger wählt man den Zeigefinger, unerachtet er kürzer als der Mittelfinger ist, weil er wegen seines Abstandes vom Daumen den grössten Raum durchsuchen kann, ebenso leicht als tief eindringt, und das zuverlässigste Gefühl besitzt. Nach dem er von dem etwaigen Ringe befreit ist, bestreicht man ihn ziemlich dick mit Fett. Diese Vorsicht erleichtert das Einführen, macht es weniger schmerzhaft und schützt ihn zugleich vor der Gefahr der Ansteckung, wenn die Frau mit Syphilis behaftet, und der Finger verwundet oder krank ist. In dieser Beziehung ist es vortheilhafter ein consistentes Fett zu wählen, welches sich in einer dickern Schicht auftragen und nicht so leicht abstreifen lässt. Schmalz und Pomade ist daher dem Oel vorzuziehn, welches letztere auch, indem es abtröpfelt, die Kleidungsstücke beschmutzt. Der so vorbereitete Finger wird von dem meist neben der Frau knieenden Arzt in die hohle Hand gelegt und von den andern bedeckt unter die Kleider bis an den Damm geführt. Hier berührt er mit der Spitze die Nath, gelangt an die untre Commissur und öffnet sich den Weg in die Scheide, indem der Daumen die eine Schamlippe, der Mittelfinger die andere sanft auseinanderzieht, und dringt durch die Oeffnung behutsam in den Scheidenkanal. Auf diesem Wege achtet man auf den Zustand des Dammes, der grossen und kleinen Schamlippen, auf die Weite der Scheide, ihre Wände, Falten und Schlüpfrigkeit, ferner auf die Blase und den Mastdarm, endlich auf den untern Beckenraum, das Steissbein, den Sitzknorren und Schoossbogen. Warnen muss man dabei vor einer Berührung der Clitoris und eine besondre Vorsicht dort empfehlen, wo der Finger die vom Constrictor gebildete Scheidenenge passirt, weil dies für die Frau der unangenehmste Moment ist. Während der Finger in der Richtung der Beckenaxe in die Höhe geschoben wird, legt sich der Daumen auf den Schamberg, dagegen die übrigen Finger in der Länge des Damms. Hierauf sucht man den Vorberg zu erreichen, und wenn auch dies nicht gelingt, so gleitet man längs der Biegung der Seitenwand, um sich ein Bild von der Grösse und Gestalt des Beckeneingangs zu machen. Alsdann wendet sich der Finger zur Gebärmutter und zwar zunächst zu ihrem Scheidentheil; er beachtet seine Form, Länge, Richtung und Consistenz, das Verhältniss der vordern und hintern Lippe, die Gestalt und Grösse des Mundes. Indem er den Uterus in die Höhe schiebt, prüft er seine Schwere, und bestimmt seine Höhe, indem man die Entfernung bis zu dem von der andern Hand festgehaltnen Muttergrunde abschätzt; dabei wird versucht, ob ein Druck der letzteren nach unten am Mutterhalse gespürt wird. Endlich nimmt er Rücksicht auf den hohen oder niedrigen Stand des Scheidengewölbes, und sucht durch dasselbe den untern Abschnitt der Gebärmutter zu erreichen, um aus seiner Entwicklung zu schliessen, ob sie leer oder gefüllt ist. Im letzten Fall bemüht er sich durch ein kurzes Anstossen nach oben die Beschaffenheit des Inhalts zu erfahren. Fühlt man dabei, wie ein leichter Körper durch den Stoss rasch in die Höhe steigt, so nennen dies die Franzosen Ballottement.

Steht der Uterus und Kindestheil sehr hoch vorn und ist beides schwer oder gar nicht zu erreichen, so führt meist folgender Handgriff zum Ziel. Man zieht die auf dem Damm liegenden Finger so wie den Daumen zurück, schlägt sie in die Hand und erleichtert sich dadurch das tiefere Eindringen des Zeigefingers. Doch nehme man sich in Acht mit den Knöcheln die Schamlippen zu drücken. Nach beendeter Untersuchung wird der Finger in derselben Art wie bei der Einführung entfernt.

Vier Finger führt man in die Scheide, entweder um das Bekken auszumessen oder während der Geburt zu exploriren. Es geschieht ganz in derselben Absicht und Weise, als wenn man die ganze Hand dazu braucht, nur dass der Daumen seine Stelle auf dem Schamberge wieder einnimmt.

Beabsichtigt man mit der ganzen Hand einzugehn, so wird sie möglichst zusammengerollt und ausgestreckt, damit die Knöchel nicht vorstehn; der Mittelfinger bedeckt dabei die Nägel der andern und der Daumen legt sich mit seinem Ballen in die hohle Hand. Nachdem sie gehörig mit Fett überstrichen, dreht man die Hand so, dass ihre Breite in der Richtung der Schamspalte steht und der Radialrand des Zeigefingers auf den Damm zu liegen kommt, zugleich senkt man das Handgelenk nach unten und schiebt die Hand allmälig drehend durch die Schamspalte in die Scheide. Der oft schmerzhafte Widerstand des Constrictors muss hier mit der grössten Schonung überwunden werden. Ist dies geglückt, was man daran erkennt, dass die Hand mit ihrem grössten Umfange durch die Spalte gelangt, so wird sie so gedreht, dass ihr Rücken dem Kreuzbein zugekehrt ist. Hierauf werden die Finger ihrem Zwecke gemäss verwendet, sei es zum Befühlen des hochstehenden Kindestheils, sei es um die Beschaffenheit und Auswüchse der Scheide zu ermitteln.

So vorsichtig und behutsam die Hand eingeführt wurde, so sorgsam und langsam wird sie auch wieder herausgezogen.

Durch den Mastdarm untersucht man mittelst des Zeigefingers, wenn die Scheide krankhaft verengt oder verwachsen ist, beim Verdacht einer Extrauterinschwangerschaft, bei Hypertrophie des Uterus, bei Entartung eines Eierstocks, oder bei einer von der vordern Fläche des Kreuzbeins entspringenden Geschwulst. Vorher wird natürlich der Koth durch ein Klystir fortgespült.

Untersuchung durch das Gehör.

Es sind zweierlei Geräusche, die man bei aufmerksamer Untersuchung eines in den letzten Monaten schwangern Uterus hört. Das eine ist blasend und heisst Uteringeräusch, weil es vom Uterus ausgeht, das andre ist doppelschlägig und heisst Herzgeräusch, weil es vom Herzen des Kindes veranlasst wird.

Das Uteringeräusch fällt mit dem Pulse der Mutter zusammen und hat eine Aehnlichkeit mit jenem Blasen, welches in den Carotiden Chlorotischer und in einem Aneurysma mit enger Oeffnung entsteht. Bisweilen hört man es als ein Rauschen. Es besitzt eine Menge Eigenthümlichkeiten. Zunächst wird es nicht bei allen Frauen wahrgenommen. Bei der eigenen Untersuchung fand ich es unter Hundert nur bei 12, ohne dass ich irgend einen Umstand ausfindig machen konnte, warum es bei einer zu hören und bei einer andern nicht. Ferner kann man es einmal gehört, bei derselben Frau nicht wieder finden, wo man auch das Ohr anlegt. Ja, während der Untersuchung bemerkt man bisweilen, wie es entsteht, stärker wird, dann wiederum schwächer, bis es verschwindet, um an der entgegengesetzten Seite zum Vorschein zu kommen. Bald ist es in der ganzen Ausbreitung der Uterinwand zu hören, bald nur auf einem kleinen Fleck. Am häufigsten vernimmt man es oberhalb der einen oder beiden Inguinalgegenden, von wo es sich nach oben und vorn über einen grössern und geringern Raum ausbreitet. Sein Sitz, seine Ausdehnung und Stärke ist somit nicht nur bei verschiedenen Frauen, sondern auch bei derselben Frau zu verschiedenen Zeiten und Lagen eine ganz verschiedene. Es erscheint nach der Hälfte der Schwangerschaft, bleibt während der ganzen Dauer, ist deutlich auch bei der Geburt zu hören, und verschwindet nach Beendigung derselben. Nur in seltenen Fällen wird es noch mehrere Stunden nach der Geburt wahrgenommen. Es hängt nicht von dem Leben der Frucht ab, weil man es auch dann wahrnimmt, nachdem dieselbe längst abgestorben. Ist der Uterus durch eine Geschwulst, Polypen oder Mole sehr ausgedehnt, so kann man es ebenfalls hören.

Die Ansicht Kergeradec's, welcher dies Geräusch zuerst gehört und dahin gedeutet, dass es vom Uebergange des Bluts aus dem Uterus in die Placenta herstammt, ist wohl durch die eben angeführten Erscheinungen hinreichend widerlegt, ohne dass man jedoch im Stande ist, eine vollständig ausreichende Erklärung an deren Stelle zu geben. Falsch ist gewiss Bouillaud's Behauptung, dass es durch den Druck des schwangern Uterus auf die hintern grossen Gefässe entstände. Dasselbe kann man von der Erklärung Jaquemier's sagen, welcher es von der eigenthümlichen Mischung des Bluts herleitet. Dubois schreibt seine Entstehung der eigenthümlichen Circulation in den ausgedehnten Gefässen des Uterus zu, und erklärt es durch den Stoss, welchen der rasche Fluss des arteriellen Bluts auf die venöse Blutwelle, welche sich in den weitern Gefässen nur langsam fortbewegt, hervorruft. In dem Falle, wo bei einer beträchtlichen Ausdehnung des Ovariums ein ähnliches Geräusch gehört wird, mag es wohl von der gedrückten *Aorta descendens* und *Arteria hypogastrica* herrühren. Kiwisch leitet es von der *Art. epigastrica* her, was eben so mit Theorie und Praxis in Widerspruch steht. Sind wir noch nicht einmal im Stande, eine genügende Erklärung für das fast identische Geräusch der Carotiden Chlorotischer zu geben, welches der Untersuchung bei weitem zugänglicher und unter dem Einfluss der Heilmittel steht, so ist dies um so schwieriger aus leicht erklärlichen Gründen bei Schwangern.

Meiner Meinung nach rührt das Geräusch von den grössern Gefässen des Uterus her. Die Arterien nämlich, welche hauptsächlich der schwangern Gebärmutter das Blut zuführen, und deren Umfang beträchtlich zugenommen, und im Innern der Wandung mit zahlreichen und eben so stark entwickelten Venen durch ein grosses Capillarnetz in naher Verbindung stehn, liegen an der Seite, also dort, wo man am häufigsten es wahrnimmt. Eine Behindrung der freien Blutbewegung in diesen Gefässen, welche überdies oberflächlich liegen und nur sehr dünne Wände haben, wird leicht entstehn, wenn der Uterus sich an den knöchernen Wänden drückt, welche sich namentlich ebenfalls an der Seite befinden, und mit ihr das Geräusch, welches wiederum verschwindet, wenn entweder jener Druck durch eine veränderte Lage aufhört, oder sich die Circulation allmälig anders gestaltet und die Wirkung des Hindernisses durch die unzähligen Wege der Communikation ausgeglichen wird. Die Vermuthung, es begünstige ein Druck gegen die Wände seine Entstehung, scheint auch eine Unterstützung in dem Umstande zu erhalten, dass man, wie ich mich überzeugt habe, das Geräusch, welches so eben in der Rückenlage der Frau deutlich gehört wurde, mitunter vergebens sucht, sobald sie sich auf Knie und Ellenbogen stützt; ferner, dass es unter dem Stethoskop entsteht, wächst und verschwindet, endlich, dass eine plötzliche Bewegung des Kindes denselben Erfolg hat und mit der veränderten Lage des letzteren sich gleichzeitig sein Sitz ändert. Vielleicht ist eine besondere durch den Inhalt veranlasste Spannung der Uterinfasern, so wie ein fortwährendes Anlehnen an die knöchernen Wände oder auch nur an die Bauchdecken, welches nicht durch eine Lageveränderung aufgehoben wird, hinreichend, um durch einen geringen aber dauernden Druck der grossen Gefässe auch das Geräusch unter allen Verhältnissen dauernd zu erhalten. Sein Erscheinen bei der Ausdehnung des Uterus durch eine Geschwulst, so wie seine Fortdauer nach der Geburt stehn damit in keinem Widerspruch, sondern bestätigen nur die Ansicht, dass es im Uterus entsteht.

Der zweite Ton, den man im Uterus hört, ist das Herzgeräusch des Kindes. Es ist leicht von dem andern zu unterscheiden, da es in raschen Doppelschlägen besteht, ganz ähnlich dem Tiktak einer Taschenuhr. Man zählt 120—140 in der Minute. Bemerkenswerth ist der Umstand, dass die Zahl der Schläge plötzlich, ohne dass man eine Ursache anzugeben vermag, sich so sehr vermehrt, dass es unmöglich wird sie zu zählen, und dass wieder ihre Schnelligkeit nachlässt, bis sie allmälig zur frühern Zahl zurückkehrt. Umgekehrt kommt es auch vor, dass sich die Frequenz mindert und bis 100 herabsinkt. In der Regel wird der Schlag schneller, wenn sich die Frucht bewegt. Die Stärke des Herzschlags hängt von der Entwicklung des Organs, so wie von der Quantität des aufgenommenen Bluts ab, und da diese in den frühern Schwangerschaftsmonaten sehr gering ist, so liegt darin der Grund, wenn man ihn erst nach der Hälfte, also nach der zwanzigsten Woche durch die Bauchdecken hören kann, und dann um so deutlicher, je grösser das Kind wird. Damit dies übrigens möglich wird, müssen verschiedene Umstände sich vereinigen: es muss nämlich der Rücken der Frucht gegen die seitliche oder vordere Wand gewendet und in unmittelbarer Berührung mit dem Uterus sein. Die Rippen und das Rückgrath des Foetus lassen den Herzschlag sehr deutlich durchhören, und die feste Masse des Uterus so wie die Bauchwand leiten den Ton weiter fort. Eine geringere oder grössere Spannung des erstern oder eine Fettlage des letztern mag übrigens die Ursache sein, warum der Herzschlag oft nur auf einer Stelle oder Seite beschränkt und in andern Fällen über den ganzen Uterus ausgebreitet ist, ohne dass die Grösse des Kindes dies hinlänglich erklärt. Da am Ende der Schwangerschaft das Kind in den meisten Fällen mit dem Rücken gegen den linken Schenkel der Mutter gewendet liegt, so ergiebt es sich, woher grade auf der linken Seite des Uterus und zwar in seinem untern Drittheil der Herzschlag am häufigsten und deutlichsten wahrgenommen wird, und bei einer Schieflage des Kindes mit dem Rücken nach vorn in der ganzen Breite der Gebärmutter. Mitunter wird es auch durch ein sehr lautes Uteringeräusch verdeckt, und mehre Mal gelang es mir nur dann es durchzuhören, nachdem ich das Hörrohr ziemlich stark auf den Uterus gedrückt. Ist dagegen die Bauchseite des Kindes nach vorn gewendet, so kann der Herzschlag nicht gehört werden, da die über die Brust gelagerten Arme die Fortleitung des Tons unterbrechen; dasselbe ist der Fall; wenn eine beträchtliche Menge Fruchtwasser den kindlichen Rücken umspült und dadurch von der Uteruswand entfernt, endlich auch wenn eine Darmschlinge oder das Netz sich zwischen Uterus und Bauchwand geschoben. Diese Fälle sind jedoch nicht sehr häufig, und Jaquemier vermisste es unter 212 Untersuchungen bei 21. Ich vermisste es bei 4 von 100 Schwangern.

Hört man den Herzschlag, so ist es ausser Zweifel, dass die Frau schwanger ist und das Kind lebt; und man wird dadurch zugleich auch zu der Annahme berechtigt, dass es auch nach der Geburt fortleben kann. Sucht man es vergebens in der letzten Zeit der Schwangerschaft, so kann man argwöhnen, dass entweder das Kind eine regelwidrige Lage oder zu viel Fruchtwasser habe, oder dass es wirklich abgestorben. Niemals darf man aber bloss aus seiner Abwesenheit mit Bestimmtheit auf seinen Tod schliessen. Bisweilen ist man im Stande das Dasein von zwei Kindern im Uterus zu erkennen, wenn nämlich von zwei gleichzeitigen Beobachtern bei der grössten Sorgsamkeit an zwei verschiedenen Punkten eine verschiedene Zahl von Herzschlägen gefunden wird. Man hat versucht aus dem Ort und der Stärke des Herzgeräusches die Lage des Kindes zu bestimmen, doch sind diese Bestimmungen keineswegs durch die Erfahrung bestätigt.

Während des Zusammenziehens des Uterus bei der Geburt ist der Herzschlag anfangs unverändert, wird jedoch bei stärkern Wehen nach dem Abfluss des Wassers langsam und schwächer, ja unhörbar, erscheint jedoch mit dem Nachlass jener wieder in früherer

Stärke und Schnelligkeit. So lange die Brust oberhalb des kleinen Beckens, ist er zu hören, jedoch nicht mehr während sie durch dasselbe tritt, also nachdem der Kopf geboren. Zu weit würde jedoch derjenige gehn, der aus einer Schwäche desselben auf die Abnahme der Lebenskraft schliessen wollte und lediglich darin eine Aufforderung sähe dem bedrängten Kinde zu Hülfe zu kommen und die Geburt zu beschleunigen.

Die Bewegung des Kindes, indem es mit seinen Gliedern den Uterus berührt, hört man als einen kurzen Schlag, der von keinem besondern Ton begleitet wird. Bisweilen kann man diese Bewegung früher als den Herzschlag entdecken.

Als historische Notiz theilen wir mit, dass Nägele der Jüngere das Pulsiren der Nabelschnur gehört zu haben versichert, und Stoltz ein Geräusch, welches er von der Zersetzung des Fruchtwassers beim Tode des Kindes ableitet.

Man bedient sich beim Hören entweder des blossen Ohres, unmittelbare Auskultation, oder des Hörrohrs, mittelbare Auskultation. Das erste ist bequemer, aber nicht angenehmer für den Untersucher. Bequem, weil es ihn der Mühe überhebt beständig ein Instrument bei sich zu führen und weil er ohne alle Uebung mit dem unbewaffneten Ohr leicht jedes Geräusch auffassen kann; unangenehm, weil man genöthigt ist das Gesicht in eine zu grosse Nähe mit dem Leib, namentlich den Genitalien der Schwangern zu bringen, was für empfindliche Sinne weder ansprechend noch bei nicht sehr saubern Personen rathsam ist. Beim Gebrauch des Hörrohrs bleibt man in angemessener Entfernung, kann das Feld der Beobachtung schärfer bestimmen, an einzelnen Punkten untersuchen, wohin es unmöglich mit blossem Ohre zu gelangen, und kann selbst mit demselben einen gelinden Druck ausüben; überdies verträgt es sich auch besser mit dem ärztlichen Anstande. Während der Untersuchung liegt die Frau mit dem Rücken auf einer Matratze in einer Bettstelle von gewöhnlicher Höhe, welche von beiden Seiten zugänglich sein muss. Der Unterleib bleibt vom Hemde bedeckt. Alsdann kniet man zur Seite des Bettes und kann das Ohr ohne sich stark zu biegen auf das Hörrohr legen. Beobachtet man dies Verfahren nicht, sondern bückt sich, um im Stehen zu auskultiren, so wird man entweder durch den Andrang des Bluts nach dem Kopf gehindert, deutlich zu hören, oder gezwungen diese unbequeme Stellung sehr bald aufzugeben.

Die **Perkussion** des Unterleibes ist in gewissen Fällen bei einer geburtshülflichen Untersuchung von grossem Nutzen. Da die Gebärmutter nämlich sowohl leer als gefüllt in ihrer ganzen Ausdehnung einen dumpfen Ton beim Anschlagen giebt, so besitzen wir darin ein Mittel sie leicht von den umgebenden Därmen zu unterscheiden. Gestattet eine tympanitische Auftreibung der Bauchdecken, oder eine Entzündung des Peritoneum auch nicht den geringsten Druck der Hand, welche die Grösse und Beschaffenheit des Uterus zu ermitteln sucht, so gelingt es lediglich durch die Perkussion; ebenso in dem Falle, wo der Uterus nach vollendeter Geburt sich nicht zusammenzieht und daher bei der Untersuchung des weichen Unterleibes nicht aufzufinden ist.

Am zweckmässigsten bedient man sich des Plessimeters, oder in Ermanglung desselben des aufgelegten Fingers.

Die Untersuchung durch Instrumente.

Instrumente nimmt man zu Hülfe, entweder um ein genaues Resultat z. B. bei Messungen zu erhalten, oder um zu jenen Theilen zu gelangen, die man ohne sie nicht zu erreichen vermag. Mittelst Instrumente misst man das Becken, macht die Länge des Scheidenkanals dem Auge zugänglich, und sondirt die Höhle der Gebärmutter. Des Stethoskop und des Plessimeters will ich hierbei als der Geburtshülfe nicht eigenthümlich gar nicht gedenken.

Zur **genauen Ausmessung** des Beckens fordern uns besonders zwei Fälle auf. In dem einen soll entschieden werden, ob ein mannbares Mädchen, welches an einer Verunstaltung des Rückens und Beckens leidet, sich verheirathen kann, ohne durch eine wahrscheinliche Schwangerschaft ihr Leben auf's Spiel zu setzen; in dem zweiten soll, was leider am häufigsten vorkommt, bei einer solchen verkrüppelten Frau am Ende der Schwangerschaft, oder beim Beginn der Geburt ein Verfahren eingeleitet werden, welches Mutter und Kind rettet. Die Methode, welche uns hierbei die zuverlässigste Auskunft giebt, werde ich jedoch erst später, nämlich bei Besprechung der übrigen Kennzeichen des fehlerhaften Beckens erörtern.

Der Mutterspiegel und die Uterinsonde finden nur selten in der Geburtshülfe ihre Anwendung, doch ist die Kenntniss der Vortheile, welche sie gewähren, so wie ihre Handhabung für den Geburtshelfer ein um so dringenderes Bedürfniss, als sowohl bei der

Diagnose einer zweifelhaften Schwangerschaft wie bei Uterinkrankheiten seine Entscheidung und Hülfe vorzugsweise beansprucht wird.

Der Mutterspiegel, dazu bestimmt, die Scheide nebst der Vaginalportion dem Auge zugänglich zu machen, besteht in einer Röhre von entsprechender Länge, welche in die Scheide eingeführt wird. Dieses Instrument, welches schon seit lange in den Hospitälern mit dem vortrefflichsten Erfolg in Gebrauch ist, kommt in der Privatpraxis nur selten in Anwendung, da sich die Frauen nur schwer dazu verstehn, die damit verbundenen Unbequemlichkeiten zu überwinden. Die Einführung desselben ist nämlich wegen des Widerstandes des Constrictors vaginae nicht ganz schmerzlos und wegen der dabei unvermeidlichen Entblössung für das weibliche Schamgefühl peinigend. Diese beiden Uebelstände, wovon der erstere mehr vom Instrumente, der andre vom Geburtshelfer abhängt, sind daher möglichst zu beseitigen, will man sich der Hoffnung hingeben, dieser Untersuchungsmethode auch ausserhalb der Heilanstalt Eingang zu verschaffen. Unter den vielen Arten von Speculum ist mir das von Segalas das angenehmste. Seine schlanke ovale Gestalt mit seiner der *Glans penis* ähnlichen Spitze begünstigt die leichte Einführung, und die spätere Ausdehnung des eingeführten Instruments, welche die ovale Röhre in eine runde verwandelt, verursacht weder Zerrung noch Schmerz. Um das Gefühl der Frau durch eine decente Lage möglichst wenig zu verletzen, lasse ich die Seitenlage auf dem Rande eines Sophas oder Bettes in der Art annehmen, dass die Nates weit über den Rand desselben hervorsteht. Nachdem zuförderst der eingeführte Finger von der Richtung des Scheidenkanals Kenntniss genommen, werden die Kleidungsstücke behutsam in die Höhe gehoben und zwischen die auseinandergezognen Schamlippen das erwärmte, eingeölte Instrument, mit der Handhabe nach dem After gerichtet, langsam eingeführt. Sobald es in passender Höhe angelangt ist, werden die Handhaben zur Erweiterung des Rohres zusammengedrückt, und hierauf, nachdem die Schrauben die Branchen fixirt, der Obturator entfernt. Bei einiger Uebung erlangt man bald die Fertigkeit, das Instrument in jener Höhe zu öffnen, welche die Vaginalportion in das Rohr aufnimmt. Misslingt es, so muss man durch Zurückziehn und Vorschieben des Instruments seinen Zweck zu erreichen suchen. Zu einer sehr hoch stehenden Vaginalportion vermag man jedoch gemeinhin erst dann zu gelangen, wenn die Frau die Knie- und

Ellenbogenlage angenommen. Zur Besichtigung bediene ich mich der künstlichen Beleuchtung, welche den grossen Vorzug hat, jede beliebige Richtung anzunehmen, wogegen es umgekehrt ebenso schwer als unangenehm ist, der zu Untersuchenden grade eine solche Lage zu geben, dass die verstecktesten Geschlechtstheile dem vollen Tageslicht zugänglich werden. In den Hospitälern kann man sich dies erlauben, wo man die Frau dann entweder auf Knie und Ellenbogen, oder horizontal auf den Rücken lagert, und deren Schenkel stark anziehn lässt. Bedient man sich eines runden, ungetheilten Rohres, so muss man beim Vorschieben darauf achten, dass sich beständig zwei Falten vor die Oeffnung stellen, denn nur, wenn sowohl die vordre als hintre Scheidenwand eine Falte abgiebt, kann man sicher sein, diejenige Richtung inne zu halten, welche zur Vaginalportion führt. Scanzoni lässt zur Schonung des Schamgefühls Beinkleider anlegen.

Zu den Indikationen für den Gebrauch des Mutterspiegels gehören die organischen Krankheiten der Vaginalportion, Verwachsungen des Muttermundes, welche Geburtsstörungen veranlassen, ferner das Ausfüllen der Scheide mit Charpie, sowohl um eine Blutung zu stillen als um Wehen zur Einleitung der künstlichen Frühgeburt zu erwecken.

Die Uterinsonde stellt eine dünne Sonde dar, welche zur Erforschung der Uterinhöhle dient, und daher eine der Führungslinie entsprechende Biegung besitzt. Sie hat die grösste Aehnlichkeit mit einer Steinsonde und besteht am zweckmässigsten aus weichem biegsamen Stahl, da man sich öfter bei abweichender Stellung des Uterus genöthigt sieht, die Krümmung ein wenig zu ändern. Dieses von Simpson in Edinburg empfohlene Instrument wurde von Kiwisch dahin verbessert, dass er $2^1/_3$ Zoll unterhalb des erbsengrossen Knopfes eine spindelförmige Anschwellung als Bezeichnung der normalen Länge der ganzen Uterinhöhle anbrachte, so dass der in der Scheide befindliche Finger leicht wahrnehmen kann, wie weit er in die Höhle gedrungen. Beabsichtige ich das Instrument einzuführen, so lasse ich die Frau wie bei der gewöhnlichen

Tafel 23.

Fig. 1. 2. 3. 4. Die Hand in den verschiedenen Stellungen behufs der Untersuchung.

Fig. 5. 6. 7. Der Mutterspiegel von Segalas von verschiedenen Seiten.

Fig. 8. Die Uterinsonde.

Fig. I

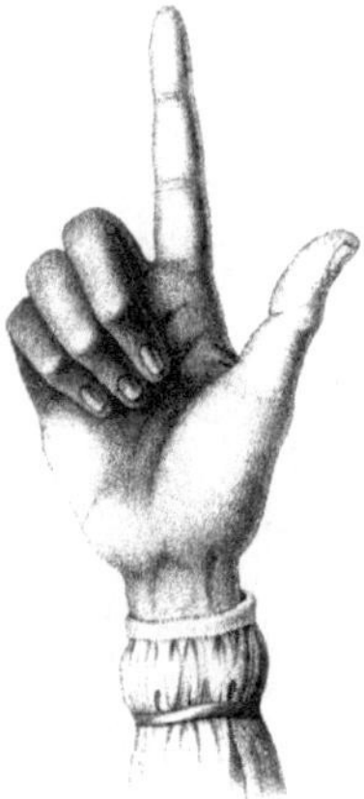

Fig. II

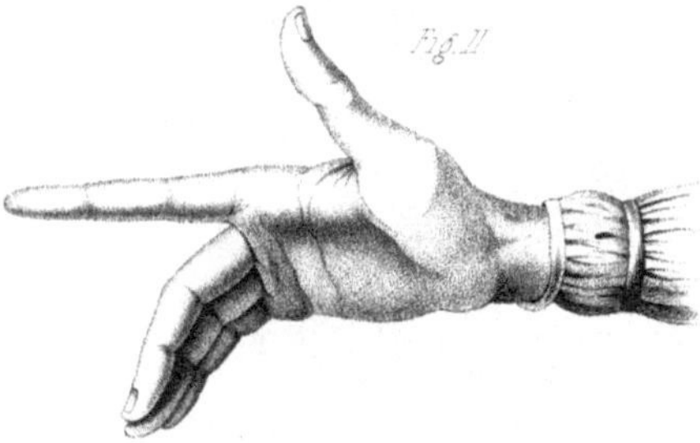

Fig. III

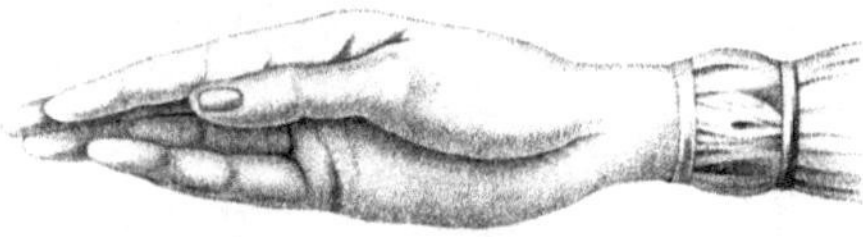

Fig. IV

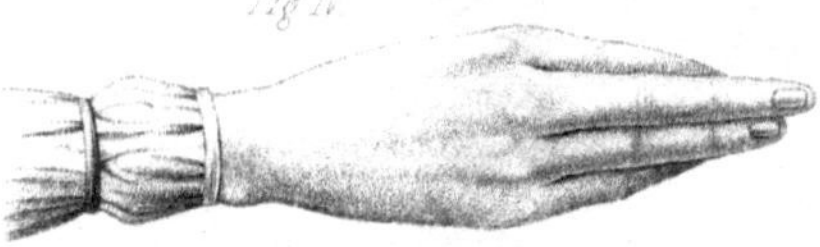

Fig. VIII

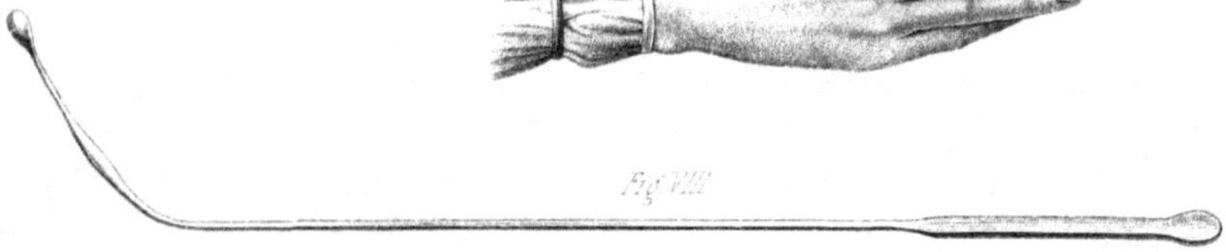

Fig. V

Fig. VI

Fig. VII

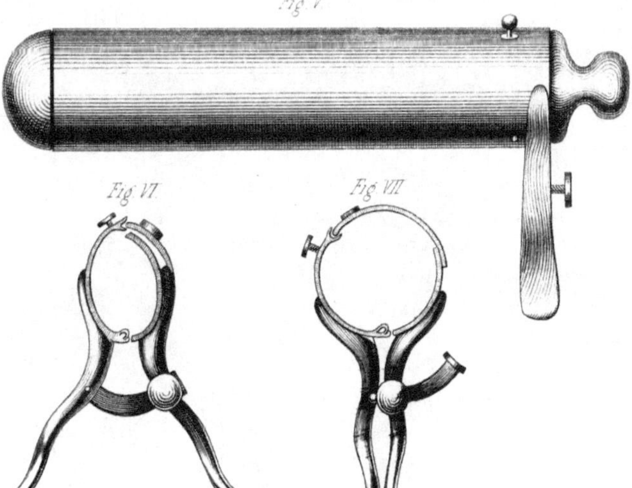

Fig. IX

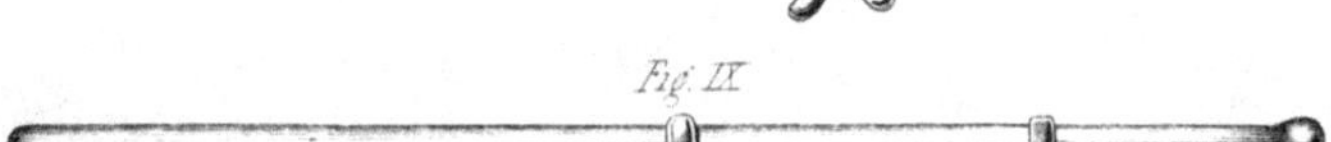

Untersuchung stehn, fixire die Vaginalportion mit dem linken Zeigefinger und leite auf diesem die Spitze des Instruments in die Höhe, wobei ich den Griff entweder bis zum Unterleib nicht vollends so hoch wie bei Applikation eines männlichen Katheters hebe, oder ihn zwischen den Schenkeln halte, und ihn, sobald ich an die Vaginalportion komme, in einem Halbkreis nach oben wende. In dem Muttermunde angelangt, überzeuge ich mich mittelst der Fingerspitze, dass die Sonde auch in den Kanal eingedrungen und schiebe nun das Instrument mehr und mehr den Griff senkend behutsam vor. Bei Mehrgebärenden passirt es den Muttermund ohne Aufenthalt und ohne Beschwerde, so dass die Spitze des Instruments ganz leicht bis zum Grunde gelangt, wobei der Griff stark gegen den Damm gesenkt wird. Bei Erstgebärenden sträubt sich jedoch der Isthmus gegen dieses Eindringen. Trifft man auf einen solchen Widerstand, so muss man zunächst dem gereizten Theil Zeit gönnen, sich zu beruhigen, und dann durch behutsames Vordringen durch eine kleine Veränderung der Richtung, nöthigen Falls auch durch pendelartige Bewegung der Spitze den Durchgang gewinnen. Mitunter ist die Untersuchung nicht sowohl schmerzhaft, als dass sie Uebelkeit und ein eigenthümliches Gefühl der Schwäche hervorruft, welches ganz ähnlich dem bei Applikation des Katheters beim Manne leicht in Ohnmacht übergeht, daher man auf der Hut sein und aufmerksam die Gesichtszüge der Frau im Auge behalten muss. Mittelst der Uterinsonde vermag man nicht nur die Durchgängigkeit des Kanals, so wie die Höhe und Breite der Uterinhöhle festzustellen, sondern auch einen schmerzhaften Ort deutlich wahrzunehmen. Man vermag mittelst des eingeführten Instruments das bewegliche Organ nach der einen oder andern Seite hinüber zu führen, und dadurch seine Beziehung zu den Nachbargebilden zu erkennen. Die Indikation zu seiner Anwendung geben daher nicht sowohl physiologische als pathologische Zustände. Hier ist es von unersetzlichem Werth. Niemals brauche man aber die Sonde, um sofort Gewissheit über die Schwangerschaft zu erhalten, denn die daraus entspringenden Nachtheile stehn in keinem Verhältniss mit dem Vortheil einer richtigen Diagnose. Versucht man es nämlich das Instrument in die eigefüllte Uterinhöhle einzudrängen, so trenn man in der Regel dessen Häute von der hinteren Uterinwand, oder kann gar die Eihülle durchbohren. Einen solchen Eingriff vermag der Uterus nicht zu ertragen, ohne dass Abort und eine gefährliche Metritis erfolgt. Nur wenn ein ruhiges Abwarten dargethan, dass eine Schwangerschaft unwahrscheinlich erscheint, darf man das Instrument zur Sicherstellung der Diagnose in die Hand nehmen. Welche klare Einsicht es dann zu geben vermag, möge folgendes Beispiel beweisen. Bei einer jungen Frau, die an starker Metrorrhagie litt, über Kreuzschmerz klagte und seit 8 Jahren nicht mehr concipirt hatte, fand ich die Vaginalportion etwas geschwollen und aufgelockert, hinter ihr eine beträchtliche Ausdehnung des Uterinkörpers, der durch den Mastdarm einen Winkel erkennen liess. Demnach glaubte ich eine Retroflexio des Uterus nebst Hypertrophie der Vaginalportion vor mir zu haben. Die Uterinsonde belehrte mich jedoch eines bessern. Sie zeigte, dass die Uterushöhle ihre grade Richtung hatte, und jener Winkel von einer fibrösen Geschwulst herstammte, gegen deren Vorhandensein ich um so weniger Zweifel hegen durfte, als der Grund des in die Höhe gehobenen Uterus mich ebenfalls eine solche Geschwulst erkennen liess.

Contraindicirt ist die Sonde bei Neigung zu Uterinblutungen, so wie bei krebsartiger Infiltration, weil das Instrument leicht die letztere durchdringen und eine Perforation bis in die Harnblase veranlassen kann.

Empfängniss.

Kommt mittelst der Begattung befruchtendes Sperma mit dem reifen Eichen in Berührung, so empfängt letzteres die Fähigkeit sich weiter fortzubilden. Die Mittheilung dieser Fähigkeit geht also vom Manne aus und heisst Befruchtung, *foecundatio*, die Annahme derselben, das Streben des Eichens, eine feste Stelle anzunehmen, um sich zu ernähren und zu wachsen, heisst Empfängniss, *conceptio*. Das Zusammentreffen des befruchtenden Princips und des reifen Eichens ist eine Nothwendigkeit, soll die Zeugung, *generatio*, gelingen und hängt während der Begattung weder vom Willen des Mannes noch der Frau ab. Die Frau verhält sich hierbei mehr passiv und wird sich der Befruchtung nicht bewusst, obwohl einige an einem besondern Gefühle den fruchtbringenden Coitus erkennen. Der das befruchtende Princip liefernde Mann ist mehr activ, ohne dabei jedoch willkürlich das Geschlecht des Kindes zu bestimmen, denn selbst die Behauptung, als gäbe hierbei das Uebergewicht an Energie den Ausschlag, so dass ein kräftiger Mann mit einer schwachen Frau nur Knaben und umgekehrt nur Mädchen zeuge, zählt so viele Ausnahmen, dass man wohl an die Wahrheit derselben zweifeln muss. Welche Einflüsse hier obwalten, ist noch unerforscht und daher unerklärt, woher das erste Kind häufiger ein Mädchen, woher Mädchen häufiger bald nach der Menstruation so wie bei vollem und abnehmendem Monde concipirt werden. Die Zahl der gebornen Mädchen ist geringer als die der Knaben, und verhält sich zu dieser wie 20:21, dagegen ist die Mortalität der letzteren in den ersten Lebensjahren bei weitem grösser, so dass sich jenes Verhältniss wieder ausgleicht.

Die Beschaffenheit des männlichen Sperma als Ausdruck der gesammten Blutmischung und der Gesundheit des ganzen Organismus hat einen wesentlichen Einfluss auf die Erzeugung eines kräftigen oder schwächlichen, eines gesunden oder kranken Kindes. Die Erfahrung lehrt, dass, wenn der Vater ein Schwächling ist, das Ei oder die Frucht auch nur kümmerlich ernährt, und wenn es nicht zu früh abstirbt und ausgestossen, als ein elendes Wesen geboren wird, selbst wenn die Mutter blühend und kerngesund ist. Am deutlichsten und häufigsten beobachtet man diese Uebertragung vom Vater auf das Kind bei der Syphilis. Ist nämlich der Vater noch nicht vollständig von dem Gifte befreit, so wird doch das Kind, ohne dass die Mutter dabei angesteckt wird, vergiftet und stirbt entweder lange bevor es seine Reife erlangt hat, oder es treten unmittelbar nach der Geburt die Zeichen der Dyskrasie an ihm auf und tödten es dann in kurzer Zeit.

Hängt die Gesundheit des Eichens und seine Fähigkeit zur vollkommenen Entwickelung von der Gesundheit sowohl seiner Bildungsstätte als des ganzen mütterlichen Organismus ab, so zeigt doch dasselbe unerachtet der so häufigen Aborte, welche von einer fehlerhaften Bildung des Eies entstehen, eine geringere Abhängigkeit vom mütterlichen Boden, als man anzunehmen geneigt ist. Wenigstens finden wir bei beträchtlichen Leiden der Genitalien gesunde Eichen, die sich ohne Fehler fortbilden, ferner beobachten wir, dass selbst anhaltende, tiefeingreifende, ja todtbringende Krankheiten der Frau die Fortbildung der Frucht nicht unterbrechen oder nur stören, dass selbst unter den ungünstigsten Umständen, wie bei höchst mangelhafter Ernährung, gleichwohl ein kräftiges, wohlgenährtes, ausgetragenes Kind geboren wird.

Da in beiden Eierstöcken fortwährend Eichen ausgebildet werden und durch jede starke Aufregung das reife getrennt wird, so liegt hierin der Grund, warum die Befruchtung zu jeglicher Zeit stattfinden kann, am häufigsten und leichtesten bald nach beendeter Menstruation, weil alsdann öfter ein gelöstes reifes Eichen dem Sperma schon in den Eierröhren und der Uterushöhle entgegenkommt, während das Sperma im ersten Falle vielleicht selbst bis zu den Eierstöcken vordringen muss. Wahrscheinlich ist der Grund in der Temperatur, in der zunehmenden Wärme zu suchen, woher in unserer Gegend die Zahl der Conception vom Januar bis Anfang Sommer steigt, ihre Höhe im Mai erreicht und dann bis October allmälig abnimmt, wo sie das Minimum zeigt.

Worin die eigenthümliche Kraft des Sperma besteht, was das lebenerweckende Princip ausmacht, ist bis jetzt noch ein Mysterium. Die dem fruchtbaren Sperma nie mangelnden Spermatozoen haben nach Valentins geistreicher Erklärung nur den Zweck, durch ihre fortdauernde lebhafte Bewegung die chemische Beschaffenheit dieses empfindlichen Fluidums so lange unversehrt zu erhalten, bis es das Ovulum berührt. Da hierzu vielleicht 24 Stunden gehören, indem eine mehrere Stunden nach dem Coitus gemachte Unterbindung der Eierröhre die Befruchtung unmöglich macht, so könnte es ebenso wie das Blut, sobald es nicht mehr in Bewegung ist, der Fäulniss unterliegen. Ueberdies mögen diese eigenthümlichen Wesen auch dazu beitragen, dass das Sperma den richtigen Weg zu seinem Bestimmungsorte zurücklegt, da es selbst in den Anfang der Vagina ergossen bis zum Uterus und den Eierröhren hinaufdringt.

Soll das reife Eichen seine bisherige Stätte verlassen, so legt sich die Eierröhre mit ihrem tubenförmigen Ende an den Eierstock, umfasst ihn und nimmt das Ei in Empfang. Hierauf lassen die Franzen den Eierstock los, falten sich dicht zusammen und die Röhre sinkt herab. Das Anlegen ist Folge einer starken Turgescenz der Eierröhren und des Eierstockes, denn selbst in der Leiche vermag man durch starke Injection der Gefässe dasselbe nachzuahmen. Wann dieser Austritt aus dem Eierstock erfolgt, lässt sich nicht genau angeben, sondern nur vermuthen, gegen Aufhören der Menstrualblutung. Von der Eierröhre aufgenommen wird das Eichen theils durch die peristaltische Bewegung, theils durch das Flimmerepithelium gegen den Uterus fortgeschoben, und gelangt nach Verlauf von 12—14 Tagen in die Höhle desselben, schon unterwegs sowohl in seinem Innern als Aeussern mannigfach verändert.

Gewöhnlich wird auf ein Mal nur ein Eichen befruchtet, selten zwei oder mehrere. Hierbei kann man sich den Vorgang in der Art denken, dass in Folge eines einzigen Coitus sich in jedem Eierstocke ein Eichen löst, oder beide befruchtete Eichen aus ein und demselben Eierstocke stammen. Eine Wiederholung des Coitus kann nur dann Veranlassung zur Trennung nebst Befruchtung eines zweiten Eichens geben, wenn er rasch dem ersten folgt, ehe noch Veränderungen in der Schleimhaut der Gebärmutter den Zutritt des Sperma hindern. Hierdurch erklärt sich die Möglichkeit, dass bei Zwillingsschwangerschaft jedes Kind einen verschiedenen Vater hat. Dieses heisst *superfoecundatio.* Man unterscheidet davon die *superfoetatio,* wenn zu einem Foetus ein zweiter hinzukommt, also zu einer schon bestehenden Schwangerschaft eine neue tritt. Dieser Fall kann nur möglich werden, entweder wenn sich vorher schon in der Bauchhöhle oder Eierröhre eine Frucht ausgebildet, und später die Empfängniss an der natürlichen Stätte eintritt, oder wenn die Gebärmutterhöhle durch eine senkrechte Scheidewand der Länge nach in zwei Kammern abgetheilt ist. Letzterem ganz analog ist die noch seltenere Erscheinung, wo die Gebärmutter gedoppelt vorkommt und eine jede unabhängig von der andern zu verschiedenen Zeiten schwanger wird.

Die Empfängniss findet nicht statt, wenn das Zusammentreffen des belebenden Sperma und des lebensfähigen Eichens gehindert wird. Dies gilt entweder nur für den einzelnen Coitus, also die Unfruchtbarkeit ist eine vorübergehende, weil kein reifes Eichen vorhanden, oder die Aufregung ist nicht mächtig genug, um seine Lösung zu veranlassen, dagegen ist sie eine andauernde, wenn die Fortleitung in der einen oder andern Richtung mechanisch gehindert ist. Ungleich häufiger liegt die Schuld einer unfruchtbaren Ehe auf Seiten der Frau, deren Genitalien in ihrer vielfachen Gliederung so zahlreiche theils angeborne, theils durch Krankheit erworbene Veränderungen zeigen. Die gewöhnlichsten sind: eine ungebührliche Länge der Scheide, eine abweichende Lage des Uterus, wobei der Muttermund weit aus dem Wege gerückt ist, Auftreibung der *ovula Nabothi*, welche den Kanal des Halses verengen, Auflockerung der Schleimhaut in der Gebärmutterhöhle bis an das äusserste Ende der Eierröhren, gewöhnlich von einem starken *fluor albus* begleitet, Aftergewächse und Entartungen des eignen Gewebes. Diese Krankheiten heben nicht die Möglichkeit der Empfängniss auf, sondern erschweren sie nur, und zwar wegen leichterer Abhülfe die gefährlichen Formen wie Scirrh, offne Geschwüre, Polypen weniger als die Abweichungen in der Lage. Die Eierröhren sind ausser Stande die Eichen aufzunehmen, wenn sie durch Exsudat, welches in den so häufig das Wochenbett begleitenden Unterleibsentzündungen selten ausbleibt, an irgend einer Stelle fest gelöthet bleiben, oder wenn eine croupöse Entzündung ihrer Schleimhaut, veranlasst durch Uebertragung des syphilitischen Giftes, ihren Kanal obliterirt und ihn allmälig in einen soliden Strang umwandelt. Degenerationen der Eierstöcke treffen in der Regel nur die eine Seite, so dass eine gleichzeitige Schwangerschaft dabei nicht selten ist. Krankheiten anderer Unterleibsorgane so wie des ganzen Organismus vernichten keineswegs die Fähigkeit zum Empfangen, am wenigsten so lange nicht die Menstruation schwächer wird oder aufhört; hiervon legt die so häufige Lungenschwindsucht Zeugniss ab. Bei manchen Frauen findet man als augenfälligen Grund der Unfruchtbarkeit eine übergrosse Reizbarkeit, oder ein erkältendes Pflegma, eine trockne fast männliche Constitution oder einen zu grossen Reichthum an Fett.

Schwangerschaft.

Eine weibliche Person ist schwanger, *gravida*, so lange sich in ihrem Körper ein oder mehrere Eichen, welche sich durch die Befruchtung weiter entwickelt haben, befinden. Die Schwangerschaft, *graviditas*, beginnt mit der Empfängniss und endet in der Regel mit der Ausstossung des Eies, der Geburt. Gelangt das befruchtete Eichen in die Gebärmutter, so ist dies eine regelmässige Empfängniss und die dadurch beginnende Schwangerschaft eine regelmässige oder Gebärmutter-Schwangerschaft, *graviditas uterina*. Wird das Eichen hieran verhindert, so entsteht eine regelwidrige Empfängniss und die Schwangerschaft ausser der Gebärmutterhöhle, *graviditas extrauterina*. Diese kann doppelter Art sein, entweder fällt das Eichen, nachdem es aus dem Eierstocke getreten und den nicht fest anliegenden Eierröhren entschlüpft, in die Bauchhöhle und bildet die Bauchhöhlen-Schwangerschaft, *graviditas abdominalis*, oder das Eichen bleibt an irgend einer Stelle der Eierröhre stecken und setzt in derselben seine Entwickelung fort, *graviditas tubaria*: war es der Anfang der Eierröhren, so hielt man es fälschlich für eine Schwangerschaft des Eierstocks, war es das die Gebärmutter-Substanz durchdringende Ende der Eierröhren, so nennt man es *graviditas uteri interstitialis*. Durch Zerreissung des natürlichen Behältnisses kann auch das Kind aus dem Uterus, ebenso bei Eierröhrenschwangerschaft durch Zerreissung der Eierröhren in die Bauchhöhle fallen und eine zufällige Bauchschwangerschaft erzeugen. Es wird auch erzählt, dass das Ei in der Scheide entwickelt wurde. Kann zwar nicht die Möglichkeit geleugnet werden, so sind doch die Beobachtungen zu sparsam und die Mittheilungen zu dürftig, um sie für wahr zu halten.

Wird nur eine Frucht ausgebildet, so heisst die Schwangerschaft einfach, *graviditas simplex*, wenn mehrere, eine vielfache, *graviditas multiplex, cum gemellis, trigemis* etc. Die höchste bis jetzt beobachtete Zahl der Früchte ist sechs. Ahmen krankhafte Zufälle die Erscheinungen nach, so spricht man von einer scheinbaren oder falschen Schwangerschaft.

Die einfache Schwangerschaft in der Gebärmutterhöhle.

Sie beginnt mit dem Empfangen des befruchteten Eichens in der Gebärmutterhöhle und endet mit der Ausstossung desselben. Die dazwischenliegende Zeit bezeichnet die Dauer der Schwangerschaft, welche in der Mehrzahl der Fälle neun Monate beträgt. Während dieser Zeit entwickelt sich das mikroskopische Eichen bis zu seiner Vollendung, wodurch die Frucht befähigt wird, das Leben selbstständig ausserhalb des mütterlichen Leibes fortzusetzen. Die Entwickelung ruft natürlich eine Menge Veränderungen hervor, sowohl in den dem Eichen näher liegenden Geschlechtstheilen, als in dem ganzen Organismus theils durch Reaktion, theils durch Sympathie mit jenen Organen.

Wir werden demnach zunächst von der Dauer der Schwangerschaft, dann von der Entwickelung des Eies, zuletzt von den Veränderungen sowohl der Geschlechtstheile als des ganzen Organismus sprechen.

Die Dauer der Schwangerschaft.

Die Reifung der Frucht im Uterus ist nur eine Fortsetzung desselben Vorganges, welcher das Eichen im Eierstock so weit vollendete, bis es die Fähigkeit erlangte, sich an einer geeigneteren Stätte als die seiner Entstehung fortzubilden, und ist demnach demselben Gesetze wie jenes Stadium der Vorbereitung unterworfen. Haben wir bei der Menstruation nachgewiesen, dass die Eichen im Eierstocke nicht bei jeder, ja nicht einmal bei derselben Frau in gleicher Zeit vollendet sind, weil die Vollendung von der Energie des ganzen Organismus sowohl als des schaffenden Organs abhängt und diese wiederum unter dem Einflusse vieler äussern so wie innern Vorgänge steht, haben wir ferner festgestellt, dass sich die Zeit der Ausbildung nicht durch eine unverrückbare Zahl ausdrücken lässt, so gilt dasselbe für die Vollendung der Frucht, und die Abweichungen sind hier zeitlich und sichtlich um so grösser als sie einen längern Abschnitt umfasst, und als die Masse im Vergleich zu der minutiösen und einfachen Bildung im Eierstock weit umfangreicher und zusammengesetzter ist. Wir finden diesem analog einen beträchtlichen Unterschied auch bei Thieren, bei denen man aus Rücksicht der klimatischen Verhältnisse doch eine gewisse Gleichmässigkeit vermuthen sollte, und können sie bei ihnen um so genauer angeben, als man die Stunde des Empfangens ganz sicher weiss. Tessier beobachtete bei 160 Kühen als äusserste Grenzen zwischen Empfangen und Geburt 67 Tage, bei 202 Pferden 82 Tage, um wie viel mehr können wir sie bei Frauen erwarten, deren körperliche und geistige Verzärtelung sich oft so weit vom Natürlichen entfernt hat.

Die Schwierigkeit eine Norm für die zur Ausbildung der Frucht nöthige Dauer festzustellen, ist um so grösser als wir so oft den Anfang ebenso wenig als das Ende genau angeben können. Wir besitzen kein Zeichen woran wir erkennen, wann die Befruchtung statt gehabt, wir wissen nicht, wie viel Zeit das Eichen bedarf, um in die Gebärmutter zu gelangen, und wir besitzen kein Merkmal, dessen alleiniges Vorhandensein die vollständige Reife des Kindes feststellt. Der Begriff der Reife ist kein genau bestimmter, sondern bezeichnet nur die Fähigkeit, leicht das Leben ausserhalb des mütterlichen Schoosses fortzusetzen; hiermit ist keine haarscharfe Grenze zwischen reif und unreif gezogen, denn selbst in den augenfälligsten Eigenschaften der Reife findet der grösste Unterschied statt, so kann die Schwere eines reifen Kindes von 4—7 Pfund und seine Länge von 14—20 Zoll variiren, daher ist Niemand im Stande nachzuweisen, wie viel Tage, ja bisweilen Wochen dem Neugebornen noch zur vollkommenen Reife fehlen.

Wir müssen genau unterscheiden die volle Reifung der Frucht von dem Ende der Schwangerschaft, welches durch Ausschliessung der Frucht bezeichnet wird, und in einer grossen Zahl regelmässiger Fälle eintritt, wenn nur die Frucht nahe der Reife ist. Die Gebärmutter gehorcht nämlich mehr einer gewissen Periodicität als dass sie die volle Reife der Frucht abwartet und die regelmässige Thätigkeit, welche vor der Schwangerschaft in der Ausstossung der reifen Eichen zur Gewohnheit geworden, erlischt nicht vollständig während derselben. Zeugniss legen hiervon ab sowohl schwangere Frauen, welche reizbar und aufmerksam auf ihre Gefühle zur Zeit der Menstruation dieselben Empfindungen wie beim wirklichen Eintritt spüren, als auch die unzeitigen und frühzeitigen Geburten, welche ungleich häufiger in die Zeit, wo die Regel eingetreten wäre, fallen, endlich das so gewöhnliche Zusammentreffen mit der Geburt.

so dass der Geburtstag des Kindes meist den gewohnten regelmässigen Eintritt der Periode verräth. Auch hierbei kommen Ausnahmen vor, weil die Gebärmutter durch Lage und Grösse den äussern Schädlichkeiten leichter zugänglich, weil ihre Thätigkeit eher zu erregen ist, zumal wenn sich eine abweichende Lage oder ungewöhnliche Grösse des Kindes, falsches Fruchtwasser, oder eine gesteigerte Empfindlichkeit vorfindet. Der letzterwähnte Umstand erklärt die Thatsache, dass Erstschwangere häufig um 8 Tage früher niederkommen.

In Uebereinstimmung, dass bei regelmässiger Menstruation die Entfernung mit dem Eintritt der Blutung bis zur nächsten Wiederkehr häufiger 30—31 Tage beträgt, nehmen wir als die physiologische Mitte die neunte Wiederkehr an, also 275 Tage nach dem Eintritt des letzten Monatlichen als Ende der Schwangerschaft, minder häufig ist die vierwöchentliche Periode, welche die zehnte Rückkehr oder 280 Tage bezeichnet. Dies findet auch seine Bestätigung in den Beobachtungen Merimans, welcher bei 114 Fällen vollendeter Schwangerschaft 23 Kinder sah vor dem 270sten Tage, 40 zwischen 270—80, 46 zwischen 280 und 300 und 5 zwischen 300 und 305 Tagen, also 63 Mal vor dem 280sten Tage und 51 Mal nach demselben.

Die gewöhnliche Annahme, dass die regelmässige Schwangerschaft erst mit dem 280sten Tage oder 10ten Mondsmonate endet, ist eine nicht vollkommen richtige, zumal sie sich auf die irrige Voraussetzung stützt, als hinge dies von dem Einflusse des Mondes ab. Selbst die Behauptung, es sei zweckmässiger nach Mondsmonaten zu rechnen, weil diese genau 4 Wochen umfassen, dagegen die Kalendermonate ein Mal 30, ein ander Mal 31 Tage zählen, also kein Resultat geben, müssen wir als einen grossen Irrthum zurückweisen. Wir besitzen bekanntlich je nach den verschiedenen Verhältnissen des Mondes 5 verschiedene Mondsmonate, einen jeden von verschiedener Länge. Der siderische hat ähnlich mit dem periodischen, anomalistischen, und Knotenmonat 27 Tage 7 Stunden, der synodische Monat dagegen 29 Tage 12 Stunden, so dass 10 der ersten 273 Tage, des letzten dagegen 295 Tage betragen.

Findet bei der Menstruation eine solche Regelmässigkeit nicht statt, dann haben wir noch weniger Anhalt, von dem wir ausgehn können, und der Uterus gehorcht dann der vollendeten Reife, häufig aber auch äussern Einflüssen. Nehmen wir als das Gewöhnlichere an, dass die Empfängniss bald nach beendetem Menstruationsfluss eingetreten, so würde die Entfernung von der Empfängniss bis zur gehörigen Geburt 265—70 Tage umfassen.

Es kommen Fälle vor, in denen die angegebenen Grenzen überschritten werden, indem entweder die Bildung der Frucht eine ungemein eilige ist, oder eine verzögerte. Erstere heisst frühvollendete oder vorzeitige Schwangerschaft, *graviditas praecox*, und ist bei weitem seltener als die verlängerte oder spätzeitige, *graviditas serotina*. Letztere, welche sich nicht über den 308ten Tag, also nicht jenseits des 11ten Cyklus einer vierwöchenlichen Menstruation erstreckt, ist in juristicher Beziehung besonders wichtig, wenn es sich darum handelt, die Legitimität eines nach dem Tode des Ehemanns gebornen Kindes festzustellen. Das Code Napoleon nahm den 300ten Tag, das preussische Landrecht den 302ten Tag, das österreichische Gesetzbuch den 305ten Tag als die äusserste Grenze an. Welches die Ursache einer solchen Frühreife und auf der andern Seite einer Verspätung ist, kann nicht mit Bestimmtheit angegeben werden. Die spätreifen Kinder sind trotz ihres längern Aufenthalts im mütterlichen Leibe selten grösser und stärker als die reifen, häufiger im Gegentheil selbst schwächlicher und kleiner. Hieraus kann man auf die Unfähigkeit des Uterus zu reifen schliessen. was von einer gewissen Mattigkeit desselben oder von einer Erschöpfung des ganzen Organismus in Folge von Blutflüssen, Durchfall, Sorge, Gram, Kälte, Hunger abhängt.

Erfolgt die Geburt der Frucht, ehe dieselbe lebensfähig ist, d. h. ausserhalb der Gebärmutter ihr Leben fortsetzen kann, so heisst es ein Abortus,[1] erfolgt sie nach der 28sten Woche, Frühgeburt, weil das Kind unter günstigen Verhältnissen fortlebt.

Das menschliche Ei.

Eine genaue Kenntniss der Entwickelungsgeschichte des Eies ist für den Geburtshelfer in so fern nothwendig, als sie die Basis seiner Diagnose bildet, denn sie bedingt die Entwicklung und das Alter der Frucht, deren Grösse, und diese wieder die Grösse der Gebärmutter, welche die Gewissheit des Daseins und den Maassstab für die Dauer der Schwangerschaft abgiebt.

[1] *abortus*, weil das Entstandene zu Grunde geht.

Die Angabe, wie alt ein zu früh ausgestossenes Ei oder Frucht, ist ebenso wichtig für den Gerichtsarzt als für den Geburtshelfer, weil es letzterem die Möglichkeit an die Hand giebt, im Interesse der Mutter geeignete Mittel anzuwenden, um bei der nächsten Schwangerschaft einer in der Regel um dieselbe Zeit sich wiederholenden Frühgeburt vorzubeugen. Ferner erfährt man aus dem anatomischen Verhältniss zwischen Eihaut und Uterus, woher die Blutung bei einem Abort so stark und anhaltend ist, woher der Abgang eines kleinen unreifen Eichens weit gefährlichere Folgen als eines reifen haben kann.

Zur Bezeichnung der einzelnen Abschnitte bedienen wir uns lieber der Kalendermonate, theils um eine Uebereinstimmung zwischen Wissenschaft und Sprachgebrauch herbeizuführen, somit einem Missverständnisse vorzubeugen, theils in der Ueberzeugung, dass ein Erkennen der Entwicklung der Frucht oder der Dauer der Schwangerschaft nach Tagen, ja selbst nach einer Woche höchst selten möglich.

Das menschliche Ei besteht aus der Frucht und den dazu gehörigen Theilen, nämlich den Eihäuten, dem Fruchtwasser, Mutterkuchen und der Nabelschnur. Frucht, Embryo, Fötus und Kind sind synonym, nur mit dem Unterschiede, dass während seiner ganzen Uterinbildung das neue Wesen Frucht heisst, Embryo in den ersten 3 Monaten, Fötus in den spätern, und Kind erst nach der Geburt. Zu den Eihäuten rechnet man sowohl die, welche sich das Eichen in die Gebärmutter mitbringt, die Wasser- und Aderhaut, als auch diejenige, welche die Gebärmutterschleimhaut bereitet, um das Eichen zu befestigen und seine Ernährung zu vermitteln. Dies ist die hinfällige Haut, *tunica decidua.*

Die hinfällige Haut, *Tunica decidua vera et reflexa.*

Sobald die Conception Statt gehabt, beginnt eine besondre Thätigkeit des Uterus. Zunächst schwillt in Folge des allgemeinen Blutandrangs gegen die innern Genitalien die Schleimhaut an, und die Grübchen, welche in grosser Menge über ihre Oberfläche zerstreut liegen und in nicht schwangerem Zustande nur schwer aufzufinden sind, fangen an ein reichliches Sekret abzusondern. Dieses gerinnt, wobei das Flimmerepithelium natürlich zu Grunde geht, und organisirt sich dadurch um so eher, als die in ihm enthaltenen Körnchen so wie die einzeln aus den Drüsenschläuchen abgestossenen Epitheliumzellen die Veranlassung zur raschen Zellenbildung sowohl in als auf dem Exsudat geben. Gleichmässig mit dieser schichtweisen Auflagerung wachsen die kleinen Grübchen oder Drüsenschläuche, *glandulae utriculares*, in die Länge, so dass ihre Mündung im Niveau des Exsudats bleibt, während aus den Capillaren des Uterus sich neue Gefässe hineinbilden, welche die Schläuche zahlreich umkreisen. Diese Neubildung, welche aus den verlängerten Uterindrüsen, den eben entstandenen Gefässen und den zwischen gelagerten mit reichlichen Zellen versehenen Materien zusammengesetzt ist, heisst *Tunica decidua vera*. Ungefähr 8 Tage nach stattgehabter Empfängniss stellt sie sich in folgender Art dar. Unter einer dünnen Oberhaut, die durch eine Menge Löcherchen ein siebförmiges Ansehn erhält, befindet sich eine ziemlich durchsichtige Lage ungefähr von der Dicke 1 Linie, die aus unzähligen senkrechten, durch jene weiche körnige Materie vereinigten Drüsenschläuchen besteht. Diese Schläuche, welche man früher fälschlich für die verklebten Zotten hielt, münden mit ihrem innern Ende als Löcherchen in die Höhle des Uterus und ergiessen, wie man sich leicht durch einen seitlichen Druck überzeugen kann, jenes weissliche Exsudat, welches zum Substrat der Decidua wird; das andre Ende derselben dagegen ist nach der Substanz des Uterus gerichtet und hört mit 1 oder 2 traubenförmigen Anschwellungen auf. Nach 14 Tagen sind die Drüschen schon $1\frac{1}{2}$ bis 2 Linien lang und so wachsen sie fort, selbst nachdem das Eichen schon in die Höhle hineingetreten, bis sie eine Länge von 3 L. und eine Breite von $\frac{1}{10}$ L. haben. Ihr Verlauf ist schwach geschlängelt ohne mit einander zu anastomosiren. Schon vorher haben sich die Capillaren des Uterus immer mehr und mehr entwickelt, und sind um die Drüsenschläuche so dicht gedrängt, dass sie der Decidua ein röthliches Ansehn geben. Die Oberfläche dieser neuen hypertrophischen Schleimhaut ist runzlich, da sie wegen ihrer Vergrösserung auf der alten Fläche keinen Raum hat, und setzt über das *orificium internum* fort, ohne sich in den Mutterhals zu erstrecken. Die Schleimhaut des letzteren bleibt jedoch keineswegs unbetheiligt. Auch in ihr befinden sich, wie bekannt, viele Drüsen, die selbst vor der Conception als runde Säckchen, *ovula Nabothi*, dem blossen Auge sichtlich sind. Diese schwellen an und verschliessen zugleich mit dem zwischen ihnen ergossenen dicken, glasigen Schleim den Kanal des Mutterhalses, wodurch das Eichen sowohl aus dem Uterus zu fallen verhindert, als auch gegen jede Verletzung von aussen her geschützt wird. Daher fühlt man auch oft einen schleimigen Pfropf im Muttermunde, namentlich in den ersten Monaten der Schwangerschaft. Gelangt nun das Eichen nach Verlauf von ungefähr 10 Tagen aus der Mündung der Tuben in die Höhle des Uterus, so findet es diese entweder durch ein geronnenes Exsudat verstopft oder der Eintritt in die Höhle ist vollkommen frei. Im ersten Falle wird es also in seinem Fortschritt aufgehalten und sinkt in die weiche Lage des Exsudats zwischen die verlängerten Drüsenschläuche, welche gegen $1\frac{1}{2}$ L. lang, während das Eichen nur einen Durchmesser von $\frac{1}{15}$—$\frac{1}{10}$ L. hat. War dagegen die Oeffnung in der Uterushöhle nicht verschlossen, so verbleibt das Eichen gleichwohl zurückgehalten von der rauhen Oberfläche der gelatinösen Decidua, meist in der Nähe seiner Eintrittstelle. Daher kommt es, dass in der Mehrzahl sich der Mutterkuchen als derjenige Ort, wo das Eichen sich an der Decidua oder der Uteruswand festsetzt, in der Nähe der Tubarmündung befindet. Nur wenn diese Stelle eine Anheftung nicht begünstigt, findet sie tiefer herab statt, daher sich der Mutterkuchen nicht nur in der Nähe, sondern selbst mitten auf dem innern Muttermunde entwickeln kann.

Hat das Eichen eine feste Stelle gefunden, so beginnt seine weitere Entwickelung. Eingebettet in die weiche *Decidua vera*, welche bis zu einer Dicke von 3 L. gewachsen, wird es auf der einen Seite von zahlreichen Haargefässen umspült, welche mittelst der gelatinösen Materie das nöthige Material zur Ernährung und zum Wachsthum darbieten; die andere der Uterushöhle zugewendete Seite wird anfangs von dem Oberhäutchen der Decidua ebenfalls bedeckt. Wenn jedoch das Eichen grösser wird und nach innen eine Hervorragung bildet, erhebt sich an seiner Peripherie eine kreisrunde Falte, welche es von allen Seiten umwächst, mit der Zeit sich über ihm schliesst und so eine vollständige Hülle des in die Uterinhöhle hineinragenden Theils bildet. Auf diese Art entsteht ein Ueberzug der freien Seite, welcher während das Eichen sich vergrössert, nicht dünner, sondern im Gegentheil dicker wird. Diese neue Membran ist *tunica decidua reflexa.* Indem hiebei das von den Uterindrüschen abgesonderte reichliche Exsudat sich in dem von der *Decidua reflexa* und *vera* gebildeten Sacke ansammelt, stellt es eine eiweissartige, klare röthliche Flüssigkeit, welche von Brechet den Namen Hydroperione[1] erhielt, dar. Je mehr das Ei wächst, desto mehr nimmt die Menge desselben ab, bis es zuletzt, nachdem seine Wände, die *Decidua vera* und *reflexa*, dicht an einander gerückt und verwachsen sind, gänzlich schwindet.

Den Namen, Decidua, hinfällige Haut, erhielt sie deshalb, weil nach der Geburt die verlängerten Drüschen mit ihrem Exsudate, ihren kernhaltigen Zellen und Haargefässen abgestossen werden, so dass nur der blinde Grund derselben zurückbleibt, sie somit bei jeder Schwangerschaft von neuem entsteht.

Nach der ältern Ansicht entsteht die *Decidua vera* durch Gerinnen eines von der Schleimhaut gelieferten Exsudats, als ein grosser Sack, welcher durch das eintretende Ei eingestülpt wird. Dieser eingestülpte Theil heisst *Decidua reflexa* und die an der entblössten Uteruswand neu erregte Haut *Decidua serotina*, welche die Stelle für die Entwicklung der Placenta abgiebt. Dieser Ansicht steht entgegen, dass ein Eichen von $^1/_{15}$—$^1/_{10}$ L. wohl nicht im Stande ist die $1^1/_2$ bis 2 L. dicke, fest mit dem Uterusgewebe verwachsene *Decidua vera* mechanisch zu trennen, ferner dass man bisweilen die Einmündung der Eierröhren gar nicht verschlossen findet, also eine Einstülpung nicht denkbar, endlich dass hiebei die Entstehung der Placenta auf dem Muttermunde unerklärlich bleibt.

Das Ei selbst hat keinen Einfluss auf die Entstehung der *Decidua vera*, denn in dem Falle, wo das befruchtete Ei in der Tuba bleibt oder in die Bauchhöhle fällt, sieht man die Decidua sich wie bei normaler Schwangerschaft entwickeln.

Die Decidua, sowohl die vera als die reflexa, werden bei der Geburt des reifen Kindes zugleich mit der Nachgeburt ausgestossen. Man findet sie nämlich auf dem Chorion in seiner ganzen Ausdehnung als eine dünne röthliche Lamelle, deren äussere Seite rauh und uneben durch seine Trennung von der Uteruswand ist, deren innere sich von dem Chorion leicht abziehn lässt und eine glatte Oberfläche darbietet; nur an einzelnen Stellen findet sich ein festerer Zusammenhang, der durch sehnige Fasern, die Ueberbleibsel der beide Membranen vereinigenden Flocken, bedingt wird. Im Durchschnitt beträgt die Dicke $^1/_2$ L., nimmt in der Nähe des Mutterkuchens zu, dessen äussere Fläche ebenfalls überzogen wird, hier sich jedoch ohne Zerreissung nicht mehr von der Substanz

[1] ὕδωρ περὶ ὠόν, Wasser um das Ei.

desselben trennen lässt. In der frühern Zeit der Schwangerschaft ist die Decidua gegen 2 L. dick, derb und blutreich, Eigenschaften die in demselben Grade abnehmen, als sich jene ihrem Ende nähert, zugleich lockert sich alsdann ihre Verbindung mit dem Uterus, so dass sie bei der zeitigen Geburt sich leicht ablöst und diese Lösung von fast gar keiner und höchst geringfügiger Blutung begleitet wird, dagegen werden bei einem gewaltsamen Ausstossen des Eichens im 2ten—4ten Monate, wo noch die Decidua fest an dem Uterus haftet, bei der innigen Verbindung mit den Eihäuten ganze Stücke herausgerissen und dadurch der Uterus an vielen Stellen verletzt, was eine ebenso starke als lange dauernde Blutung zur Folge hat, während die heftige Anstrengung der Gebärmutter, um diese gewaltsame Geburt ins Werk zu setzen, oft von den schmerzhaftesten Wehen begleitet ist.

Entwickelung der Frucht.

Der erste Monat. Das reife Eichen stellt, nachdem es den Eierstock verlassen, eine kleine Kugel mit einer durchsichtigen Hülle und einem körnigen Inhalt dar. Die durchsichtige Hülle ist die *Zona pellucida*, der kernige Inhalt der Dotter, in dessen Mitte das Keimbläschen mit dem Keimflecken, *Macula germinativa*, eingeschlossen ist.

Die weitern Vorgänge in den Eierröhren und zum Theil im Uterus sind beim menschlichen Ei nur fragmentarisch beobachtet und man muss diese Lücke durch eine vorsichtige Anwendung der bei Thieren wahrgenommenen Erscheinungen auszufüllen suchen,

Tafel 24. Idealer Durchschnitt der Uterinhöhle nach Bildung der *Decidua vera.*

Fig. I. Die Decidua lässt die drei Uterinöffnungen frei.

Fig. II. Von links tritt das Eichen in die Uterinhöhle und wird wallförmig von der Decidua umwachsen.

Fig. III. u. IV. zeigt diesen Vorgang deutlicher, der damit endet, dass das Eichen ganz umwachsen und von der Decidua umgeben ist, wie das Herz vom Herzbeutel.

Fig. V. Die Decidua am untern Ende, dem *orif. int.*, offen. Der Mutterhalskanal durch einen Schleimpfropf geschlossen. Das Chorion durch Zotten markirt. Diese nach aussen umgeben von der *Decidua reflexa;* zwischen dieser und der *Decidua vera* die Hydroperione; nach oben Placentarbildung; das längliche Nabelbläschen, Entstehung der Nabelschnur, Ausbildung des Embryo.

TAF. XXIV

Fig. I.

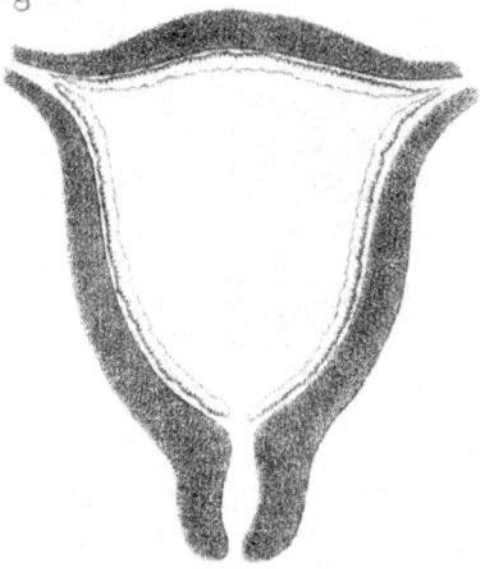

Fig. II.

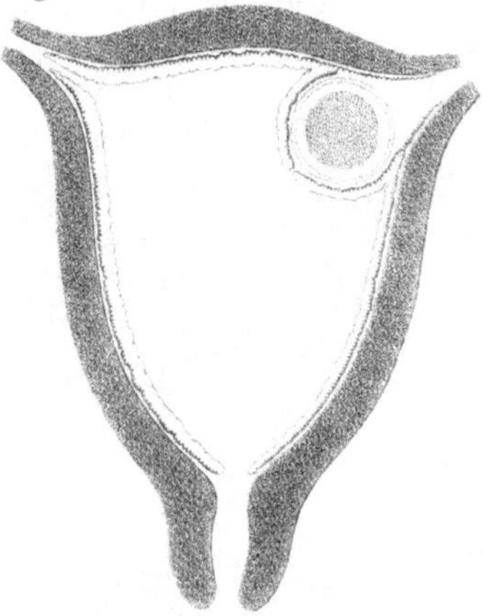

Fig. IV.

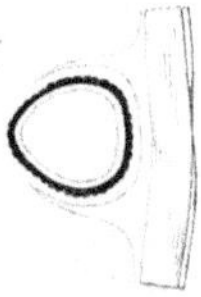

Fig. III.

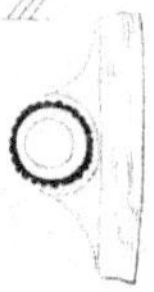

Fig. V.

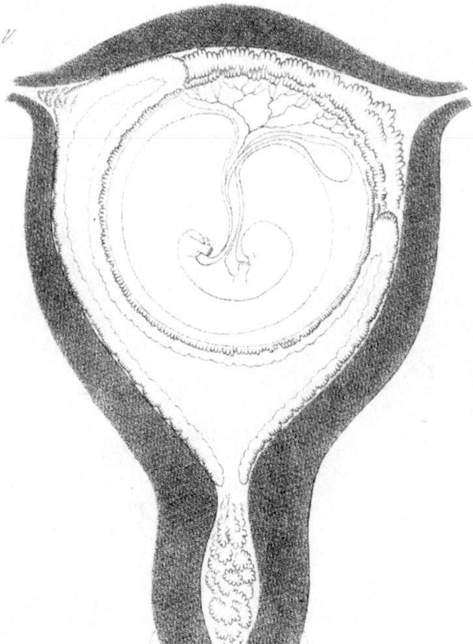

wozu man um so mehr berechtigt ist, als Befruchtung, Bau und erste Entwickelung des Eies bei den höhern Thieren die grösste Uebereinstimmung zeigt. Die musterhaften Beobachtungen von Bischoff, Wagner, Coste, Sharpey geben uns hier die Mittel an die Hand, und wir wollen hiernach die genetischen Fortschritte in ihren hauptsächlichen Phasen darstellen. Während das Eichen allmälig fortgeschoben wird, treten Veränderungen sowohl in seinem Innern als Aeussern ein. Zunächst löst sich das Keimbläschen im Dotter auf und veranlasst durch Zumischung seiner Elemente eine organische Bewegung, welche die Moleküle anders gruppirt, und die Dotterkügelchen umwandelt. Diese innere Bewegung erlischt bald, das ganze Ei löst sich auf und geht zu Grunde, wenn kein äusseres Moment hinzutritt, stark genug um der Bewegung die Richtung und Intensität bis zur Entwickelung des Embryo zu geben. Dieses Moment tritt jedoch hinzu durch die Befruchtung. Die grosse Beweglichkeit der Spermatozoen und die durch sie hervorgerufene Strömung in der umgebenden Flüssigkeit gewährt den Nutzen, die Bewegung im Dotter nicht nur zu unterhalten, sondern zu verstärken. Ihre Wirkung müssen wir aber nicht als eine durch den Stoss erzeugte, nicht als eine mechanische auffassen, sondern als Ausfluss der katalytischen Kraft, vermöge welcher eine in Bewegung befindliche Materie durch Berührung mit einer andern in Affinität zu ihr stehenden Materie einen ähnlichen Umsatz und Lageveränderung der Atome hervorrufen kann, so wie wir es am augenfälligsten bei der Gährung sehen. Vielleicht mögen hiezu auch die Bestandtheile der die Spermatozoen umgebenden Flüssigkeit wesentlich beitragen, indem sie durch die Dotterhaut ins Innere des Eies dringen.

In der Mitte der Eierröhren hat die Zona die Reste des ihr anhaftenden Discus abgestreift und wird statt dessen von einer Eiweissschichte umlagert, welche von der Tubarschleimhaut geliefert oft noch Spermatozoen einschliesst. Während dieser äussern Vorgänge schreitet die Gestaltung des Innern fort. Der Dotter zerklüftet sich in einzelne Kugeln, deren Zahl geometrisch 2, 4, 8, 12, rasch zunimmt, und die sich später in Zellen verwandeln. Zugleich tritt seine Peripherie von der Zona zurück, so dass beide sich leicht trennen lassen, und dies der Vermuthung Raum giebt, als beginne jetzt schon durch Einsaugung sich eine Flüssigkeit zwischen zu drängen. Ungefähr 14 Tage bedarf das Eichen zu diesen Veränderungen, wobei es den Weg durch die Eierröhren zurücklegt, und hat alsdann eine Länge von $^1/_{10}$ L.

Im Uterus angelangt, setzt sich die Zerklüftung des Dotters fort und die dadurch entstandenen Kügelchen werden zu Kerne der Zellen, welche rasch wachsen und nach aussen gegen die Zona zu einer hautartigen Membran, der Keimhaut, *Blastoderma*, zusammentreten. Zwischen dieser und der äussern Hülle sammelt sich eine Flüssigkeit, so dass jetzt das Eichen aus zwei ineinander geschlossenen und durch letztere von einander getrennten Bläschen besteht. Das äussere wird von der Zona gebildet, welche mit der anlagernden Eiweissschichte zu einer dünnen Membran, dem Chorion verschmilzt, das innere ist von der Keimhaut umgeben. Letztere wächst, indem in ihrem Innern immer neue Zellen entstehn, nachdem die ursprüngliche Dottermaterie verbraucht ist, durch Stoffaufnahme von jener Flüssigkeit, welche sich wieder durch Endosmose von aussen ergänzt. Man findet also jetzt ganz ähnlich wie im Hühnerei Dotter, Eiweiss und Schaale. Bei einer Grösse von $1^1/_2$ L. erscheint an einer Stelle der Keimhaut durch Zusammentreten zahlreicher Zellen ein dunkler Fleck, Embryonalfleck, von Bischoff Fruchthof genannt, welcher etwas dicker als die übrige Keimhaut sich schildförmig erhebt. Dieser Fleck ist es, von welchem die Entwickelung des Embryo ausgeht und welcher sich alsbald in ein inneres oder Schleimblatt und in ein äusseres, das seröse Blatt, spaltet. In letzterem sind die Zellen dichter und grösser.

Ist das Eichen $2 - 2^1/_2$ Linien lang, dann wird die Gestalt elliptisch, und auf der äusseren Fläche des Chorion erscheinen zahlreich zerstreute punktförmige Erhabenheiten, welche durch Ablagerung einer feinkörnigen Masse ohne zelligen Bau gebildet werden. Sie sind die ersten Anlagen der Zotten, *Villi*, durch welche das bisher lose in der Gebärmutter liegende Ei sich mit derselben verbindet. Es dauert nicht mehr lange und diese Zotten wachsen und verbinden sich mit der Uteruswand oder vielmehr mit der Decidua so innig, dass man das Eichen nicht mehr ohne es zu zerreissen von seinem Boden trennen kann.

Der Fruchthof oder Embryonalfleck ist anfangs rund, wird oval, dann birnförmig. Seine äusserste Umrandung bildet einen dunkeln Saum, *Area vasculosa*, der einen lichteren Theil, *Area pellucida*, rings einschliesst, in dessen Axe ein heller Streifen,

Nota primitiva, erscheint. Neben dem Primitivstreifen erheben sich zwei paralelle Falten, Rückenplatten, *laminae dorsales*, welche ihn überwachsen und einen Kanal für Gehirn und Rückenmark bilden. Neben diesen entstehn nach aussen ein Paar ähnliche, welche sich in entgegengesetzter Richtung zu den Wänden des Rumpfes gestalten. Sie werden Bauchplatten, *laminae ventrales*, genannt. Das vordere Ende des Rückenmarkkanals erweitert sich jetzt blasenartig, dann das hintre und zuletzt die Mitte, wobei die drei hintereinander liegenden Ausbuchtungen sich zugleich gegen die Peripherie der Keimblase so krümmen, dass die mittlere die höchste ist. Man kann sich leicht denken, dass der vorderste Theil zum Kopf wird. Da nun diese Erhebungen zunächst vom serösen Blatt ausgehn und dieses mit dem Schleimblatt auf das innigste verbunden ist, so wird letzteres überall nachgezogen und die Anlage der innern Organe, Lunge, Leber, Milz davon bedingt, während das äussere zur Bildung der äussern sowohl festen als weichen Wandung, der Muskeln und Knochen, verwendet wird.

Das Kopfende, welches sich zuerst über die Ebne der Keimhaut erhob, steht anfangs in Verbindung mit der Keimblase, schnürt sich später vollkommen ab. Zu gleicher Zeit häuft sich zwischen dem Schleim- und serösen Blatt eine Lage Zellen, welche, indem sie in inselförmige Gruppen zusammentreten, Interzellulargänge bilden, in denen sich die dünne übriggebliebene Urflüssigkeit anfängt zu bewegen. Auf diese Art entsteht das Gefässblatt mit seinen Gefässen und einem Inhalt, der allmälig den Charakter des Bluts annimmt. Es nimmt dasselbe jedoch nicht die ganze Peripherie der Keimblase ein, sondern erstreckt sich nur bis zum dunkeln Rande des Fruchthofs, in welchem sich als Begränzung des Gefässblattes eine kreisförmige Vene, *Vena terminalis*, bildet, welche auch dem dunkeln Rande des Fruchthofs den Namen, *Area vasculosa*, giebt. An der Stelle, wo die Höhle des Kopfes in die der Keimblase übergeht, *fovea cardiaca*, entsteht eine Anschwellung, welche alsbald rythmische Contraktion zeigt. Es ist das Herz, *punctum saliens*. Dieses anfangs röhrenförmige Organ, spaltet sich nach oben zu in zwei Schenkel, die sich gegen die Rückenplatte krümmen und dann zur Aorta vereinigen, welche sich theils in der Ebene des Gefässblattes, theils im Schwanzende verzweigt. Das untere Ende des Herzschlauches geht ebenfalls in das Gefässblatt über. Demnach stellt der erste Kreislauf eine Ellipse in der Art dar,

Tafel 25. Das Hundeei nach Bischoff in seiner Entwickelung.

Fig. I. Der dunkle Dotter, umgeben von der hellen ***Zona pellucida*** und dem ***Discus proligerus***, welchem Reste der ***Membrana granulosa*** anhaften.

Fig. II. Die angestochne Dotterkugel entlässt das Keimbläschen mit dem Keimfleck.

Fig. III. Der achteckige Dotter wird von Spermatoziden und dem ***Discus prolig.*** umgeben.

Fig. IV. V. VI. VII. Der Dotter theilt sich in 2, 4, 8, 16 Kugeln, und seine Umgebung hellt sich auf.

Fig. VIII. IX. X. XI. XII. Das Innere der Dotterkugeln hellt sich auf, die dunklen Kügelchen werden seltner, die hellen kleiner, bis zuletzt nur ein einziges, der Fruchthof, übrig bleibt.

Tafel 26.

Fig. I. Der Fruchthof im Profil; die sternförmigen Figuren sind Gefässanfänge.

Fig. II. Im Fruchthof ist das vegetative vom animalen Blatt zurückgeschlagen.

Fig. III. IV. Der Fruchthof wird länglich und in der Mitte hell.

Fig. V. VI. VII. In der Mitte der birnförmigen Figur des Fruchthofes entsteht der lineare Primitivstreifen.

Fig. VIII. IX. Am Kopfende entstehn die drei Ausbuchtungen für die Hirnzellen, am Schwanzende der lanzettförmige ***sinus rhomboidalis***, auf beiden Seiten die Rückenwirbel.

Tafel 27.

Fig. I. Das peripherische Gefässnetz ausgebildet. Das Medullarrohr bis auf die drei primitiven Hirnzellen geschlossen. Kopf und Schwanzende von der Amnionfalte bedeckt, welche sich über dem Rücken noch nicht vereinigt, daher hier der Embryo bloss liegt.

Fig. II. Das Profil derselben Figur zeigt das gebogene Kopfende mit zwei Visceralbogen vom Amnion überzogen.

Fig. III. Das Kopfende vom Amnion umgeben zeigt, vordere, mittlere und dritte Hirnzelle, Augen, Ohren, drei Visceralbogen. Das Herz σförmig. Der hintere Theil ist bedeckt vom vegetativen und Gefässblatt. Die Gefässe sind die ***Vasa omphalomesenterica.***

Fig. IV. Der obere Visceralbogen wird Oberkiefer. Anlage des Herzens mit Ohren, Kammern und ***arcus aortae***, unterhalb derselben die Leber, die obern und am Schwanzende die untern Extremitäten, die hinten abgerissene Blase gehört der ***Allantois***, die vordere der Nabelblase, in deren Stiel, ***ductus omphalomesentericus***, eine Darmschlinge ragt.

Tafel 28. Ideale Durchschnitte des Eichens.

Fig. I. II. III. IV. V. in der Länge des Embryo. Der äussere Kreis ist Chorion, der innere Keimblase. Ueber den Embryo entwickelt sich vom Kopf- und Schwanzende die Amnionblase; von seinem Innern schnürt sich ab die Nabelblase, und aus ihm heraus wächst die gefässreiche ***Allantois*** zu den Zotten des Chorion.

Fig. VI. VII. VIII. IX. in der Quere des Embryo. Der obere Bogen Chorion, das seröse Blatt mit dem sattelförmigen Eindruck und der runden ***chorda dorsalis***, das punktirte Gefassblatt trennt es vom untern Schleimblatt. Die Wirbelsäule bildet sich mehr aus, das Rückenmark ist eine Kugel, die verschiedenen Blätter treten auseinander; seitlich erheben sich die Bauchplatten als seröses Blatt, um über die Wirbelsäule hinüber zu wachsen.

Fig. X. Die kreisförmige ***Vena terminalis*** steht mit der Aorta des Embryo in Verbindung.

Fig. I.

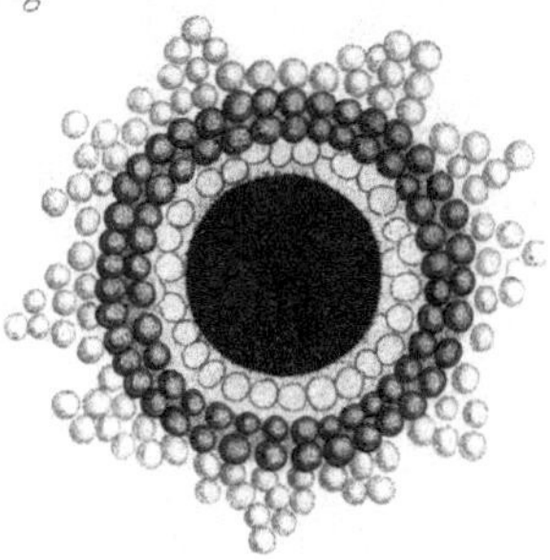

Fig. II.

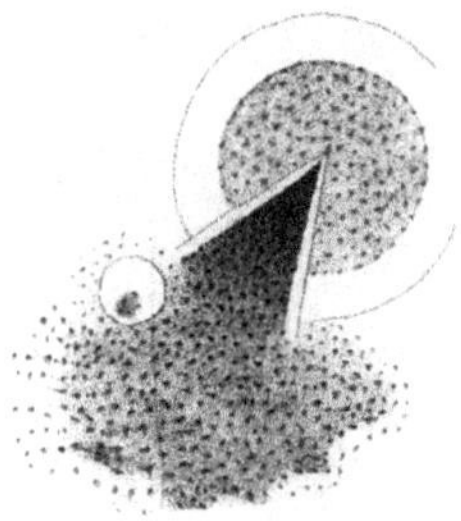

Fig. III.

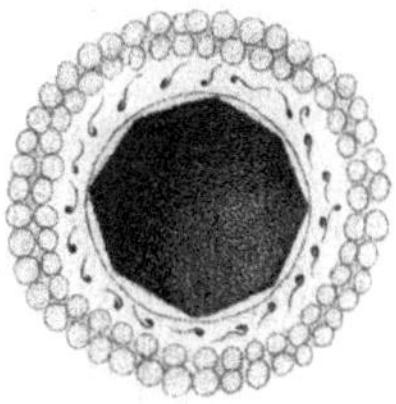

Fig. IV.

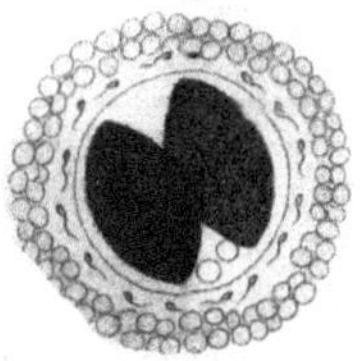

Fig. V.

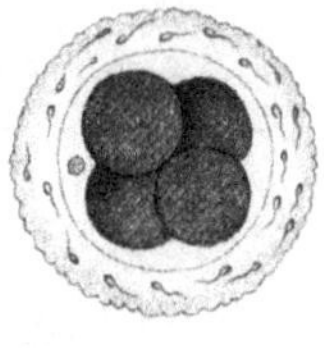

Fig. VI.

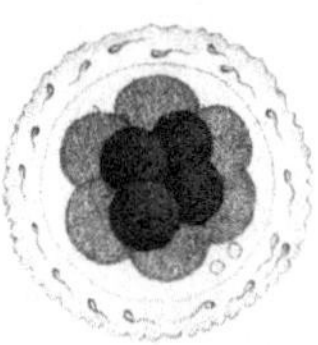

Fig. VII.

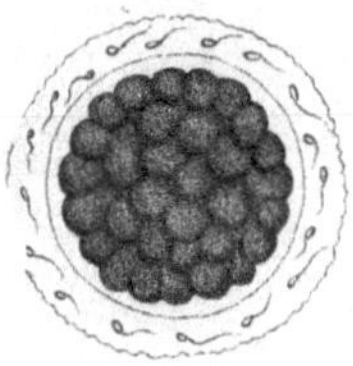

Fig. VIII.

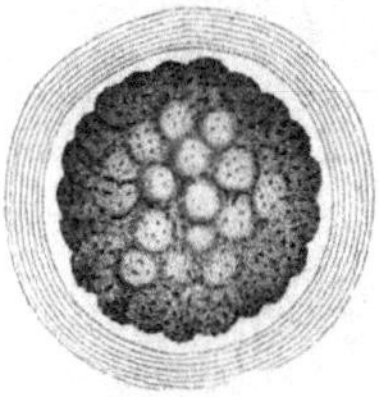

Fig. IX.

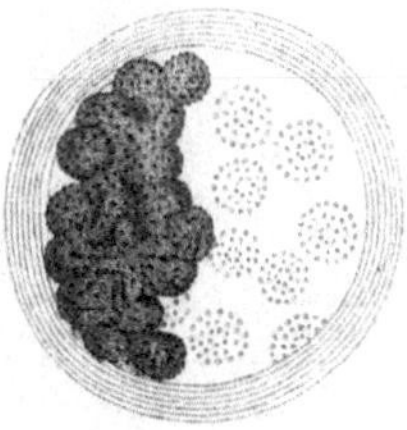

Fig. X.

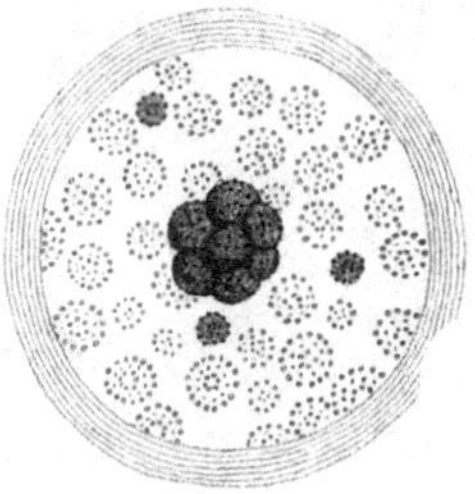

Fig. XI.

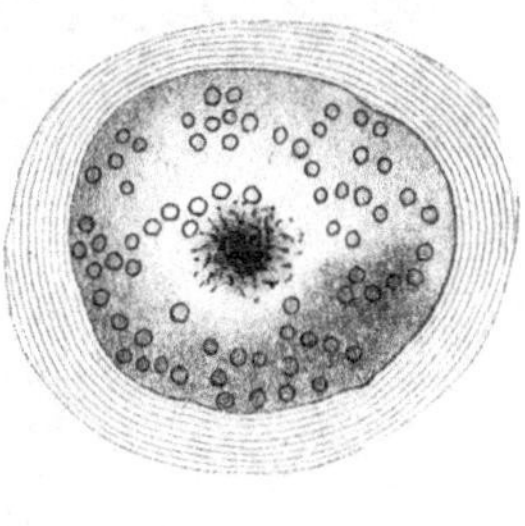

Fig. XII.

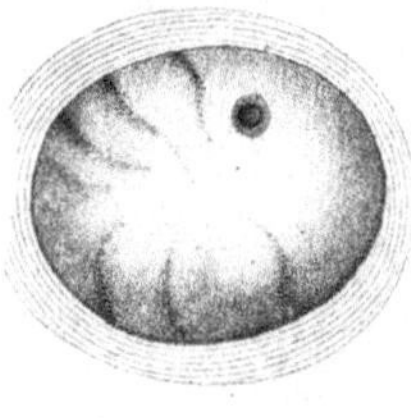

Fig. I

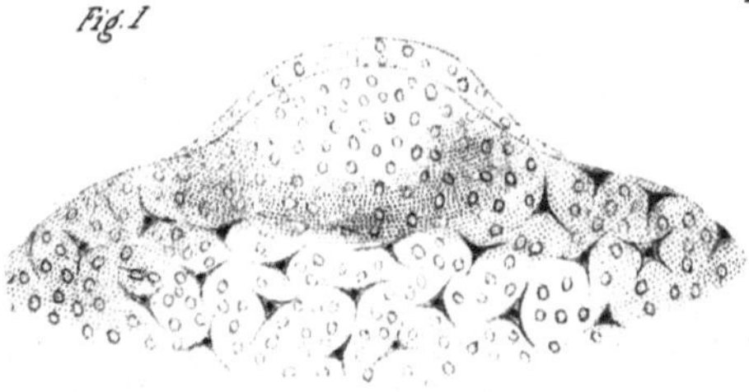

Fig. II.

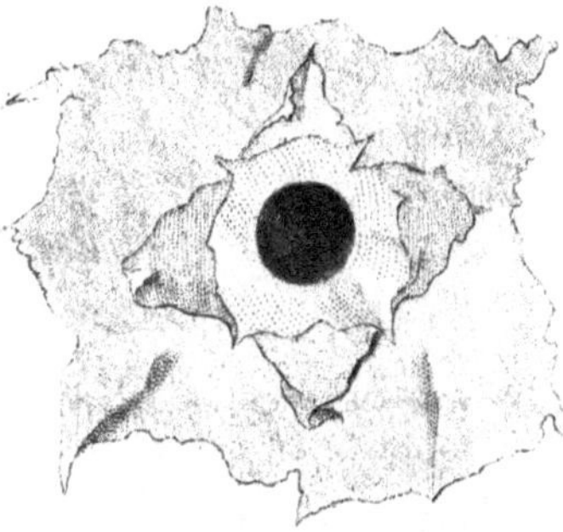

Fig. III.

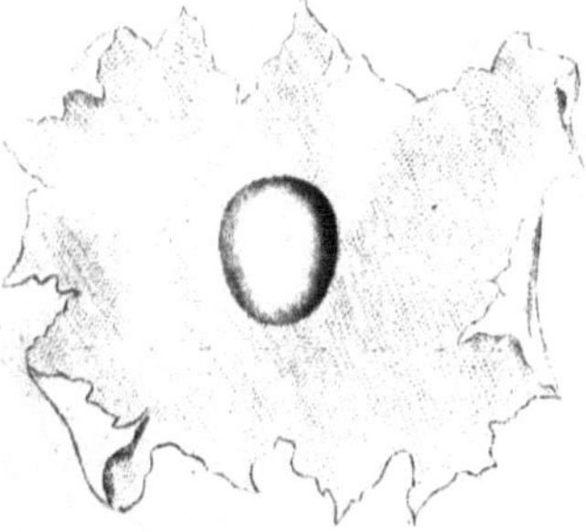

Fig. IV.

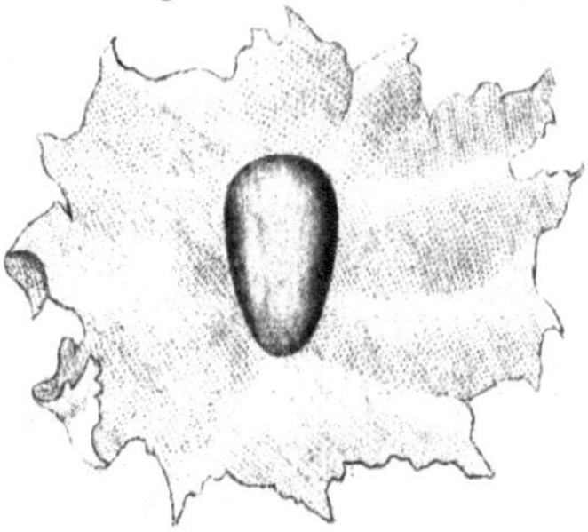

Fig. V.

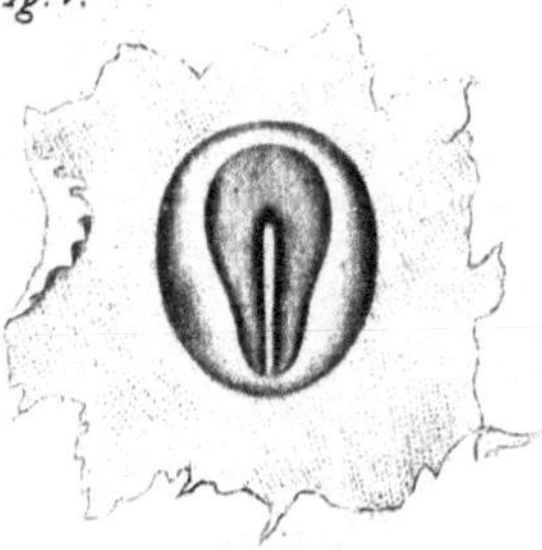

Fig. VI.

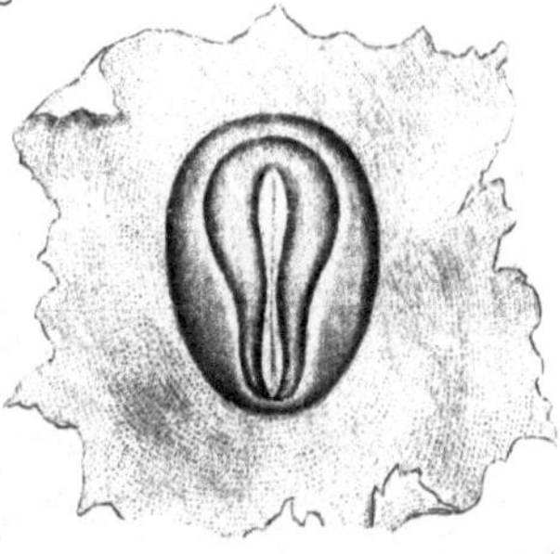

Fig. VIII.

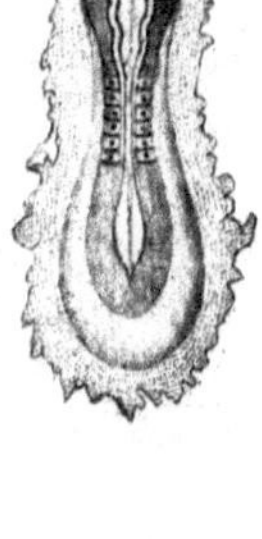

Fig. VII.

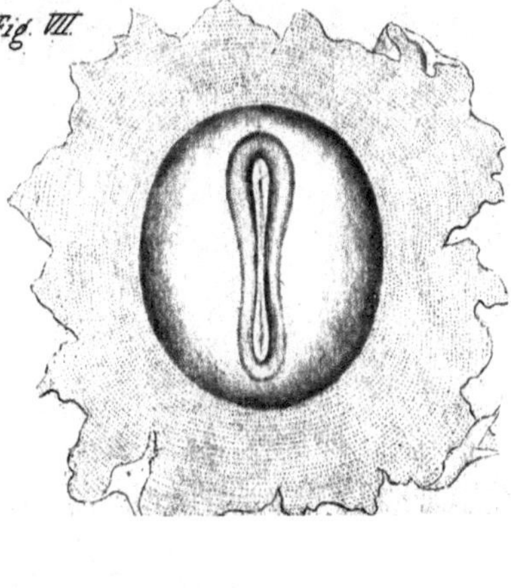

Fig. IX.

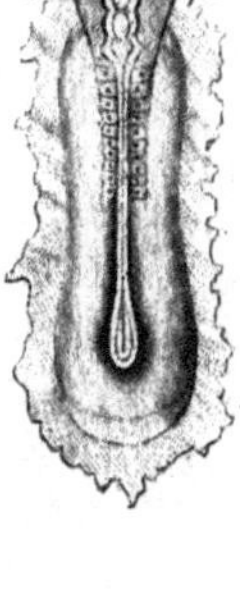

TAF. XXVII.

Fig. I.

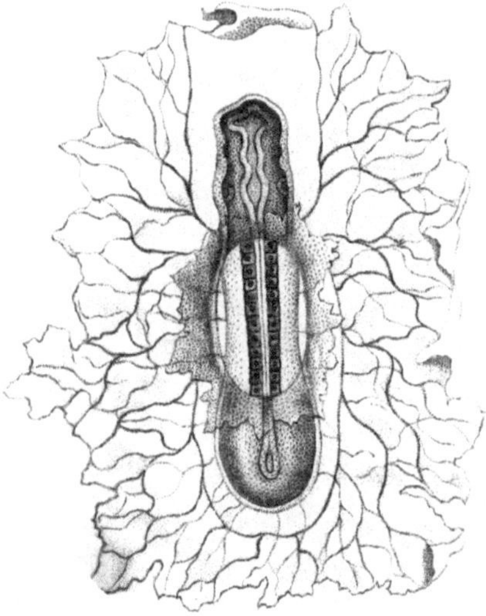

Fig. III.

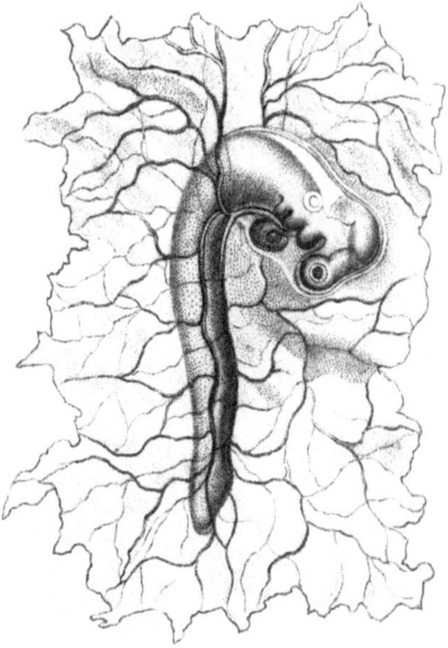

Fig. II.

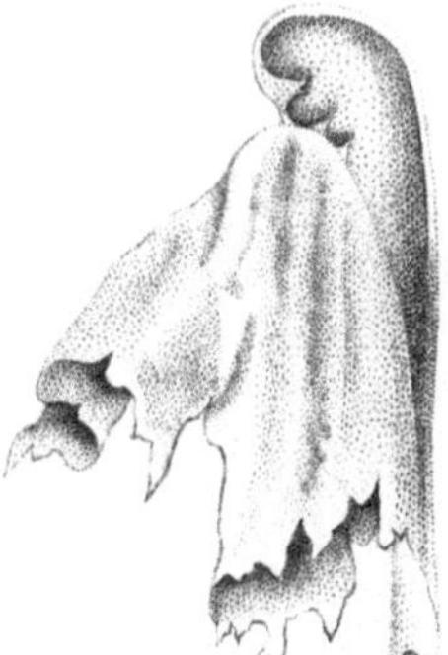

Fig. IV.

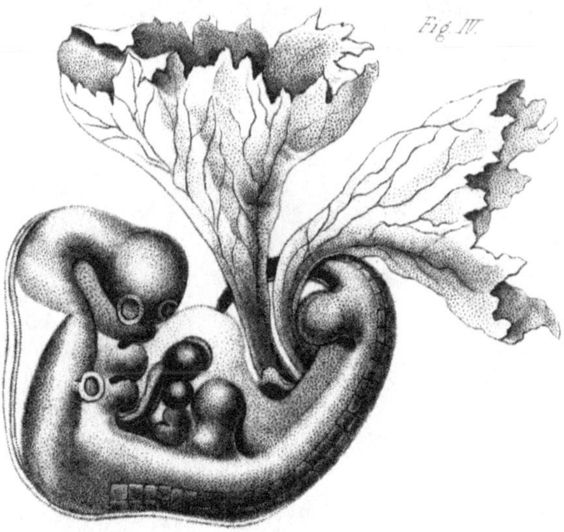

TAF. XXVIII.

Fig. I.

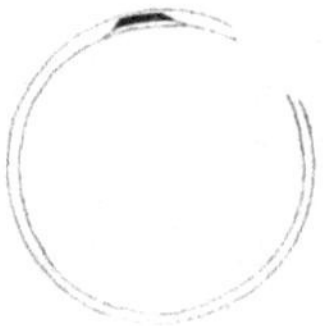

Fig. II.

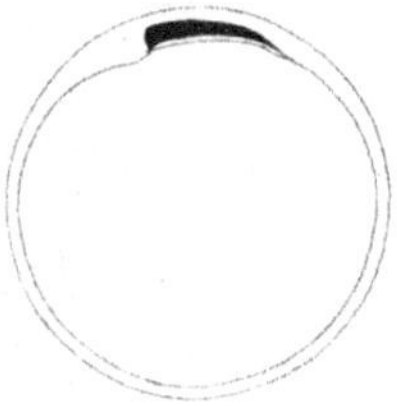

Fig. III.

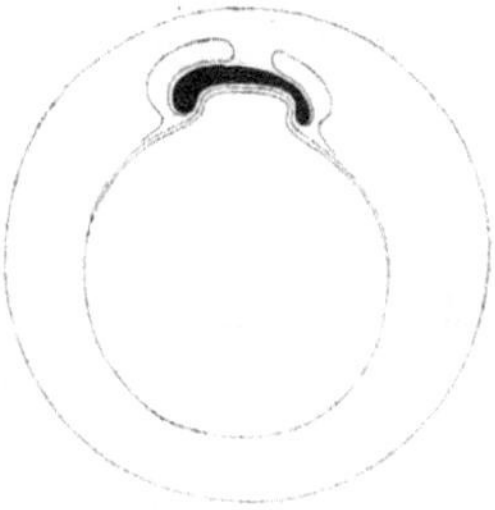

Fig. IV.

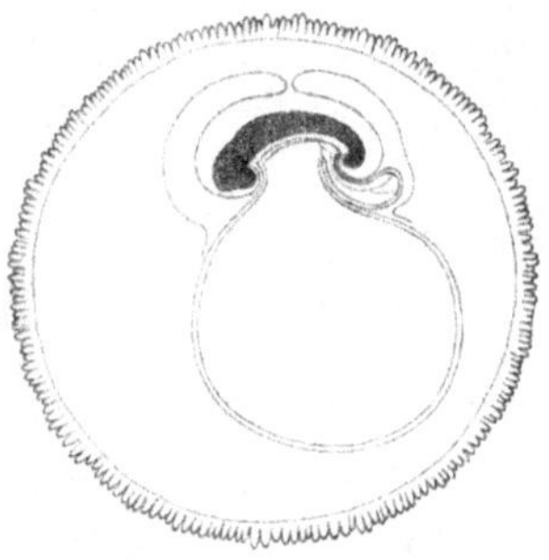

Fig. V.

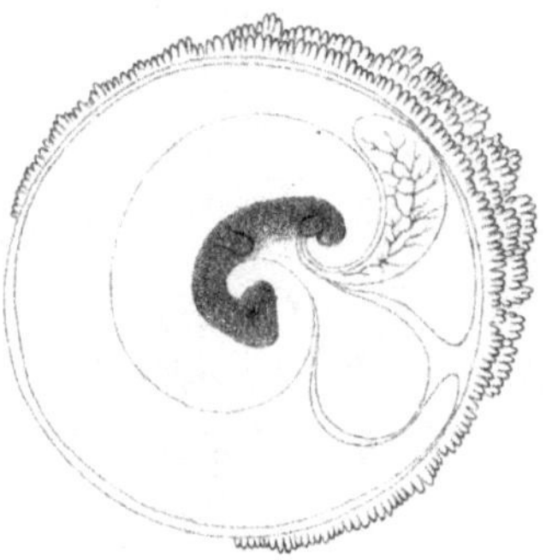

Fig. X.

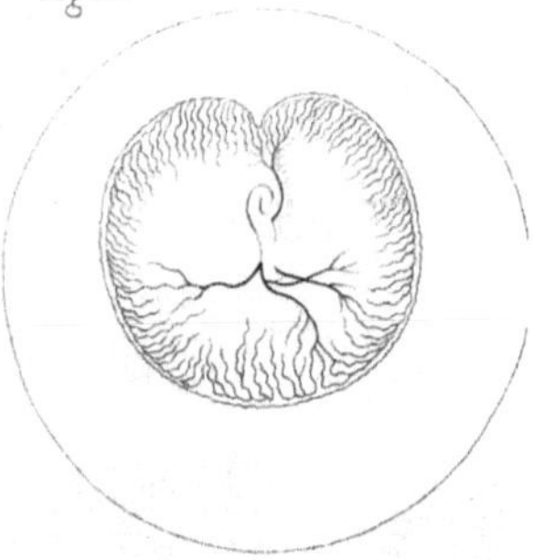

Fig. VI.

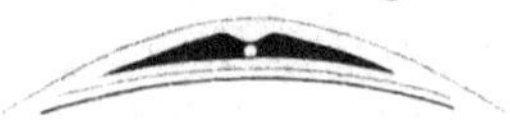

Fig. VII.

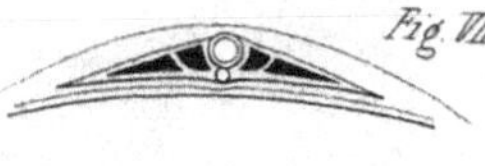

Fig. VIII.

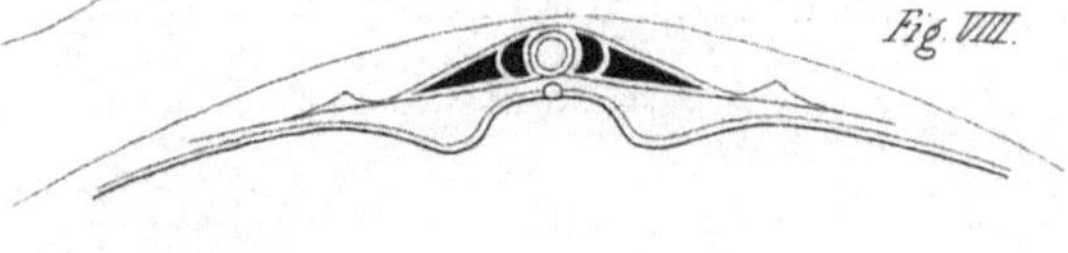

Fig. IX.

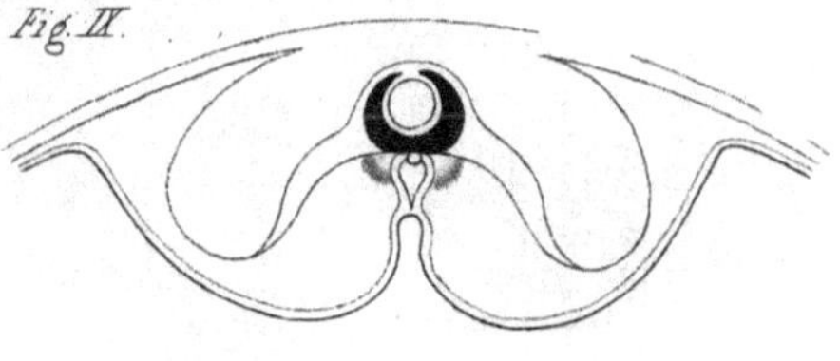

dass das Herz von dem untern Schenkel aus dem Gefässblatt das Blut erhält und durch den oberen, nämlich die Aorta, dasselbe forttreibt.

Rings um den Embryo erhebt sich das seröse Blatt in einer Falte, welche ihn von allen Seiten überwächst, bis ihre Ränder über den Rücken desselben zusammenkommen, um zu verwachsen. Hierdurch entsteht ein Sack, in dessen unterm Theil der ganze Embryo wie eingedrückt liegt. Diese seröse Haut, *Amnion*, schwitzt auf der innern Seite eine Flüssigkeit aus, *liquor Amnii*, und hebt sich gleichzeitig wie eine Schaale von dem Gefäss- und Schleimblatt ab, wodurch ihre äussere Seite der Innenfläche des Chorion immer näher rückt, zuletzt mit ihr verwächst und den glatten innern Ueberzug des Chorions darstellt.

Nachdem das Amnion gebildet, erhebt sich das Schwanzende, schnürt sich ebenfalls von der Keimblase ab, und bildet eine Höhle, deren Inneres ebenfalls mit dem hineingezognen Schleim- und Gefässblatt ausgekleidet ist.

Zuletzt kommt die Reihe der Erhebung an den mittleren Theil, welcher die Rumpfhöhle bildet und deren Verschluss nur langsam vorschreitet. Durch das Umbiegen der Seitenwände entsteht anfangs eine Rinne, in welcher das Schleimblatt zu einem Rohr wird, grader Darmkanal, das durch eine Oeffnung mit dem ausserhalb des Rumpfs verbliebenen Theil der Keimblase in Communikation bleibt. Letztere heisst Nabelblase, *Vesicula umbilicalis*, welche, da sie ebenso wie das Darmrohr ein Theil des Schleim- und Gefässblattes ist, viele Blutgefässe besitzt, die eine Communikation mit ihr und mit dem Innern des Embryo unterhalten. Indem sich der Uebergang dieser Nabelblase in das Darmrohr nach und nach in eine lange Röhre auszieht, *Ductus omphaloentericus*, müssen die an ihm verlaufenden Gefässe, *Vasa omphaloenterica*, sich ebenfalls verlängern. Sie bestehn aus zwei Arterien und einer Vene. Neben der Nabelblase gegen das Schwanzende zu entwickelt sich noch eine zweite Blase, welche für die Entwickelung des Embryo und seine einzuleitende Verbindung mit der Gebärmutter von grösster Wichtigkeit ist, nämlich die Harnhaut oder Allantois — *ἀλλαντόις* wurstförmig. — Sie entsteht durch Ausstülpung des Darmrohrs, dessen Wandung sehr gefässreich ist, indem die Enden der Aortenäste sich in ihr ausbreiten. Die Allantois wächst rasch und wird durch die sich verkleinernde Bauchöffnung in zwei Blasen abgeschnürt, deren eine innerhalb des Embryo, die andre ausserhalb liegt. Erstere wird zur Harnblase, die zweite hat die Bestimmung, sich an die Innenfläche des Chorions zu legen, mit ihm zu verwachsen, um ihm seine Gefässe zu übertragen. Zu diesem Zweck verlängern sich die starken Arterien der Allantois, welche Fortsetzung der Aorta und *Art. hypogastrica* sind und jetzt *Art. umbilicales* heissen, während die Venen sich zu einem Stamm, der *Vena umbilicalis*, vereinigen, welche in die *Vena cava inferior* mündet. Der vom Nabel umschlossene Theil verlängert sich zu einem Kanal, welcher später obliterirt und dann Harnstrang, *Urachus*, genannt wird. Die rasche Entwickelung so wie die ephemere Existenz der Allantois gab Anlass, ihr Vorkommen beim menschlichen Embryo in Abrede zu stellen, jedoch mit Unrecht, da ihr untres Ende, der *Urachus*, beständig vorkommt. Durch die Oeffnung der Bauchwand treten also folgende Theile:

1. Der *Ductus omphaloentericus* mit den Gefässen gleichen Namens, in welchem sich bisweilen eine Darmschlinge befindet. Nach innen geht er in das Darmrohr, nach aussen in die Nabelblase über.

2. Der *Urachus* mit den *Vasa umbilicalia*, welcher sich nach innen in die Harnblase, nach aussen in die Allantoisblase ausweitet.

Beide Kanäle werden von dem Amnion umhüllt, welches die Nabelscheide bildet und sich von hier aus in die äussere Bauchhaut des Embryo fortsetzt. Alle diese Gebilde zusammen machen den Nabelstrang, *funiculus umbilicalis*, aus. Bisher lag das Ei nur lose an die Gebärmutter angeklebt, aus deren Decidua es mit den nöthigen Stoffen getränkt wird. Hat jedoch die Allantois ihre

Tafel 29. Ein normales menschliches Ei drei Wochen alt.

Fig. I. In natürlicher Grösse mit seiner Umgebung.

Fig. II. Das Chorion mit seinen Zotten geöffnet zeigt den Embryo im Amnion, ausserdem Nabelbläschen und Allantois.

Fig. III. Dasselbe Eichen mit all seinen Theilen vergrössert.

Fig. IV. Die *Decidua vera* mit ihrer Umschlagsstelle zur innern dicken, blutreichen *D. reflexa* übergehend. Das Chorion ist an den Zotten kenntlich. Die Frucht liegt im Amnion, das Nabelbläschen im Eiweissraum, der mit Fäden netzartig durchsetzt ist.

Tafel 30. Ein Eichen gegen die 4te — 5te Woche. Der geöffnete Uterus zeigt auf der Innenfläche die gerunzelte *Decidua vera*, charakterisirt durch die punktförmigen Drüsenöffnungen. Das Ei zeigt das Chorion, die Nabelblase im Eiweissraum und den Embryo im Amnion.

TAF. XXIX.

Fig. III.

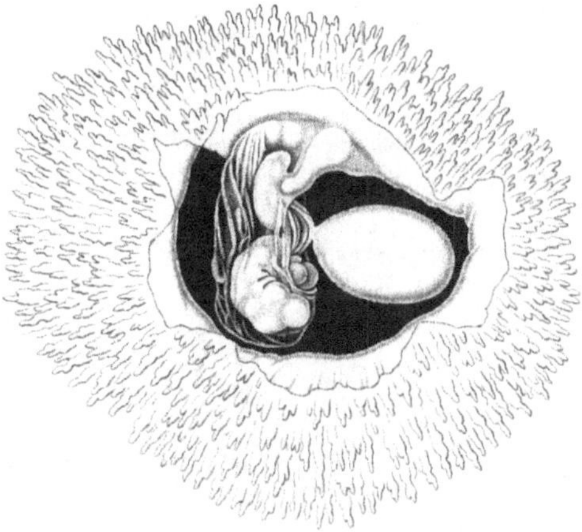

Fig. II.

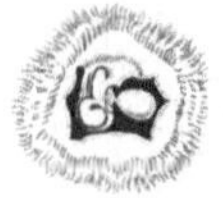

Fig. I.

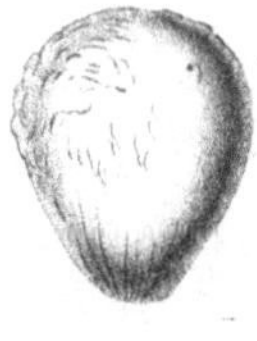

Fig. IV.

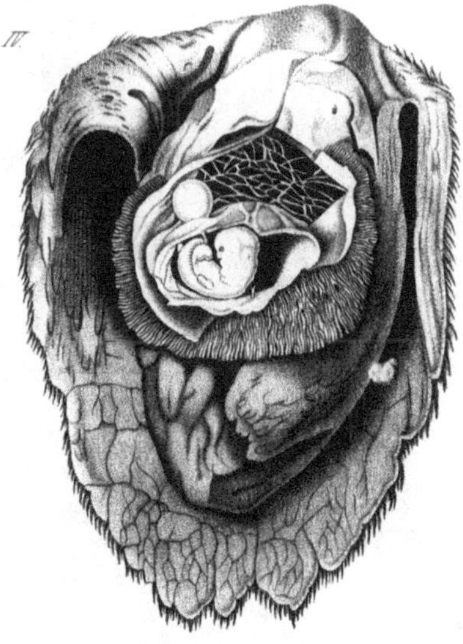

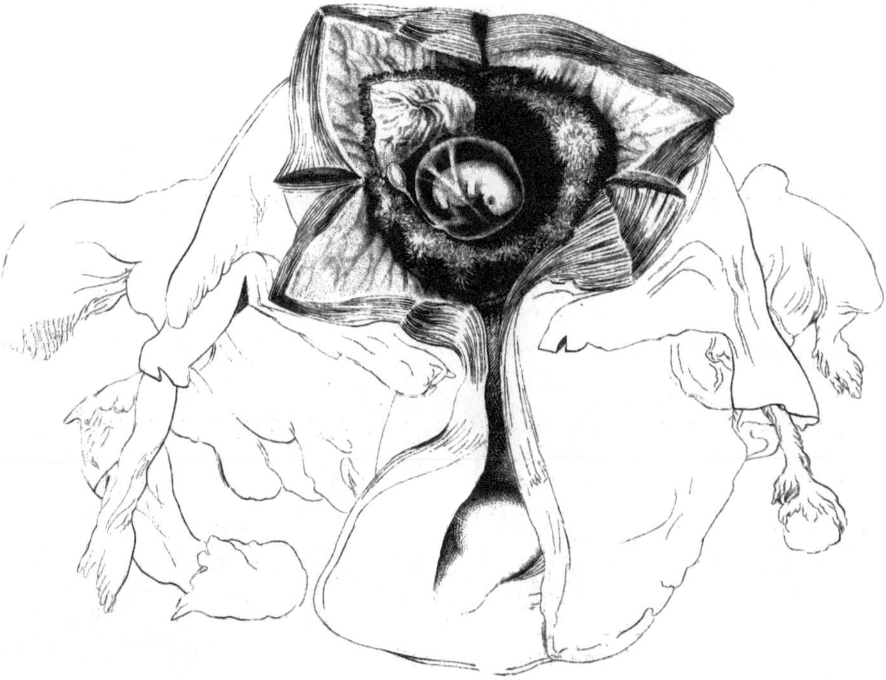

Gefässe bis zu der Stelle des Chorion, welche mit der Uteruswand verbunden ist, getragen, dann tritt ihre Rückbildung ein und sie wird zu einem soliden Strange. Die Gefässe verlängern sich in die aus den dem Chorion entspringenden Zotten, biegen sich hier schlingenförmig um und gehn dann in die Venen über. Gleichzeitig entwickeln sich die Capillaren des Uterus und legen sich so dicht an die der Chorionzotte, dass ein Austausch der Bestandtheile durch die Wandung der Zotten sowohl als der Gefässe möglich ist. Das Eichen ist dann drei Wochen alt und der Durchmesser beträgt 5 Linien.

Zweiter Monat. Im Anfange desselben ist das Ei gegen 1 Z., der Embryo 3 L. lang. Das Chorion ist an seiner ganzen Oberfläche mit Zotten besetzt und besonders reichlich an der der Uterinwand anlagernden Seite, wo sich später die Placenta entwikkelt, indem die Zotten seitliche Aeste hervortreiben und dadurch das Ansehn kleiner Bäumchen erhalten. Zwischen Chorion und Amnion befindet sich noch die eiweissartige Flüssigkeit, welche schon gallertartig und von feinen Fäden, wie die Hyaloidea, durchzogen ist. Später wird diese, nachdem sie ihren Zweck erfüllt, nämlich einerseits die Entwickelung der Amnion- und Allantoisblase aus dem Embryokörper in ihrer Flüssigkeit möglich gemacht, andrerseits das verbrauchte Material des Dotter so lange ergänzt hat, bis es durch die Bildung der Zotten unmittelbar beschaffen, durch das wachsende Amnionbläschen gegen das Chorion gedrängt zu einer dünnen Lamelle, *Membrana Hobkoni*, welche zuletzt verschwindet, so dass die seröse Haut des Amnion die Innenseite des Chorion unmittelbar überzieht. Bleibt dagegen ein Theil der Flüssigkeit unaufgesogen zurück, so bildet dies eine Art falschen Fruchtwassers, welches erst bei der Geburt abfliesst.

An dem Kopfe, der ein Drittel der ganzen Körperlänge ausmacht, scheidet sich Schädel und Gesicht, an diesem bemerkt man die Augen als schwarze Punkte, die Oeffnungen der Nase und Ohren, der weite Mund scheint das Gesicht zu halbiren. Später erst gegen das Ende des Monats erhebt sich die schützende Bedeckung für jene Oeffnungen, zunächst ein kleiner Kranz für die Ohrmuschel und Nasenknorpel, die Augenlider wachsen einander entgegen, ebenso die Lippen. Der Rückenkanal ist nach hinten offen und das Gehirn stellt eine Reihe von Bläschen vor, deren Entwickelung von unten nach oben, von innen nach aussen fortschreitet. Zur

Seite des Rumpfes sprossen oben und unten kleine Warzen, welche sich zu Armen und Beinen gestalten, aus denen zuletzt Finger und Zehen herauswachsen.

Der Unterleib ist bis auf die Nabelöffnung geschlossen, aus welchem sich noch eine Darmschlinge bis in den Nabelstrang hineinzieht. Das Nabelbläschen ist noch vorhanden, indem jedoch sein Stiel, der *Ductus omphalomesentericus*, sich mehr und mehr verlängert, obliterirt er zuletzt, und das Nabelbläschen geht zu Grunde.

Die Allantois verschwindet ebenfalls, und man findet an ihrer Stelle einen dicken kurzen Strang, der in der Gegend der Vorderfläche des Steissbeins entspringt, in der Richtung zum Chorion verläuft und aus den zwei *Arteriae umbilicales* und einer *Vena umbilicalis* besteht. Die Arterien gehn in die baumförmigen Zotten, biegen sich an den Enden derselben schlingenförmig in die Vene über.

Die halb durchsichtigen Wände des Rumpfs lassen das Herz, die Leber deutlich erkennen, ebenso wie die aus dem Rückenmark entspringenden Nerven und die danebenliegenden Wolfschen Körperchen oder Nebennieren. Man sieht den Kehlkopf und die Luftröhre entstehn, die Lunge in Form eines Bläschens, welches schon die *Arteria pulmonalis* erhält. Die Knorpel erscheinen überall als

Tafel 31. Der geöffnete Uterus zeigt den Mutterhalskanal durch einen Pfropf geschlossen. Die *Decidua vera* ist in grossen Lappen abgezogen, von denen zwei den innern Mund schliessen. Zur rechten biegt sie sich in die *reflexa* über, in welche sich die Chorionzotten einsenken. Zwischen Chorion und Amnion sieht man den mit Filamenten durchzogenen Eiweissraum, welcher auch das Nabelbläschen enthält. Ausserhalb nach oben zu befindet sich der Fötus mit der Nabelschnur.

Tafel 32. Das Eichen im Anfang des zweiten Monats.

Fig. I. In natürlicher Grösse vom Chorion rings umgeben.

Fig. II. Geöffnet erscheint. ***A*** Chorion, ***B*** das Amnion mit dem Embryo, ***D*** Nabelbläschen.

Fig. III. Dasselbe vergrössert. ***A*** Chorion, mit seinen Zotten. ***A'*** innere Seite des Chorions. ***B*** Amnion, welches sich längs dem Stiel des Nabelbläschens ***D*** herabzieht und zum Embryonalkörper hinübergeht. ***a*** Schwanzende, ***b*** obere, ***c*** untere Extremitäten, ***d*** Stiel des Nabelbläschens, ***e*** seine Verbindung mit der in die Nabelschnur austretenden Darmschlinge, ***f*** Herz, ***g*** Lunge, ***h*** Leber, ***i, k*** Wolfsche Körper, ***l*** ***Vena cava inferior***, ***m*** ***Aorta descendens***, ***n*** Nierenvene. ***o, p*** ***Vasa omphalomesenterica***, ***q*** Urachus, welcher sich oben mit dem Chorion, unten mit dem Rektum verbindet, ***u*** untere, ***v*** obere Kinnlade, ***w, x*** Nasenbeine.

TAF. XXXI.

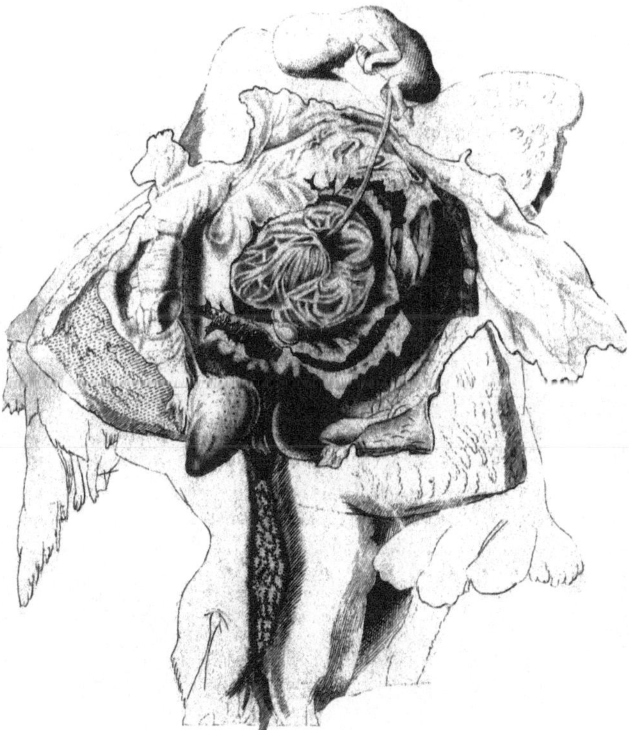

Fig. III

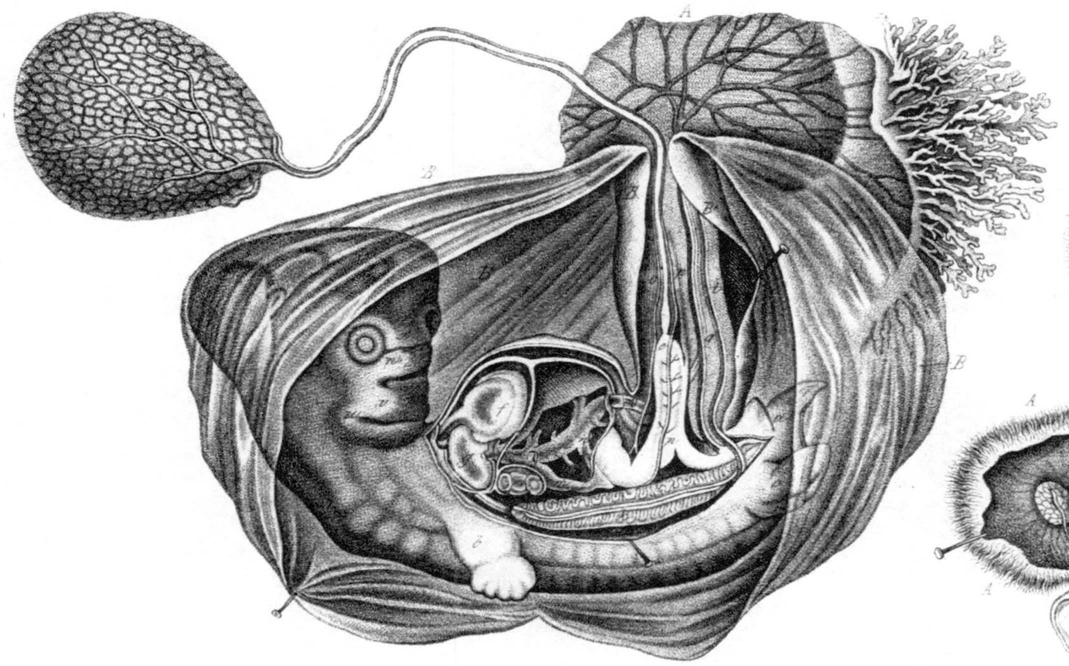

Fig. I

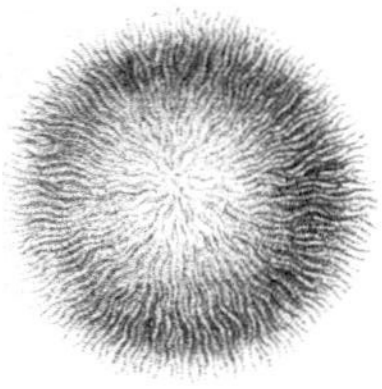

Fig. II

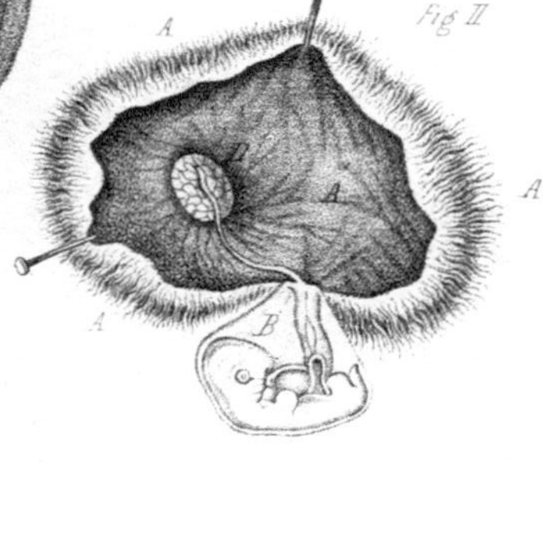

Grundlage der Knochen, und man bemerkt bei raschem Fortschritt alsbald das knorpeliche Skelett, in welchem sich die ersten Knochenkerne in dem Schlüsselbein und dem Unterkiefer zeigen, in der achten Woche im Oberkiefer, den Schläfen, dem Stirnbein, so wie im Oberschenkel. Nach Ablauf des zweiten Monats hat der Embryo die Länge von 12 L.

Dritter Monat. Das Ei wird 5 Z. gross, der Embyo 2 Z. Die Menge der Amnionalflüssigkeit übertrifft die Masse des Embryo. Der verlängerte Nabelstrang entspringt nicht mehr in der Nähe des Afters, sondern rückt am Unterleib hinauf und zeigt Windungen. Nachdem das Nabelbläschen geschwunden, bildet sich durch ein stärkeres Zusammentreten der Zotten der Mutterkuchen, so dass jetzt die Eihüllen diejenige Form erlangen, welche sie bis zum Ende der Schwangerschaft behalten. Die einzelnen Theile des Embryo sind ohne Schwierigkeiten zu erkennen. Der Kopf ist gross, die Nase stark, die Augenlider und Ohrmuscheln bilden sich aus, die Pupillenmembran ist fertig, die Lippen schliessen den Mund, der Hals ist in seinen einzelnen Theilen deutlich zu erkennen. Die meisten Knochen bekommen Kerne, die Haut ist dünn, durchsichtig. Die oberen Extremitäten sind etwas länger und mehr entwickelt als die unteren, die Finger und Zehen haben Andeutungen von Nägeln. Die Hauptorgane, welche schon vorhanden, bilden sich mehr aus, und Nebenorgane entstehen, namentlich die Speicheldrüsen, Milz, *Pancreas*, *Thymus*; es beginnt, nachdem die Bildung der festen Theile organisirt, eine reichliche Sekretion von Darmschleim, Galle und von flüssigem Fett. Das weiche Hirn wird fest und das Rückenmark füllt die Länge der Wirbelsäule aus. Die pulpöse Leber ist das grösste Organ des Unterleibes, die Gallenblase klein und weisslich. Durch Bildung des Dammes wird die früher gemeinsame Oeffnung der Harnblase und des Afters getrennt, die Geschlechtstheile sind noch nicht so weit entwickelt, dass sie den Knaben vom Mädchen unterscheiden lassen.

Vierter Monat. Am Ende dieses Monats ist die Frucht gegen 7 Z. lang, die Haut ist röthlich und halbdurchsichtig, die Muskeln erhalten Fasern und mit ihnen die Fähigkeit der Contraktion. Der grosse Kopf bedeckt sich mit einem dünnen Haar, die Fontanellen so wie die Näthe sind sehr gross, das Gesicht verlängert sich. Die Zunge wird sichtbar und der Dünndarm allein enthält etwas Mekonium, ein Produkt der Galle, welches sich mit dem Darmschleim gemischt hat. Der After öffnet sich. Je grösser die Thätigkeit zur Entwickelung der innern Eitheile, desto mehr tritt sie in den äussern zurück, je grösser das Ei wird, desto mehr verdünnt sich die Decidua, der Zwischenraum zwischen *vera* und *reflexa* verschwindet immer mehr, bis sie dicht aneinandergedrängt zunächst am Rande der Placenta später in ihrer ganzen Ausdehnung verwachsen. Die Zotten des Chorion wachsen an der Insertionstelle im Uterus, wogegen sie an den übrigen Stellen mehr auseinanderrücken und verkümmern. Die Placenta nimmt ungefähr ein Drittel der Oberfläche des Eies ein, und besitzt jene Eigenschaften, die sie bis zur Geburt behält. Die Nabelschnur ist doppelt oder dreifach so lang als die Frucht und vollständig ausgebildet.

Fünfter Monat. Der Foetus ist 9 Zoll lang und wiegt $^1/_2$ Pfund. Jetzt entwickelt sich besonders die Muskulatur, die Beine werden länger wie die Arme, daher die Bewegungen derselben lebhaft und, wenn sie durch die Eihäute die Gebärmutterwand erreichen, von der Mutter gespürt. Das Kopfhaar ist weiss und der ganze Körper wird mit Ausnahme der Hände und Füsse mit einem feinen Wollhaar, *lanugo*, überzogen. Die Nägel sind kenntlich. Die Herzohren, welche bis dahin grösser als die Herzkammern waren, erscheinen jetzt verhältnissmässig klein. Die Leber fängt an Galle abzusondern. Magen und Dickdarm sind voll röthlichen Schleims. Die Pupille ist noch nicht sichtbar. Die Geschlechtstheile sind ausgebildet und lassen den Knaben vom Mädchen unterscheiden.

Sechster Monat. Die Länge der Frucht beträgt 12 Zoll, das Gewicht 2 Pfund, der Kopf ist überwiegend gross und beträgt den vierten Theil des Körpers. Die Knochen des Gewölbes sind hergestellt, doch stehen ihre Ränder noch vorn von einander. Gesicht und Stirn sind voll Falten; die rothe Haut runzlich, denn das wenige Fett, welches unter ihr abgelagert, giebt den Gliedern noch keine Rundung, die Brustwarze nebst Hof ist sichtbar. In der Nähe der Achsel und des Afters erscheinen Hautdrüschen, deren Sekret jedoch noch sparsam und mehr schleimig als fettig erscheint. Herz, Lunge und die grossen Gefässe sind vollständig entwickelt.

Siebenter Monat. Die Frucht ist 14 Zoll lang und 4 Pfund schwer. Ausbildung und Wachsthum gehen von jetzt an ohne auffallende Veränderungen vor sich. Der Kopf ist noch sehr gross, seine Knochen noch weich, leicht verschiebbar, ihre Ränder berühren sich noch nicht. Die Glieder sind lang und welk. Die Haut ist derber und weniger roth, das wollige Haar mehr verbreitet, ebenso der Kindesschleim. Die Iris bildet sich, die Testikeln steigen von der Nierengegend in der Nähe der Weichen. Der grösste Theil des Dickdarms enthält Mekonium. Die Bewegung der Frucht in der Uterushöhle ist nicht mehr so frei, ihre Lage entspricht der Eiform, und daher der Rumpf von jetzt an etwas gebogen. In diesem Monat geboren ist sie zwar nicht immer dem Tode verfallen, doch stirbt der grösste Theil derselben bald nachdem sie das Licht erblickt.

Achter Monat. Die Frucht wird 16 Zoll lang und 5 Pfund schwer. Die Theile des Körpers werden proportionirt, und ihre Form rundet sich durch reichlicheres Fett und stärkere Entwickelung der Muskeln. Das Gesicht erscheint grösser und ohne Runzeln; das Kopfhaar stärker, die Wollhaare dagegen werden sparsamer, die Kopfknochen fester und die Näthe nebst Fontanellen kleiner. Die Augenlider sind aneinander gepresst, die Cornea ist klar, die Pupillen frei, nachdem ihre Membran zerrissen. Die Nägel sind zwar noch kurz, doch fest. Ein Testikel, in der Regel der linke, befindet sich im Scrotum, während der andre noch im Inguinalkanal weilt. Die Schamspalte klafft, und die Scheide ist mit Schleim gefüllt. Der Nabel nähert sich der Mitte; das geborne Kind setzt häufig sein Leben fort.

Neunter Monat. Die Frucht nähert sich im Verlauf dieses Monats jenem Zustand, in welchem ihre weitere Fortbildung im mütterlichen Körper nicht möglich und sie schon die Fähigkeit erhält, ausserhalb desselben das Leben ohne Schwierigkeit fortzusetzen. Diese Fähigkeit, welche wir mit dem Ausdruck der Reife bezeichnen, wird hauptsächlich von der Entwickelung jener Organe bedingt, welche jetzt die lebenbedingenden Functionen übernehmen, somit einerseits von den Organen des grossen und des kleinen Kreislaufs, anderseits von den Organen der Ernährung. Das Herz und die grossen Gefässe müssen vollständig hergestellt, die fötalen Eigenthümlichkeiten leicht ablegen können, also die beiden Blutkreise sich alsbald von einander scheiden. Die Lunge muss im Stande sein, sich bis in ihre feinsten Kanälchen auszudehnen, um die nöthige Luft aufzunehmen, und sie mit einer entsprechenden Menge Blut in Berührung zu bringen, damit Oxydation und Dekarbonisation in gehörigem ausreichendem Maasse ausgeführt werden können. Der Magen, der Darm muss die neuen Nahrungsmittel zu verdauen und resorbiren, die Leber und übrigen Drüsen die zur Digestion nöthigen Secrete in gehöriger Menge und Beschaffenheit zu liefern, dagegen Rektum und Blase die Excrete alsbald zu entfernen vermögen. Die Bedingungen zum weitern Fortleben ausserhalb der Gebärmutter hängen also hauptsächlich von der Ausbildung der innern Organe ab. Diese Ausbildung, obwohl dem Auge unzugänglich, giebt sich durch äussere Erscheinungen kund. Die Zeichen der reifen Frucht sind, wie sie Ende des neunten Monats erscheinen, folgende.

Das Kind hat ungefähr eine Länge von 18 Zoll, ein Gewicht von 7 Civilpfunden und zeigt in seinen Formen das Bild einer gewissen Vollendung. Kopf und Glieder sind proportionirt, das Kopfhaar dunkel, anliegend, 1 Zoll lang; die Schädelknochen fest, die Näthe eng, die kleine Fontanelle als ein Winkel 3 Näthe fühlbar, die grössere mit der Fingerspitze zu bedecken. Nase und Ohren besitzen Knorpel. Das Auge mit seinen Umgebungen ist vollständig in seinen einzelnen Theilen zu erkennen, Lippen und Backen sind kräftig genug um gut zu saugen, der Brustkasten ist gewölbt. Tiefes Athmen, kräftiges Schreien legt Zeugniss ab für ausreichende Entfaltung der Lunge, die baldige Entleerung von Harn und Mekonium für die Kraft der Harnblase und des Mastdarms. Der Nabel befindet sich in der Mitte des Unterleibes, ein wenig tiefer als die Mitte der Körperlänge. Das Scrotum zeigt Runzeln und enthält die beiden Testikeln, doch steht ihre *Tunica vaginalis* noch mit der Peritonäalhöhle durch einen weiten Kanal in Verbindung, gestattet somit ohne Schwierigkeit das Herabtreten des Darms und giebt den bei Neugebornen so leichten Anlass zum Scrotalbruch. Die Geschlechtstheile des Mädchens sind gehörig entwickelt, obwohl die grossen Schamlippen nicht die kleinen vollständig bedecken. Gehirn und Rückenmark zeigen sich thätig, denn Schlaf und Wachen wechseln in gehörigen Zwischenräumen, ebenso stellt sich der Hunger ein, das reife Kind greift rasch nach der Mutterbrust, während die unreife Frucht soporös daliegt, den gewissermassen unterbrochenen Uterinschlaf fortsetzend, seltener Nahrung verlangt und nur wenig geniesst. Das Auge des reifen Kindes zeigt eine gewisse Munterkeit, die Bewegungen der runden Arme und Beine zeigen Kraft und Schnelligkeit, die harten wohlgeformten Nägel überragen die Spitzen der Finger. Die Haut entwickelt die nöthige Wärme, sieht röhtlich aus, ist derb, ohne Lanugo, mit Kindesschleim bedeckt, zumal am Rücken, in den Falten des Halses und den Gelenken.

Die Länge vom Scheitel bis Steissbein beträgt 12 Zoll, die Breite der Schulter 4 Z., des Beckens $3\frac{1}{2}$ Z., die Dicke des Thorax von vorn nach hinten $3\frac{1}{2}$ Z., der grade Durchmesser des Kopfes 4 Z., der quere $3\frac{1}{2}$ Z. Knaben sind in der Regel grösser und schwerer als Mädchen, so dass 12 Knaben fast eben so viel wiegen als 13 Mädchen. Zwillingskinder sind meist kleiner, leichter und selten unter sich gleich. Ihr Gesammtgewicht ist gegen 12 Pfund. Die Reife des Kindes ergiebt nur die Masse der Erscheinungen, kein einziges Zeichen für sich allein, am allerwenigsten Grösse und Gewicht. Diese hängen mehr als alle übrigen von der Individualität der Eltern und des Foetus ab, daher Abweichungen von dem angeführten Maasse in beiden Richtungen häufig. Man findet reife Kinder von 16 Z. Länge und von 24 Z., ebenso von 3 Pfund Schwere und von 14 Pfund. Diese Verschiedenheit des Wachsthums hat vorzugsweise während des ersten Drittels der Schwangerschaft statt, während die Frucht in den letzten zwei bis drei Monaten eine gewisse Stätigkeit in ihrer Zunahme zeigt. Man nimmt gewöhnlich an, dass in einem jeden der drei letzten Monate die Länge vom Scheitel bis zum Steissbein um 1 Z., der Durchmesser des Kopfes um $\frac{1}{2}$ Z., das Gewicht um 1 Pfund zunimmt. Diese Beobachtung ist für die Praxis höchst wichtig, da hierauf die Idee beruht, das Kind, sobald es eine gewisse Grösse erlangte, ohne Schwierigkeit durch ein Becken von bekannter Enge hindurchzuführen, also die Indikation zur künstlichen Frühgeburt.

Eigenthümlichkeiten der Frucht.

Die Frucht im mütterlichen Leibe stellt einen Organismus im Organismus dar und hat somit eine zweifache Beziehung nach innen und nach aussen. Die nach innen oder die Organisation der Frucht ist eine von dem Erwachsenen wesentlich verschiedene, und wir wollen diese Eigenthümlichkeiten, nachdem wir die chronologische Ordnung in der Ausbildung seiner einzelnen Theile angegeben, in ihren vorzüglichsten Aeusserungen, der Ernährung, Bewegung und Empfindung näher ins Auge fassen. Hierbei ergiebt es sich von selbst, dass die Ernährung, in so fern als sie aus dem mütterlichen Boden geschöpft wird, zugleich das Verhältniss der Frucht nach aussen, seine Abhängigkeit von dem grössern Organismus erklärlich macht.

Die Ernährung des Eies, so wie der Frucht wird nicht immer in derselben Art ausgeführt, sondern verschieden nach dem Bedürfniss der Entwickelung. Im Anfang wird sie durch einfache Mittel, später bei Erforderniss eines reichlichen Materials durch einen zusammengesetzten Apparat bewerkstelligt. Wir unterscheiden demnach hauptsächlich zwei Abschnitte, der eine umfasst die Bildung des Foetus, der andre die Ernährung des gebildeten, und bestimmen die Gränze, wenn auch nicht scharf, doch ungefähr durch die Entstehung des Mutterkuchens. Vor derselben geht nämlich die Bildung in der Art vor sich, dass Kügelchen in Körner zerfallen, diese zum Centrum neuer Zellen werden, und indem das Material durch einfache Endosmose beschafft wird, durch Gruppirung neue Gebilde erzeugen. In späterer Zeit findet dagegen die Vollendung der hergestellten Organe, so wie die Massenzunahme des Ganzen durch das ausströmende Blut in gleicher Weise wie bei Erwachsenen Statt.

Die Ernährung des Eies bis zur deutlichen Gestaltung des Embryos und seiner Organe dürfte vielleicht folgende sein.

Der Dotter, welchen das Eichen bei seinem Austritt aus dem Eierstock als Mitgift erhielt, ist ausserordentlich gering, und wird bald verbraucht. Das enthaltene Keimbläschen hatte sich schon früher in ihm aufgelöst, nicht etwa zur Consumtion, sondern nur um hierdurch eine organische Thätigkeit zu erwecken und bis zur Befruchtung zu erhalten. Als Ergänzung des Verbrauchten dringt eine eiweisshaltige Flüssigkeit von aussen durch das Chorion in das Innere des Eies, wo sich der Dotter schon in Embryo und Nabelbläschen getrennt. Beide bleiben jedoch im innersten Zusammenhange nicht blos durch den sie verbindenden Strang, sondern mehr noch durch die *Art.* und *Vena omphalomeseraica*, welche das Nabelbläschen umkreisen und zum Embryo übergehen, nachdem sie den Nährstoff sowohl aus dem Innern dieses Bläschens, welches den Rest des Dotters enthält, als aus dem von aussen eingedrungenen Fluidum aufgenommen. Dieser Eiweissstoff wird dem Eichen schon von den Eierröhren geliefert, in noch grösserer Masse aber vom Uterus, wenn es sich in die Decidua einbettet. Anfangs dringt er ganz einfach durch das Chorion hindurch, später wird er durch die Zotten dieser Membran beschafft. Diese Zotten, welche die aufsaugende Oberfläche zu vergrössern bestimmt sind, erscheinen um so zahlreicher und wachsen durch Verästelung in demselben Maasse, als sich das Eichen vergrössert und einen reichlichen Bildungsstoff beansprucht. Sie drängen sich in die Maschen des Capillarnetzes der Decidua und schöpfen gleich den Wurzeln einer Pflanze das Material aus der halbflüssigen Masse dieser Membran, deren Thätigkeit und Stärke nur in den ersten Monaten fortwährend zunimmt. Hierdurch erklärt es sich, woher der Zusammenhang zwischen Ei und Uterus so leicht sich trennen lässt und ein Abort der frühesten Periode ohne grossen Schmerz oder starken Blutverlust verläuft.

Der Akt der Aufsaugung ist anfangs ein sehr einfacher, wird jedoch zusammengesetzter, sobald den Chorionzotten durch die Allantois die Gefässe des Kindes übertragen werden und sich in diese hineindrängen. Gleichzeitig wird der Zusammenhang der Decidua und des Eies weit fester. Indem jene an Consistenz zunimmt, letzteres dagegen seine immer zahlreicheren und grösseren Zotten in dieselbe einsenkt, verschmelzen beide zu einem Ganzen, so dass bei dem Versuche einer gewaltsamen Trennung, wie dies beim Abort des dritten und vierten Monats vorkömmt, die Decidua von ihrem Boden, dem Parenchym des Uterus, losgerissen wird, was ebenso viel Schmerz verursacht, als es eine gefährliche Blutung veranlasst.

Werden durch diese Verschmelzung der Chorionzotten und der Decidua die Blutkreise des Embryo und der Mutter dicht an einander gelagert, so wird durch die Wechselwirkung der Blutzellen, welche nicht durch die dazwischen liegende dünne Hülle gehindert ist, ein Austausch eingeleitet, der nicht nur bei den ungewöhnlich grossen Capillaren der Decidua und dem ungemein raschen Pulsiren der kindlichen Gefässe ein reichlicheres Material liefert, sondern auch ein in seiner chemischen Zusammensetzung weit mannigfacheres. So lange der Embryo selbst eine fast homogene, dem coagulirten Eiweiss und Faserstoff ähnliche Masse bildet, genügte ein ähnlicher Stoff, welcher in der Art verwendet wurde, dass der festere Theil sich in Zellen umbildete und das übrig gebliebene unfruchtbare Flüssige aus dem Inneren des Embryo durch die Wolffschen Körperchen entfernt, oder durch die Haut in das Amnion abgesetzt wurde. Dieser Stoff wurde durch einfache Aufsaugung beschaffen und zwar mittelst Zotten, die keiner Blutgefässe bedurften. Ihre Nothwendigkeit tritt jedoch ein, jemehr sich die Eigenthümlichkeiten der einzelnen Organe entwickeln sollen, was ohne Zufuhr eines Materials von so zusammengesetztem Chemismus wie das Blut undenkbar ist. Als bestimmtes Organ für diese Zufuhr entsteht die Placenta, indem die Zotten, welche anfangs das ganze Chorion umgeben, nur an einer Stelle kräftiger sich entwickeln, dagegen ausserhalb dieser weit auseinandertreten und verkümmern. Proportional der Frucht wächst auch die Placenta nebst der von ihr entspringenden Nabelschnur und die Funktion beider bleibt unverändert bis zum Austritt der Frucht aus dem mütterlichen Körper.

Nach Herstellung der Placenta und Nabelschnur besitzt die Frucht einen doppelten Kreislauf, den einen ausserhalb des Körpers, vom Nabel durch die Nabelschnur zum Mutterkuchen, und von diesem zum Nabel zurück, den andern vom Nabel durch den kindlichen Körper zum Nabel. Der erste beschafft das Material zur Ernährung, der zweite verwendet es. Indem der Bildungsstoff vom mütterlichen Blut in der Decidua geboten und von der Placenta aufgenommen wird, so ist die Abhängigkeit des Kindes von dem Blute der Mutter, so wie von der die Aufnahme vermittelnden Placenta erklärlich. Fliesst die Quelle des mütterlichen Bluts ergiebig und rein, so wird auch das gesunde Ei gedeihn, im entgegengesetzten Falle verkümmern, erkranken oder absterben, ebenso wenn die Placenta ihre Bestimmung nicht gebührend erfüllt. Ist das mütterliche Blut zugleich Träger fremder Stoffe, so werden auch diese dem Foetus mitgetheilt. Wie bei Hunden, der in die Venen der Mutter injicirte Campher, Chloroform, Indigo oder blausaures

Tafel 33. Die Sektion des ausgetragenen Kindes.

Fig. I. ***A*** Herz, ***B*** Lunge, ***C*** Nebenniere, ***D*** Leber, ***E*** Niere, ***F*** ***Glandula thyreoidea,*** ***G*** Rectum, ***H*** Uterus nebst Eierröhren und runden Mutterbändern, ***I*** Harnblase. 1 ***Aorta,*** 2, 3, 4, 5 ***A. carotis, subclavia*** und ***pulmonalis,*** 6 ***Ductus arteriosus Botalli,*** 7 ***Vena cava superior,*** 8 ***V. subclavia,*** 9 ***V. jugularis int.*** 10 ***Aorta descendens,*** 11 ***A. iliaca communis,*** 12 ***A. umbilicalis,*** 13 ***A. iliaca externa s. cruralis,*** 14 ***Vena umbilicalis,*** 15 ***Ductus venosus Arantii,*** 16 ***Vena cava inferior,*** 17 ***V. portarum,*** 18 ***A.*** u. ***Ven. renales,*** 19 ***A. supraren.,*** 20 ***A.*** u. ***Ven. seminales.***

Fig. II. Das ***foramen ovale*** empfängt das Blut durch seine Stellung vorzugsweise von der ***Vena cava infer.***, der rechte Ventrikel von der ***Vena cava superior.***

Fig. I.

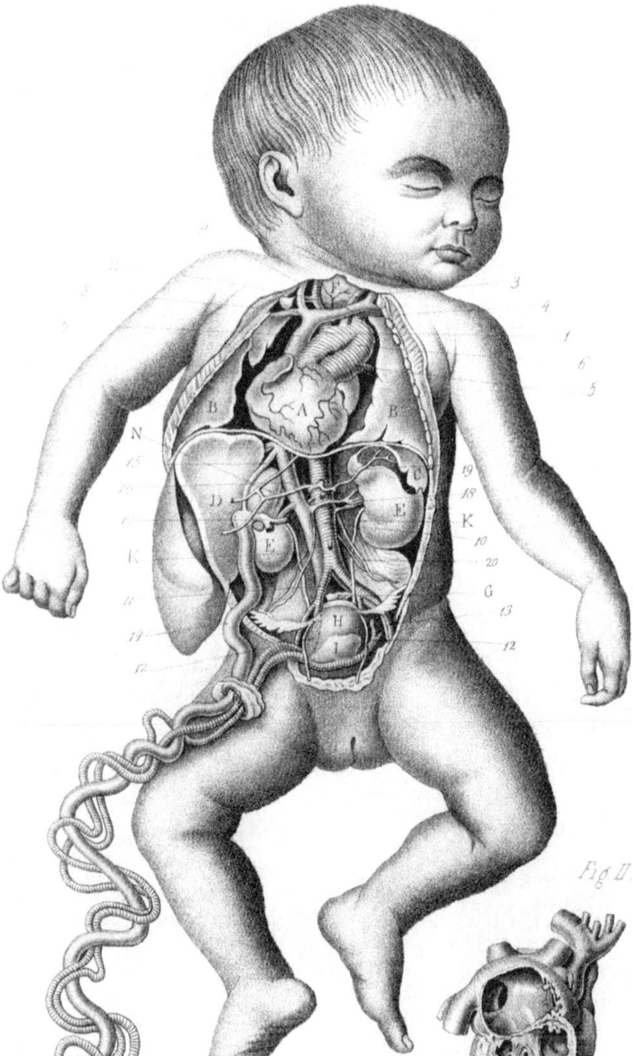

Fig. II.

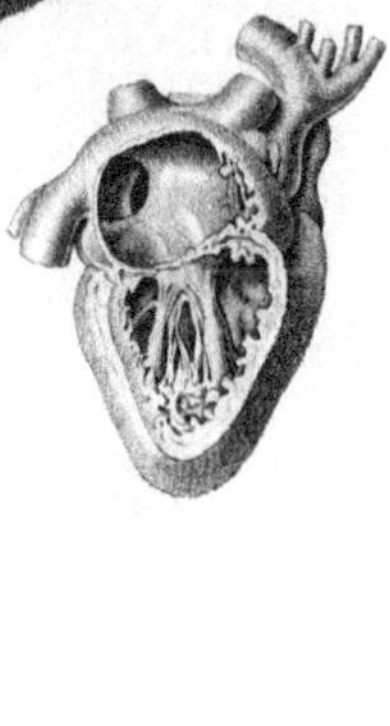

Kali durch Geruch oder Farbe sich im Blute der Frucht nachweisen lässt, in gleicher Weise können dyskrasische Krankheiten, wie constitutionelle Syphilis aufs Kind vererbt werden. Dem entsprechend bemerkt man zur Zeit einer Epidemie am Neugebornen Menschenblattern, während die geimpfte Mutter frei davon blieb. Bietet die Placenta nicht eine genügende Fläche zur Aufnahme des Nahrstoffs, sei es dass sie theilweise mangelhaft entwickelt oder erkrankt ist, so äussert dies seine Rückwirkung auf die Ernährung der Frucht, die selbst vollkommen aufhören kann.

Hat die Placenta das nöthige Material aufgenommen und die Nabelschnur es dem Kinde übergeben, so wird es zu dessen Ernährung und Wachsthum durch den innern Kreislauf verwendet. Will man jedoch die Einsicht gewinnen, in welcher Weise dies geschieht, so muss man dem Blut in seinem Laufe folgen, und zunächst das Anatomische der Gefässvertheilung kennen lernen und die Veränderungen, welche das Blut auf diesem Wege in gewissen Organen erleidet.

Als die hervorstechendsten Eigenthümlichkeiten des foetalen Gefäss-Systems sind hervorzuheben, die Verbindung der Nabelvene mit der *Vena cava inf.*, der Nabelarterien mit der *Art. iliaca interna*, ferner die grosse Oeffnung in der Scheidewand beider Atrien, das *foramen ovale*, welche den Uebertritt des Bluts aus dem rechten in das linke gestattet, im rechten Atrium die Stellung der Eustachischen Falte, welche den Blutstrom der untern Hohlvene in das *foramen ovale*, den der obern Hohlvene in den rechten Ventrikel hinüberleitet, endlich der *Ductus arteriosus Botalli*, welcher den grössten Theil des Bluts aus der *Art. pulmonalis* in den Bogen der Aorta hinüberführt. Die Einzelheiten dieser anatomischen Eigenthümlichkeiten sind folgende.

Die *Vena umbilicalis* läuft durch den Nabel längs dem innern Rande des *lig. suspensorium* zur Leber, giebt an dessen rechten und linken Lappen einige Zweige ab, und theilt sich dann in zwei grosse Stämme. Der grössere verbindet sich in der Querfurche der *H*förmigen Lebertheilung mit der Pfortader; der kleinere geht in der linken Längenfurche unter dem Namen des *Ductus venosus Arantii* zur *Vena cava inferior*, in welcher er unterhalb der Lebervenen mündet. Das frische Blut der Placenta wird also dem kindlichen Herzen weder unmittelbar noch unvermischt übergeben. Die untere Hohlvene mischt es zuvor mit dem aus den unteren

Extremitäten zurückkehrenden Blute und dann mit dem Inhalt der Lebervenen, so dass es auch nur einen geringen Theil der grossen Masse bildet, welche dem Herzen übergeben wird.

Der Inhalt der *Vena cava inferior* strömt in das rechte Atrium, wird mittelst der eigenthümlichen Stellung der Eustachischen Falte sogleich durch das *foramen ovale* in das linke Atrium hinüber geführt und nimmt von hier seinen Weg in bekannter Weise zum linken Ventrikel und zur Aorta. Letztere leitet es zum kleinern Theil nach dem Unterleibe durch die *Aorta abdominalis*, zum grösseren nach dem Kopf und den oberen Extremitäten, eine Richtung, die es vorzüglich durch das Drängen des aus dem *Ductus arteriosus Botalli* kommenden Blutstroms erhält. Dieser stammt eigentlich aus der *Vena cava superior*, tritt durch das rechte Atrium, ohne sich in ihm mit dem Blute der *Vena cava inferior* zu mischen, in den rechten Ventrikel hinab, und wird von diesem in die Lungenarterien getrieben. Da deren Lumen jedoch nur bis zum Eintritt in die Lungensubstanz die gehörige Weite besitzt, so strömt es durch den geräumigen Zwischenkanal, den *Ductus arteriosus Botalli*, in den Aortenbogen, drängt dabei das aus dem linken Ventrikel kommende Blut zum grossen Theil nach oben, und geht selbst mit nur wenigem aus demselben stammenden Blute gemischt hinab in die *Aorta thoracica* und *abdominalis*. Letztere giebt nur den kleineren Theil des Blutstroms an die Unterleibsorgane und unteren Extremitäten, der grössere fliesst durch die beiden aus der *Art. iliaca interna* entspringenden *Art. umbilicales* in die Nabelschnur zum Mutterkuchen, um von hier mit neuem Nährstoff zum Kinde zurückzukehren. Der Kopf nebst den obern Extremitäten empfängt somit nicht blos mehr, sondern auch in seiner Mischung bevorzugtes Blut, was zum grössten Theil aus dem Mutterkuchen kommt und eine raschere Entwickelung besonders in der ersten Zeit zur Folge hat. Hierbei haben übrigens die Grössenverhältnisse der Gefässe einen besondern Antheil. Die Abdominalaorta spaltet sich in die *Art. iliaca communis* und diese wiederum in die *Art. iliaca externa* und *interna*. Von den letztern beiden ist die äussere bei weitem kleiner, und auch die innere, welche sich in den Beckenorganen ausbreitet, weit weniger entwickelt, als die aus ihr entspringende Nabelarterie. Diese ist nämlich so geräumig, dass $^2/_3$ der ganzen Blutmasse, welche die Aorta oder *Art. iliaca communis* empfängt, an die Nabelarterien oder den

Mutterkuchen abgegeben wird, also nur $^1/_3$ für das Becken und die untern Extremitäten übrig bleibt. Je mehr sich die Frucht jedoch ihrer Vollendung nähert, je weniger der Kopf das Uebergewicht behauptet, um so mehr tritt auch das Vorwiegen des Lumens in jenen Gefässen zurück.[1]

Der grössere Ast der Nabelvene übergiebt sein Blut der Leber, um gemischt mit dem der Pfortader bestimmten Veränderungen unterworfen zu werden. Der Umfang dieses Organs, welches schon früher als die übrigen ausgebildet die Unterleibshöhle zum grössten Theil ausfüllt, so wie seine bekannte Einwirkung auf den Chemismus des Blutes im Erwachsenen lassen keinen Zweifel, dass seine Aufgabe auch im Foetus eine ungewöhnlich wichtige ist. Erinnert man sich, dass die Galle des Foetus während des grössten Theils

[1] Eine anschauliche Uebersicht mag folgende lineare Darstellung der Cirkulation des Fötus geben:

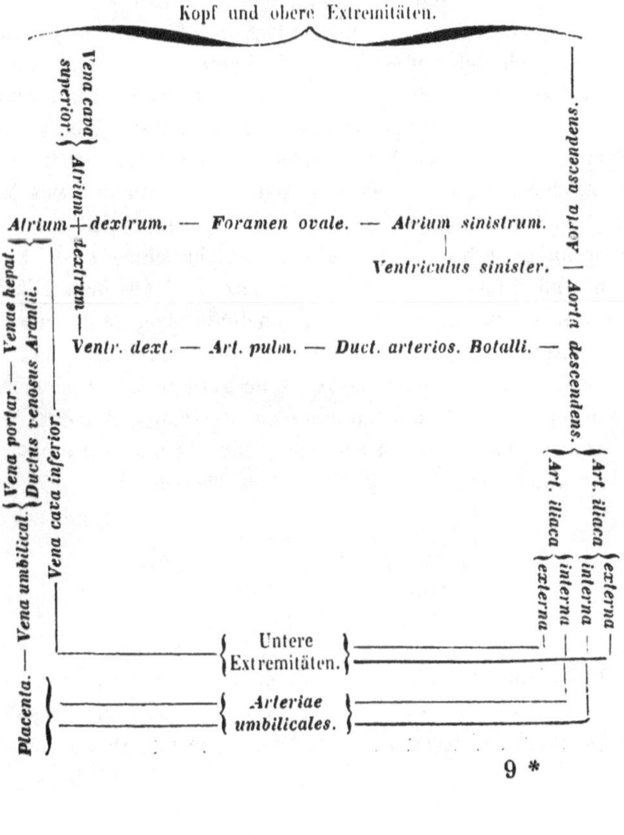

seines Intrauterinlebens schleimähnlich ist, dass man im Dünndarm einen dicken Schleim findet, der in überreicher Menge das Lumen ausfüllt, und, wie die chemische Untersuchung lehrt, viel Eiweiss enthält, so muss man die Idee aufgeben, als sei diese Substanz nur ein Produkt der Darmmucosa, und zu keinem andern Zweck, als sie schlüpfrig zu erhalten. Im Gegentheil wird es mehr als wahrscheinlich, dass sie nur das von der Leber zum grossen Theil umgewandelte Placentarblut darstellt, welches sowohl unmittelbar als mittelbar durch die Gallenblase in den Darm ergossen wegen seines Reichthums an Eiweiss hier einem Digestionsprozess unterworfen, eine Art Chymus bildet, aus welchem das brauchbare Material geschöpft und durch die Lympfgefässe dem Blute zugeführt wird. Diese Annahme gewinnt um so mehr Halt, wenn man sieht, wie die Färbung und chemische Mischung des Darminhalts sich ebenso wie beim Erwachsenen verhält. Je tiefer nämlich im Darm herab, desto dunkler wird seine Färbung, desto geringer wird sein Gehalt an Eiweiss, und desto deutlicher tritt das Excrementielle hervor. Erst wenn sich der Foetus seiner Vollendung naht, wird die Galle etwas bitter und gefärbt, und die dunkle Färbung des Darminhaltes, welche früher nur am Dickdarm zu finden, steigt höher in den Dünndarm hinauf. Im Magen finden wir einen ähnlichen weissen Schleim, der gewiss ebenfalls aus der Leber stammt. Das Mekonium, wie die Fäkalmasse des Foetus heisst, stellt eine dicke, zähe, grünlich schwarze Masse dar, welche einen süsslich faden Geruch und ähnlichen Geschmack besitzt. Unter dem Mikroskop bemerkt man eine grosse Menge Epitheliumzellen, zahlreiche rhombische Blättchen, die dem krystallisirten Cholestearin gleichen, neben einer grünlichen amorphen Masse. Eine geringe Menge kleiner runder Körperchen, welche beim Fliessen als Platten erkannt werden, sind wohl entfärbte Blutkörperchen. Die chemische Untersuchung des trockenen Mekoniums giebt in 100 Theilen:

Kasein	34
Albumin, Schleim und Zellen . .	26
Cholestearin	16
Extractivstoff	10
Bilifellinsäure	6
Biliverdin	4

Dieser ungewöhnliche Reichthum an bildungsfähigen Stoffen wie Eiweiss, Kasein und Fett weisen ebenso wie die ungefärbten Blutkügelchen auf ihren Ursprung aus dem Leberblute hin. Wir sehen somit den Darmkanal schon im Foetus dieselbe Funktion ausüben, die ihm nach der Geburt zufällt, wodurch nur der Stoff gewechselt wird. So lange das Kind in den unversehrten Eihäuten bleibt, wird das Mekonium nicht ausgeschieden und den Fruchtmassen beigemengt. Auch hier hat jedoch die Natur allmälige Uebergänge. Analog dem Darmschleim besitzt nämlich die Muttermilch der ersten Tage nach der Geburt viel Eiweiss, welches verschwindet, worauf dann die Zuckerbildung beginnt.

Das Blut, wie es von der Placenta geliefert wird, scheint demnach nicht zum unmittelbaren Uebergang in die Substanz der Frucht geeignet, sondern muss vorher mannigfach verändert werden, wie es sich auch in der Einrichtung ausspricht, dass der kleinere Ast der Nabelvene seinen Inhalt mit der weit grösseren Masse der untern Hohlvene vermischt, ehe das Herz es zur Vertheilung den einzelnen Organen übergiebt.

Beim Vergleich zwischen dem arteriellen und venösen Blute des Foetus ist kaum ein Unterschied wahrzunehmen, da an vielen Stellen des Kreislaufs das eine in das andere übergeht und gemischt wird, wie das Placentarblut mit dem aus den untern Extremitäten zurückkehrenden in der unteren Hohlvene, so geht das Blut der oberen Hohlvene durch den *Ductus arteriosus* mit dem der Aorta. Nur in dem Ausgangspunkte des Blutkreises, in der *Vena* und *Art. umbilicalis* findet man einen geringen Unterschied. Das Blut der Vene ist etwas heller gefärbt, ihr Blutkuchen bedeckt sich mit einer dichten, der der Arterie mit einer gallertartigen Haut. Ersteres strömt Sauerstoff aus und wird durch den Zutritt der Kohlensäure dunkler. Somit zeigt das Blut der Nabelvene ähnliche Erscheinungen wie das oxygenirte Blut der Lungenvene beim Erwachsenen, und die Decidua übt auf die Placenta einen ähnlichen Einfluss wie die Luft auf die Lungen, Placenta und Lunge besitzen also etwas Analoges.

Vom mütterlichen Blut unterscheidet sich das foetale chemisch und physikalisch nur wenig, nähert sich aber mehr dem der Vene als der Arterie. Es ist reicher an festen Bestandtheilen, Blutkörperchen und Eisengehalt. Letzterer verhält sich im Mutterblut zu dem der Nabelarterie wie 1 : 1,5. Der Blutkuchen des Foetus ist grösser, röthet sich weniger an der Luft und enthält ein weit geringeres Quantum Fibrins. Die Masse des Bluts im Foetus nimmt mit seiner Entwickelung ausserordentlich zu, die Blutkörperchen vermehren sich, die Menge des Wassers ist geringer als zu irgend einer andern Zeit im Blut desselben Individuums. Nach der Geburt wird, wenn die Haut ihre rothe Farbe verloren, das Blut wässriger, die Blutkörperchen und der Eisengehalt mindern sich. Die Grösse und Form der Blutkügelchen ist bei beiden ganz gleich.

Die Bewegung des Bluts ist eine sehr rasche, denn man zählt 140—160 Herzschläge in der Minute ungefähr. Das Wachsen des Foetus, welcher in neun Monaten seine vollständige Reife erlangt, geht schneller vor sich als zu irgend einer Periode ausser dem mütterlichen Schoosse, erheischt daher bei schnellem Verbrauch auch eine schleunige Zufuhr von Bildungsmaterial.

Die Temperatur der Frucht ist 1—2° R. geringer als die der Mutter, und dies Verhältniss bleibt selbst nach der Geburt. Stirbt sie im Uterus ab, so erhält sie nicht nur ihre frühere Wärme, sondern diese wird selbst durch die Uebertragung der mütterlichen Wärme erhöht. Da der Chemismus des mütterlichen Blutes hauptsächlich maassgebend für die Temperatur ist, so haben wir den Grund dieser Differenz in der Annäherung der kindlichen Blutmasse zum venösen der Mutter zu suchen.

Von den Organen, welche im Foetusleben eine augenfällige Thätigkeit zeigen, nennen wir noch die Haut und die Nieren. Die Transpiration der Haut schlägt sich in der Amnionflüssigkeit nieder, während sich das Produkt ihrer Talgdrüsen als eine dicke weisse Lage, Hautschmiere oder Kindesschleim, *Vernix caseosa*, besonders dort lagert, wo die Drüsen zahlreicher sind, also auf dem Rücken, in der Achseln- und Schenkelbiegung. Sie fehlt in der Hand und Fussfläche. Die Bestimmung dieses Produkts ist wohl die Haut vor der beständigen Einwirkung der warmen Amnionflüssigkeit zu schützen, so wie das Verwachsen der Theile zu verhüten. Bei der Geburt bietet sie den Vortheil einer raschern Ausscheidung des schlüpfrigen Körpers. Unter dem Mikroskop erkennt man deutlich eine Menge Pflasterepithelium, viel Fettkügelchen und einige jedoch nicht zahlreiche Krystalle, die theils die Form des Cholestearin, theils die der phosphorsauren Ammoniakmagnesia besitzen. Die chemische Untersuchung weisst nur Fett und Natrumalbuminat, so wie die Substanz des Epitheliums nach.

Die Nieren sind nur im geringen Grade thätig. Ihr Produkt sammelt sich in der Harnblase an und wird nur selten, wie die chemische Analyse ergiebt, während des Intrauterinlebens in das Amnion ergossen.

Bewegung tritt unmittelbar nach der Befruchtung ein, doch ist diese Bewegung anfangs nur ein organisches Krystallisiren, und wird erst selbstständig, wenn die Träger derselben hinreichend ausgebildet sind. Zuerst zeigt sie sich in den vegetativen Muskeln, in dem sich kontrahirenden Herzen, später in den animalischen Muskeln der Extremitäten und des Rumpfes, die zu ihrem Halt der Knochen oder wenigstens der Knorpel bedürfen. Wir unterscheiden demnach die unwillkürliche Bewegung von der willkürlichen, die letztere wird ungehindert im Fruchtwasser ausgeführt, von der Mutter und der untersuchenden Hand aber erst gefühlt, wenn der Stoss nicht bloss die Wand des Uterus erreicht, sondern auch erschüttert.

Das Gefühl ist von der Thätigkeit des Nervencentrums, also des Hirns, abhängig und diese ist während des Intrauterinlebens nur eine sehr geringe. Das grosse Vorwiegen des Kopfes, so wie die lange Dauer seiner Entwickelung mag seinen Grund mehr in der vielfachen Gliederung, und in dem subtilen Bau der einzelnen Theile haben, wir wollen nur an die Augen und Ohren erinnern, als in der Ausbildung des Hirns und des daran geknüpften höchsten Princips des Geistigen, dessen Erscheinen erst später zur Nothwendigkeit wird. Uebrigens muss man sich hüten, die Empfindungen und Bewegungen des Uterus mit denen des Kindes zu verwechseln, da eine gegenseitige Beziehung zwischen beiden in der Art statt findet, dass die Bewegung des Uterus auch die der Frucht zur Folge haben kann. Ein kalter Trunk, das plötzliche Auflegen der kalten Hand auf den Uterus vermag nämlich die Frucht zu lebhafter Bewegung zu reizen, nicht weil sie von jenem Agens durch das warme Fruchtwasser erreicht, und durch den Temperaturunterschied unangenehm berührt wird, sondern lediglich, weil der erschreckte Uterus sich rasch zusammenzieht, und durch den plötzlichen *choc* die Frucht sowohl zur plötzlichen passiven vielleicht auch aktiven Bewegung veranlasst. Dieselbe Erscheinung einer verstärkten Bewegung tritt nämlich auch ein, wenn man die Kindestheile durch einen äussern Druck aus ihrer Lage drängt, so wie diese Bewegung sich bis zur Schmerzhaftigkeit steigern kann, wenn die Mutter eine gewisse dem Kinde unbehagliche Stellung annimmt. Denn dass die Frucht ein selbstständiges Gefühl hat, zeigt ein einfaches Experiment. Wird einer Hündin der Uterus geöffnet und durch die unverletzten Eihäute hindurch die Haut des Jungen mit einer Pincette gezwickt, so giebt sich sofort eine lebhafte Aeusserung des Schmerzes kund. Auch beim Menschen kommt ähnliches vor. Erfasst man bei der Wendung ein Glied der Frucht, so fühlt man oft, wie es bei der Berührung zuckt, ja die Bewegung erscheint sogar als Ausfluss des Instinktes, wenn das Kind mit vorliegendem Gesicht zu saugen beginnt, sobald der Geburtshelfer ihm den Finger in den Mund steckt. Die Bewegungen der Frucht können aber nicht blos willkürliche ohne bestimmten Zweck sein, sondern Reflex eines selbstständigen Empfindens oder der Ausdruck eines mit dem mütterlichen Blut auf das kindliche Nervencentrum übertragenen Gefühls. Als ersteres sehen wir die ungestümen Bewegungen der Frucht an, wenn die Mutter längere Zeit keine Nahrung zu sich genommen, oder wenn die Nabelschnur gedrückt ist, indem sie dann zum Kampf gegen Todesgefahr wird. Ein noch unerklärtes aber dahin zielendes Phänomen ist es, dass die Frucht Respirations-Bewegungen macht, wenn die Zusammenpressung der Nabelschnur mit Erstickung droht. Als Beweis dieses gegenseitigen Verhältnisses führen wir auch an, wie ein Kind, welches unter Konvulsionen der Mutter geboren wird, ebenfalls damit behaftet das Licht der Welt erblickt, ferner, wie Wechselfieber von der Mutter auf den Neugebornen übertragen wird. Ebenso giebt eine plötzliche Gemüthserschütterung Veranlassung zu den lebhaftesten Bewegungen, ja sie können sogar für die Frucht tödtlich werden, entsprechend der häufigen Erfahrung, dass die Muttermilch durch leidenschaftliche Aufregung zum Gift für den Säugling wird.

Hieran knüpft sich die Frage, ob ein Versehn der Schwangern möglich, d. h. ob ein plötzlicher Eindruck oder eine festgehaltene Idee auch ein sichtliches Maal der Oberfläche des Kindes einprägen kann. Hier liegen Physiologie und Volksglaube mit einander im Streite. Es entspricht daher der ärztlichen Politik, hierbei eine gewisse Neutralität zu beobachten, wenigstens ist es nicht räthlich, einer starkgläubigen Mutter ohne Noth entgegen zu treten.

Es sei hier noch des anatomischen Verhältnisses zwischen der Wirbelsäule und dem Kopfe der Frucht erwähnt, welche man, wenn sich die Verbindung und Bewegung auch nicht wesentlich von der eines Erwachsenen unterscheidet, zum Verständniss einzelner Momente der Kopfgeburt im Gedächtniss behalten muss. Das Hinterhauptsloch befindet sich nämlich nicht in der Mitte der Schädelbasis, sondern näher dem Hinterhaupte. Daher muss ein Druck auf den Steiss durch die Wirbelsäule hindurch hauptsächlich das Hinterhaupt treffen, dieses bei dem Herabdrücken des Kopfes tiefer stellen, dagegen auf der andern Seite die entgegengesetzte Wirkung äussern, und das Kinn stärker gegen die Brust drängen. Eine seitliche Rotation ist nur so weit ohne Nachtheil gestattet, bis das Kinn die Richtung der Schultern erreicht hat; überschreitet es diesen Viertelkreis, so kann bei der grossen Nachgiebigkeit der kindlichen Gelenkbänder, so wie dem grösseren Spielraum der knöchernen Gelenke des obersten Halswirbels das Leben noch erhalten werden, doch wird es stets aufs Spiel gesetzt, und man darf daher sich niemals ein solches Umdrehen des Kopfes bei allen geburtshülflichen Operationen zu Schulden kommen lassen. Wir müssen hier noch jener Organe erwähnen, welche Eigenthümlichkeiten besitzen, die nach der Geburt ohne Nachtheil verschwinden.

Das Herz ist zunächst bemerkenswerth, weil die Wandungen beider Ventrikel an Dicke wenig von einander verschieden sind, indem sich in der Scheidewand beider Atrien das oft erwähnte *foramen ovale* befindet. Der Nutzen dieser Einrichtung besteht in der erhöhten Kraft zur Fortbewegung des Blutstroms. Da die Circulation in den Lungen behufs der Respiration noch nicht vorhanden, so kann von dort aus das linke Atrium auch kein Blut empfangen und dem linken Ventrikel zuführen. Dieser würde leer bleiben, wenn es ihm nicht aus dem rechten Atrium durch das *foramen ovale* zugeführt würde. Die Kraft des rechten Ventrikels, welcher für den Lungenkreislauf eigentlich bestimmt ist und ebenfalls in Unthätigkeit bleiben würde, wird nun mit dem des linken Ventrikels vereint, um den Blutstrom in die Aorta zu treiben, was auch die gleiche Dicke der Wandungen beider Behältnisse begründet. Erst durch diese verbundene Thätigkeit erhält die Blutsäule einen Impuls, der stark genug ist, um den weiten Weg durch die 1½ Fuss lange Nabelschnur zurückzulegen und in der Placenta den respiratorischen Process auszuführen.

Die Lunge des Foetus ist dunkelbraun, fast schwärzlich, blutarm, fest und so schwer, dass sie im Wasser untergeht.

Der Darmkanal ist deswegen merkwürdig, weil er bei Neugebornen verhältnissmässig weit länger ist als bei Erwachsenen, daher auch der Unterleib bei jenen einen beträchtlichen Umfang zeigt. Diese vorragende Grösse des chylopoetischen Systems, wozu wir auch die sehr grosse Leber rechnen, ist für das rasche Wachsthum, wodurch der kindliche Organismus sich auszeichnet, erforderlich.

Die Pupillarmembran finden wir bis zum achten Monat des Intrauterin-Lebens als eine dünne Haut, welche über die Pupille ausgespannt den *Humor aquaeus* in zwei Theile, in den hintern und vordern, scheidet.

Die Bedeutung der grossen Thymusdrüse und der Nebennieren ist bis jetzt noch nicht ergründet. Beide Organe verkleinern sich mit den Jahren.

Die Haltung der Frucht wird einerseits von der Entwickelung, anderseits von der Enge des Raums, welcher ihr zum Aufenthalt angewiesen, bedingt. Der Körper des Embryo ist in der ersten Bildung noch gekrümmt, und bleibt es auch während der spätern Entwickelung, bis es ihm erst nach der Geburt gestattet ist, sich vollkommen zu strecken und seine Glieder völlig frei zu bewegen. In der letzten Zeit der Schwangerschaft ist der Rücken gebogen, der Bauch und die Brust etwas concav, das Kinn gegen die Brust gedrückt, die Schenkel mit den Knien an den Bauch hinaufgezogen, die Füsse gekreuzt und die Arme an der Brust anliegend bis zum Ohre hinaufreichend oder ebenfalls gekreuzt. Diese Haltung, wobei fast sämmtliche Gelenke flectirt sind, gewährt den Vortheil, dass die Frucht einen nur sehr geringen Raum einnimmt und zugleich die Eiform besitzt. In den letzten Monaten dreht sich das Kind in dieser Haltung, wobei es die Arme und Füsse oft lebhaft bewegt, willkürlich bald nach dieser, bald nach jener Seite, bis es kurz vor der Geburt, eine Stellung einnimmt, die es nicht mehr verlässt und zwar meist mit dem Rücken nach der linken Bauchfläche der Mutter, so dass Bauch und Brust nach der rechten Hüftkreuzfuge gerichtet ist. Dies kommt daher, weil der schwere Kopf, welcher in den schiefen Durchmesser des Beckeneinganges herabsinkt, hier keinen so reichlichen Spielraum zur Bewegung findet.

Die Lage der reifen Frucht in der Gebärmutterhöhle ist gewöhnlich eine solche, wobei der Kopf nach unten liegt, und dies ist nicht etwas zufälliges, sondern eine Nothwendigkeit, welche aus dem mechanischen Verhältnisse zwischen Ei und Uterinhöhle resultirt. Da einerseits das Ei ein breites und ein spitzes Ende hat, in jenem sich der Steiss nebst den Füssen mit einem Durchmesser von 8 Zoll, in letzterem sich der 4 Zoll lange Kopf befindet, da anderseits die Uterinhöhle, sowohl im nicht schwangern Zustande als am Ende der Schwangerschaft oben breit und unten schmal ist, so liegt es in der Natur der Sache, dass sich das breite Ende des Eies in das breite der Uterinhöhle stellt, zumal der von dem Wasser umgebene und der Bewegung fähige Foetus dorthin das spitze Ende des Eies verlegt, wo der Kopf, dagegen das breite Ende, wo der Steiss sich hinstellt. Die Entwickelung der Frucht bedingt die Häufigkeit der Kopflage, denn selbst in der frühsten Zeit, so lange der kleine Embryo in dem überreichen Fruchtwasser jede beliebige Lage leicht annehmen kann, senkt sich der Kopf gegen den Muttermund, weil er eine überwiegende Grösse besitzt und bis zur Schwangerschaftshälfte fast die Hälfte der ganzen Körpermasse beträgt, weil ferner die Nabelschnur, bei dem Sitz der Placenta in der Nähe des Muttergrundes, den gekrümmten Rumpf in der Schwebe erhält, sich näher den Genitalien befindet und erst später höher hinaufrückt. Hieraus ergiebt sich als Regel, dass der Kopf den untern Raum der Gebärmutter ausfüllt und auf dem Muttermunde liegt, als Ausnahme, wenn der Steiss dessen Stelle einnimmt. Ausser diesen beiden Lagen kommt noch als die seltenste die Schieflage vor, wobei der Kopf seitlich neben dem Muttermund bleibt und die Schulter durch denselben herabtritt.

Wurde oben der Beweis geführt, wie die Kopflage der Frucht eine natürliche Folge der mechanischen Verhältnisse ist und als Gesetz erscheint, so wollen wir nun auf die Entstehung der Steisslage näher eingehen. Man erinnert sich, dass das Eichen bis zur Hälfte der Schwangerschaft eine Blase darstellt, in welcher das Fruchtwasser überwiegt, und der kleine gallertartige Embryo nur den unbedeutendsten Raum einnimmt. Es folgt hieraus, dass die Uterushöhle, welche anfangs die Gestalt des Eichens bestimmt, unter dem hydrostatischen Druck des zunehmenden Fruchtwassers allmälig auch in die Breite ausgedehnt wird, bis sie um die Mitte der Schwangerschaft eine fast kugelförmige Gestalt annimmt. Da hierdurch die Frucht nicht in der Wahl ihrer Lage behindert ist, so finden wir, dass die Früchte dieser Zeit weit häufiger mit dem Steiss geboren werden, als dies am Ende der Schwangerschaft vorkommt. Mit dem fernern Wachsthum des Eies wird der Gebärmutterhals in die Höhle hinübergezogen, um mit seinem Parenchym ebenfalls zur Vergrösserung der Räumlichkeit beizutragen. Da dieses aber hauptsächlich durch die Ringfasern geschieht und diese einen hohen Grad von Zähigkeit besitzen, so wird dieser Beitrag die Form eines Trichters behalten und das untere Ende der Uterushöhle zugespitzt, während die weichen, saftigen, nachgiebigen Wände des Muttergrundes sich seitlich erweitern. Somit wird durch die anatomischen Verhältnisse die Höhle des um den 5ten Monat fast kugelförmigen Uterus in der Folge oben breit, weiter unten spitz. Der gleichzeitig wachsende Foetus wird mit den Füssen den grössten Raum aufsuchen, zumal er sie jetzt häufiger und kräftiger bewegt, dagegen wird der wenig bewegliche Kopf allmälig in das spitze Ende hinabsinken und so theils durch die active, theils durch die passive Bewegung in diese Lage übergeführt werden, in welcher er bei dem geringen Wassergehalt so wie durch die geringe Räumlichkeit kurz vor der Geburt gezwungen ist zu ruhen, wenn gleich es ihm gestattet ist, sich mehr oder weniger seitlich zu bewegen, um seine Längenaxe zu drehen.

Alles, was den Uterus hindert, die verschiedenen Stadien seiner Formveränderung zurückzulegen, und was ihn veranlasst, jene kugelförmige Gestalt, wie sie in der Schwangerschaftshälfte Norm ist, auch für die spätere Zeit beizubehalten, wird auf die Lage des Foetus eine ähnliche Wirkung ausüben, also die Steisslage häufiger erscheinen lassen. Dies ist der Grund, woher sie beim Uebermaass von Fruchtwasser öfter vorkommt, und da dies vom Hydrocephalus der Frucht behauptet werden kann, so bin ich mehr geneigt dies auf die gleichzeitige übergrosse Menge des Fruchtwassers als auf die fehlerhafte Bildung der Frucht zu schreiben. Auch für die *placenta praevia* liegt derselbe Grund für die Häufigkeit der Steisslagen vor, denn die auf den Muttermund aufsitzende Placenta hindert die Vaginalportion ihren trichterförmigen Antheil zur Vergrösserung des Uterus beizutragen, daher das Organ am Ende der Schwangerschaft ebenfalls mehr rund bleibt.

Die Schieflage des Kindes, wobei der Kopf sich im untern Gebärmutterabschnitt, aber seitlich von dem Muttermund befindet, so dass bei der Geburt die Schultern in denselben treten, ist ihrem Wesen nach eine Kopflage, die nur in ihrem Verhältnisse zur untern Oeffnung des Fruchtträgers eine Schieflage genannt werden muss. Es ergiebt sich von selbst, dass alle jene Verhältnisse, welche die kugelförmige Gestalt des Uterus bis ans Ende der Schwangerschaft erhalten, auch die Entstehung einer solchen Schieflage begünstigen, indem der Kopf bei der grössern Räumlichkeit im untern Abschnitt eine übermässige Beweglichkeit besitzt. Geht nun mit dem Beginn der Geburt das Wasser ab, so kann der Kopf von den sich gleichmässig zusammenziehenden Wänden in seine normale Stellung auf den Muttermund geschoben oder durch ein plötzliches Festhalten in seiner seitlichen Abweichung die Schultern in den Muttermund gedrängt werden. Hieraus geht deutlich hervor, dass wir eigentlich genau zu unterscheiden haben die Lage der Frucht während der Schwangerschaft und während der Geburt, dass jene eine ganz regelmässige sein kann, aber nach Abfluss des Wassers in eine fehlerhafte Lage zur Oeffnung des Fruchtträgers oder des Beckens gebracht wird, namentlich wenn die Wirkung der ihn gleichmässig umfassenden Uterinwand oder seiner Fortbewegung bedeutende Hindernisse in den Weg treten. Ausser jenen mit der Steisslage gemeinsamen Ursachen können noch andere Verhältnisse vorhanden sein, welche den Kopf veranlassen, sich seitlich vom Muttermunde zu lagern. Die Gebärmutter trägt nämlich die Schuld, wenn die Wände des untern Abschnitts sich nicht gleichmässig ausdehnen oder eine unregelmässige Thätigkeit auf die Frucht ausüben. Endlich kann auch die Schulterlage dadurch entstehen, wenn das ganze Organ eine fehlerhafte Stellung angenommen. Bei seiner normalen Entwickelung besitzen die seitlichen Wände eine gleiche Kraft, in Folge deren sie sich nach dem Abfluss des Fruchtwassers an den Kindeskopf in gleicher Art anlegen und einen gleichmässigen Druck ausüben. Dies Gleichgewicht wird gestört, wenn an einer Stelle das Parenchym verhärtet, degenerirt ist und die gegenüberstehende Seite während der Schwangerschaft zu einer grossen Ausdehnung gezwungen wird, oder wenn die eine Wand dünner, nachgiebiger ist, so dass sie bei dem Andrange der Frucht eine förmliche Ausbuchtung entstehen lässt. Solche in dem Gewebe haftende Fehler, seien sie mechanischer, seien sie dynamischer Natur, machen es erklärlich, woher sich die Schieflage während der nächsten Schwangerschaften beständig wiederholt. Wurde dagegen das Kind nur durch eine krampfhafte Contraktion einzelner Uterusfasern aus seiner natürlichen Lage geschoben, so wird mit Beseitigung dieser pathologischen Thätigkeit auch das normale Verhältniss hergestellt. Endlich sehen wir auch als einen der häufigsten Momente für die Entstehung der Schieflage eine beträchtliche Abweichung der Gebärmutter von der Mittellinie des mütterlichen Körpers, wobei der Muttermund von der Mitte in die eine Beckenhälfte gedrängt wird, denn hierdurch tritt die im Wasser vollkommen bewegliche Frucht zum mütterlichen Körper in das Verhältniss des Bleilothes, woher der Kopf seitlich von dem Muttermunde zu stehen kommt. Je beträchtlicher die Abweichung des Uterus von seiner natürlichen Lage, desto häufiger wird eine Schieflage des Kindes sein, und wir treffen sie daher am häufigsten in jenen Fällen, welche uns zum Kaiserschnitt nöthigen, da der Uterus in der ganzen Unterleibshöhle keinen Raum findet und sich zum Theil ausserhalb derselben entwickelt. Zum Schlusse fügen wir noch eine tabellarische Uebersicht bei, welche Prof. Simpson aufgestellt und welche ganz geeignet ist, nicht nur das Verhältniss der verschiedenen Lagen, sondern auch noch ihre Veranlassung anschaulich zu machen.

	Zahl der Fälle.	Falsche Lage im Allgem.	Beckenlage.	Schieflage.
Vorzeitige Geburt .	1087	325 = 1 : 3	279 = 1 : 4	46 = 1 : 23
Kaiserschnitt . . .	44	14 = 1 : 3	9 = 1 : 5	5 = 1 : 9
Hydrocephalus foetus	69	11 = 1 : 6	10 = 1 : 7	1 = 1 : 69
Placenta praevia .	366	56 = 1 : 7	39 = 1 : 9	17 = 1 : 21
Gewöhnl. Verhältniss	84,684	3128 = 1 : 27	2750 = 1 : 31	378 = 1 : 224

Die Lage des Kopfes nach unten bietet eine grosse Menge von Vortheilen, sowohl für die Entwickelung des Kindes, als für die Geburt. Zunächst gestattet der obere breitere Theil der Gebärmutter den Füssen des Kindes eine freie Bewegung. Das spitzere Ende des Eies, welches den festern und consistentern Kopf enthält, ist geeigneter die Eröffnung der einzelnen Pforten bei der Geburt zu übernehmen. Diese wird schon während der Schwangerschaft dadurch vorbereitet, dass in den letzten Monaten der Kopf schwer auf den untern Gebärmutterabschnitt drückt und ihn verdünnt. Indem er sich alsdann in den Beckeneingang senkt, wird die Herzgrube freier und mit dem freiern Athmen die Mitwirkung des respiratorischen Apparats bei der Geburt kräftiger. Dadurch, dass der Kopf sich schon in den Beckeneingang stellt und in seiner Mitte dem Muttermunde entspricht, begünstigt er die gleichmässige Eröffnung des letztern nach allen Seiten, und lässt, da er den untern Abschnitt fast ganz ausfüllt, eine gewisse Menge Fruchtwassers in die Blase herabtreten, und verhütet auf diese Art auch das zu frühe Zersprengen derselben, so wie ein Herabfallen der Nabelschnur. Während der Wehe trifft der Druck der vom Muttergrunde ausgehenden Treibkraft den weichen gepolsterten Steiss, dagegen erweitert der härteste Theil des Kindes, nämlich der Kopf, keilförmig den Muttermund und die Scheide. Noch grösser sind die Vortheile bei dem letzten Akte der Geburt. Das Leben des Kindes ist gesichert, wenn der umfangreichste Theil den engen Weg eröffnet und so dem Druck des nachfolgenden empfindlichsten Theils, der Nabelschnur, vorbeugt.

Veränderungen der Organe gleich nach der Geburt.

Indem der Neugeborne vollständig athmet, stellt sich jene Art der Blutcirkulation her, wie wir sie bei Erwachsenen finden, und zwar in Folge anatomischer Veränderungen, welche sich hauptsächlich auf zwei Momente, auf das Zuströmen des Bluts gegen die Lunge und auf die veränderte Lage des Herzens zurückführen lassen. Indem nämlich die Luft bei der Inspiration die feinsten Lungenbläschen ausdehnt, strömt das Blut vermöge einer gewissen Anziehungskraft in grösserer Menge diesem Organe durch die *Art. pulmonales* zu, welche jetzt nicht mehr ihren Inhalt dem *Arcus aortae* mittelst des *Ductus arteriosus* übergeben. Dies wird noch dadurch begünstigt, dass die Mündung des letztern eine wesentlich andere Richtung erhält, indem nämlich der linke unter dem Aortabogen liegende Bronchus diesen in die Höhe zieht, das Herz dagegen dem herabsteigenden Zwergfell folgt, so wird ebenso sehr der Zufluss des Blutes aus dem *Ductus arteriosus* erschwert, als sein Abfluss aus dem *Arcus aortae* in die *Aorta descendens* erleichtert. Gleichzeitig wird durch das Herabtreten des Zwergfelles so wie durch das Ausweichen des Herzens, welches durch die Ausdehnung des rechten Lungenflügels nach links gedrängt wird, die Stellung der Eustachischen Valvel so geändert, dass sie nicht mehr den Strom der *Vena cava inferior* gegen das *foramen ovale* leitet. Das letztere wird ebenfalls geschlossen, da der Inhalt der Lungenvenen das linke Atrium füllt und die Valvel des *foramen ovale* gegen die Oeffnung andrängt, so dass kein Blut mehr aus dem rechten ins linke Atrium gelangen kann. Auf diese Art wird der *Ductus arteriosus*, so wie das eiförmige Loch unzugänglich.

Wichtig ist die Erkenntniss der Veränderungen, welche das Lungengewebe erfährt.

Die Lunge des Foetus ist dunkelbraun, fast schwärzlich, blutarm, fest und so schwer, dass sie im Wasser untergeht. Hat der Neugeborne ausreichend geathmet, dann erhält jenes Organ die entgegengesetzte Eigenschaft, die Farbe wird heller, das Gewebe weich, schwammig und das Gewicht durch die eingedrungene Luft so leicht, dass die Lunge auf dem Wasser schwimmt. Die Schwimmfähigkeit hatte eine bedeutende Rolle in der gerichtlichen Medizin, da man in ihr ein untrügliches Zeichen sah, ob das Kind nach der Geburt gelebt habe. Doch diese Probe hat keineswegs einen so unbedingten Werth, sondern nur den Werth der Negation. Schwimmt die Lunge nämlich nicht, dann darf man annehmen, dass das Kind nicht vollständig geathmet; schwimmt sie, so kann man nur daraus schliessen, dass sie Luft oder Gas enthält, doch nicht auf welche Art und Weise diese eingedrungen. Die Luft kann nämlich von einem andern eingeblasen sein, oder sich Gas in Folge der Fäulniss entwickelt haben. Ausserdem kann das Kind nur in der Gebärmutter geathmet, oder nach der Geburt nur im Zustande des Scheintodes einige Male geröchelt haben und, ehe es zum wirklichen Leben gelangte, gestorben sein. Demnach kann man nicht behaupten, die schwimmende Lunge sei ein Beweis, dass das Kind selbstständig und vollkommen geathmet, am wenigsten, dass es auch gelebt habe.

Nach der Geburt treten noch andere Erscheinungen in den Respirationsorganen ein. Durch das Eindringen der Luft werden die Lungenbläschen entfaltet, der Umfang des Organs vergrössert und die Menge des einströmenden Blutes vermehrt. Dieses alles bedingt eine Gewichtsveränderung der Lunge, die sich jedoch keineswegs durch eine bestimmte Zahl ausdrücken lässt. Da wir zunächst kein Normalgewicht der Lunge vor stattgehabter Respiration besitzen, da das Organ individuell von verschiedener Grösse ist, die Capacität seiner Gefässe variirt und ihre Anfüllung von der grösseren oder geringeren Energie des Athmens abhängt, so liegt hierin der Grund, woher die Untersuchungen, sowohl die älteren als neueren, so sehr von einander abweichen. Während Daniel[1] und

[1] *Commentatio de infant. nuper nat. umbilico et pulmonibus. Halae* 1780.

Ploucquet[1] annahmen, dass durch das Athmen sich das Gewicht ungefähr um zwei Unzen, Schäffer[2] um eine Unze, Jaeger[3] um zwei Drachmen vermehrt, stellte Bernt[4] mit richtiger Würdigung der verschiedenen Verhältnisse folgendes Resultat seiner Untersuchungen hin, welches wir hier der bessern Uebersicht wegen tabellarisch wieder geben.

Körperlänge des Kindes.	Absolutes Gewicht der Lunge bei Todtgebornen.		bei unvollkommenem Leben.		b. unvollkomm. Athmen.		bei vollkomm. Athmen.	
Zoll.	Unze	Dr.	Unze	Dr.	Unze	Dr.	Unze	Dr.
15 — 18	$1\frac{1}{4}$	$\frac{1}{2}$	1	$1\frac{1}{2}$	$1\frac{1}{2}$	1	$1\frac{1}{2}$	3
18 — 20	1	1	—	2	$1\frac{1}{2}$	$1\frac{1}{2}$	2	—
20 — 22	1	$1\frac{1}{2}$	—	$2\frac{1}{2}$	$1\frac{1}{2}$	2	$2\frac{1}{2}$	—

Diese Angaben stehen mit den Untersuchungen des Prof. John Beck[5] in Widerspruch. Dieser nimmt an, dass vor der Respiration das absolute Gewicht der Lunge im Durchschnitt 761 Gr., dagegen nach derselben 670 Gr. beträgt.

Der *Ductus arteriosus Botalli*, welcher vor dem Athmen cylindrisch $\frac{1}{2}$ Zoll lang und von demselben Kaliber wie die *Art. pulmonalis* ist, schnürt sich nach eingetretener Respiration gegen die Aorta zu ein. Später schrumpft seine Länge und Breite zusammen, sein Lumen verengt sich immer mehr, und ist nach mehreren Tagen kaum noch im Stande eine Rabenfeder aufzunehmen. Nach einigen Wochen stellt er ein sehniges Band dar, welches mitunter noch eine Spur eines Kanals aufweist. Die verödeten *Art. umbilicales* beginnen gegen den 2ten Tag zu obliteriren, sind nach 14 Tagen vollständig geschlossen und stellen nach 4 Wochen einen ziemlich festen Strang dar. Die *Vena umbilicalis* nebst dem *Ductus venosus Arantii* erfährt ein ähnliches Schicksal in fast gleicher Zeit.

Diese anatomischen Veränderungen vermögen, in Verbindung mit der Beschaffenheit der Nabelschnur, welche den fünften oder sechsten Tag durch Eiterung abgelöst wird, Auskunft über das ungefähre Alter des Neugebornen zu geben, was mitunter dem Gerichtsarzt höchst nothwendig ist.

[1] Ploucquet, *Dissertat. de nova pulm. docimasia.* Tübingen, 1784.

[2] Die Leberprobe, eine Bestätigung der Lungenprobe. Tübingen, 1830.

[3] *Dissert. qua casus et adnot. ad vitam foetus dijudicandam proponuntur.* Tübingen, 1780.

[4] Bernt, Vorschlag zu einer neuen hydrostatischen Lungenprobe.

[5] *Observations on some of the signs of life and still birth.* London, 1847.

Die Umgebung der Frucht.

Sie besteht aus dem Fruchtwasser, dem Mutterkuchen nebst den daran befestigten Eihäuten und der Nabelschnur. Ersteres wird bei der Geburt zuerst entfernt, dann folgt die Frucht und zuletzt die übrigen im Zusammenhange stehenden Theile, welche man mit dem Namen Nachgeburt bezeichnet.

Das Fruchtwasser.

Das Fruchtwasser, *liquor Amnii,* heisst jene Flüssigkeit, in welcher sich der Foetus während der Schwangerschaft befindet. Man nennt es auch das wahre zum Unterschied vom falschen, welches zwar aus der Gebärmutter kommt, aber nicht unmittelbar den Foetus umgiebt, sondern sich zwischen den Eihäuten oder zwischen diesen und der Gebärmutter befindet. Gegen das Ende der Schwangerschaft stellt das wahre Fruchtwasser eine trübe gelbliche Flüssigkeit dar, von einem faden, den thierischen Fluidis eigenen Geruch und etwas salzigem Geschmack. Die herumschwimmenden Flocken bestehen theils aus Kindesschleim, theils aus dem ausgefallenen wolligen Haar. Die Menge ist ausserordentlich verschieden, nicht nur bei jeder Frau, sondern auch bei jeder Schwangerschaft und beträgt durchschnittlich kaum $^{1}/_{4}$ Berliner Quart. Ein Mehrbetrag ist aber etwas sehr gewöhnliches. In der ersten Hälfte der Schwangerschaft ist es wasserähnlich und seine Menge ist im Vergleich zur Masse des Embryo überwiegend, dann wird es gelblich, nimmt ein wenig ab, bis im letzten Monat das entgegengesetzte Verhältniss wie im Beginn sich hergestellt hat. Ebenso wie die Menge ändert sich auch die Mischung. Scherer fand folgende Zusammensetzung:

	im 5ten Monat,	im 9ten Monat.
Wasser	97,5	99,1
Feste Bestandtheile .	2,4	0,8
Albumen	0,7	0,08
Extraktivstoff . . .	0,7	0,06
Salze	0,9	0,7.

Der geringe Gehalt an Salz und Eiweiss im letzten Monat lässt nicht zu, dass es vom Embryo verschluckt als Nährstoff verbraucht wird, und wenn sich bisweilen eine Spur im Magen des Neugebornen findet, so mag dies Verschlucken wohl in der Agonie vor sich gegangen sein. Es ist noch nicht entschieden, von wo es herstammt, ob von der Oberhaut der Frucht, ob von der Foetalseite der Placenta, oder von der Decidua, wobei man annimmt, dass es durch das Chorion und Amnion in das Innere der Eiblase dringt. Letzteres hat die meiste Wahrscheinlichkeit. Die dicke, blutreiche Decidua der früheren Monate liefert ein ebenso reichliches als concentrirtes Sekret, dessen Menge und feste Bestandtheile in demselben Grad sich mindern, als diese Eihülle parallel dem Wachsthum der Frucht sich verdünnt, blutarm wird und schwindet. Dabei kann die Möglichkeit nicht in Abrede gestellt werden, dass es von der Decidua, somit von den Uteringefässen ausgehend leicht die davor liegenden dünnen Membranen durchsetzt. Zu Gunsten dieser Ansicht scheint noch ein anderer Umstand zu sprechen, dies ist die Beobachtung, dass ein Uebermaass von Fruchtwasser während der Schwangerschaft in den meisten Fällen mit der wassersüchtigen Beschaffenheit des mütterlichen, aber nicht des foetalen Blutes zusammenfällt.

Der Nutzen des Fruchtwassers ist ein mechanischer für Mutter und Kind sowohl während der Schwangerschaft, als während der Geburt. Indem es die Wände des Uterus gleichmässig in allen Richtungen von einander entfernt, verwandelt es zunächst jene platte Höhle in eine eiförmige. In dieser hinreichend durch Wasser ausgedehnten Räumlichkeit ist die Möglichkeit für die Entstehung und Fortbildung jener zarten halbflüssigen Organe gegeben, daher die reichliche Menge des Fruchtwassers in der frühern Zeit und die Verminderung in demselben Verhältnisse, als die Theile fester werden und den Uteruswänden erfolgreichern Widerstand zu leisten vermögen. Fliesst das sanfte Einschiebsel in den ersten 5 Monaten ab, so erscheint der davon entblösste Embryo bei Zwillingsschwangerschaft ganz platt gedrückt. Auch die Frucht des 7ten und 8ten Monats geht alsbald zu Grunde, wenn sie längere Zeit ohne diesen Schutz in der Gebärmutter verweilt. Ferner unterbricht es als ein schlechter Leiter die Wirkung der den Uterus treffenden Injurien, und mindert die Empfindlichkeit des Uterus gegen die Kindesbewegung, welche denselben nach dem Abfluss des Wassers zu lebhafterer und nachhaltigerer Contraktion auffordert. Daher das sicherste Mittel, um die Frühgeburt künstlich einzuleiten, in der Eröffnung der Eihäute besteht.

Auch bei der Geburt ist es von mehrfachem Nutzen, indem es die Kraft des Grundes auf das vortheilhafteste zur Eröffnung des

Uterussphincters verwendet, und den engsten Durchgang der weichen Geburtswege, den widerstrebenden Muttermund, durch das Einschieben einer Blase sanft und gleichmässig nach allen Seiten ausdehnt. Hierdurch wird dem harten Kindeskopfe auf der einen Seite der Weg eröffnet, auf der andern dagegen während dieses Vorganges durch das noch jenseits des Kopfes zurückgebliebene, sogenannte Hinterwasser die Nabelschnur vor dem Druck geschützt, um selbst während der Contraktion der Gebärmutter den Zufluss des belebenden mütterlichen Blutes zur Placenta und somit zum Kinde ungestört zu erhalten.

Die Eihäute.

Die Eihäute, welche gewissermassen die Schale des Eies darstellen und den Mutterkuchen in seinem ganzen Umkreise umgeben, bestehen aus drei verschiedenen Lagen, die sich am Ende der Schwangerschaft ohne Schwierigkeit von einander trennen lassen. Die innerste wird von der Wasserhaut, die mittlere von der Aderhaut, die äussere, welche an die Innenfläche des Uterus angeheftet ist, von der Decidua gebildet.

Die Wasserhaut, *Amnion,*[1] ist die innerste Membran der Eihülle. Seine innere, dem Wasser zugekehrte Seite hat das glatte und glänzende Aussehen der serösen Häute, ist ebenso wie sie gefäss- und nervenlos und mit einem deutlichen Pflasterepithelium bedeckt. Sie beginnt vom Nabel des Kindes, bildet die Scheide der Nabelschnur, überzieht die innere Oberfläche der Placenta, tritt dann an der Seite zum Chorion über, an welches sie sich in seiner ganzen Ausdehnung mit ihrer äussern Seite befestigt und sich ohne Mühe abziehen lässt. Bisweilen befindet sich eine gallertartige Flüssigkeit zwischen beiden Häuten, selten eine wässrige in geringerer oder grösserer Menge, welche im letzten Falle wegen der Aehnlichkeit mit dem in der Wasserhaut befindlichen Fruchtwasser auch falsches Wasser, *liquor Amnii spurius*, heisst. Dies fliesst bei der Geburt also zuerst ab, nachdem das Chorion zerrissen, hierauf stellt sich eine neue vom Amnion gebildete Blase, welche das wirkliche Fruchtwasser enthält. Aus der Bildungsgeschichte des Eies erinnert man sich, dass die Wasserhaut sich aus den äussern Platten des Fruchthofes bildet, und sich zu einer Blase

[1] Abgeleitet von ἀμνίος, Schaaf, daher auch Schaafhaut genannt.

vereinigt, in welche sich der Embryo mit seinem Rücken immer tiefer senkt, bis selbst das von ihm entspringende Nabelbläschen, später die Nabelschnur und zuletzt die Innenfläche des Chorion von dieser wasserhellen Membran seinen Ueberzug erhält. Es findet hier also ein analoges Verhältniss wie beim Herzbeutel und dem Herzen mit seinen Gefässen statt.

Die Gefässhaut, *Chorion*, des reifen Eies ist die mittlere Haut der an der ausgestossenen reifen Placenta befindlichen Membranen und verbindet sich nach innen lose mit dem Amnion, nach aussen ziemlich fest mit der Decidua, welche ein röthliches, rauhes, fast körniges Aussehen hat. Das Chorion ist ebenfalls klar, durchsichtig, aber etwas derber als das Amnion, besteht aus einer Lage Zellen mit grossen Kernen und enthält bisweilen kleine Gefässe und dann nur wenige in der Nähe der Placenta. Sein Gefässreichthum bei Thieren und seine Theilnahme an der Bildung des blutreichen Mutterkuchens ist der Grund, woher es den Namen Gefässhaut erhielt. Da diese vom Ei gleich aus dem Eierstock in den Uterus mitgebracht wurde, so ergiebt es sich von selbst, dass sie das Eichen in seinem Umfange umgiebt. Im Beginn der Entwickelung sprossen aus ihr kleine Kügelchen hervor, die unter dem Mikroskop einen granulirten Inhalt zeigen; sie wachsen immer mehr, bis sie die Gestalt einer Zotte angenommen, mittelst welcher sie eine innigere Verbindung mit der Decidua eingehen, was durch die weiche Consistenz der letztern begünstigt wird. Diese Zotten, welche bei fortschreitender Entwickelung Bäumchen mit Aesten und Reisern darstellen, bedecken oft das Chorion reichlicher oder sparsamer, entweder gleichmässig in seinem ganzen Umfange oder vorzugsweise an einer Seite. Sobald dem einen Theil der Zotten durch die Allantois vom Kinde aus Gefässe übertragen sind, beginnt dieser Theil sich besonders zu vergrössern und lässt durch die innige Durchdringung von Chorionzotten und Decidua die Placenta entstehen. Diejenigen Zotten, welche sich nicht bei deren Bildung betheiligen, rücken mit dem Wachsthum des Eies immer weiter auseinander, bis sie zuletzt nur in grossen Zwischenräumen vorhanden und in sehnigen Fäden mit breiter Basis vom Chorion mit zugespitztem Ende sich in die Decidua einsenken, so dass letztere wegen der innigen Verbindung mit der äussern Seite des Chorions mit diesem zugleich ausgestossen, sich nur schwer von ihm abziehen lässt.

Die Decidua ist die äusserste Lamelle der Eihäute, und überzieht nicht nur diese in ihrer ganzen Ausdehnung, sondern auch die Aussenfläche des Mutterkuchens. Sie unterscheidet sich von den beiden andern Häuten durch ihre rauhe Oberfläche, ihre röthliche Farbe und grössere Dicke. Letztere ist nicht überall gleich, sondern in der Umgebung des Mutterkuchens weit beträchtlicher, wo sie oft einen gelblichen fast sehnigen Ring bildet. Versucht man die Decidua von dem Chorion abzuziehen, so gelingt dies nur in kleinern oder grössern Lappen, indem sich feste Verbindungsfäden der Trennung widersetzen und ein fortgesetzter Versuch hat ein Einreissen zur Folge. Ursprünglich ist die hinfällige Haut nur die unmittelbar nach der Empfängniss hypertrophirte Uterinmucosa, welche am innern Muttermund scharf abschneidet. Sie besteht, wenn man die Untersuchung bei einem in den ersten Monaten schwangern Uterus anstellt, in ihrer oberflächlichen Schichte aus Epithelium, in ihrer tiefern aus Bindegewebe, während die durchsetzenden Drüsenschläuche entsprechend der zunehmenden Dicke der Membran in die Länge gezogen werden. Mit dem Wachsthum des Eies wird sie immer dünner, so dass ihr Durchmesser, welcher im 2ten Monate 2—3 Linien beträgt, beim Ende der Schwangerschaft kaum $^1/_2$ Linie misst. Dies kommt daher, dass durch die Herstellung der Placenta die Nothwendigkeit einer innigen Verbindung der Eihäute an den übrigen Stellen immer mehr zurücktritt. Das Schicksal, welches dabei die einzelnen Elemente haben, ist ein verschiedenes. Die Mündungen der Uterindrüsen ziehen sich auseinander, so dass dann ihre vergrösserten Oeffnungen nicht selten deutlich am Rande einer fünfmonatlichen Placenta zu sehen sind. Dagegen rücken die Fasern des Bindegewebes mit der grössern Flächenausdehnung des Eies immer weiter auseinander, werden dünner und sterben, da sie zugleich kärglicher ernährt werden, allmälig ab. Wird hierdurch schon eine Trennung angebahnt, so findet diese noch einen begünstigenden Moment in der über ihr unmittelbar auf der Muskelschichte des Uterus entstehenden Uterinmucosa, deren Grundlage in den letzten Monaten der Schwangerschaft gelegt, im Wochenbett aber ihre Vollendung erlangt, so dass diese Neubildung das alte Produkt förmlich abhebt. Indem nun die Innenseite der Decidua anderseits mit dem Chorion sowohl als der Placenta auf das innigste verschmolzen ist, erfolgt auch ihre Trennung mit der Ablösung jener beiden während der Geburt.

Die Nabelschnur.

Die Nabelschnur, *funiculus umbilicalis*, stellt eine Schnur dar, welche vom Nabel des Kindes bis zur Placenta hinüberreicht. Sie besteht aus 3 Blutgefässen, einem zwischen diesen lagernden sulzigen Fett und aus einer das Ganze überziehenden Scheide. Ihre Entstehung, welche in den dritten Monat der Foetusbildung fällt, verdankt sie der aus dem Unterleibe des Foetus herauswachsenden Allantoisblase, welche selbst obliterirt, nachdem sie zwei Arterien und eine Vene dem Chorion übertragen. Die Nabelschnur wächst gleichmässig mit dem Kinde, bis beide am Ende der Schwangerschaft ungefähr eine gleiche Länge, also 19—20 Zoll, haben. Ihre Dicke ist nicht vollkommen die des kleinen Fingers und nicht in ihrer Länge überall gleich. Eigenthümlich ist, dass sie gedreht erscheint und zwar in der weit grösseren Zahl von links nach rechts, vom Nabel des Kindes aus. Es ist nicht unwahrscheinlich, dass dies von den Arterien herrührt, welche schneller wachsen als ihre Scheide und daher zu jener Windung gezwungen sind. Die drei Gefässe der Nabelschnur sind eine Vene, welche das Blut vom Mutterkuchen zum Kinde, und zwei Arterien, welche es vom Kinde zum Mutterkuchen führen.

1. Die *Vena umbilicalis*, welche das frische Blut der Placenta zum Kinde hinüberleitet, besitzt keine Klappen und verräth sich äusserlich durch die blaue Farbe so wie durch das beträchtliche Lumen, welches weit grösser ist als das beider daneben liegenden Arterien zusammen, aber nicht überall gleich. Sie besitzt an vielen Stellen Ausbuchtungen, *Varices*, in denen sich das Blut anhäuft, und entsteht aus den Stämmchen und Stämmen, welche aus den Zotten und Lappen des Mutterkuchens heraustretend sich in einem grossen Gefässe sammeln. Hat die Vene den Nabel des Kindes erreicht, so geht sie im innern Rande des *lig. suspensorium* zur Leber, um sich in deren *H*förmigen Furche zu vertheilen. Am linken Ende der Querfurche spaltet sie sich nämlich, nachdem sie schon mehrere Zweige an die Leberlappen gegeben, in zwei Aeste. Der kleinere geht durch den oberen Theil der linken Längenfurche unter dem Namen *Ductus venosus Arantii* zur *Vena cava inferior*, der andere grosse mündet in den linken Ast der *Vena portarum*. Durch die Nabelvene wird also das aus der Placenta oder das aus dem mütterlichen Körper geschöpfte nahrungsfähige Blut durch die Leber theils unmittelbar durch den *Ductus venosus* in die untere

Hohlvene, theils mittelbar durch die Vereinigung mit der Pfortader und den Uebergang in die Lebervenen zur untern Hohlvene und zum Herzen geführt.

2. Die zwei Nabelarterien, *Art. umbilicales*, sind Fortsetzung der beiden kindlichen *Art. hypogastricae*, gehen an der Peritonealfläche der vordern Bauchwand durch den Nabel in den Funiculus, wo sie in schraubenartigen Windungen ohne mit einander zu communiciren zur Placenta gehen, um dort die Capillaren der Zotten zu bilden. Die rechte Arterie ist gewöhnlich kleiner als die linke. Beide empfangen das Blut vom Herzen des Kindes durch die *Aorta* und *Art. iliaca communis*, wobei ihnen der Pulsschlag, den man deutlich an der ebengebornen Nabelschnur fühlen kann, mitgetheilt wird.

3. In neuerer Zeit hat man auch Nerven entdeckt, welche vom Körper des Kindes ausgehend durch den Nabel die Gefässe begleiten, und für beide einen verschiedenen Ursprung haben. Die der *Arteriae umbilicales* entspringen aus dem *Plex. hypogastricus*, die der *Vena* aus dem *Plex. hepaticus*.

4. Die Lücke zwischen den Blutgefässen wird von Zellgewebe und einem gallertartigen Stoff ausgefüllt, welcher Sulze oder *gelatina Whartoriana* heisst. An einigen Stellen reichlicher abgelagert, bildet er die sogenannten Sulzknoten.

5. Die Scheide der Nabelschnur wird vom Amnion gebildet, welche sich von der Placenta aus über dieselbe hinzieht und am Nabel des Kindes in die Oberhaut übergeht.

Die Lage der Nabelschnur ist im Beginn der Schwangerschaft eine solche, dass sie den Foetus schwebend erhält. Wächst jedoch dieser und füllt mit Abnahme des Fruchtwassers die Eihöhle mehr und mehr aus, so legt sich die Schnur, welche indessen sich ebenfalls verlängert, in Windungen zusammen, und zwar im Raume, welcher einerseits vom Kopf, Arm und Beinen, anderseits von der Placenta umgeben wird. Hier ist sie vor dem Drucke gesichert, gestattet dem Foetus hinlängliche Bewegung und kann nur, wenn der untere Theil des Kindes, also für gewöhnlich der Kopf, nicht dicht vom unteren Abschnitt des Uterus umfasst wird, zwischen beide hinabgleiten, sich in die Nähe des Muttermundes lagern und dann bei der Eröffnung desselben vorfallen. Dies giebt zu einem der bedenklichsten Zufälle Anlass, weil dann durch das herabtretende Kind die Schnur gegen die Beckenwand angedrückt und der zwischen Placenta und Kind gehemmte Blutumlauf den Tod des letztern herbeiführt. Man hat Nabelschnüre von 3 Zoll und von 5 Fuss gesehen. Erstere sind sehr selten und hindern die Ausschliessung des Kindes, wobei entweder die zu kurze Schnur zerrissen oder der Mutterkuchen gleichzeitig mit dem Kinde herausgetrieben, oder, bei festerem Zusammenhange desselben mit dem Uterus, letzterer umgestülpt wird. Häufiger ist die Verlängerung, welche zu den Umschlingungen des Halses, der Arme oder des Rumpfes am Neugebornen Veranlassung giebt.

Der Mutterkuchen.

Der Mutterkuchen, *Placenta*, eines ausgetragenen Kindes stellt einen schwammigen Körper dar, der rundlich platt, 8 Z. im Durchmesser, in der Mitte 1 Z. dick, an den Rändern dünner, einem gewöhnlichen Eierkuchen ähnelt und ungefähr ein Civil-Pfund schwer ist. Gegen den dritten Monat entstanden wächst er mit dem Uterus und der Frucht bis zu dieser Grösse. Er hat zwei Seiten, eine glatte und eine rauhe. Die glatte ist dem Kinde zugekehrt und nimmt die Nabelschnur auf, heisst daher innere oder Umbilicalseite, die rauhe ist an der Gebärmutter befestigt und heisst äussere oder Uterinseite. Vergegenwärtigt man sich die Befestigung des Kuchens an der Innenseite der Gebärmutter, so erklärt es sich, woher die äussere Seite während der Schwangerschaft convex, die innere concav ist.

Die innere oder Umbilicalseite ist glatt und lässt die grossen Gefässe, welche strahlenförmig von dem Ansatz der Nabelschnur auslaufen, deutlich erkennen. Die Arterien sind dünn und leer, die Venen grösser und gefüllt. Der glatte Ueberzug wird gebildet von dem dünnen durchsichtigen Amnion, welches sich ganz leicht abziehen lässt und das darunter liegende Chorion bloss legt. Bisweilen ist die Verbindung dieser beiden Häute so locker, dass bei der Geburt des Mutterkuchens die Wasserhaut vollkommen abgelöst, nur an dem Ansatz der Nabelschnur noch befestigt bleibt. Versucht man das darunter befindliche Chorion abzuziehen, so gelingt dies nicht so leicht, und man bemerkt, dass es überall um die Gefässe eine Scheide bildet und in Begleitung derselben in die Substanz eindringt. Nach der Entfernung des Chorions kommt die Substanz des Mutterkuchens selbst zum Vorschein.

Der Ansatz der Nabelschnur ist selten in der Mitte der Placenta, häufiger ein wenig von derselben entfernt, meist 2 Z. vom

Rande und dann nähert sich die Gestalt mehr der länglichen. Immer ist ihr Ansatz in schräger Richtung und die Ausbreitung der Gefässe weniger stark dort, wo zwischen Nabelschnuransatz und Rand die geringste Entfernung ist. Bisweilen befindet sich auch die Insertion dicht am Rande, *insertio marginalis.* In seltenen Fällen erreicht die Nabelschnur auch diesen nicht, sondern setzt sich an den Eihäuten an, *insertio velamentosa*, und gelangt schon in ihren einzelnen Gefässen zertheilt an den Mutterkuchen, *insertio bifurcalis.* Dessen muss man eingedenk sein bei dem Versuch, den Mutterkuchen nach der Geburt des Kindes zu entfernen, weil dann ein starker Zug die Nabelschnur zerreisst. Verfolgt man die Gefässe in ihrem Verlauf gegen den Rand, so bemerkt man, dass sie nicht denselben erreichen, sondern wie abgeschnitten in einiger Entfernung sich in die Substanz einsenken.

Der Insertionspunkt der Nabelschnur wird nicht sowohl durch die Allantois, welche, vom Foetus aus, die Nabelschnurgefässe dem Chorion überträgt, sondern mehr durch die Richtung der Placentarentwickelung bedingt, welche dort am stärksten ist, wo sie die günstigste Bildungsstätte findet. Letztere bestimmt also auch, welche Lage die Placenta im Uterus annimmt. Die schiefe Anheftung der Nabelschnurgefässe hat ihren Grund wohl darin, dass die Placenta nicht oben im Grunde des Uterus, sondern dem Bauche des Foetus parallel liegt, denn indem der obere Theil der Placenta gleichen Schrittes mit der oberen Uterinhälfte sich mehr als der untere in die Länge zieht, sinkt nicht allein der Insertionspunkt der Nabelschnur herab, sondern nimmt dabei auch vermöge des Gewichtes der Schnur die Form eines spitzen Winkels an.

Die äussere oder Uterinseite des Mutterkuchens ist im frischen Zustand meist an verschiedenen Stellen mit Blutgerinnsel bedeckt, nach deren Entfernung man die ganze Oberfläche erblickt. Sie ist in eine Menge grosser und kleiner Lappen, *Cotyledones*, durch bald tiefe bald seichte Furchen getheilt, welche letztere sich jedoch nicht bis zur Foetalseite erstrecken. Diese Oberfläche hat einen Ueberzug, welcher von der *Decidua vera* gebildet wird. Dieser Ueberzug, ungefähr $^1/_2$ Linie dick und hellroth, unterscheidet sich beim senkrechten Einschnitt von der dunkeln Placentarsubstanz, lässt sich nicht ohne Schwierigkeit trennen und setzt sich wie die Pleura bei der Lunge auch durch die Furchen fort. Diese Lappung schreibt sich von der Entstehungsweise her, indem, aus den Stämmen und Zotten, Aeste, Zweige, Reiser hervorgehn, also eine baumförmige

Ausbreitung statt findet, wobei natürlich die sie begleitenden Gefässe sich zuletzt in die feinsten Capillaren auflösen. Diese Anordnung bietet während der Schwangerschaft den grossen Vortheil, dass jeder Lappen eine gewisse Selbstständigkeit besitzt, somit die Mitte des Mutterkuchens ebenso wie der Rand sich vergrössert und sich gleichzeitig mit der wachsenden Uterinwand ausdehnt, ferner dass die Blutbahn wie bei jeder andern Drüse auf einen ganz kleinen Raum möglichst verlängert und ihre gegenseitige Berührungsflächen vervielfältigt sind, während der Geburt dagegen, dass bei einer geringen Verkleinerung der Uterinhöhle die Lappen nur an einandergedrängt, aber nicht von ihrem Insertionspunkt getrennt werden, sondern dass diese Trennung erst bei grösserem Missverhältniss beider Flächen, also nach der Geburt erfolgt. Diese bis zum Ausschliessen der Frucht ungestörte Verbindung der Placenta mit dem Uterus ist aber in so fern von der grössten Wichtigkeit, als dadurch die Möglichkeit gegeben ist, dass die Frucht während der ganzen Geburtsdauer bis zu jenem Moment, wo sie durch das eigene Athmen für Beschaffung des Sauerstoffes Sorge trägt, von dem mütterlichen Blute belebt wird. Daher wird die Blutung von einer vorzeitigen Lösung der Placenta für das Kind so leicht tödtlich. Untersucht man den Ueberzug der Decidua genauer, so entdeckt man ohne Mühe mit dem blossen Auge kleine geschlängelte Arterien, welche die Decidua durchbohren und nachdem sie in einer Länge von 2—3 Linien verlaufen, sich gegen das Innere wenden, ausserdem bemerkt man ziemlich grosse Venenöffnungen. Diese Gefässöffnungen, welche alle schief abgetrennt sind, entsprechen, wie man sich leicht überzeugen kann, ähnlichen Oeffnungen in der Innenseite des Uterus. Verfolgt man sie gegen das Innere der Placenta, so findet man, dass jene Arterien und Venen mit einander zusammenhängen und zu einander gehören.

Um den innern Bau des Mutterkuchens kennen zu lernen, ist es zuförderst nöthig, die Gefässe zu injiciren, wobei man die Ueberzeugung gewinnt, dass das Resultat ein ganz verschiedenes ist, je nachdem man diese Einspritzung vom Kinde oder von der Mutter aus macht. Macht man nämlich zuerst eine Injection des getrennten Mutterkuchens durch die Nabelschnur in der Art, dass man die Nabelarterien mit rothem Wachs, die der Venen mit grünem füllt, so schwillt der Mutterkuchen an und man bemerkt auf der Durchschnittsfläche, dass in den Capillaren sich die Masse beider vermischt. Dies giebt die Gewissheit, dass die Arterien und Venen der Nabelschnur im Mutterkuchen in einander übergehen und ein wie überall in sich abgeschlossenes Gefässsystem bilden. Verfolgt man die Arterien in ihrem weiteren Verlauf, so bemerkt man, dass sie sich in fortgesetzter Verzweigung zuletzt in Büscheln von Haargefässen auflösen, welche Aehnlichkeit mit einer Quaste haben. Ueberall vom Chorion überzogen treten die Arterien in die äussersten Enden der Flocken als Haargefässe und aus jenen wieder als Venen heraus. Gleichzeitig bemerkt man, dass der Ueberzug der rauhen Seite, also die Decidualage, sich ebenso wenig wie die in ihr befindlichen zu Tage liegenden Oeffnungen der Arterien und Venen dabei betheiligen, ferner dass überall zwischen den Capillaren Zwischenräume bleiben, welche unter einander in Verbindung stehen und auf der einen Seite in jene Venen, auf der andern in jene Arterienöffnungen übergehen. Macht man die Einspritzungen in ähnlicher Art in die Arterien und Venen des Uterus, so lange derselbe noch nirgend vom Mutterkuchen getrennt ist, so schwillt die Placenta ebenfalls an, ohne dass jedoch die Verzweigungen der Nabelgefässe sich auch nur im geringsten füllen. Auf der Durchschnittsfläche dagegen zeigt es sich, dass jene Räume, welche Quasten der Capillaren umgeben, mit verschieden gefärbten Massen gefüllt sind und die in der Decidua gebetteten grossen Arterien und Venen, wenn man die Placenta von der Uterinwand ablöst, zerrissen werden. Dieser Umstand erklärt auch die Blutung, welche die künstliche oder natürliche, zeitige oder unzeitige Lösung der Placenta jedesmal begleitet, so wie die rauhe Fläche im Uterus, welche an der Anheftungsstelle zurückbleibt. Hieraus geht also deutlich hervor, dass die Uterinarterien zum Mutterkuchen übergehen, hier sich in Haargefässe auflösen, welche freilich durch ihren colossalen Durchmesser wohl keinen Anspruch auf die Bezeichnung von Haargefässen haben, und dann zu den Uterinvenen zusammentreten. Jene in der Decidua befindliche Gefässöffnungen sind nur die zerrissenen Uebergangspunkte. Es liegen in der Placenta zwei Haargefässnetze nebeneinander, von denen das kindliche vom mütterlichen umkreist wird und ersteres als Endpunkt der

Tafel 34. Der Mutterkuchen des ausgetragenen Kindes.

Fig. I. Die innere oder Fötalseite zur Hälfte vom Amnion entblösst giebt der Nabelschnur den Ursprung.

Fig. II. Die äussere oder Uterinseite zeigt die Lappen, an einzelnen Stellen die anhaftende Decidua, und Oeffnungen der Uteringefässe.

Tafel 35. Fig. I. *Insertio marginalis.* Fig. II. *Insertio bifurcalis.* Fig. III. *Insertio velamentosa.*

Fig. I.

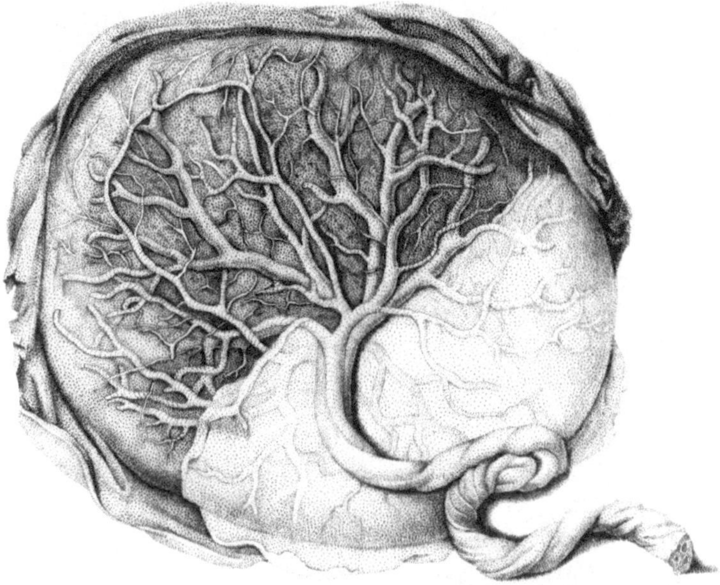

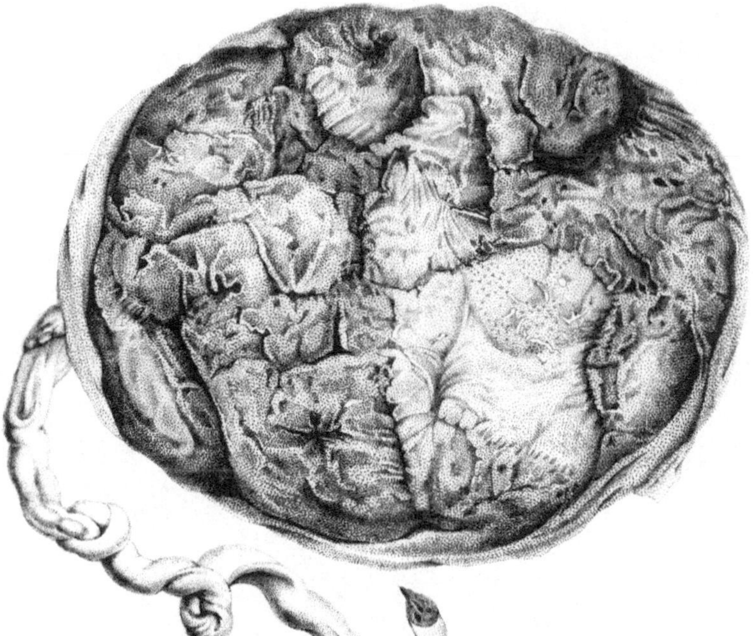

Fig. I.

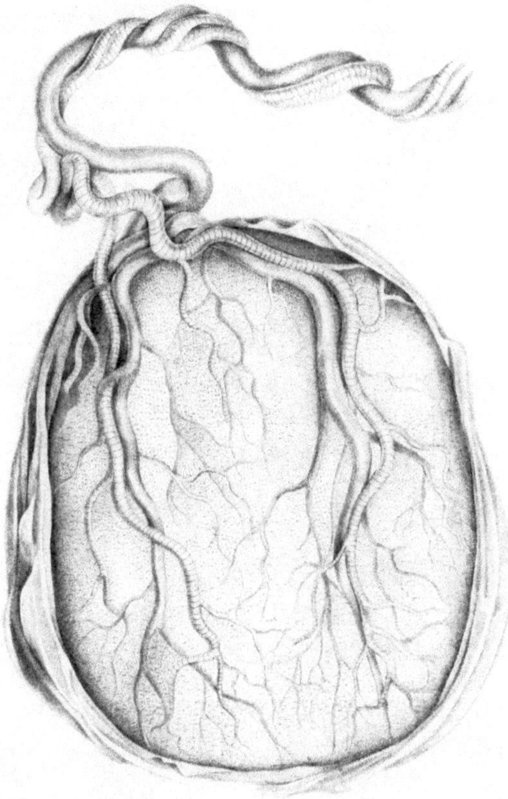

Fig. II.

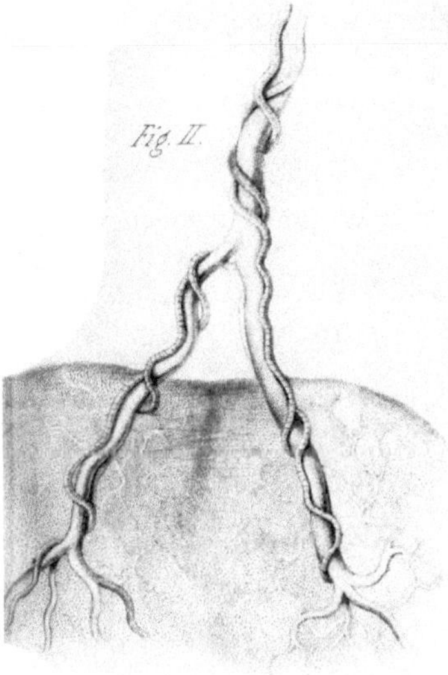

Fig. III.

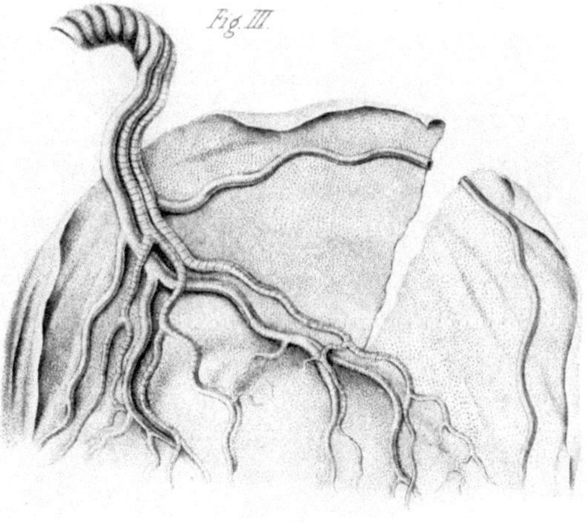

Nabelschnurgefässe, das mütterliche als Endpunkt der Uteringefässe anzusehen ist. Von diesem Gesichtspunkte aus unterscheidet man in der Placenta den kindlichen Theil und den mütterlichen. Der kindliche Theil bezeichnet jenes Gefässsystem, welches sich von den Nabelschnurgefässen des Kindes aus füllen lässt, also vorzugsweise die von Amnion und Chorion überzogne innere Seite. Dagegen ist der mütterliche Theil derjenige, welcher sich vom Uterus aus einspritzen lässt, also der äussere nebst der überziehenden Decidua. Beide Theile sind in der ausgebildeten Placenta mit einander verschmolzen und lassen sich nur in den ersten vier Monaten durch Maceration von einander trennen. In späterer Zeit hat ein jeder Versuch zur Trennung ein Zerreissen der sehr dünnen Gefässe und dieses wiederum eine Blutung der Gebärmutter zur Folge. Da aber die Gefässe des Uterus bei einem reifen Ei schief in die Placenta eindringen, also auch abgerissen eine schiefe Oeffnung darstellen, so entsteht daraus wiederum der Vortheil leichter die Blutung zu stillen als bei einer horizontal klaffenden. Die innige Verbindung beider neben einander liegenden Gefässsysteme findet seine Erklärung in der Bildungsgeschichte der Placenta. Das Chorion bedeckt sich, wie man sich erinnert, mit Zotten, welche die Form kleiner Bäumchen annehmen und anfangs keine Blutgefässe besitzen. Ihr Inneres besteht nämlich aus Zellen, die in einer Lage Bindegewebe eingebettet sind, während die äussere Hülle ein Pflasterepithelium ist. Empfängt das Chorion durch das Hinüberwachsen der Allantois Blutgefässe, so drängen letztere gegen den zelligen Inhalt der Zotten, verdrängen ihn immer mehr, so dass zuletzt dieselben nur von einem Blutgefässnetz ausgefüllt werden, welches allen Biegungen des verdünnten Oberhäutchens folgt. Schon ehe dieses geschehen, ehe noch die Zotten das Blut des Foetus empfangen, haben sie sich mit ihren Aesten und Reisern in die *Decidua vera* gedrängt und hier die Maschen der zwischen den Utericulardrüsen liegenden Capillaren, welche sich durch ihr weites Caliber auszeichnen, ausgefüllt. Mit dem weiteren Wachsthum des Eies und des Uterus theilen sich die Zotten der Placenta fort und fort in Reisern und Zweigen, die Capillaren umspinnen sie immer zahlreicher und die Placenta wächst in der Dicke. Indem durch die gegenseitige Annäherung von den Zottenhäutchen die einzige Scheidewand zwischen den Gefässwänden der Decidua und dem Kinde immer mehr verdünnt wird, ist der Uebertritt von Stoffen nicht blos der gasförmigen aus einem Gefässsystem in das andere um so leichter ermöglicht. Mit dem Eintritt der Blutgefässe in die Zotten wachsen diese aber nun in der Richtung der Uterinwände, wo sie die Placenta bilden, während sie an dem übrigen Umfang, also der *Decidua reflexa*, immer weiter auseinander treten, aus Mangel an Zufuhr veröden und sich in sehnige Fasern verwandeln, welche Chorion und Decidua ziemlich fest vereinen. Im Beginn der Schwangerschaft ist die ganze Oberfläche des Eichens mit Zotten bedeckt, deren Entwickelung sich jedoch später nur auf eine Seite beschränkt. Die Bildung der Lappen erfolgt in ihr, indem die Zotten sich zu Gruppen einen und deren Gesammtmasse sich in einem Lappen darstellt. Zwischen den Chorionzotten und dem grossen Capillarnetze der Decidua findet eine beständige Wechselwirkung statt, ohne dass ein wirkliches Ueberströmen des Blutes aus den mütterlichen Gefässen durch Oeffnung in die kindlichen statt findet, was schon durch die Zottenhaut unmöglich gemacht wird. Die Chorionzotten schöpfen aus dem mütterlichen Blut aber nicht nur das Bildungsmaterial zum Wachsthum der Frucht, sondern was ungleich wichtiger ist, auch den Sauerstoff; bleibt dieser nur für kurze Zeit aus, oder wird vielleicht die durch die Foetalnährung entstandene Kohlensäure nicht an das mütterliche Blut abgesetzt, so erfolgt sehr bald der Tod der Frucht, worüber uns der Druck der Nabelschnur, wenn er auch nur sehr kurze Zeit währt, hinlänglich belehrt. Gegen die Zeit der Geburt hat sich das Bindegewebe, welches die Decidua an der Uteruswand vereinigt, immer mehr aufgelockert, ist dünner geworden, dagegen die Verbindung zwischen Decidua und Chorion immer fester, so dass bei dem Ausstossen der Frucht die Trennung der Decidua so wie Zerreissung der durch sie hindurchtretenden Uteringefässe weit leichter erfolgt, als eine Loslösung der überall mit der Decidua auf das innigste verwebten Zotten, daher die Decidua sammt den Chorionzotten als Placenta ausgestossen wird. Durch dies gewaltsame Abreissen der Uteringefässe ist die

Tafel 36. Die Bildung der Placenta.

Fig. I. Das Ei im ersten Monate ist hier unten weniger zottenreich.

Fig. II. Die untere Hälfte ist so hell, dass der Embryo durchschimmert, ein seltner Fall im zweiten Monat.

Fig. III. Die gebildete Placenta zeigt die innere und äussere Seite, die punktirte Decidua, Chorion und Amnion mit dem 6monatlichen Kinde.

Tafel 37. Fig. I. II. III. IV. V. zeigt die Entwickelung der Zotten aus dem Blastem zu kleinen Bäumen mit Aesten und Zweigen.

Fig. VI. Das Ende einer Zotte mikroskopisch vergrössert, Zellhaut und Inhalt.

Fig. VII. VIII. Das Hineinwachsen der Blutgefässe in die Zotten.

TAF. XXXIV.

Fig. III.

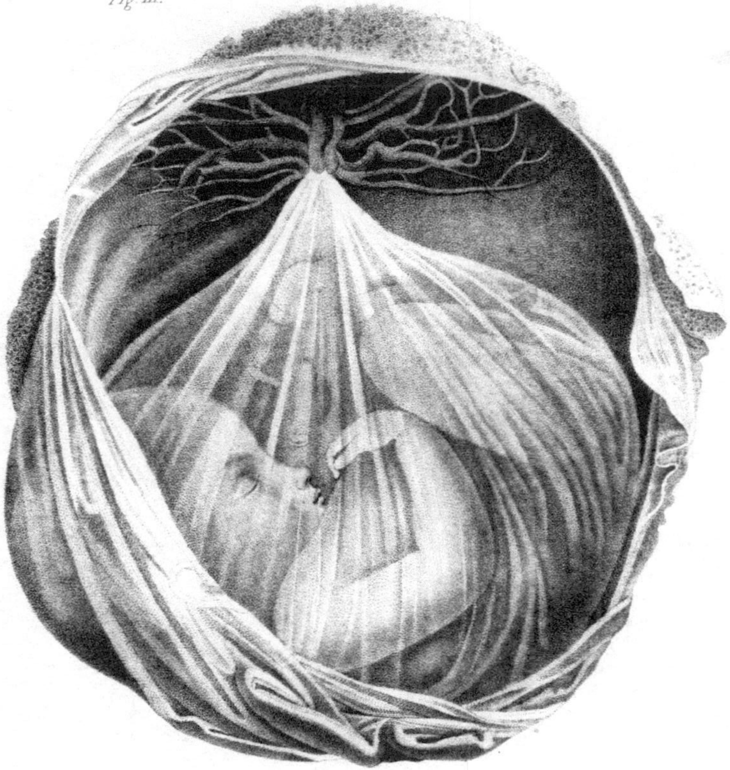

Fig. I.

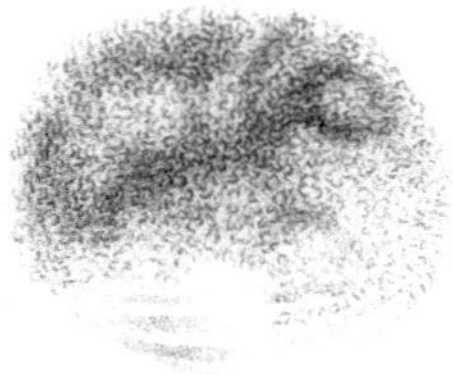

Fig. II.

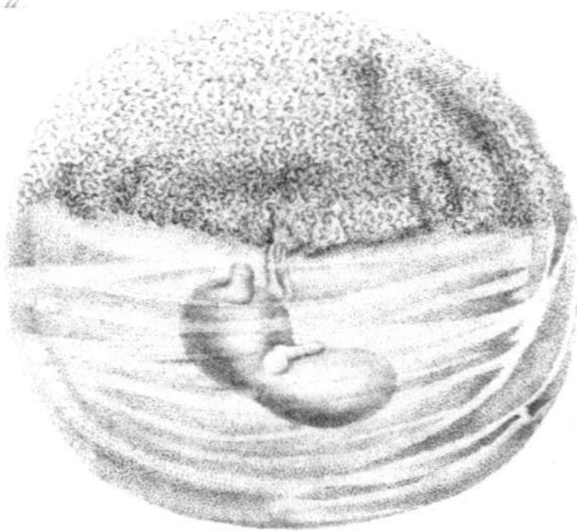

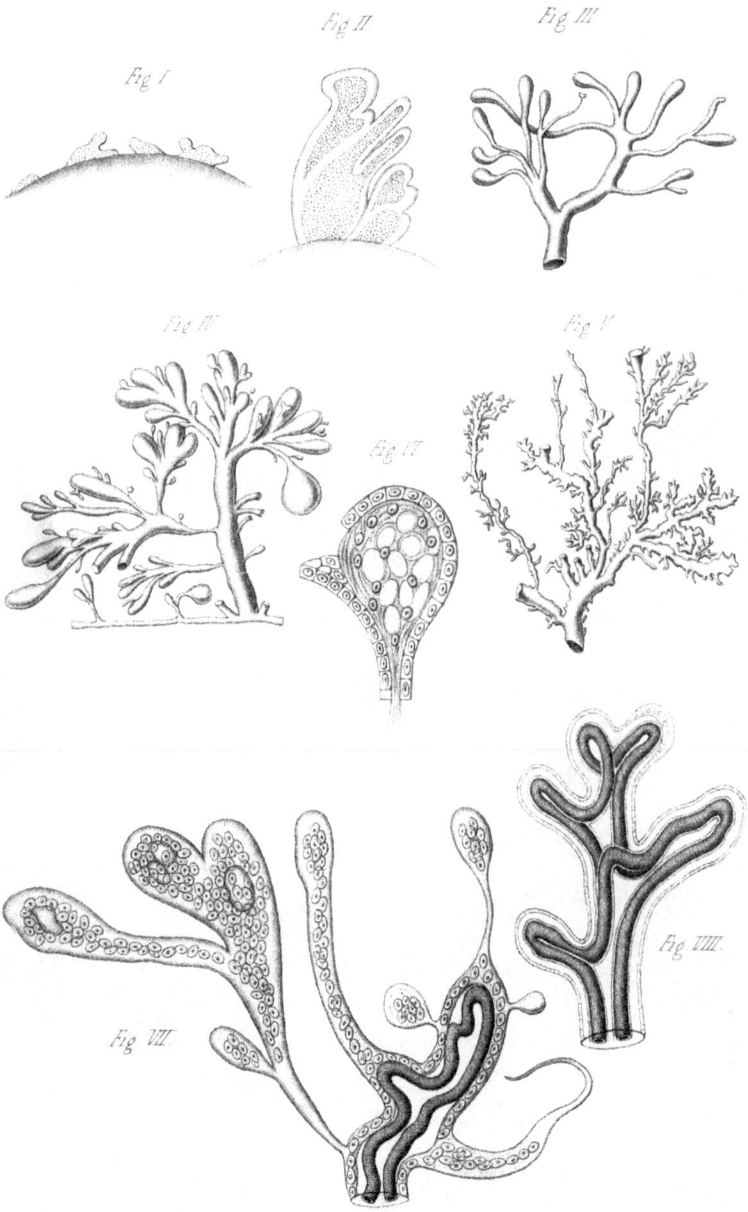
Fig. I
Fig. II
Fig. III
Fig. IV
Fig. V
Fig. VI
Fig. VII
Fig. VIII

Ausstossung des Mutterkuchens jedesmal von einer Blutung begleitet. Gewöhnlich ist der Mutterkuchen rundlich, nicht selten länglich, ohne dass dies jedesmal vom seitlichen Sitz in der Gebärmutter bedingt wird. Ist ein Theil desselben abgesondert, nur durch eine Brücke mit der grossen Masse verbunden, so heisst er Nebenkuchen.

In der Gebärmutter ist die gewöhnliche Befestigung rechts in der Nähe der Tubarmündung, von wo er sich an der hintern Wand und nach unten, selten in die Höhe ausbreitet, so dass er mit seinem Rande, wie man sich am leichtesten an der Oeffnung der Eihäute überzeugen kann, welche nicht vis-à-vis dem Mutterkuchen liegen, dem Muttermunde ganz nahe liegt. Erreicht sein Rand denselben, so spricht man von einem vorliegenden Mutterkuchen. In diesem Falle entsteht in den letzten Monaten der Schwangerschaft eine Blutung, indem die Placenta nicht in demselben Grade wächst, als die Gebärmutterwände sich ausdehnen, beide Flächen also sich trennen. Diese Blutung nimmt also gegen das Ende zu, ebenso wie bei der Geburt, wo sich der Uterus rasch ausdehnt.

Der Mutterkuchen nimmt im dritten und vierten Monat eine grössere Fläche der Eihäute ein, als später, wo sich der Umfang zwar verkleinert, aber dann sein Inneres wächst, also die Dicke zunimmt. Ein unwandelbares Verhältniss zwischen dem vollendeten Kinde und dem vollendeten Mutterkuchen findet nicht statt, obwohl gewöhnlich beide einander in der Art bedingen, dass ein grosses Kind einen grossen dicken Mutterkuchen besitzt, ein kleineres einen kleinern und dünnern, ein Kind mittlerer Grösse einen Mutterkuchen mittlerer Dicke und Schwere.

An der Placenta finden wir nicht selten zwei auffallende Erscheinungen, nämlich kleine kalkige Concremente und fibröse Ablagerungen.

Im ersten Fall ist die Uterinfläche nicht glatt, sondern fühlt sich an einzelnen, mehr oder weniger grossen Stellen rauh, sandartig an. Untersucht man diese näher, so findet man kleine eckige Ablagerungen in den Gefässen der Decidua und erkennt sie unter dem Mikroskop als phosphorsauren Kalk. Sie haben wohl denselben Grund wie jene so häufigen Verkalkungen in den Gefässen der Greise und schreiben sich hier von der unvollkommenen Ernährung einer decrepiden, vielleicht auch nur frühreifen Placenta her. Nur selten veranlassen sie eine Obliteration der kleinen Gefässe und dann bei übermässiger Menge eine Störung der Cirkulation zwischen Mutter und Kind, welche den Tod des letzteren herbeiführt.

Fibröse Ablagerungen findet man am häufigsten auf der Fötalseite unter dem Chorion in bald geringerer bald grösserer Menge als Platten von dem Umfange eines Thalers, bald mehr, bald weniger dick zwischen den grossen Gefässen. Sie lassen sich ohne Schwierigkeit von dem umgebenden Parenchym trennen, besitzen die Konsistenz eines Knorpels, zeigen auf der Aussenseite, so wie auf der Durchschnittsfläche eine gelbe Farbe, aber keine Structur, sondern nur unter dem Mikroskop finden wir netzförmige Fasern, welche den Fibrincoagulen eigenthümlich. Dies sind die Ueberbleibsel eines blutigen Extravasats. In dem ergossenen Blut scheidet sich nämlich alsbald Serum und Faserstoff. Das erstere wird resorbirt, im letzten schwinden die Blutkügelchen und das zurückgebliebene concentrirt sich immer mehr, bis es zuletzt eine knorpelähnliche Masse darstellt, die man früher fälschlich für Tuberkeln, Steatom oder ähnliche Krankheitsprodukte ansah. Nur selten findet man im Innern dieser festgewordenen Faserstoffe Ablagerungen von kohlensaurem Kalk in ähnlicher Art wie in den Faserstoffgerinnungen anderer Orte, gleichviel ob sie in Folge einer entzündlichen Ausschwitzung eines Extravasats entstanden. Auf der Uterinseite begegnet man dergleichen apoplektischen Herden häufig, selten im Parenchym. Wenn sie nicht im letzten Stadium der Metamorphose vorkommen, so befinden sie sich meist am Rande der Placenta und enthalten ein dickes dunkles Blut, das sich schon äusserlich an der Uterinseite durch die Entfärbung verräth. Die Quelle dieser Extravasation ist meist der mütterliche Theil des Gefässsystems, dessen Zweige bis zur Foetalseite der Placenta verlaufen. Eine Zerreissung derselben wird begünstigt durch die zarten Wandungen dieser Gefässe, welche der verstärkten Congestion gegen den Uterus, so wie einer Erschütterung keinen Widerstand zu leisten vermögen, ferner durch Zerrung der einzelnen Placentarlappen bei ungleicher Ausdehnung des Uterus oder partieller Contraktion desselben. Durch den Austritt des blutigen Extravasats und seiner Metamorphosen wird die Umgebung mehr oder weniger zerrissen, comprimirt oder verrückt und somit die Foetalgefässe beeinträchtigt. Dies geschieht nur bei massenhaften Ergüssen, die kleinen sind ohne Bedeutung, stören nicht die Fortbildung der Frucht und liegen, wenn keine äusserliche Metrorrhagie eintritt, ausser dem Bereich der Erkenntniss.

Physiologie der Schwangerschaft.

Die Veränderungen, welche die Schwangerschaft erzeugt.

Sobald das befruchtete Eichen in der Höhle des Uterus Wurzel fasst, und hier alle Erfordernisse zum Gedeihen vorfindet, wird ihm in einem fortwährenden grossen Blutstrom das Material zum Wachsthum zugeführt. Diese Congestion, die um so mehr zunimmt, je grösser das Kind wird, ruft Veränderungen hervor, die sich nur im Anfange und auf kurze Zeit auf den Uterus beschränken, bald sich von diesem in immer grössern und grössern Kreisen ausbreiten, bis zuletzt der ganze Organismus unter die Herrschaft des schwangern Uterus gestellt zu sein scheint. Wir werden daher die grosse Menge der Erscheinungen in einer gewissen Reihenfolge gruppiren, und uns zunächst an die Gebärmutter wenden, dann zu den mit ihr im sympathischen Verhältniss stehenden Brüsten übergehn, hierauf uns mit den Nachbargebilden beschäftigen, endlich mit der Umstimmung der entfernten Organe so wie des ganzen Organismus schliessen. Hierbei sei es mir erlaubt zu bemerken, dass die genaueste Kenntniss dieser physiologischen Verhältnisse um so nothwendiger ist, als sie uns in den Stand setzt, nicht nur die einzelnen Erscheinungen zu deuten und ihren Werth für die Diagnose festzustellen, sowie eine Richtschnur bei den Ausschreitungen der Veränderungen bis zur Krankheit für das therapeutische Verfahren abgiebt, sondern, was ungleich wichtiger, dass sie zugleich Einsicht in die Vorgänge der mit der Schwangerschaft aufs innigste zusammenhängenden Geburt und des Wochenbettes gewährt. So müssen wir, um nur eines statt vieler Beispiele anzuführen, ganz vertraut sein mit der Veränderung des Mutterhalses während der Schwangerschaft, sowohl um den Zeitpunkt derselben festzustellen, als auch um den Eintritt der Geburt zu erkennen, den gehörigen Fortgang derselben vorauszusehen, und die Mittel zur Beseitigung einer zu geringen Nachgiebigkeit anzugeben.

Veränderung der Gebärmutter.

Unter den Genitalien ist es der Uterus, welcher sich am meisten verändert, was natürlich ist, da er die Schale des sich entwickelnden Eies, die Wiege der wachsenden Frucht ist. Seine Grösse nimmt beständig zu, so lange die Frucht wächst, seine Form verliert sich, seine Lage wird eine andere, seine anatomischen Gebilde entwickeln sich, indem sie eine neue doppelte Bestimmung erfüllen, durch Ausdehnung dem wachsenden Ei Raum gewähren, und Kräfte erwerben, um das ausgewachsene auszutreiben.

Der Umfang des Uterus wächst so lange, bis die Frucht ihre grösstmöglichste Entwickelung erlangt hat, und macht nur einen Stillstand, wenn der Tod der Frucht eingetreten, wenn Desorganisation des Uteringewebes oder ein mechanisches Hinderniss ausserhalb desselben sich der weitern Ausdehnung widersetzt. Erinnert man sich, dass die Länge des ausgetragenen Kindes 19 Zoll beträgt, und so zusammengelegt, wie wir es im unverletzten Ei finden, 11 Z., so misst der Uterus, welcher im nicht schwangeren Zustande 3 Z. hoch, $1\frac{1}{2}$ Z. breit, 1 Z. dick ist, in der letzten Zeit ungefähr 12 Z. in der Höhe, 8 Z. in der Breite und 9 Z. von vorn nach hinten. Schon aus diesen Angaben kann man auf die ovale Gestalt schliessen. Sein Gewicht, das früher $1\frac{1}{2}$ Unze war, ist den Inhalt einbegriffen 9—10 Pfund, ohne denselben gegen 2 Pfund. Als Folge davon, tritt eine Störung im mechanischen Gleichgewicht des Körpers ein. Dies bemerkt man schon im Stehen, noch deutlicher im Gehen. Indem der schwere Uterus den untern Theil des Rumpfs nach vorn zieht, ist der obere bemüht, diesem Zuge Widerstand zu leisten, und die Frau strebt die Brust mehr nach hinten zu halten. In demselben Grade als die beiden in entgegengesetzter Richtung strebenden Kräfte zunehmen, vertieft sich die sanfte Biegung des Rückens in der Gegend des Lendenwirbels, so dass sie sich gegen das Ende der ganzen Schwangerschaft einem stumpfen Winkel nähert. Die verschiedenen Monate werden daher

Tafel 38 a. und **38** b. stellt den Unterleib vor und während der Schwangerschaft von den Seiten und von vorn dar.

Fig. I. Der Unterleib vor der Schwangerschaft.

Fig. II. Im dritten Monat der Schwangerschaft.

Fig. III. Im sechsten Monat.

Fig. IV. Im neunten (letzten) Monat.

Fig. I.

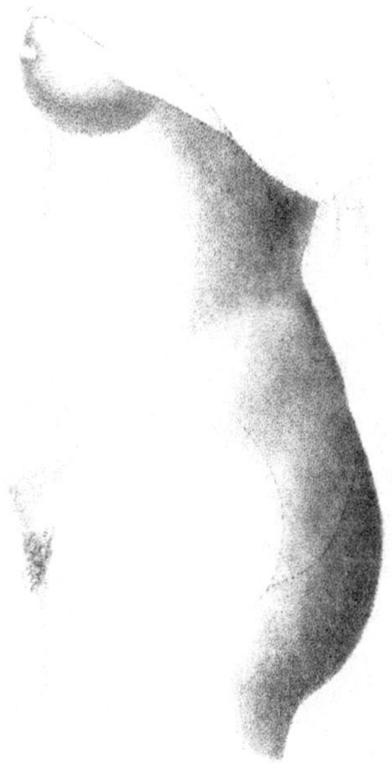

Fig. II.

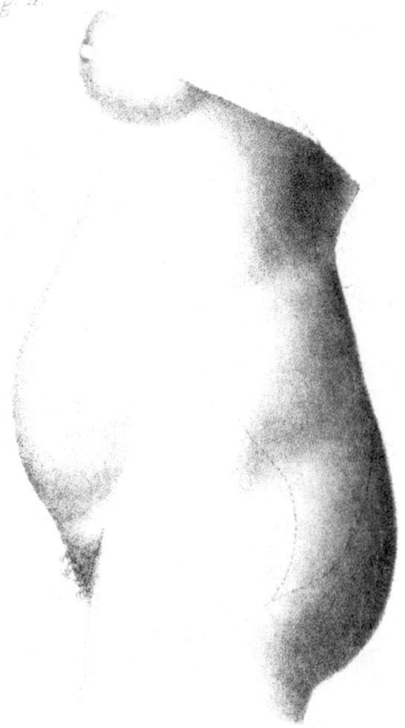

Fig. III.

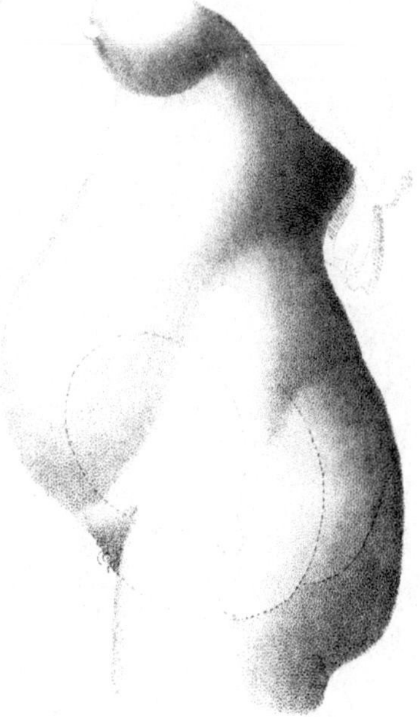

Fig. IV.

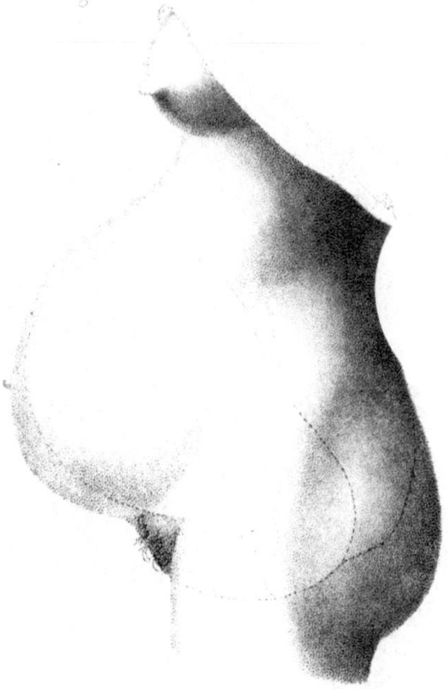

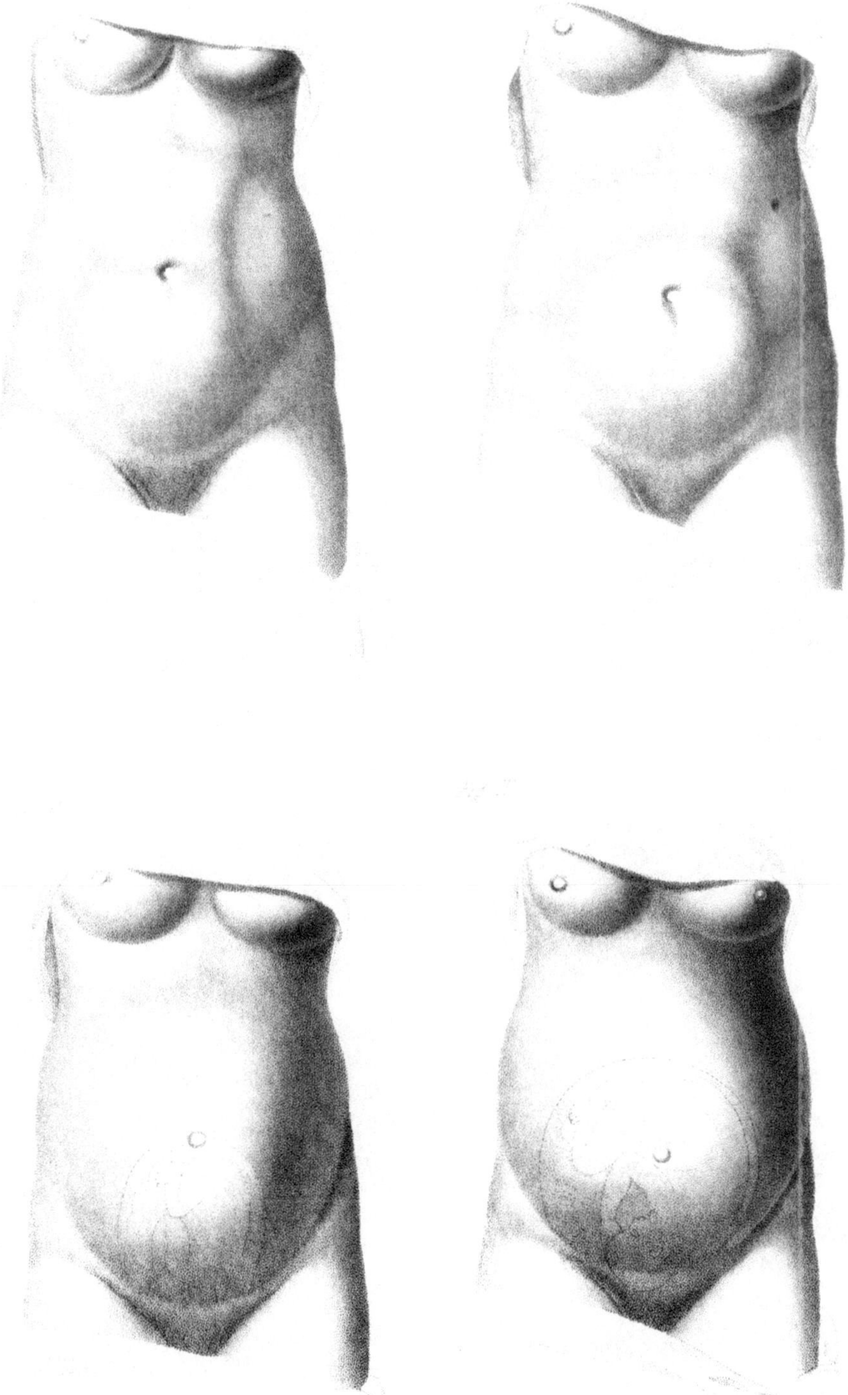

durch eine verschiedene Haltung des Rückens, so wie eine verschiedene Wölbung des Unterleibes bezeichnet. Die vermehrte Last des Körpers lässt die Beine zur sichern Unterstützung mehr seitlich auseinandertreten, daher der Gang breit, wankend, von einer Seite zur andern. Sowohl aus diesem Grunde, als wegen der behinderten Respiration ist eine anhaltend schnelle Bewegung kaum möglich.

Die Form des Uterus richtet sich wesentlich nach den Verhältnissen des Eies, so wie der Nachgiebigkeit der Uteruswände. Während daher das Eichen in den ersten drei Monaten nur unbedeutend wächst, und die Uterus-Wände noch starr und unnachgiebig sind, finden wir das Aeussere wenig verändert; wir bemerken nur die Birnform stärker ausgeprägt, und den Umfang des obern Theils um etwas vergrössert. Die Höhle selbst stellt eine ziemlich platte, längliche Ellipse dar, da die fast parallelen Wände noch wenig dem Druck des kleinen Eies ausgewichen. In den folgenden drei Monaten hat die Menge des Fruchtwassers im Ei sehr beträchtlich zugenommen, die Wandungen des Uterus sind blutreicher, dehnbarer und wir sehn daher, indem der Grund und Körper dem Drucke fast gleichmässig nachgiebt, den Uterus gegen den 6ten Monat als eine rundliche Ellipse mit einem Stiel. Erst wenn auch der Hals damit in den Gebärmutterkörper hinübertritt, wenn seine Höhle ebenfalls das ihrige zur Vergrösserung der Gebärmutterhöhle beiträgt, dann erst erhält der Uterus die Gestalt des Ovoids mit nach unten gewendeter Spitze. Dies Ovoid ist jedoch in der letzten Zeit selten ein vollkommenes, sondern wird mehr oder weniger unregelmässig, wenn Kindestheile oder auch die Insertion des Mutterkuchens bei nachgiebigen Wänden eine Ausbuchtung veranlassen, während die Stelle des Mutterkuchens ebenfalls ein wenig vorspringt. Daher finden wir die Eiform nicht selten an ihrem obern Ende etwas eingedrückt, und in ein verschobnes Herz verwandelt. Bei der Ausdehnung des Uterus betheiligen sich die einzelnen Abtheilungen oder die correspondirenden Wände nicht in gleichem Masse, sondern vorzugsweise der Grund und die hintere Wand, denn am Ende der Schwangerschaft finden wir die Anheftung der Eierröhren verhältnissmässig tiefer, so dass sie sich nicht mehr auf der Höhe von $^2/_3$ der Gebärmutterlänge befinden, ebenso wie der Ursprung der runden Mutterbänder, welche zugleich vom Rande mehr an die vordre Fläche hinübergetreten sind.

Die Stellung des Uterus im Becken ist in den ersten zwei Monaten kaum verschieden von der vor der Schwangerschaft. Nur bisweilen findet man ihn der Schwere etwas nachgebend, die Vaginalportion etwas tiefer, wobei zugleich die Wölbung des Unterleibes und der Weichen ein wenig abnimmt. Am deutlichsten bemerkt man dieses Nachgeben des Gewichtes bei solchen Frauen, deren Becken geräumig und deren Uterinligamente erschlafft sind. In diesem Fall sinkt auch der Grund nach hinten, während die Vaginalportion ihre Richtung nach vorn gegen den Scheidenausgang nimmt.

Im Verlauf des dritten Monats erreicht der Grund den Eingang des kleinen Beckens und da sich derselbe nebst dem obern Theil des Körpers haupsächlich ausdehnt, so wächst er, indem der wenig veränderte untere Theil in seiner ursprünglichen Lage verbleibt, in die Bauchhöhle hinein. Hierbei neigt sich seine vordere Fläche gegen die vordere Bauchwand, indem das vorspringende Promontorium und die an der Rückwand durch das Mesenterium befestigte Därme ihn nach vorn drängen, während die runden Mutterbänder ihn gleichzeitig in die Mittellinie erhalten. Der Grund der Gebärmutter ist durch die Bauchdecken mehr oder weniger zu fühlen und man findet ihn gegen Ende des 4ten Monats einige Finger breit über der Schoossfuge, des 5ten Monats in der Mitte zwischen Nabel und Schoossfuge, 6ten in der Nähe des Nabels, 7ten einige Finger breit über dem Nabel, 8ten über der Mitte zwischen Nabel und Herzgrube, 9ten sinkt er in die Mitte zwischen Nabel und Herzgrube. Nachdem er im Verlauf des 9ten Monats ein wenig in die Höhe gestiegen, ohne jedoch das *diaphragma* oder den *processus xyphoideus* zu erreichen, sinkt er meist in den letzten 14 Tagen auf eine mehr oder weniger augenfällige Weise, und zwar geschieht dies, nachdem der Hals seinen letzten Antheil zur Erweiterung der Gebärmutterhöhle beigetragen, somit die untere Spitze des Ovoids hergestellt, wodurch die Frucht in diesen untern Abschnitt zu gelangen und ins kleine Becken hinabzutreten vermag. Als wesentliches Motiv dafür betrachten wir die Grösse der Frucht und die davon abhängige Schwere des Kopfes, welche den untern Abschnitt der Gebärmutter verdünnt, und dadurch seinen Widerstand schwächt. Daher ist, wo dies nicht der Fall, wie bei vielem Fruchtwasser oder einer Schieflage des Kindes, der untere Theil des Uterus leer und bleibt oberhalb des kleinen Beckens.

Die Höhe des Muttergrundes bezeichnet jedoch keineswegs genau dem jedesmaligen Monat der Schwangerschaft, da diese Höhe nicht blos von der Entwickelung des Uterus, sondern auch von der Beschaffenheit der den Uterus schützenden Theile abhängig ist. Wir finden daher, dass die Gebärmutter aus einem weiten Becken erst später aufsteigt, dass umgekehrt eine grosse Frucht oder viel Fruchtwasser den Schein einer weiter vorgerückten Schwangerschaft giebt.

Die Höhe und Stellung des Muttergrundes bezeichnet auch meist die Lage des entgegengesetzten Endpunktes der Gebärmutter, der durch die Vaginalportion bezeichnet wird; diese wird um so mehr nach hinten gestellt, je mehr sich der Grund nach vorn neigt, und rückt um so höher, je mehr derselbe wächst. Dieser allgemeine Satz scheint jedoch häufig während des 2ten und 3ten Monats eine Ausnahme zu erleiden. Während dieser Zeit hat man oft Gelegenheit eine eigenthümliche Erscheinung zu beobachten. Bei der innern Untersuchung findet man nämlich, dass der Mutterhals nicht blos tiefer und weiter nach hinten als früher steht, sondern man vermag deutlich wahrzunehmen, wenn man die Fingerspitze nach vorn bewegt, wie das Uterinparenchym unter einem dem rechten mehr oder weniger genäherten Winkel von der Vaginalportion abgeht, und wie man dasselbe bis nah an die Schoossfuge verfolgen kann, somit sich dasselbe also in einer Ausdehung darstellt, welche anzunehmen zwingt, dass man nicht blos das mässig ausgedehnte gradstehende Uterinsegment vor sich hat, sondern den grössten Theil der vordern Uterinwand. Ich habe dies so häufig beobachtet, dass ich über die Wahrheit dieser häufigen Thatsache nicht den geringsten Zweifel hege, und hierzu um so mehr berechtigt bin, als die Mittheilungen über diesen Gegenstand von Prof. Martini in Jena ganz ähnlicher Art sind. Demnach bin ich gezwungen zu glauben, dass der Uterus während dieser Schwangerschaftszeit nicht selten eine Art Einknickung nach vorn erleidet, wobei der innre Muttermund ungefähr dem Knickungswinkel entspricht. Das Motiv zu dieser eigenthümlichen Veränderung, die ich mitunter bei sehr geräumigen Becken Mehrschwangerer sehr ausgeprägt noch im 4ten und 5ten Monat wahrnehmen konnte, und die gewiss im weitern Fortschritt der Schwangerschaft wieder verschwindet, möchte ich der überwiegend stärkern Entwickelung der hintern Uterinwand zuschreiben, wie sie sich physiologisch am Ende der Schwangerschaft darstellt, in jener Periode aber als eine voreilige anzusehen ist.

Bei der Stellung der Gebärmutter müssen wir übrigens noch zweier Eigenthümlichkeiten erwähnen, die Abweichung ihrer Axe von der Mittellinie des Körpers und die Drehung um die eigene Längenaxe.

Nachdem nämlich der Muttergrund das Promontorium zurückgelegt, pflegt er sich von der Mittellinie des Unterleibs ein wenig zu entfernen. und neigt sich nach der einen Seite, meist nach der rechten, so dass man diese Stellung fast als Norm ansehen kann, da man sie unter 10 Fällen 8 Mal antrifft. Woher diese seitliche Neigung, lässt sich nicht mit Bestimmtheit angeben. Ich vermuthe, dass der Uterus, dessen grades Aufsteigen in der Mittellinie nicht durch das Promontorium begünstigt wird, sich die grösste Räumlichkeit in der Bauchhöhle aufsucht. Diese befindet sich aber nicht in der Mitte, da hinten die Wirbelkörper einen grösseren Vorsprung bilden und dem Uterus keine passende Lehne gewähren, vorn dagegen die nicht nachgiebige sehnige Ausbreitung des Rectus sich befindet, wohl aber seitlich, wo eine grosse Ausbuchtung rings von dehnbaren Muskelflächen umgeben ist. Diese Neigung des Uterus nach rechts dürfte man wohl in der schon angebornen Richtung, die sich selbst im leeren Zustande zeigt, suchen, in dem Hinüberdrängen durch die Thätigkeit des gefüllten Rectums, so wie in der überwiegenden Kraft des rechten runden Mutterbandes.

Ausser dieser Abweichung der Längenaxe von der Mittellinie des Körpers bemerkt man auch eine leichte Drehung des Organs um seine Längenaxe, so dass der linke Rand mehr nach vorn, der rechte mehr nach hinten gewendet ist, was vielleicht ebenfalls auf die stärkere Wirkung des rechten Mutterbandes bezogen werden muss.

Indem das wachsende Eichen die Höhle der Gebärmutter ausdehnt, werden ihre Wände nicht blos passiv verlängert, sondern verdickt oder behalten wenigstens die frühere Dicke. Hierbei betheiligen sich sämmtliche Elemente und zwar ein jedes zu einem bestimmten Zweck. Die Verdickung der Mucosa dient zur Befestigung des Eies, die Verlängerung der Gefässe zur Ernährung der Frucht, die Erweichung des Bindegewebes zur Beschaffung des grössern Raumes, die Verdickung der Muskelfaser zur Austreibung des Eies.

In der weichen Mucosa und deren zellgewebereichen Unterlage treten zuerst die Folgen der Congestion ein, indem sich die Zellen vermehren, die Uterindrüsen wachsen und das Ganze mit einem plastischen Exsudate getränkt wird. Ehe das Eichen in die Uterinhöhle gelangt, entstand als Resultat des Blutandrangs die Decidua. Sie bleibt während der Dauer der Schwangerschaft, vereinigt sich aufs innigste mit den Eihäuten, so dass sie bei der Geburt mit jenen losgerissen und ausgestossen wird. Nach derselben bleibt daher nur die tiefere Schichte und zahlreiche Oeffnungen von zerrissenen Blutgefässen.

Das Peritoneum, welches die äussere Decke bildet, nimmt Theil an dem Wachsthum in Länge und Dicke. Wir finden es nicht verdünnt, sondern im Gegentheil etwas hypertrophisch und daher weniger durchsichtig. Nur die Seitenwände des Uterus ergänzen sich zum Theil aus den Falten der breiten Mutterbänder, deren unterer Theil zu ihm hinübertritt. Daher liegen die von ihm eingeschlossenen Eierröhren und Eierstock, welche früher fast horizontal in gleicher Höhe mit dem Grunde lagern, jetzt perpendiculär neben dem Uterus und die Franzen sind in dieser Lage ganz unfähig den Eierstock zu umfassen.

Die zwischen der Mucosa und dem Peritoneum befindliche Substanz besteht aus dem Bindegewebe, den Muskelfasern, den Nerven, dem Blut und den Lympfgefässen.

Das Bindegewebe, welches die Zwischenräume der Gefässe und Muskeln ausfüllt, schwillt unter dem Einfluss eines grössern Blutreichthums allmälig an, wird lockerer, weicher und röther. Eben diese Eigenschaften werden den Muskelfasern zu Theil, die einerseits durch den jetzt zunehmenden Turgor der einzelnen Fasern, als durch die Ausdehnung des zwischenlagernden Zellgewebes immer mehr und mehr auseinandertreten und jetzt stärker und länger erscheinen. Sie sind cylinderförmig, gehören also zur Klasse der organischen Muskelfasern, und erhalten ihre Kraft erst dann, wenn ihr anatomischer Charakter vollständig ausgebildet.

Während der vollständig ausgebildete Muskel die Fähigkeit jener periodischen Contraktion erhält, welche die Austreibung des Eies nebst seiner Umgebung ins Werk setzt, zeigt das Bindegewebe jene Elasticität, welche den Uterus in einer ununterbrochenen Spannung erhält, und die Verkleinerung so wie Rückbildung in den ursprünglichen Zustand erstrebt. Wir finden die meiste Kraft dort, wo die

die meisten Fasern angehäuft, also im Grunde, die grösste Elasticität dort, wo das Bindegewebe überwiegt, also im Halse.

Der Veränderung des Mutterhalses müssen wir eine um so grössere Aufmerksamkeit zuwenden, als sein unterer Theil dem Finger zugänglich so wichtig für die Erkenntniss der Schwangerschaft erscheint, und noch so viele falsche Ansichten sich in den Lehren selbst der ausgezeichnetsten Männer vorfinden. Wir müssen uns dabei erinnern, dass der Mutterhals aus zwei wesentlich verschiedenen Geweben besteht. Während der untere Theil, welcher in die Scheide hinabreicht und als Vaginalportion bekannt ist, mehr den Charakter des elastischen, zähen Gewebes besitzt, befindet sich in dem obern, über der Scheide gelegenen ein starker Muskelring, um den innern Muttermund. Dieser obere Theil hat mehr Aehnlichkeit mit dem Gewebe der Gebärmutter, der untere mit dem der Scheide. Das Schicksal beider ist während der Schwangerschaft ein verschiedenes, und nur Anfangs in so fern ein gleiches, als ihr Gewebe unter dem Einfluss der Congestion weicher, lockrer und ihr Umfang etwas vergrössert wird. Wir bemerken, dass diese Vergrösserung in dem über der Scheide liegenden Theil des Halses beträchtlicher, weil jener von den grossen Aesten der Uterinarterien durchströmt überhaupt blutreicher ist. Während sich das vorzugsweise elastische Gewebe der Vaginalportion auflockert, verlängert sich die hintere Lippe und ihr Unterschied von der vorderen verschwindet mehr und mehr, so dass sie sich alsbald völlig gleichen. Das zwischen dem äussern und innern Muttermund befindliche Lumen des Halses nimmt ebenfalls an der Veränderung Theil. Wir finden nämlich bald nach der Empfängniss das Innere des Kanals von einem gelatinösen Pfropf gefüllt, dem Produkte einer überreichen Sekretion der *Ovula Nabothi*, dessen Dichtigkeit und Grösse bis zum dritten Monat zunimmt. Dieser Pfropf ist ziemlich constant, füllt aber nur bei Erstschwangern die ganze Länge des Kanals aus, so dass sein unteres Ende bisweilen im äussern Muttermunde sichtbar wird, während er dagegen bei Mehrschwangern sich oft nur im innern Muttermunde befindet, wo ihn der Finger durch ihren nachgiebigen Kanal hindurch bisweilen erreicht. In vielen Fällen verschmilzt die Spitze des Pfropfes mit dem untern Ende des Eichens und man findet hierin die Erklärung, woher das in den ersten Monaten ausgestossene Eichen einen förmlichen Stiel besitzt. Die Erweiterung des Mutterhalses durch den Pfropf, so wie die grössere Auflockerung der Wände sind die Veranlassung, dass jene zwischen den festen Lippen befindliche Querspalte der Vaginalportion verschwindet und der äussere Muttermund der Fingerspitze ein wenig zugänglich wird.

Die linienartige Oeffnung hat sich für den Finger in ein elliptisches Grübchen verwandelt, welches dem Auge aber durch das Speculum als eine weniger scharfe Linie erscheint, indem die Ränder etwas abgerundet sind. Gegen das Ende der Schwangerschaft wird der äussere Muttermund allmälig cirkelrund, was im Anfang derselben nur als eine Ausnahme vorkommt. Dieses Ausgleichen der beiden Lippen und Aenderung der Querspalte während der ersten Monate finden wir nur als Norm bei Erstschwangern, doch auch hier bald mehr bald weniger deutlich; bei Frauen, die schon öfter geboren, behalten die Lippen ihre unregelmässigen und rissigen Ränder, während der Mund ein wenig offen bleibt. Auch die Turgescenz und die damit verbundene Verdickung der Vaginalportion haben nicht den diagnostischen Werth wie bei einer Erstschwangeren, weil sie nach der ersten oder nach mehreren Geburten nicht mehr die frühere ursprünglich schlanke Form wiedererhalten.

Nach dem fünften Monat werden die Veränderungen am obern und untern Ende des Mutterhalses deutlicher, das obere erweitert sich nämlich, während sich das untere, die Vaginalportion, verkürzt. Auf diese Art verschwindet der ganze Hals, indem er zum Körper hinübertritt, und dessen Höhle vergrössert. Man kann annehmen, dass er alsdann fast $1/4$ von der ganzen Länge des Uterus beträgt.

Die Erweiterung des um den innern Muttermund gelegten Sphinkters geschieht jedoch nicht durch gleichzeitige Ausdehnung sämmtlicher Ringfasern, sondern die Ausdehnung schreitet von oben nach unten vor, wobei die obern und grössern Kreisfasern in die Höhe rücken, indem die Zwischenräume der einzelnen Kreise immer grösser werden. Der Ring des Sphinkters wird auf diese Art in einen Trichter verwandelt, dessen unteres Ende die innern kleinsten Kreisfasern bilden, welche den innern Muttermund verschlossen halten. Untersuchungen an der Leiche haben nachgewiesen, dass der Durchmesser der obern Ringe im 5ten Monat noch wenige Linien beträgt, dass er jedoch mit jedem Monat grösser wird, am Ende des 7ten Monats ungefähr 1 Zoll. Die Spitze der Uterussonde lässt sich nach der Hälfte auch leichter durch den innern Muttermund, welcher ihr früher den Durchgang versagt, einführen.

Die Vaginalportion verkürzt sich dabei allmälig. Beständig geschieht dies nur bei Erstschwangern. Auch bei ihnen nicht mit einer solchen mathematischen Genauigkeit, dass die Länge genau die Monate der Schwangerschaft anzeigt, wie es in vielen Lehrbüchern angegeben wird. Es ist demnach ein Irrthum, wenn man behauptet, dass die Vaginalportion im fünften Monat $^1/_3$, im sechsten $^1/_2$, im siebenten $^2/_3$, im achten $^3/_4$ seiner Länge einbüsst und im neunten ganz verschwindet.

Schon bei einer anatomischen Schilderung wurde bemerkt, dass es keinen Theil giebt, der so vielfache Abweichungen in seiner Länge, Gestalt und Festigkeit zeigt, als grade die Vaginalportion, und diese Mannigfaltigkeit trägt sie natürlich in die Schwangerschaft hinüber, indem sie nur dem gemeinsamen Gesetz der Congestion und Verkürzung unterworfen wird. Wir können nur im Allgemeinen sagen, dass gewöhnlich beim Beginn des achten Monats die Vaginalportion nur die Hälfte der ursprünglichen Länge besitzt und gegen den neunten völlig verschwindet. Als ein klarer Beweis, wie wenig durch die einzelnen Monate die regelmässige Verkürzung der Vaginalportion bezeichnet wird, wollen wir nun anführen, wie man selbst kurz vor der Geburt bei Erstschwangern ganz verschiedene Verhältnisse findet. Während bei einer die Vaginalportion vollkommen verschwunden, und man in dem untern Abschnitt der Gebärmutter schon seit mehreren Tagen nur ein Grübchen mit einem feinen scharfen Rande fühlt, ist bei einer andern ein Rest geblieben, der einen kleinen Hügel mit einer trichterförmigen Oeffnung darstellt, bei einer andern ist die vordere Lippe schon verschwunden, während die hintere deutlich zu erkennen.

Bei Mehrschwangern findet diese Verkürzung nicht in gleichem Grade statt, und es bleibt nicht selten bei Frauen, die schon viele Wochenbetten überstanden, die Länge der Vaginalportion bis zur Geburt unverändert. Bei solchen ist man daher oft im Stande im

Tafel 39. Die Vaginalportion in ihren verschiedenen Ansichten und Formen.

Fig. I. III. IX. im jungfräulichen Zustande, in voller Form der ganzen Länge nach.

Fig. II. IV. XIII. durch das Speculum gesehen und gespalten bei einer ungeschwängerten Mehrgebärenden.

Fig. V. VI. VII. VIII. die Verkürzung der Vaginalportion im 6ten. 7ten, 8ten, 9ten Monat bei einer Erstschwangern.

Fig. XIV. XV. XVI. im 7ten, 8ten, 9ten Monat bei einer Mehrschwangern.

Fig. I.

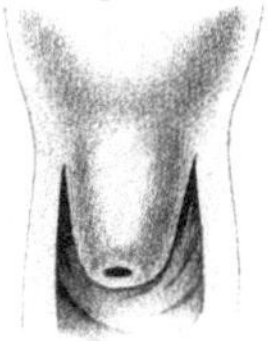

Fig. II.

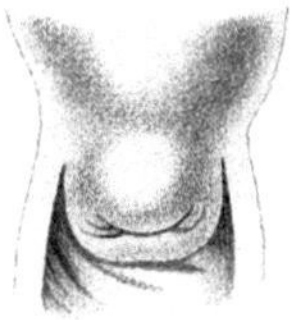

Fig. III.

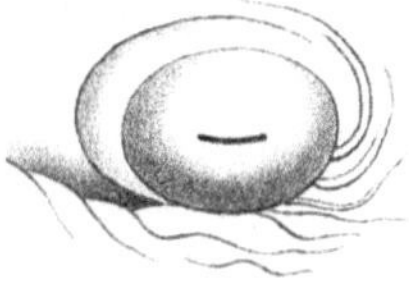

Fig. IV.

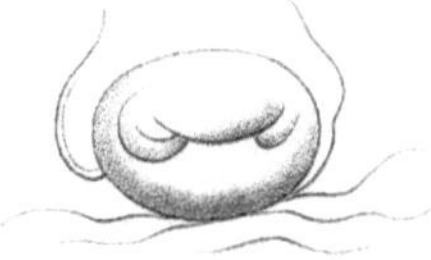

Fig. V.

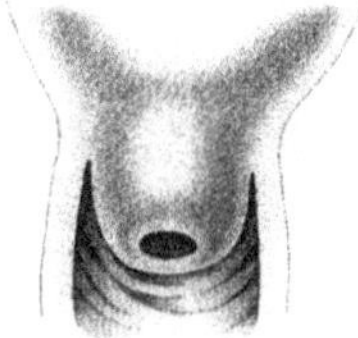

Fig. VI.

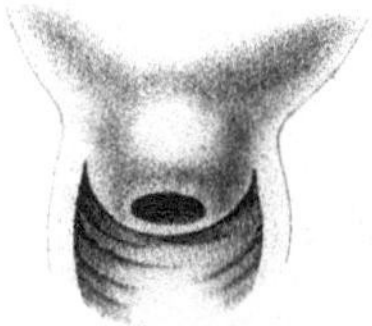

Fig. VII.

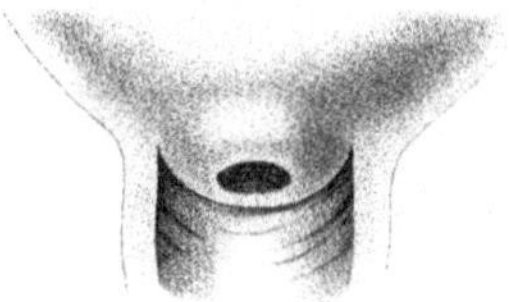

Fig. VIII.

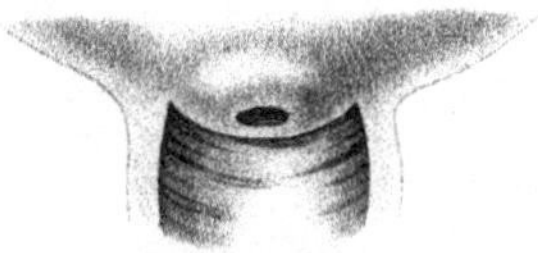

Fig. IX.

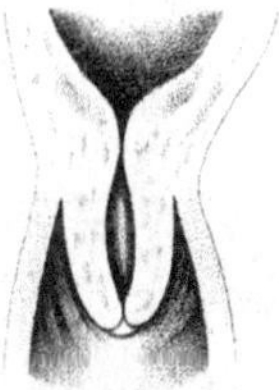

Fig. X.

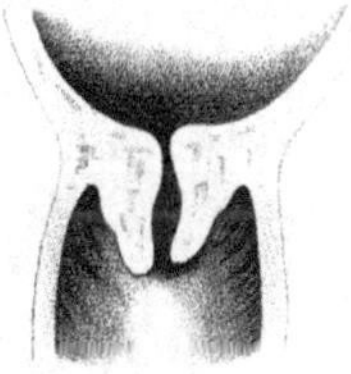

Fig. XI.

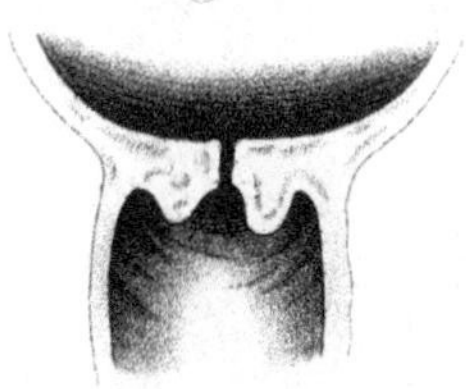

Fig. XII.

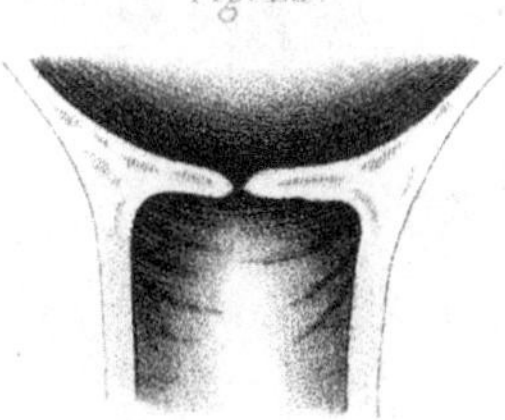

Fig. XIII.

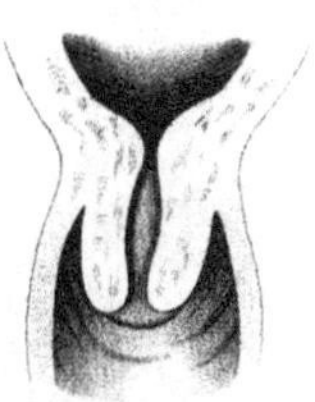

Fig. XIV.

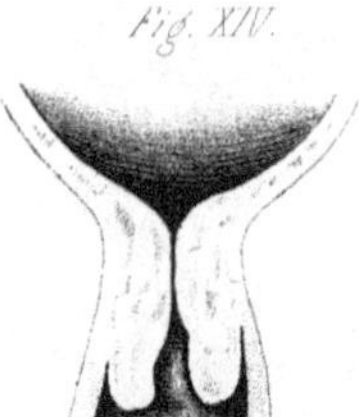

Fig. XV.

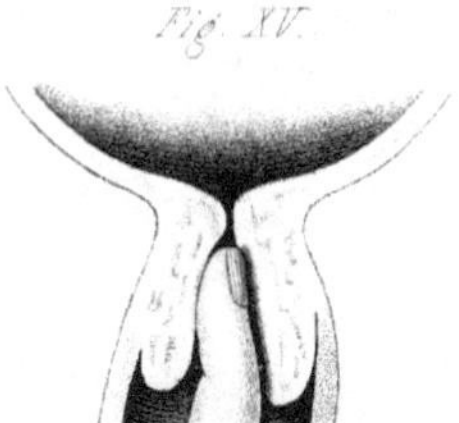

Fig. XVI.

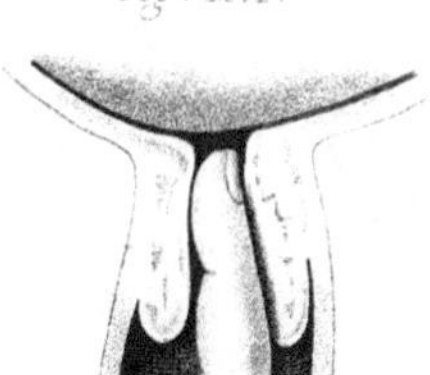

vorletzten Monat durch die ganze Strecke des Mutterhalskanals bis zum Ei vorzudringen, ja beim Beginn der Geburt selbst die zakkigen und rissigen Ränder, die Ueberbleibsel der frühern Geburten, deutlich wahrzunehmen. Dieses benutzen wir als ein zuverlässiges Kennzeichen der wiederholten Schwangerschaft.

Die allmälige Verkürzung der Vaginalportion ist, glaube ich, ebenfalls ein Werk jenes Bindegewebes, welches vom Körper aus nicht nur die Ringfasern des innern Muttermundes, sondern auch gleichzeitig das mit ihm innig verschmolzene elastische Gewebe der Vaginalportion zu sich in die Höhe zieht. Mehrere Umstände liefern dafür den Beweis. Zunächst finden wir kurz vor der Geburt, seltener bei Erst-, häufiger bei Mehrschwangern, wie der äussere Muttermund sich von unten öffnet, ja die Lippen nach aussen gewendet werden, während der innere Muttermund geschlossen bleibt. Am deutlichsten beobachtet man dies beim Beginn des Aborts im dritten oder vierten Monat, wo die cylindrische Vaginalportion sich in einen Trichter verwandelt, dessen grossen Durchmesser der äussere Mund, dessen Spitze der innere darstellt. Dies kommt daher, dass während der Wehe die Muskelfasern des Körpers und mit ihnen das Bindegewebe sich verkürzt, folglich den in die Vaginalportion sich fortsetzenden Theil in die Höhe zieht und dadurch die untern keinen Widerstand leistenden Lippen nach aussen stülpt. Ferner beobachten wir die Verkürzung der Vaginalportion dort am vollkommensten, wo die Last des vorliegenden Kindeskopfs die Ringfasern des untern Gebärmutterabschnittes weiter auseinander drängt, und indem die Substanz deutlich verdünnt wird, die Fasern des Halses hinaufzieht; endlich dass nicht bloss der Hals verkürzt wird, sondern in der letzten Zeit auch sein Umfang beträchtlich abnimmt, und dass namentlich die vordere Lippe häufig verschwindet, während die hintere noch bleibt. Wenn dagegen die Vaginalportion einer Mehrschwangern selbst in der letzten Schwangerschaftszeit wenig oder gar nicht verkürzt wird, so ist dies vielleicht ebenfalls lediglich dem Bindgewebe des Mutterkörpers zuzuschreiben, welches, schon ein Mal ausgedehnt, jetzt einer grössern Nachgiebigkeit fähig ist und zur Herstellung der grossen Uterinform allein ausreicht, somit nicht den unter ihm befindlichen Scheidentheil beansprucht, dessen ursprüngiche Länge daher unverändert bleibt.

Hat das Bindegewebe nach der Geburt jene zähe Elasticität wieder erlangt, was nur selten, selbst in einem Zwischenraum von

5, 10, 16 Jahren der Fall ist, so bietet die Vaginalportion dieselben Verhältnisse wie bei der ersten Schwangerschaft. Gewöhnlich hat sie dieselben zum Theil verloren, und es erfolgt nur eine theilweise Verkürzung. Hat es dagegen jene ganz eingebüsst, dann bleibt dieser Theil unverändert bis zur Geburt, und eröffnet sich dann von unten nach oben. Auch die Kreisfasern legen sich meist nicht wieder so dicht neben einander und erlangen die frühere Enge, sondern der innere Muttermund bekommt nach der ersten Geburt einen etwas grössern Durchmesser, den die Uterinsonde mit Leichtigkeit passiren kann und der bei der nächsten Schwangerschaft die einzelnen Ringe um so eher auseinander treten lässt.

Indem die Vaginalportion geschwunden und der grösste Theil der kräftigen Ringfasern des innern Muttermundes während der letzten Monate auseinander treten, wird nicht nur die Höhle der Gebärmutter vergrössert, wodurch das Kind tiefer in das Becken hinabsinkt, sondern auch der Widerstand, welchen der von wenigen Fasern umgebene Mund dem Herabtreten des Eies in die Scheide entgegenstellt, bis auf ein Geringes beseitigt. Die Schwangerschaft bereitet also die Geburt vor, indem Monate dazu verwendet werden, die Kraft des starken innern Mundes zu vermindern, damit die noch übrig gebliebene bei der Geburt in wenig Stunden überwältigt werden kann.

Die Beschaffenheit des Bindegewebes übt einen wesentlichen Einfluss auf die Verkürzung der Vaginalportion, so wie in weiterer Folge des Geburtsverlaufs aus. Je mehr sich dasselbe nämlich unter dem Einfluss der Congestion auflockert, desto leichter folgt es dem Zuge, desto eher erfolgt die Verkürzung, zumal wenn der untere Gebärmuttertheil unter dem Druck des Kindeskopfs ebenfalls verdünnt wird. Daher giebt eine kurze weiche Vaginalportion, so wie ein verdünntes unteres Uterinsegment sichre Aussicht auf leichte Eröffnung des Muttermundes bei der Geburt, dagegen lassen die entgegengesetzten Verhältnisse, namentlich eine lange harte Vaginalportion, wie sie bei Geburten vor beendeter Schwangerschaft, oder wenn auch die Geburt eine rechtzeitige ist, bei Frauen mit straffer Faser vorkommt, erwarten, dass die Eröffnung nur langsam und schmerzhaft vorschreitet, wovon man leicht den Grund in den harten scharfen Rändern des Mundes findet. Hieraus ergiebt sich auch, dass um dieses Hinderniss, das Resultat theils der starken, theils der trocknen Faser, zu beseitigen, und eine grössere Nachgiebigkeit zu erzielen, sich solch örtliche Mittel als wirksam zeigen, welche das Blut hinlocken und die Faser erweichen.

Die Veränderungen, welche die Gefässe erfahren, sind ebenso merkwürdig als die der Muskelfasern, indem ebenfalls nicht nur ihr Durchmesser und ihre Länge zunimmt, sondern auch die Vertheilung in den verschiedenen Zeiten eine verschiedene ist und mit Bildung der Placenta eine bestimmte Richtung erhält. Die Arterien verhalten sich dabei anders als die Venen.

Den Stamm der *Art. uterina* finden wir zu Ende der Schwangerschaft, ehe er den Uterus erreicht, nur ungefähr um die Hälfte vergrössert. Während die Arterie längs dem Seitenrande hinaufsteigt, wird sie nicht nur grösser, sondern giebt auch Zweige ab, deren Weite wenig von der des Stammes abweicht. Diese Zweige anastomosiren nicht nur unter einander, sondern vereinigen sich auch mit der von dem Ovarium kommenden *Art. spermatica*. Die Anastomosen verbinden sich von rechts und links in der Mitte zu einem grossen Netze.

Ueberblickt man die Masse der Gefässzweige und die grosse Fläche des dichten Gefässnetzes, so kann man nicht mehr den Gedanken festhalten, dass dieses nur dadurch entstanden, dass jene spiralförmig gewundenen Arterien des nicht schwangern Uterus sich nur ein wenig strecken und ausdehnen, sondern man gewinnt die Ueberzeugung, dass hier theils neue entstanden, und dass bei den alten wirkliches Wachsthum in der Länge und Weite stattgefunden. Von der Oberfläche dringen zahlreiche Stämme in die Substanz bis zur Mucosa vor und bilden am Sitz der Placenta ein grosses dichtes Netz, aus welchem einzelne Gefässe heraus in die Decidua hinübertreten, um sich in der Placentarsubstanz selbst zu verzweigen. Diese letzteren gehen anfangs grade hinüber, erhalten aber allmälig durch ein ungleiches Wachsen der Placenta und der verschiedenen Abtheilungen des Uterus eine mehr schräge Richtung, was den Vortheil gewährt, dass sie bei der Trennung der Placenta schief abgerissen sich leichter schliessen und die Blutung alsbald zum Stehn bringen. Zuletzt lösen sich die grossen Gefässe in der Mucosa in ein Netz colossaler Capellaren auf, welches den Uebergang zu den Venen macht.

Die Venen zeigen eine weit grössere Ausdehnung als die Arterien, und wir finden gegen den dritten Monat den Stamm der *Vena spermatica* von derselben Dicke wie die *Art. iliaca interna* oder die grosse Hohlvene, und die *Vena uterina* nur um ein weniges kleiner. Ihr Plexus in den breiten Mutterbändern ist sehr beträchtlich, so wie in der Substanz des Uterus, wo die Stämme in der Gegend der Placenta ungemein zahlreich den Umfang eines Federkiels haben. Auch von ihnen findet man einzelne in einer schiefen Richtung in die Placenta hinübertreten, um sich in den Lappen derselben zu vertheilen, und bemerkt als eine Eigenthümlichkeit, dass ihre Wandungen stark sind, so lang sie sich im Uterus befinden, ganz dünn und leicht zerreissbar, sobald sie aus demselben heraus in die Decidua treten. Somit wird bei der Trennung der Placenta nur der Uebergangspunkt zerrissen. Ausser jenen weiten in die Placenta hinübertretenden Kanälen, giebt es eine Menge dünner Zweige, welche sich in der Decidua ausbreiten und dann in die Uterinvenen übergehn. Die grossen Blutbehälter oder Uterinsinus sind somit nichts als ein Reservoir von vielen kleinen Venen theils aus der äussern, theils aus der innern Lamelle, sowie aus der Decidua. Sie finden eine Analogie im Hirn, wo ebenfalls die Zweige der Substanz und der Häute zu grössern Behältern zusammentreten. Eigenthümlich ist es, dass man keine Venenstämme als Begleiter der Arterien bemerkt, sondern nur ein grosses Gefässnetz, welches im innigsten Zusammenhang mit dem Plexus der breiten Bänder, der Blase so wie der Vagina steht. Im Innern besitzen die Venen nirgends Valveln.

Die Bewegung des Blutes, welches aus einem engen Kanal in ein Gefässnetz mit zahlreichen Maschen und weitem Kaliber hinübertritt, muss den hydrostatischen Gesetzen gemäss langsamer werden als in den Capillaren irgend eines andern Organs. Die unmittelbare Beobachtung bestätigt dies. Beim Kaiserschnitt ist der Strahl der verwundeten Arterie nur schwach, und beim Abtrennen der Placenta bemerkt man gar kein Spritzen der zerrissenen Gefässe. Diese Einrichtung bewahrt die Mutter vor einem beträchtlichen Blutverluste. Die Kraft des arteriellen Stroms ist somit eine schwache, und eine Verstärkung derselben vermag leicht die Gefässe zu sprengen, und durch das ausgetretene Blut eine Trennung der Placenta vom Uterus herbei zu führen. Der Rückfluss des Bluts aus den Venen wird durch die Spannung der Uteruswand selbst vermittelt, doch noch mehr durch die Respiration. Mit jeder Inspiration nämlich entleert die untere Hohlvene ihren Inhalt in das rechte Atrium und wir erkennen den Vortheil der überwiegenden

Ansammlung im Plexus der breiten Bänder, da die *Vena spermatica* neben der Nierenvene in die untere Hohlvene mündet und somit den ungleich grösseren Theil des Uterinbluts dieser in geringer Ferne vom Herzen übergiebt.

Die Lymphgefässe nehmen ebenfalls proportional den Blutgefässen an Grösse zu, und bedecken in grosser Menge, wie man sich durch die Injektion mit Quecksilber überzeugen kann, die Oberfläche, von wo sie sich zu dem Sacralplexus begeben. Welche Aufgabe sie während der Schwangerschaft zu erfüllen haben, ist bis jetzt noch nicht bekannt.

Auch die Nerven nehmen an dieser Vergrösserung Antheil und geben, indem zugleich das sie einkapselnde und oft ihnen fest adhärirende Bindegewebe grösser erscheint, zu dem Glauben Veranlassung, als sei ihre Substanz oder gar ihre Zahl vermehrt. Doch scheint es, als wenn sie nicht in die Länge wachsen, weil man sie nur bis zur oberflächlichen Schichte aber nicht im Innern zu verfolgen im Stande ist. Die Muskelfaser wächst in allen Dimensionen gleichen Schritts mit der Grösse des Uterus, so dass ihre Entwickelung, so wie Energie nach den verschiedenen Zeiten eine verschiedene, dagegen bleibt die Herrschaft, welche die Nerven auf sie ausüben, stets dieselbe. Daher finden wir auch, dass andere Reize, als die der reifen Frucht, zu jeder Zeit der Schwangerschaft Contraktionen hervorrufen, mögen sie mittelbar oder unmittelbar die Gebärmutter treffen. Wir zählen dazu Druck, Erschütterung, Electricität, niedere Temperatur, Trennung des Eies von der Uterinschleimhaut durch Zerreissung der Gefässe und dadurch entstandene Blutung, Abzapfen des Fruchtwassers, so wie Tod der Frucht. Alle diese Reize rufen, wenn sie andauernd und stark sind, die Geburt hervor; dasselbe gilt von der Reizung des Halses durch Tamponiren der Scheide, von der Ausdehnung des Halses und Muttermundes durch den eingelegten Pressschwamm oder ein Dilatatorium. Sympathisch können die Contraktionen erweckt werden durch übermässige Thätigkeit der benachbarten Harnblase und Mastdarm, durch Reiz der Brustdrüse, oder indem die Mittel auf die Nerven des Uterus vom Rückenmark aus wirken, wie *Secale cornutum*. All der genannten Reizmittel müssen wir eingedenk sein, weil wir ihnen die Entstehung des Abortus oder einer Frühgeburt zuschreiben. Andererseits besitzen wir in dem Opium ein Mittel, welches die periodische Thätigkeit der Uterinfasern bis zu einem gewissen Grade zu schwächen vermag, zumal wenn nicht die natürliche Ursache, die Reife des Kindes, ihre Zusammenziehung veranlasst.

Welche Nerven hauptsächlich die Muskelfasern in Thätigkeit setzen, lässt sich nicht feststellen. Diejenigen, welche vom Rückenmark abstammen, scheinen weniger Einfluss auf die Contraktion als auf die Empfindung zu besitzen. Dies wenigstens lehren die Beobachtungen an Frauen, welche während der Schwangerschaft von Paraplegie befallen und deren Rückenmark man bei der Sektion zerstört fand, deren Uterus somit ausser allem Zusammenhang mit dem Centraltheil des Nervensystems stand. Die Geburt ging hier ohne Hinderniss von Statten, und unterschied sich nur dadurch von der gewöhnlichen, dass die Mutter auch nicht die geringsten Schmerzen spürte. Dies bestätigt auch der Umstand, der für die gerichtliche Medizin von Wichtigkeit, dass die Frau während der Ohnmacht, also in einem Zustand, wo sie unzurechnungsfähig ist, entbunden werden kann. Eine ähnliche Wirkung scheint auch das Chloroform auszuüben, welches wohl den Schmerz, aber nicht die Contraktionen bei der Geburt aufhebt.

Mit dem Tode der Mutter erlischt nicht sofort die Kraft der Uterinfaser, sondern bleibt noch mehrere Stunden, so dass bei einer plötzlichen Vernichtung des Lebens sie allein hinreicht, um die Frucht auszutreiben, vorausgesetzt, dass die Oeffnungen hinlänglich erweitert sind. Dass die Muskelkraft in der Uterinfaser nicht sofort erlischt, beweist auch ihre sichtliche Zusammenziehung beim Kaiserschnitt an einer kurz Verstorbenen. Erfolgt die Geburt dagegen erst mehrere Tage nach dem Ableben der Frau, so ist sie eine Wirkung der tympanitischen Därme, welche nach allen Seiten, also auch gegen den Grund des Uterus drängen und dessen Inhalt durch die vom Tode erweiterte Oeffnung herauspressen.

Die Sensibilität des Uterus hat sich während seines Wachsens kaum vermehrt, höchstens nur so weit als der grössere Umfang und die Annäherung an die Bauchdecken ihn für die Einwirkung der Schädlichkeiten leichter zugänglich gemacht.

Die Funktion des Uterus wird während der Schwangerschaft eine ganz andere. Der monatliche Blutfluss als Symptom der periodischen Lösung eines reifen Eichens hört auf, wenn die Congestion gegen die Gesammtheit der Genitalien eine ununterbrochene ist. Die Mucosa der Gebärmutter, welche sonst der Quell der Blutung war, ist auf das innigste mit dem Ei verwachsen und in jenen seltenen Fällen, wo sie aus zu grosser Anhänglichkeit an jenen periodischen Typus noch im Anfange der Schwangerschaft fortdauert, kann sie nur aus dem Mutterhalse oder dem obern Theil der Scheide herstammen.

Die hervorragendsten Veränderungen des Uterus sind demnach: seine Grösse nimmt zu, sein Umfang ist durch die Bauchdecken zu fühlen, ebenso seine eiförmige Gestalt, sein Gewicht ist sehr beträchtlich, sein Gewebe lockert sich auf, der Grund neigt sich mehr nach vorn, die Vaginalportion steigt in die Höhe und stellt sich nach hinten, das Monatliche bleibt aus. Bei Erstschwangern rundet sich die Querspalte des Mundes, die Länge der Lippen gleicht sich aus und die Vaginalportion verkürzt sich bis zum allmäligen Verschwinden; bei Mehrschwangern verändert sich die Beschaffenheit des Halses weniger und der Mund öffnet sich in der Nähe der Geburt vollständig.

Die Veränderungen der Nachbargebilde des Uterus.

Der ins grosse Becken gelangte Uterus macht sich in der Bauchhöhle während des Wachsens dadurch Platz, dass er einzelne Organe verdrängt, andere dagegen ausdehnt. Zu erstern gehören die Eingeweide, zu letzteren die Bauchwandungen. Wir finden aus leicht erklärlichen Gründen die Erscheinungen um so deutlicher, als die Schwangerschaft sich ihrem natürlichen Ende naht.

Die Folgen der Ausdehnung treffen gleichmässig alle die Bauchwände constituirenden Theile, die Haut, das Fett, die Muskeln, die Aponeurosen und das Peritoneum. Zunächst bemerken wir, dass die Dicke der Wände im allgemeinen abgenommen, was nicht bloss der passiven Verlängerung ihrer Fasern zuzuschreiben, sondern auch der unter dem gleichzeitigen Druck verminderten Ernährung. Diese Verdünnung der Wände hat aber zugleich den Vortheil, den mit seiner vordern Fläche dahinter liegenden Uterus näher in das Bereich der tastenden Hand zu bringen. Am augenfälligsten zeigt sich die Ausdehnung an der Hautdecke. Wir finden dieselbe nicht nur über den Uterus straff gespannt, sondern selbst die Falten auseinander gezogen, sowohl die, welche ein früheres Wochenbett zurückgelassen, als die Falten des Nabels. Nachdem nämlich der Uterus die Höhe desselben erreicht hat, verschwinden die unteren, wenn er ihn weit überschritten, die oberen, so dass die Nabelgrube dann in das Niveau der übrigen Haut zu liegen kommt. Nicht selten bemerken wir dabei eine eigenthümliche Erscheinung. Die obere Schichte der Haut, die verhornte Zelle der Epidermis, tritt in Folge übermässiger Spannung an einzelnen Stellen auseinander, und lässt die tiefer liegende nur aus elastischem Bindegewebe bestehende zu Tage kommen, die sich als silberfarbige vom Becken aus strahlenförmig in die Höhe steigende Streifen darstellt. Letztere sind um so zahlreicher und um so breiter, je fester die Haut ist, je kleiner die Räumlichkeit des Unterleibs. Nicht selten finden wir sie auch in der Richtung nach unten an der Vorderfläche der Schenkel. Bisweilen turgesciren ausserdem die oberflächlichen Venen, deren Abfluss unter dem Druck stockt, und erscheinen nun als ein braunes, seltner bläuliches Gefässnetz über das Hypogastrium ausgebreitet. Nach dem Wochenbett ziehn sich die Bauchdecken und mit ihnen die Haut zwar zusammen, aber in den meisten Fällen bleiben jene Streifen, wenn auch blässer und schmäler, und haben ein narbenähnliches Ansehn. Wir benutzen sie daher als Kennzeichen der frühern Schwangerschaft.

Die Bündel der einzelnen Muskeln in den Bauchdecken werden nicht bloss verlängert, sondern auch weiter auseinander gedrängt. Die Aponeurosen erfahren ganz dieselben Veränderungen. Die *Linea alba* wird um 2 — 3 Querfinger breiter, namentlich in ihrem mittleren, schwächeren Theil und der geschlossene Nabelring so weit eröffnet, dass er die Fingerspitze aufzunehmen vermag. Die Mündung des tiefer liegenden Inguinalkanals ist vor den Folgen der Ausdehnung mehr geborgen. So lange der schwere Uterus zugleich sich vor jene Oeffnung lagert, hat diese Ausdehnung keinen weitern Nachtheil, ebenso auch späterhin, wenn nach vollendeter Geburt die zusammentretenden Bündel jene Lücken vollkommen schliessen. Ging jedoch durch rasche Aufeinanderfolge der Schwangerschaft oder aussergewöhnliche Ausdehnung die natürliche Spannkraft für immer verloren, und konnte somit der ursprüngliche Zustand sich nicht mehr wiederherstellen, so sehn wir unterhalb des Nabels in der *Linea alba* eine längliche sackähnliche Ausbuchtung, welche einen Theil des Dickdarms enthält, oder selbst durch das Austreten von Eingeweiden in jene Lücken Brüche entstehn, die in und neben dem Nabel am häufigsten vorkommen.

Die Beziehung des Uterus zu den Organen wechselt während seines Heraufsteigens in die Unterleibshöhle. Die dünnen Därme überlagern nicht nur den Grund, während er das Promontorium zurücklegt, sondern schieben sich auch zum Theil zwischen ihn und die vordere Bauchwand. Daher ist man meist ausser Stande in dem gespannten Unterleibe, während die Frau steht, die Umrisse desselben deutlich zu fühlen, wohl aber beim Sitzen oder in der Rückenlage. Je höher jedoch der Grund steigt, desto enger schmiegt er sich an die Bauchwand, desto mehr weichen die dünnen Därme zu beiden Seiten, oft bloss nach der linken aus, so dass nur der kleinere Theil hinter demselben liegen bleibt. Hierdurch nimmt die Wölbung des Unterleibes nicht nur vorn, sondern auch seitlich zu, und sein Umfang wächst von unten nach oben. In der letzten Zeit der Schwangerschaft werden die untern Rippen von innen nach aussen gedrängt, das Zwergfell wird flacher und die an ihm befestigte Leber, der Magen, die Milz gegen dasselbe gepresst. Die vordere und rechte Seite des Uterus liegt dann unmittelbar an der Bauchwand und nur selten schlüpft zwischen beide eine Darmschlinge, die dann gewöhnlich dem Dickdarm angehört. Den Grund der Gebärmutter begrenzt das *Colon transversum*, welches ihn von Magen und Leber scheidet. Der Rand des letzteren Organs wird aber mitunter, wenn die Rippen wenig nachgiebig und stark herabgedrückt sind, durch die andrängende Gebärmutter nach oben umgestülpt. An dem linken Rande des Uterus zum Theil ihn bedeckend befindet sich das grosse Netz, so wie ein Theil des *Colon descendens*. Hinter dem unteren Abschnitte der Gebärmutter finden wir das *Coecum*, so wie die längs der Wirbelsäule herabsteigenden grossen Gefässe, die *Vena cava* und *Aorta*, ausserdem das *Rectum*.

Der Schwerpunkt des ganzen Uterus drückt, je grösser er wird, desto mehr auf die Bauchdecken und zwar auf den untern dicken Theil. Daher erscheint die Neigung des Uterus nach unten um so stärker dort ausgeprägt, also der Hängebauch um so beträchtlicher, wo die Bauchdecken durch mehrere Wochenbetten schon erschlafft sind. Seitlich stützt sich der Uterus, namentlich wenn seine Längenaxe von der Mittellinie abweicht, auf die gepolsterte flache Hüftgrube, indem zugleich die scharfe Abgrenzung des kleinen Beckens durch den Psoas ein wenig gerundet ist.

Die dem Uterus nahe gelegenen Organe, welche ebenfalls in dem Stromgebiet der *Art. hypogastrica* liegen, nehmen in demselben Grade, als derselbe wächst, auch Theil an der Congestion. Als Folge derselben können wir die grössere Auflockerung und Nachgiebigkeit der äussern Genitalien, des Dammes, der benachbarten Muskeln, der Knorpeln und Sehnen des Beckens, der Scheide und der Harnblase betrachten. Die grössere Zufuhr an Blut hat aber bei längerer Dauer in der Regel auch einen weniger raschen Abfluss zur Folge und wir treffen daher so häufig Venenstockungen nebst ihren Consequenzen.

Die grössern und kleinern Schamlippen werden voller, länger, weicher, etwas dunkler und schliessen nicht mehr genau den Eingang. Nicht selten entstehen in den äussern Labien variköse Anschwellungen, die während der Schwangerschaft schmerzen und das Gehn hindern, während der Geburt bersten und zu einer beträchtlichen Blutung Anlass geben, welche unter das Peritoneum bis tief ins Becken ergossen durch Entzündung und Eiterung selbst das Leben in Gefahr bringen kann.

Auch die Dammmuskeln werden saftreicher, dabei dehnbarer und kräftiger.

Die Knochen des Beckens sind ebenfalls blutreicher, mehr jedoch die Faserknorpel, und zwar in der Schamfuge deutlicher als in der Hüftkreuzfuge. Diese Knorpel werden weicher und elastischer, freilich nicht in dem Grade, um, wie man in älterer Zeit annahm, bei der Geburt durch Vergrösserung des Beckenrings den Austritt des Kindes zu erleichtern. Selbst die Ligamente des Beckens werden saftreicher und dadurch bei dem Durchtritt des Kopfes nachgiebiger. Die an seiner äussern Fläche liegenden grossen Muskeln stärker ernährt lassen die Hüften schwangerer Frauen weit umfangreicher erscheinen.

Es bleibt uns noch übrig, zweier Organe zu erwähnen, welche nicht nur an der Congestion, sondern auch durch ihre innige anatomische Verbindung mit dem Uterus an der Lageveränderung desselben nach oben oder unten sich betheiligen. Ich meine die Scheide und die Harnblase.

Die Scheide zeigt zuerst ihre Theilnahme an dem andauernden Blutzufluss an ihrem obern Theil, später immer tiefer bis herab zu ihrem Eingange. Als Folge der Stase in den Capillaren nimmt die Mucosa eine dunklere Färbung wie Weinhefen an, was Jacquemin zuerst beobachtete und Kluge bestätigte, wird weicher, wärmer und sondert einen milchigen, mehr oder weniger reichlichen Schleim ab. Die zahlreichen Schleimfollikeln vergrössern sich mitunter und fühlen sich dann wie Granulationen, selbst wie Sandkörnchen an.. Das aus einem elastischen Gewebe bestehende Gerüst der Schleimhaut wird nicht nur lockerer, sondern ebenso wie die Uterusfasern dicker, um denselben Zweck wie diese zu erfüllen, nämlich bei grösserer Ausdehnung während des Durchtritts des Kindes gleichzeitig eine bedeutende Kraft zur Austreibung desselben zu äussern. Die Scheide folgt dem in die Höhe steigenden Uterus und wird verlängert, indem ihre obern Falten auseinandertreten. Wenn der Kindeskopf im letzten Monate tiefer hinabtritt, drückt er das Scheidengewölbe ein und erweitert dadurch trichterförmig den obern Raum.

Die Harnblase wird ebenfalls blutreicher, wenn auch nicht in demselben Grade wie die Scheide, wogegen sie mehr die Folgen des Drucks beim Wachsen der Gebärmutter zu tragen hat. Mit dieser ist sie sowohl durch das in Falten übersetzende Peritoneum als durch Zellgewebe verbunden und steigt ebenfalls, wenn sich der Uterus erhebt. Wir finden sie daher im letzten Monat als einen langen Beutel, der wohl eine Hand breit über den Schamberg hinaufreicht und seine Umrisse bei Harnverhaltung, wie sie häufig beim Beginn der Geburt eintritt, deutlich markirt. Hierbei wird sowohl die Lage der Uretheren eine andere als auch der Harnröhre, welche dann nicht mehr horizontal mündet, sondern in einen Winkel nach oben zu, dessen man bei der Anwendung des Katheters eingedenk sein muss. Der Raum für Ansammlung des Harns ist überdies beschränkt und in Folge dessen wird der Urin häufiger entleert, nicht bloss in den letzten Wochen vor, sondern auch beim Beginn der Geburt. Dieselbe Erscheinung im Beginn der Schwangerschaft dürfte mehr dem Reiz der Congestion, woran die Blase ebenfalls Theil nimmt, zuzuschreiben sein. Wird der über der Schoossfuge liegende Theil der Harnblase stark zusammengedrückt, so sammelt sich der Harn nur in dem untern Theile an und dieser hängt dann in Form eines kleinen Beutels in die Scheide hinein; trifft der Druck dagegen den Blasenhals oder die Harnröhre und presst sie gegen die Schoossfuge, so kann der Harn nicht selbstständig entleert werden, wohl aber sobald der drückende Kindeskopf in die Höhe gehoben ist. Die Schwierigkeit des Harnlassens wird noch dadurch vermehrt, dass durch den Druck die Muskelfasern der Blase in einer Art Erlahmung nicht mehr sich kraftvoll zusammenzuziehn vermögen.

Schon früher habe ich auf die Entstehung der passiven Congestion als Folge der activen hingedeutet. Wenn nämlich die *Vena cava* und *hypogastrica* nicht im Stande sind, dem aus dem Uterus kommenden Blute raschen Abfluss zu gewähren, so wird die Bewegung der unterhalb derselben befindlichen Blutsäule eine langsame sein und bei längerer Dauer eine Ueberfüllung der Hautgefässe veranlassen, die höher und höher steigend, zuletzt Labien und Rectum erreicht und an einzelnen Stellen kleinere und grössere Varices erscheinen lässt. Diese Stockung in den Capillaren wird noch dadurch begünstigt, dass das Blut seine gewöhnliche Mischung verloren und mit abgelebten, reizlosen eisenschweren Blutkügelchen überladen ist. Wir finden in eben dieser Ueberladung des Rectums, welches lange und zahlreiche Gefässe besitzt, den Grund zu jener Trägheit, welche den Koth über die Gebühr zurückhält. Gewöhnlich schreibt man diese Blutstockung dem Drucke des Uterus auf die *Vena iliaca externa* zu. Er ist aber gewiss nicht die veranlassende Ursache, wenn die venöse Anschoppung auf beiden Seiten eine gleiche ist, und der Uterus sich auf einer Seite befindet, dagegen gewiss, wenn sie nur auf der entsprechenden Seite vorkommt. Diese Capillarstase ist nicht ohne Wichtigkeit für die Diagnose und kann den aufmerksamen Beobachter auf die Idee der Schwangerschaft leiten unter Verhältnissen, wo er kaum daran zu denken wagt. In mir wurde wenigstens einmal durch die feine Injektion der Venen an den Füssen, welche an der zarten Haut erst vor kurzem zum Vorschein gekommen, der Verdacht erregt, der sich in der Folge als begründet erwies.

Die Brüste stehen mit dem Uterus im innigsten sympathischen Verhältniss, so dass sie sich ebenfalls ausbilden, wenn sich in jenem die bildende Thätigkeit äussert, ja sie bleiben oft bei einem krankhaften Zustande der Gebärmutter nicht gleichgültig. Schon bei der blossen Congestion, wie sie während der Menstruation auftritt, stellen sich bei vielen Frauen Stiche in der Brustdrüse ein, die an Umfang zunimmt. Ganz dieselben Erscheinungen machen sich bemerkbar beim Beginn der Schwangerschaft. Nach einiger Dauer, gegen den zweiten bis dritten Monat, nehmen sie jedoch in Folge des beständigen Blutandrangs ernstlichen Antheil und geben es durch die äussere, so wie innere Veränderung zu erkennen. Der Umfang der ganzen Brust nimmt zu, ebenso der Umfang der einzelnen Theile. Die Drüse wird schmerzhaft, härter, grösser, denn die Lappen und Läppchen treten mehr auseinander, die Milchgänge erweitern und füllen sich mit einem durchsichtigen Serum, dessen Consistenz und Färbung mit der vorrückenden Schwangerschaft zunimmt. Das Sekret fliesst zuletzt, wenn es reichlicher abgesondert wird, unbemerkt aus, wovon die Flecken in der Leibwäsche Zeugniss ablegen. Dies geschieht bald früher bald später, meist jedoch erst nach dem fünften Monat. Die Gefässe sind stärker geworden, dicke Venen kommen zum Vorschein und schimmern bläulich durch die zarte Haut. Nahm die Drüse rasch zu und war die Haut dadurch sehr gespannt, so entstehen ähnliche silberfarbige Streifen wie in der Haut des Unterleibes. Die augenfälligsten Veränderungen erfährt die Warze mit ihrem Hofe. Vom dritten bis vierten Monat wird sie dicker, zeigt kleine Einrisse, indem die Ausführungsgänge der Milchdrüse mehr auseinandertreten, woher auch die sie bedeckende Haut sich abschilfert. Zugleich wird sie blutreicher und erhält mehr den Charakter des erectilen Gewebes. Der Hof färbt sich dunkler, mehr bei Brünetten als bei Blonden, und vergrössert sich in demselben Maasse, als der Umfang der ganzen Brust zunimmt. Der dunkle Rand ist nicht scharf begrenzt, sondern fleckig marmorirt. Montgomery legt auf diese Erscheinung ein zu grosses Gewicht und betrachtet sie wohl mit Unrecht als eins der zuverlässigsten Zeichen der Schwangerschaft. Ausserdem finden wir in dem Hofe 10—20 kleine, bald mehr, bald weniger hypertrophische Hautdrüsen, welche über die Fläche ein wenig hervorragen und beim Druck bisweilen eine dünne wässrige Flüssigkeit entleeren. Auch hier finden wir einen Unterschied zwischen Erst- und Mehrschwangern. Bei letzteren nämlich ist die Warze nicht wieder kleiner geworden, der Hof bleibt dunkler und die Drüse, welche nicht in den ursprünglichen unentwickelten Zustand zurückkehrt, ist fähig, die Milchbereitung bei weitem früher herzustellen.

Die Entwickelung all dieser Theile findet aber nur bei Frauen statt, die einen kräftigen Organismus und natürliche Fülle der Brust besitzen. Wo dies nicht der Fall, wo eine angeborne Schwäche vorhanden, wo die Kräfte durch Krankheit erschöpft, oder wo die Brust in ihrer Ausbildung gehindert worden, da bleibt die Drüse nebst Warze von der Thätigkeit des Uterus fast unberührt, und wir finden entweder gar keine Veränderungen im Innern und Aeussern oder diese nur ganz schwach angedeutet. Unter solchen Verhältnissen zeigt sich erst gegen Ende der Schwangerschaft oder im Wochenbette eine bemerkenswerthe Thätigkeit in der Milchbereitung, die aber viel zu schwach ist, um eine hinreichende Nahrung dem Neugebornen zu schaffen.

Den Grund, woher die Brust von dem Uterus abhängig ist, müssen wir in den Nerven suchen, und es scheint nicht unwahrscheinlich, dass im Nervencentrum, vielleicht in dem *Thalamus nervorum opticorum* oder dessen Nähe die Wurzeln beider Organe so dicht neben einander lagern, dass sich die Thätigkeit des einen leicht auf die des andern überträgt. Es dürfte auch hierin das oft gleichzeitige Anschwellen der *Glandula thyreoidea* seine Erklärung finden, indem die Bedeutung dieser Drüse mit der Entwickelung der Brustdrüse untergeht und dort, wo noch dieser Zusammenhang nicht ganz aufgehoben, sich ein Kropf bildet, der bei der geringen Energie dieses Organs später wenig oder gar nicht abnimmt.

Veränderungen des übrigen Organismus.

Die Schwangerschaft ruft sowohl objective als subjective Veränderungen im mütterlichen Organismus hervor, die ebenso zahlreich als individuell verschieden sind, jedoch das eigenthümliche haben, dass sie sich mehr oder weniger auf dieselben Ursachen zurückführen lassen, nämlich auf die gestörte Ernährung. Wir werden sogleich nachweisen, wie die beiden Factoren derselben, die Digestion und das Blutsystem, die Bereitung des Bluts so wie dessen Verwendung, wesentliche Modifikationen erfahren.

1. Störung der Digestion beobachten wir bei der Mehrzahl der Frauen, gleichviel ob Erst- oder Mehrschwangere, und zwar schon einige Wochen nach der Conception. Sie äussert sich zunächst in einer Abweichung der Thätigkeit des Magens. Es ist nicht mehr der frühere Appetit vorhanden, oder, wenn er vorhanden, ist er bald gesättigt, es entsteht leicht Uebelkeit ohne Veranlassung, selbst Brechen in grösserer oder geringerer Entfernung von der Mahlzeit, Erbrechen eines klaren Schleims bei nüchternem Magen. Es tritt Widerwillen gegen gewohnte Speisen und heftiges Verlangen nach pikanten Sachen, Hering, Salat, Käse, sauren Gurken ein, bisweilen ist Sodbrennen damit verbunden. Der Stuhl ist verstopft,

selten von Zeit zu Zeit Diarrhoe. Dabei ist die Zunge rein, kein übler Geruch aus dem Munde, das Erbrechen erfolgt ohne Anstrengung und entleert ausser den Speiseresten etwas flüssigen Schleim, selten Galle.

Die gegenseitige Beziehung zwischen Magen und Hirn machen es erklärlich, woher Schwangere so häufig an Verstimmung des Gemüths leiden, an jener krankhaften Reizbarkeit, die sich leicht zum Zorn hinreissen lässt, sich in einen Thränenstrom ergiesst, oder sich in Launen ergeht, wozu wir auch jene bekannten Gelüste rechnen, ferner an jener körperlichen und geistigen Trägheit, jener Niedergeschlagenheit, Bangigkeit, Abspannung und leichten Erschöpfung der Kräfte, welche die Neigung zur Ohnmacht bedingt. Diese Abhängigkeit der Hirnfunktionen von den Organen der Verdauung zeigt sich dort am schlagendsten, wo sie in gleichem Schritt mit denselben zu- und abnehmen. Diese Beschwerden der Digestion erreichen gegen den dritten Monat ihre grösste Höhe und beginnen dann wieder abzunehmen.

Die Störungen der Verdauung sind so häufig, dass ihr Nichtvorhandensein als Ausnahme zu betrachten ist, ja sogar von mehreren Autoritäten die Behauptung aufgestellt wurde, dass letzteres eine üble Vorbedeutung für das Gedeihn des Eies abgebe. Die Frequenz weist schon darauf hin, dass sie eine physiologische Bedeutung haben. Meiner Ansicht nach stehn sie mit der Ernährung des Eies im innigsten Zusammenhange. Erinnert man sich, dass in den ersten drei Monaten das Flüssige überwiegt, und der Embryo selbst nur die Consistenz des geronnenen Eiweisses besitzt, so wird man zugeben, dass die Eibildung durch ein zu reichliches oder plastisches Sekret gestört, wenn nicht zu Grunde gerichtet wird. Als Beweis will ich nur anführen, dass jene sehnige Fäden, welche in dem unversehrten Ei die Veranlassung zur spontanen Amputation werden, eben nur einem solchen abnormen plastischen Exsudate ihre Entstehung verdanken, ebenso wie bei manchen Arten der Fleischmolen die Frucht ihren Untergang findet, während die Eihäute eine übermässige Dicke erhalten. Wie der Arzt bei Behandlung einer activen Congestion zur Verhütung einer plastischen Ausschwitzung sowohl eine reichliche als nahrhafte Kost verbietet, so huldigt einer gleichen Tendenz jener natürliche Trieb der Erhaltung, der bei Schwangern dem Zuviel durch Uebelkeit und Brechen widerstrebt, und durch das Verlangen nach säuerlichen und salzigen Speisen das Bedürfniss nach einer das Blut diluirenden Nahrung ausspricht. Ist die Frucht im vierten und fünften Monat schon grösser und consistenter, dann bedarf es jener Vorsichtsmassregeln nicht mehr und die wiederkehrende kräftigere Verdauung des allmälig gegen die Sympathie mit dem Uterus gleichgültigen Magens muss dann sogar ein reichliches, jetzt consistenteres Material darbieten.

Die Störungen der Magenthätigkeit scheinen durch Sympathie mit dem Uterus mehr als durch irgend ein anderes Verhältniss bedingt zu sein, denn wir bemerken, dass sie auch bei andern Reizen desselben eintreten, wenn die Menstruation zu fliessen beginnt, ferner wenn der Uterus erkrankt, ja wenn die gesunde Höhle durch die Uterussonde gereizt wird. Die Vermittlung scheint der *Plexus spermaticus* zu übernehmen, welcher nach oben mit dem *Plexus solaris*, nach unten mit dem *Plexus uterinus superior* zusammenhängt.

2. Das Blut weicht während der Schwangerschaft in zweifacher Art, mechanisch und chemisch, von seinen früheren Verhältnissen ab, denn seine Vertheilung, sowie seine Mischung werden eine wesentlich andere.

Die anhaltende Congestion gegen den Uterus muss nicht allein diesem und seinem Inhalt ein reichlicheres Material zuführen, sondern auch all jenen Theilen, welche aus der Verzweigung der *Art. iliaca communis* ihr Blut empfangen, und wir betrachten es als ihre Wirkung, wenn die Hüften breiter, die Nates üppiger, selbst die Oberschenkel kräftiger werden. Auf der andern Seite muss die Rückwirkung des in überwiegender Menge gegen den Unterleib gerichteten Blutstromes sich auch in den entgegengesetzten Erscheinungen der obern Körperhälfte aussprechen. Wir sehn die Ernährung des Kopfs und der Arme mehr und mehr beeinträchtigt, was sich zuerst in der Farbe, später in der Form zu erkennen giebt. Die Wangen verlieren das blühende Aussehn, die Lippen bleichen, das matte Auge tritt in seine Höhle und der blaue Rand wird auffällig. Die gerundeten Formen verschwinden und zwar um so mehr, wenn bei Entwickelung der Brust durch die *Art. thoracica* das Blut ebenfalls abgeleitet wird. Im Gesicht treten die *Arcus zygomatici* stärker vor, die Wangen verlieren ihre Fülle, der Hals wird schlank, die Ränder der *Clavicula* sind schärfer, Schultern und Arme magern ab.

Die Zähne, nicht mehr gebührend ernährt, widerstehn weniger den äussern Schädlichkeiten, beginnen zu stocken und verursachen heftigen Schmerz, das Haar wächst sparsam und fällt nicht selten nach dem Wochenbette aus. Folgen dieselben daher rasch eins auf das andere, so werden selten Zähne und Haar in voller Schönheit erhalten. Auch die Ablagerung jener dünnen Knochenplatten auf der harten Hirnhaut, auf der äussern und innern Schädellamelle, die bekannten Osteophyten, müssen wir ebenfalls auf Rechnung der mangelhaften Ernährung bringen. Sie verdanken ihre Entstehung denselben Verhältnissen, wie die Knochenablagerung in den Gefässen bejahrter Leute oder in der decrepiden Placenta, da bei schwacher Circulation die Gefässe einen Theil ihres Inhalts als Sediment am ungehörigen Ort fallen lassen.

Dieser starken und anhaltenden Congestion gegen den Unterleib müssen wir auch eine revulsorische Wirkung, die sich selbst bei gewissen Krankheiten heilkräftig äussert, zuschreiben. Hierdurch wird auch zur Genüge erklärt, woher die chronischen Entzündungen im Lungengewebe um die Tuberkeln aufhören, also die Schwindsucht stille steht, Augenentzündungen verschwinden, Geschwüre austrocknen, und woher nach der Niederkunft und Herstellung des frühern Gleichgewichts in der Blutvertheilung jene Uebel entweder zurückkehren oder nun ununterbrochen ihren gewöhnlichen Verlauf nehmen.

Das Ei bezieht während seines Wachsthums das Material nur aus dem mütterlichen Blut und wenn bei einem Erwachsenen in den Blüthejahren die An- und Rückbildung sich nur im Gleichgewicht erhalten, so muss das Blut der Mutter an Bildungsstoff ärmer werden, sobald nicht ein reichlicher Ersatz durch Nahrungsmittel geboten wird. Gewöhnlich ist dies aber während der Schwangerschaft nicht der Fall, denn eine grosse Zufuhr ist in der ersten Hälfte durch die Menge gastrischer Erscheinungen, worunter das Erbrechen so selten fehlt, später jedoch bei grösserer Ausdehnung des Uterus durch die Beschränkung des Raums und der Thätigkeit des Darmkanals unmöglich. Der Verbrauch des Bildungsmaterials ist nicht ein gleichmässig zunehmender, sondern in der letzten Hälfte bei weitem grösser. In den ersten vier Monaten erreicht die Frucht kaum das Gewicht von 1 Pfund, von jetzt ab nimmt sie in jedem der darauf folgenden Monate fast um $1\frac{1}{2}$ Pfund, also täglich um $1\frac{1}{2}$ Loth zu.

Aber nicht bloss die Menge, sondern auch die Beschaffenheit des Bildungsstoffes verändert sich entsprechend den verschiedenen Phasen der Frucht, die unter andern in der ersten Zeit nicht der Knochensalze, wohl aber in späterer bedarf.

Während die Veränderungen im Blut im Anfange der Schwangerschaft nur schwach sind, werden sie deutlicher gegen das Ende, und während sie sich in ihrem Beginn durch Mikroskop und Analyse nicht nachweisen lassen, verrathen sie sich nur durch die empfindlichen organischen Reagentien, wie durch Entfärbung der Haut, durch gestörte Hirnfunktion, durch Verstimmung des Gemüths. Gegen Ende der Schwangerschaft ist aber die Abweichung stets eine so bedeutende, dass sie sich durch Zahlen ausdrücken lässt, und als eine sehr beträchtliche herausstellt.

Im Allgemeinen können wir den Einfluss der Schwangerschaft auf den Chemismus des Bluts bezeichnen: als Vermehrung des Wassers, Verminderung der Blutzellen und des Eiweisses.

Schon gegen den vierten Monat hat die Menge des Eiweisses nebst der davon abhängigen Dichtigkeit des Serums abgenommen, so dass es sich von der physiologischen Mitte entfernt und dem Minimum nähert, gegen den fünften Monat letzteres schon überschritten hat und gleichmässig mit vorrückender Schwangerschaft von 70—66 hinabsinkt. Aehnlich, doch nicht vollkommen gleichen Schritt haltend, ergeht es der Zahl der Blutkügelchen, welche von 127 — 112 weichen, wogegen das Wasser, so wie die phosphorhaltigen Fette, wie in jedem verarmten Blute, sich vermehren, dagegen der Faserstoff etwas zunimmt oder ebenfalls unverändert bleibt. Die genaueren Angaben sind:

	Physiologische Mitte bei einer Nichtschwangern.	bei einer Schwangern im 8ten Monat.
Dichtigkeit des Bluts	1057	1051
— des Serums	1027	1025
Wasser	761	780
Blutkügelchen	127	112
Eiweiss	70	66
Extraktivstoff und Salze	7	7
Faserstoff	2	3
Fett	2	2

Betrachten wir die einzelnen Bestandtheile des Bluts, die Kügelchen, das proteinhaltige Plasma nebst den Salzen und das Wasser ein wenig näher.

a) Die Blutkügelchen sind Träger der Gase, empfangen in der Lunge den Sauerstoff und geben die Kohlensäure ab, welche in den Capillaren aufgenommen worden ist. Oxygenation und Decarbonisation in der Lunge sind demnach die Regulatoren für die Erhaltung einer richtigen Blutmischung. Bei den Störungen in der Digestion wird aber nicht eine ausreichende Zahl von Kernen zu neuen Blutkügelchen geliefert und auf der andern Seite ein im Uterus stark erschöpftes Blut in überreicher Menge durch die Pfortader der Leber zugeführt, um hier seine abgelebten Blutkügelchen in Galle umzuwandeln. Das beständig überfüllte Organ vermag aber nicht den Ansprüchen zu genügen und die Umwandlung sämmtlicher auszuführen, zumal ihr Sekret bei gestörter Verdauung weniger beansprucht und ihre Thätigkeit noch mechanisch durch den nach oben wachsenden Uterus beeinträchtigt wird, so wie durch die nur unvollkommene respiratorische Thätigkeit einen schwächern Impuls von der Bewegung des Zwergfells erhält. Demnach bleibt ein Uebermaass von abgelebten Kügelchen im Blute, welche nicht mehr vom Sauerstoff geröthet und wegen ihrer dunklen Färbung mit Recht melanotisch genannt werden. Als Folge der Ueberladung des Bluts mit jenen melanotischen Blutkörperchen sehn wir eine reichliche Ablagerung von Pigment unter der Haut, daher die braune Färbung der *Linea alba* unterhalb des Nabels, die Leberflecke im Gesicht, Nacken und der Brust, daher das Dunklerwerden des Hofs der Warze und der Muttermähler. Je mehr der Uterus wächst, je mehr das mütterliche Blut erschöpft wird, je langsamer das Uebermaass des Venenbluts in den Gefässen des Unterleibs sich bewegt, je weniger ausreichend die Leberthätigkeit und je unvollkommner die Respiration, je mehr sich die Schwangerschaft ihrem Ende nähert, desto deutlicher werden die Erscheinungen erhöhter Venosität, zumal wenn ein dunkler Teint schon eine Vorliebe dazu ausspricht. Wegen der überwiegenden Zahl alter Blutkörperchen ist die Ausscheidung von Kohlensäure in der Lunge bedeutend grösser als früher. Da der Färbestoff der Blutkörperchen hauptsächlich aus Eisen besteht, so ist erklärlich, dass die melanotischen durch ihre natürliche Schwere die Last des Kreislaufs vermehren müssen, und in den peripherischen Capillaren, welche sich in beträchtlicher Entfernung vom Herzen befinden, also in den Füssen und dem Mastdarm sich anhäufen, und zwar um so eher, wenn bei Mangel an Bewegung, an frischer Luft, passender Kost schon früher eine trägere Blutbewegung vorhanden. Der geringe Reiz, welchen ein solches mit todten Blutzellen überladenes Blut auf das Nervencentrum und die Muskeln ausübt, vermag ebenfalls zu jener Verstimmung der Hirnfunktion, jener Muthlosigkeit, so wie die geringe Energie der Muskeln zu jenem Widerwillen gegen Bewegung beizutragen.

b) Das Plasma des Blutes enthält Eiweiss und Faserstoff, ersteres in überwiegender Menge. Dieses wird sowohl im Interesse des mütterlichen Organismus als zur Ausbildung des Foetus und der Gebärmutter verwendet. Bei einem nur geringen Ersatz durch die Digestion ist der Bestand im Blut der Mutter beträchtlich unter der physiologischen Zahl. Dem entsprechend finden wir auch bei der Untersuchung des Harns, dass die Menge des Harnstoffs mit dem Wachsen der Frucht abnimmt, und da derselbe nur die unbrauchbaren stickstoffreichen Bestandtheile des Organismus darstellt, so giebt er auch einen Maassstab für die Verminderung des vorhandenen Proteins ab. Die Vermehrung des Fetts im Blut rührt zum Theil davon her, dass das in den Zellen abgelagerte wieder in die Cirkulation zurückgeführt wird, zum Theil auch von der gestörten Leberthätigkeit.

Im Serum sind die Erdphosphate — phosphorsaurer Kalk und Magnesia — aufgelöst, und da sie auf keinem andern Wege als durch die Nieren den Körper verlassen können, und die Analyse des Harns nachweist, wie sich ihre Menge mit dem Vorrücken der Schwangerschaft vermindert, so ist der Schluss gewiss gerechtfertigt, dass die dem mütterlichen Blut entnommene Knochenerde für das Kind verwendet wird. Dies findet auch seine Bestätigung in der Beobachtung, dass Knochenbrüche bei Schwangern nur langsam heilen und die Zahnsubstanz nur spärlich ernährt wird.

c) Die Vermehrung des Wassergehaltes ist eine Eigenthümlichkeit des verarmten Blutes, daher sie auch bei Chlorose, nach starkem Blutverlust, und im Gefolge erschöpfender Krankheiten vorkommt. Wir finden also auch eine gewisse Aehnlichkeit mit ihnen in den Symptomen der Schwangerschaft. Unter andern habe ich das *Bruit du diable* bei der Mehrzahl der Schwangern wahrgenommen. Als Unterschied zwischen beiden muss man festhalten, dass die verminderten Blutkügelchen hierin den Charakter der venösen tragen und daher die Haut nicht jenes leuco-phlegmatische Ansehn erhält. Auch noch in einer andern Erscheinung spricht sich jene Analogie mit dem verarmten Blute aus. Die Zahl der

Pulsschläge ist etwas vermehrt, und schon ein geringer Reiz genügt, um die Herzthätigkeit zu beschleunigen. Doch es besteht wiederum darin ein Unterschied, dass die Arterie sich nicht so klein und leer, sondern ausgedehnt und weich anfühlt. Wir sehn in dieser Blutmischung hauptsächlich den Grund von Erscheinungen, welche nicht selten am Ende der Schwangerschaft und im Wochenbette eintreten, so jener topischen, seltner allgemeinen Wassersucht, zumal wenn noch mechanische Hindernisse, wie Druck des Uterus auf die grossen Beckenvenen, oder eine besondere Durchgängigkeit der Gefässwände hinzukommen. Ferner ist es mehr als wahrscheinlich, dass diesem abweichenden Chemismus jene Puerperalfieber ihre Entstehung verdanken, die so häufig und bisweilen so rasch tödtlich verlaufen. Gersent, der eine treffliche Untersuchung des Bluts in dieser Krankheit angestellt, schliesst seine Arbeit mit den Worten: „Bei schweren Puerperalfiebern zeigt das Blut starke Vermehrung des Wassers, starke Verminderung der Blutkügelchen und des Eiweisses. Diese Modifikation entspricht der Bösartigkeit des Falls, der um so leichter ist, je geringer die Abweichung." Der lockere Zusammenhang der einzelnen Bestandtheile in dem verdünnten Blut so wie der Reichthum an Fett begünstigen bei Congestion nicht nur den Austritt aus den Gefässen, sondern auch die Umwandlung in jenes Exsudat, welches wegen seiner Aehnlichkeit mit Milch den Wahn von Milchmetastasen erzeugte. Die Entstehung von Eclampsie, welche meist bei Erstschwangern kurz vor oder während der Geburt eintritt, wird mit Unrecht auf jene veränderte Blutmischung bezogen.

Oeffnet man einer Schwangern die Vene, so bildet sich auf dem Blut häufig eine Speckhaut, doch so viel ich beobachtete, nicht constant. Diese Speckhaut unterscheidet sich von der *Crusta inflammatoria* dadurch, dass sie weniger zähe, weniger dick, und keine concave Oberfläche darbietet. Wegen ihrer milchähnlichen Färbung erhielt sie den Namen *Crusta lactea*. Ihre Entstehung wird bedingt durch den geringen Salzgehalt, welcher die Trennung der einzelnen Theile begünstigt; ferner durch das beschleunigte Herabsinken der schweren melanotischen Blutkügelchen und durch das Zusammentreten des vielen im Serum befindlichen Fettes, welches zugleich die geringe Festigkeit bedingt.

Als Folge der veränderten Blutmischung müssen wir es betrachten, wenn einzelne Sekrete sich mehren und eine andere Beschaffenheit annehmen, so der reichliche Speichel, das Auswerfen eines zähen Schleims, das häufige Schleimbrechen, selten eine reichliche Gallenabsonderung, die dann Durchfall veranlasst. Die erhöhte Venosität bewirkt eine reichliche Ausscheidung von Kohlensäure in den Lungen, ebenso wie eine geringere Thätigkeit der entfärbten Haut, die meist kühl und trocken, selten einen säuerlichen Schweiss absondert. Eine besondere Erwähnung verdient noch der Urin, auf dessen Oberfläche sich nach einigen Tagen ein Häutchen bildet, in dem Nauche einen neuen Stoff, *Kyestin*,[1] und zugleich ein untrügliches Zeichen der Schwangerschaft entdeckt zu haben glaubte. Dies ist jedoch ein Irrthum. Neuere Untersuchungen ergeben folgendes: Der klare, gelbe, säuerliche Urin einer Schwangern lässt nach einigen Stunden ein Encorem fallen und wird bei längerem Stehn früher als gewöhnlich alkalisch. Zugleich verliert er seine Durchsichtigkeit und gegen den dritten Tag erscheint auf seiner Oberfläche ein schillerndes Häutchen, welches allmälig dicker wird und einen eigenthümlich käsigen Geruch annimmt. Unter dem Mikroskop erblickt man Krystalle aus phosphorsaurer Ammoniak-Magnesia, ferner eine Unzahl von Monaden und Vibrionen, endlich einen amorphen, vielleicht unorganischen Stoff. Die chemische Untersuchung weist ausser jenen Salzen eine proteinartige Verbindung, die nicht unwahrscheinlich den Körpern jener Infusorien angehört, so wie etwas Fett nach. Bleibt der Urin längere Zeit sauer, so bildet sich nur ein dünnes Häutchen, welches aus krystallinischer Harnsäure und amorphem harnsauren Ammoniak besteht, zu welchem erst später Infusorien hinzutreten. Ausserdem findet man den Harnstoff, so wie die phosphorsauren Salze vermindert. Donné bedient sich zur Feststellung der letzteren eines sehr einfachen Verfahrens. Er giesst 50 Theile Urin in ein graduirtes Probirgläschen und setzt 30 Theile salzsauren Kalk hinzu. Bei Nichtschwangern entsteht ein Niederschlag von 40 — 50, bei Schwangern nur von 30 Theilen.

Da sich aber ähnliche Verhältnisse, ein ähnliches Häutchen auch bei nicht schwangern Frauen und bei Männern zeigt, und umgekehrt mitunter bei schwangern Frauen vermisst wird, so muss man ihm keinen so grossen diagnostischen Werth beilegen.

Während der Schwangerschaft ist der Harn eben so verschieden wie der Zustand der Frau ein verschiedener ist, und bei einer

[1] κύησις, Schwangerschaft.

gesunden Schwangern weicht er anfangs wohl kaum vom normalen ab, verändert sich aber, wenn Störungen in der Verdauung und Cirkulation, so wie eine Aendrung der Blutmischung eintreten. In der letzten Zeit wird er auch dem entsprechend blass und anämisch, sein spezifisches Gewicht ist eben so leicht wie bei Chlorose ungefähr 1010, weil die Menge der festen Bestandtheile, Harnstoff und phosphorsaure Salze, sich verringerten. Die Neigung des verarmten und venösen Bluts sich zu zersetzen muss dieselbe Tendenz dem Urin übertragen und zwar um so eher, wenn sich dem abfliessenden Urin Vaginalschleim, der bei vielen Schwangern so reichlich abgesondert wird, beimischt; dieser wirkt nämlich zersetzend auf die einzelnen Bestandtheile des Harns, und diese Zersetzungsprodukte hat man für eigenthümliche Substanzen gehalten. Dieser Umstand erklärt auch den Irrthum von James Stark, welcher in dem flockigen weissgelblichen Sediment einen neuen Stoff Gravidein und von Golding Bird, welcher in dem käsigen Niederschlag ein Zeichen der Schwangerschaft sieht.

Obwohl bei einer jeden Schwangerschaft sich all jene Verhältnisse, die Sympathie des Uterus mit den Digestionsorganen, ein grösserer Andrang des Bluts gegen die Genitalien und Unterleibsorgane, eine Entziehung desselben von den oberhalb gelegenen Theilen, ein gestörtes Gleichgewicht im Kreislauf, eine veränderte Mischung des Bluts, und ein mechanisches Missverhältniss des vergrösserten Uterus zu den übrigen Organen und dem ganzen Körper einstellen: so würde man doch in einen grossen Irrthum verfallen, wenn man glaubt, dass die Wirkung jener bei jeder Frau dieselbe sei. Im Gegentheil, es giebt nichts verschiedenartigeres als die Art, wie dieses sich äussert, indem bald die eine Richtung bald die andere vorwiegt. Alter, Temperament, Constitution üben hierauf keinen bestimmten Einfluss, sondern die Individualität ist hier die Hauptsache. Es ist nicht selten, dass eine Frau kaum eine Beschwerde von ihrer Schwangerschaft namhaft machen kann, während eine andere dem Uebermaass derselben zu erliegen droht. Wir begegnen hier nicht selten dem auffallendsten Widerspruch. Wir finden, dass eine starke Frau eine ganze Masse jener Erscheinungen zeigt und beträchtlich darunter leidet, während eine schwächliche sie kaum sichtbar werden lässt, ja bei einer regern Cirkulation und kräftigem Appetit stärker wird, sich wohler fühlt und in jeder Beziehung zunimmt, dass eine geistig starke Frau den Muth verliert, während eine ängstliche wiederum vollkommene Ruhe und Sicherheit erlangt. In den Fällen des Wohlbefindens dürfte die Erklärung darin zu suchen sein, dass die Sympathie des Uterus mit den Digestionsorganen und dieser mit dem Hirn weniger innig, somit auch die Herrschaft des Uterus eine weniger augenfällige, ferner, dass bei der Congestion gegen die Genitalien das Gleichgewicht der Cirkulation durch den leichten Rückfluss nicht gestört wird, endlich, dass selbst das Blut, indem es wässrig und venös wird, dadurch nur wenig von der normalen Mischung abweicht. Entgegengesetzte Bedingungen dagegen vermögen die physiologischen Erscheinungen zu steigern und zu wirklichen Krankheitsformen überzuführen.

Sind wir demnach ausser Stand über die Veränderungen des Allgemeinbefindens während der Schwangerschaft eine stets gültige Regel aufzustellen, so können wir im Allgemeinen als in der Erfahrung begründet folgendes annehmen. Bei Erstschwangern ist vor der Hälfte der Eindruck weit empfindlicher, wogegen das Befinden nach der Hälfte befriedigender wird; dagegen die Beschwerden vom Druck des schwangern Uterus die Mehrschwangern um so mehr trifft, als sich die Schwangerschaft rasch und oft wiederholt hat, und dann die letzte Hälfte die besonders leidenvolle ist, ferner dass die Veränderungen des Uteringewebes und der Brüste, so wie die Verkürzung der Vaginalportion deutlicher ist bei Erstschwangern als bei denen, deren Organe nach wiederholter Schwangerschaft ihre ursprüngliche Beschaffenheit nicht wieder erlangen. Demnach stellt es sich heraus, dass bei Erstschwangern die anatomischen und physiologischen Veränderungen, bei Mehrschwangern die mechanischen am deutlichsten auftreten.

Diagnose der Schwangerschaft.

Die Erkenntniss der Schwangerschaft ist bald leicht, bald schwierig, bisweilen unmöglich, je nachdem die Veränderungen deutlich zu Tage liegen oder verborgen bleiben, je nachdem sie der Untersuchung leicht, schwer oder gar nicht zugänglich sind. Die richtige Diagnose ist aber um so wichtiger, als sie in der Praxis so häufig verlangt wird, sei es, dass eine Frau Auskunft wünscht, ob sie schwanger ist und wann sie ihre Niederkunft zu erwarten habe, sei es, dass es sich darum handelt, gegen die Folgen eines naturgemässen Vorganges nur gewisse Rücksicht auf Diät und Regim zu empfehlen, oder gegen eine gefahrdrohende die Schwangerschaft nachahmende Krankheit energisch einzuschreiten. Ist hierbei Gründlichkeit bei der Untersuchung, Scharfsinn bei den häufigen sowohl unabsichtlichen als absichtlichen Täuschungen der Frauen, Umsicht bei der Zusammenstellung der Erscheinungen ein dringendes Erforderniss, so ist auch die grösste Vorsicht des Urtheils um so mehr dem Arzte ans Herz zu legen, als bei keiner andern Gelegenheit sein Ruf in gleicher Art auf dem Spiele steht. Die Zeit sitzt zu Gericht und verdammt schonungslos den Irrenden. Es genügt aber nicht, bloss zu wissen, ob Schwangerschaft vorhanden ist, sondern oft gilt es auch festzustellen, ob sie die erste ist, ferner anzugeben, wie weit dieselbe vorgerückt, endlich ob sie in keiner Beziehung von der Regel abweicht. Zunächst wenden wir uns also an die Erörterung der Frage, woran ist die Schwangerschaft zu erkennen. Hierbei möge folgendes als Richtschnur dienen.

I. Die Zeichen der Schwangerschaft.

Die Zeichen der Schwangerschaft theilt man in gewisse und ungewisse.

Gewiss ist Schwangerschaft vorhanden, wenn Theile des Kindes gefühlt oder der Herzschlag gehört wird.

Dem Gefühl charakterisirt sich der Kindestheil bei der äussern und innern Untersuchung anfangs als ein kleiner harter Körper, der sich leicht verschieben lässt und alsbald seine frühere Lage wieder einnimmt. Dieses leichte Ausweichen wird durch das Fruchtwasser, dessen Dasein sich in den meisten Fällen während der drei letzten Schwangerschaftsmonate durch die Fluktuation feststellen lässt, bedingt, und da bei keinem andern Zustande ein fester Körper in einer Flüssigkeit schwimmend gefunden wird, so ist dasselbe entscheidend für das Vorhandensein einer Frucht. Nähert sich die Schwangerschaft ihrem natürlichen Ende, so sind die einzelnen Theile des jetzt grossen Kindes deutlich zu unterscheiden und ein Verkennen nicht mehr möglich. Der kindliche Herzschlag ist gleich dem Tiktak einer Uhr. Ein jedes dieser Zeichen hat für sich schon den Werth die Schwangerschaft zu beweisen. Gewöhnlich werden beide gleichzeitig wahrgenommen, da sie sich erst dann einstellen, wenn die Frucht schon eine beträchtliche Grösse erlangt hat, also durchschnittlich in den letzten drei Monaten. Die Kindestheile sind nicht immer gleichzeitig innerlich und äusserlich zu fühlen. Regel ist es, dass man zuerst äusserlich die Kindestheile wahrnimmt. Nur in höchst seltenen Fällen wird man dieselbe vermissen. Es bedurf übrigens wohl keiner Erklärung, woher sie bei dicken Wänden, einem kleinen Kinde, vielem Wasser später, bei umgekehrten Verhältnissen früher fühlbar sind. Häufig dagegen sucht man das Kind vergebens bei der innern Untersuchung, wenn nämlich viel Wasser vorhanden, die Längenaxe des Uterus seitlich abgewichen, oder der untere Abschnitt nur wenig verdünnt und sehr hoch steht, wenn der Kindeskopf nicht nach unten liegt, ferner wenn zwischen Finger und Kindeskopf falsches Fruchtwasser oder der vorliegende Mutterkuchen gelagert ist. Man wird den Herzschlag des Kindes vermissen, wenn sein Rücken nach hinten, dagegen die vordere

Fläche dem untersuchenden Ohr zugewendet, wenn sehr viel Fruchtwasser, wenn das Kind in beständiger Bewegung fortwährend seine Lage verändert. Dieser Fall kam mir nur einmal bei einer Fünftschwangern vor, welche selbst von ungewöhnlicher Grösse und Stärke mit eben solchen Kindern niederkam.

Die fühlbare Kindesbewegung wage ich nicht zu den sichern Zeichen zu zählen, da in der ersten Zeit ihres Auftretens sie sich nur dem Finger wie das Schlagen einer Arterie kund giebt und selbst später ihre augenblickliche Dauer kaum eine Garantie gegen eine Täuschung darbietet, sie oft nur in längeren Zwischenräumen wiederkehrt und durch krampfhafte Bewegung des Darmkanals so wie der Bauchmuskeln täuschend nachgemacht wird. Dazu kommt, dass die Bewegung erst dann eine kräftigere wird und ein Irrthum weniger leicht, wenn auch die Umrisse der bewegenden Theile deutlich zu fühlen sind.

Ungewiss ist die Schwangerschaft, wenn weder Kindestheile zu fühlen, noch der Herzschlag zu hören ist.

Die übrigen Veränderungen bieten nur einen geringern oder höhern Grad von Wahrscheinlichkeit, der vom leisesten Verdacht bis zu jener Höhe der Wahrscheinlichkeit sich steigern kann, der sich kaum von Gewissheit unterscheidet. Zu denjenigen Zeichen, welche die Schwangerschaft in hohem Grade wahrscheinlich machen, zählen wir die Veränderungen der Gebärmutter und der Brüste, da unter 100 Frauen, die wegen Schwangerschaft untersucht werden, es kaum ein Mal vorkommt, dass ein krankhafter Zustand der Gebärmutter jenen naturgemässen Zustand in seinen einzelnen Erscheinungen in der Gesammtmasse täuschend nachahmt. Die birnförmige in das Becken hinabreichende Gestalt, die glatte elastische Oberfläche, die dem Ausbleiben des Monatlichen entsprechende Grösse, die Stellung und Verkürzung der Vaginalportion, die Veränderung des Muttermundes, so wie die beträchtliche Schwere sind Erscheinungen, welche, wenn sie sämmtlich und in einer gewissen Uebereinstimmung vorhanden, die Schwangerschaft fast gewiss darstellen. Von dem blossen Ausbleiben des Monatlichen darf man keinen Schluss auf Schwangerschaft machen. Es ist wohl hinreichend bekannt, wie oft dasselbe durch Störungen im Allgemeinbefinden und selbst auch ohne diese ausbleibt, und wie es ferner auch während der Schwangerschaft fortdauert. Ich behandelte eine kräftige brünette Frau, die gesunde Mutter von vier starken ausgetragenen Kindern, welche gewöhnlich ihre Schwangerschaft daran erkannte, dass die Regel bis zum fünften Monat stärker und einige Tage länger als früher floss. Der rundliche, oder besser gesagt, der elliptische Muttermund hat keineswegs den Werth eines sichern Schwangerschaftszeichens der ersten Monate, wie dies von so vielen Geburtshelfern ausgesprochen ist. Mehrfache Beobachtungen lehrten mich, dass er auch bei nicht schwangern Mädchen vorkommt, wenn sie am *fluor albus* litten, ferner dass er sich während des Monatsflusses einstellte, und selbst einige Tage nach dem Aufhören zu fühlen war. Demnach bin ich geneigt anzunehmen, dass man diese Verwandlung der Muttermundspalte überall trifft, wo durch Congestion das Gewebe der Vaginalportion so wie die auskleidende Mucosa in Turgescenz versetzt ist. Auch die Veränderung der Brüste geben keinen Beweis für das Vorhandensein eines Foetus. Denn sie verändern sich nicht selten, ohne dass der Uterus ein Ei beherbergt, wo der Uterus sympathisch gereizt wurde, oft auch wenn nur bei starker Congestion gegen den Unterleib sein Umfang durch Fettablagerung sichtlich zunimmt. Ich habe mehrere Male Milch bei jungen Frauen in den Brüsten ohne Schwangerschaft angetroffen, ebenso bei Frauen in der Decrepidität. Der Umfang der Brüste war etwas stärker, aber Hof und Warze unverändert. Bei einer mikroskopischen Untersuchung fand ich, dass das Grössenverhältniss der Fettkügelchen ausserordentlich variirte, die Zahl der ungewöhnlich grossen jedoch überwiegend, dass ferner wenige Colostrumkörperchen und einige Cholestearinkrystalle vorhanden waren.

Eben so wenig Vertrauen verdienen die Veränderungen des Nabels, dessen Falten auseinandertreten bei jeder Ausdehnung der Unterleibshöhle, gleichviel ob sie vom Uterus oder einem andern Organe ausgeht. Nach wiederholter Schwangerschaft oder einem Nabelbruch in den Kinderjahren bleibt der Nabelring nicht selten offen, und kann zur Bruchpforte werden und dann einen vorgetriebenen Nabel veranlassen. Die Vertiefung desselben verräth gewöhnlich Fettablagerung unter der Haut, also Zunahme des Unterleibs ohne Schwangerschaft.

Die Zeichen, welche die Veränderungen der von den Genitalien mehr oder weniger entfernten Organe liefern, sind sehr trüglich, da ihre Funktionsabweichung ebenso durch andere Momente,

Aufregung körperlicher oder geistiger Art oder Krankheit herbeigeführt werden kann. Der Werth dieser Erscheinungen, sei es Störung der Hirnfunktion, welche sich in einer reizbaren Stimmung, Neigung zur Hypochondrie, geistigen Trägheit, Ohnmacht und Krämpfen ausspricht, sei es Störung der Magenverdauung, der Harnabsonderung, Veränderung des Colorits, der Taille, Ablagerung von Pigment, erhöhte Venosität oder passive Congestion, ist für die Diagnose nur eine geringere. So wenig Gehalt auch jede vereinzelt hat, so steigert sich derselbe ein Mal, wenn auch die genaueste Untersuchung keine Veranlassung als eben den Coitus ausfindig macht, also um nur ein Beispiel anzuführen, wenn Verlangen nach pikanten Speisen, leichtes Erbrechen bei nüchternem Magen, welches sich täglich wiederholt, trotz des lebhaften Appetites, trotz vollkommen reiner Zunge, Vermeidung jeder Indigestion und Abwesenheit jedes anderen krankhaften Zustandes vorkommt, ferner wenn mehrere der genannten Erscheinungen gruppenweis auftreten, endlich wenn sie in derselben Art wie bei früherer Schwangerschaft sich darstellen.

Aus dem Angeführten kann man beurtheilen, welchen Täuschungen man ausgesetzt wäre, wenn man dem Gefühl ungewöhnlicher Wollust, dem Triebe die Schenkel zu kreuzen, dem Schauder mit folgender Hitze, einer grossen Abspannung als Zeichen der statt gehabten Empfängniss Treu und Glauben schenken wollte. Es giebt allerdings Frauen, die den fruchtbaren Beischlaf genau zu erkennen behaupten, doch ist darauf zu erwiedern, dass die Möglichkeit nicht in Abrede zu stellen ist, aber keineswegs aus jener Exaltation, wie sie sich in jenen angeführten Erscheinungen ausspricht, gefolgert werden kann, sondern nur, dass die Frau durch eine eigenthümliche Empfindung benachrichtigt wird, wenn das Sperma den reizbaren innern Muttermund passirt, oder sich ein reifes Eichen vom Eierstock gelöst, aber nicht, ob beide in Berührung kommen, also die erste Bedingung zur Empfängniss erfüllt wird, und wo dies geschieht, ob in der Eierröhre oder der Uterinhöhle.

Die Funktionsstörungen der nicht zur Geschlechtssphäre gehörenden Organe treten meist während der drei ersten Monate der Schwangerschaft ein, und verschwinden, wenn sich dieselben an die vom Uterus ausgehenden Reizungen gewöhnt, mit Ausnahme derer welche wir als mechanische Folge der geänderten Blutmischung und der Abweichung der Cirkulation ansehen, denn diese nehmen progressiv bis zum Ende zu.

Im zweiten Drittel der Schwangerschaft tritt die Veränderung des Uterus und der Brüste ein, und im letzten erscheinen die deutlichen Kindestheile. Schmidt giebt eine geistreiche Anweisung, sofort zu erkennen, welcher Kategorie eine Erscheinung angehört, indem er sagt, die ungewissen Zeichen kommen auch bei Männern, die wahrscheinlichen nur bei Frauen, die gewissen nur bei Schwangern vor.

Falsche Schwangerschaft oder Zustände, welche mit Schwangerschaft verwechselt werden können.

Nimmt der Umfang des Unterleibs in ähnlicher Art wie durch das Wachsen des schwangern Uterus zu, treten dabei Störungen in den geschlechtlichen Funktionen so wie Beschwerden, welche die Schwangerschaft gewöhnlich begleiten, ein, so entsteht leicht der Glaube an Schwangerschaft. Um in dem gegebenen Falle jedesmal das richtige zu erfassen, muss man den Weg der Analyse einschlagen und zunächst die Frage stellen, „ist die Gebärmutterhöhle vergrössert oder nicht, ist sie leer oder gefüllt." Ob die Gebärmutter so weit vergrössert ist, dass sie ins grosse Becken reicht, entscheidet die äussere Untersuchung, ob sie leer, die innere mittelst der Uterinsonde. Ist die Gebärmutter vergrössert, und ihre Höhle gefüllt, dann kann es entweder ein Ei sein, dessen Inhalt zum Theil flüssig, zum Theil fest ist, oder ein Krankheitsprodukt, welches nur flüssig oder nur fest ist. Ist dagegen der Uterus wenig oder gar nicht verändert, so kann eine Degeneration ausser der Gebärmutter wie Wassersucht des Eierstocks, Ablagerungen im Netz, Entartung einzelner Organe, freie Bauchwassersucht, Windsucht oder eine hysterische Verstimmung des Darmkanals diese Täuschung bereiten. Wir wollen diese Zustände auf das ausführlichste darstellen, einerseits weil gerade die Gesammtmenge der Erscheinungen, so wie der Verlauf im Vergleich zu der Schwangerschaft erst das rechte Urtheil ergiebt, andererseits weil gerade die genaueste Kenntniss jener der Schwangerschaft ähnlichen Zustände vom Geburtshelfer erwartet und in diesen Fällen von ihm häufiger als von jedem andern Rath und Hülfe beansprucht werden.

A. Krankheitsprodukte in der Gebärmutterhöhle.

Hierzu gehören die Mole, Ansammlung von Blut oder Wasser, endlich der Polyp. Haben diese auch eine Menge Erscheinungen gemeinsam mit der Schwangerschaft, nämlich Form und Schwere des Uterus, Stellung und Veränderung der Vaginalportion, so findet man doch alsbald den Unterschied zwischen beiden heraus, ein Mal in der verschiedenen Zeit der Entwickelung des Uterus, ferner in der geringen Uebereinstimmung sämmtlicher Veränderungen in der Art, wie sie bei der Schwangerschaft vorkommen, endlich fehlen selten Krankheitssymptome, die der letztern fremd sind, so das anämische Aussehn beim Polypen, das leucophlegmatische bei Hydrometra.

Mole.

Mole nennen wir ein degenerirtes Ei, dessen Frucht zu Grunde gegangen, und dessen Membran eine eigenthümliche Umwandlung erfahren, so dass eine oft nur geringe Spur ihrer ursprünglichen Beschaffenheit zurückbleibt. Nach dem Ansehn der ganzen Masse unterscheidet man zwei Arten, Fleischmole und Blasenmole.

Die Fleischmole, *Mola carnosa*, ist gewöhnlich birnförmig, von der Grösse einer Faust und dadurch entstanden, dass ein reichlicher Bluterguss der Uterinwand die Häute durchbricht und alsdann sowohl das Coagulum als die Eihäute so metamorphosirt, dass man selten im Stande ist, ihren Ursprung zu erkennen. Die *Decidua reflexa* und das *Chorion* wird nämlich so miteinander verschmolzen, dass es sich in seinen einzelnen Theilen nicht zerlegen lässt, ferner wird das Ganze von der Peripherie aus entfärbt. Das Innere enthält eine Höhle, welche vom wohlerhaltenen Amnion ausgekleidet und mit einer visciden blassen oder röthlichen Flüssigkeit gefüllt ist. Vom Embryo ist jedoch keine Spur, höchstens sind einige dünne Filamente aufzufinden. Bisweilen finden sich auch kalkige und knochige Konkremente in diesen Massen, welche als ein Produkt der fortgesetzten Metamorphose des Faserstoffexsudats zu betrachten sind. Die Mole bleibt oft noch mehrere Monate, nachdem der Embryo untergegangen, im Uterus, von dem sie zuletzt ähnlich wie ein gewöhnliches Ei ausgestossen wird.

Die Blasenmole, *Mola hydatidosa*, ist ein Haufe zahlreicher Bläschen von der Grösse einer Erbse bis der eines Taubeneis, die dolden- oder traubenförmig gruppirt, mit einem wässrigen gelben Fluidum gefüllt sind, welches bisweilen blutig gefärbt Aehnlichkeit mit dem Serum zeigt. Diese Bläschen sind eine Umwandlung der Chorionzotten, die durch den reichlichen flüssigen Inhalt Kugelform angenommen. Die strickförmigen Fäden, welche den Bläschen zum Stiele dienen und sie gegenseitig verbinden, stammen von der Substanz des entarteten Chorions. Die genetische Erklärung wird von Scanzoni geistreich in folgender Art gegeben.

Diese Abweichung des Bildungsprozesses beruht auf einer fehlerhaften Energie des Embryo, welcher die Uebertragung der Umbilikalgefässe an die innere Wand des Chorion und dessen Zotten verzögert, oder ganz verhindert und dadurch die Bildung der Placenta vereitelt. Stehn demnach Zotten, die den ganzen Umfang des Eies einnehmen, über die gewöhnliche Zeit der Aufsaugung vor, so vergrössern sie sich weit über das gewöhnliche Maass, vermögen aber nicht das jetzt für den Embryo qualitativ nöthige Nährmittel zu beschaffen, wie es nach Bildung der Placenta der Fall ist. Der Embryo stirbt ab, und die Zotten fahren in ihrem Wachsthum fort, zumal mit seinem Tod der Abzugskanal des resorbirten Fluidums fehlt, und werden jetzt durch das Uebermaass desselben kugelförmig aufgetrieben.

Die Zeichen, welche die Molenschwangerschaft nach den Angaben mehrerer Beobachter verrathen soll, sind sehr zweideutig und bieten wenig Verlass. Da anfangs eine Schwangerschaft wirklich vorhanden und wir selbst für diese in ihrer früheren Periode keine Gewissheit haben, so können wir sie auch unmöglich für eine so nahe verwandte Form derselben besitzen. Die Empfindungen, welche die Frau bisweilen als abweichend von der frühern Schwangerschaft angiebt, bieten zu wenig Halt, um darauf eine Diagnose zu begründen, und es lassen sich nur Vermuthungen aufstellen, wenn die Folgen der Degeneration in den Eihüllen bedeutende Abweichungen von dem gewöhnlichen Zustande des Uterus darbieten. Die Abweichungen sind übrigens verschieden bei beiden Arten der Molen und wir möchten als die augenfälligsten Kennzeichen bei der ersten den alsbaldigen Stillstand, bei der zweiten ein übereiltes Wachsthum hervorheben.

Wir können dem Gedanken Raum geben, dass der Uterus eine Fleischmole beherbergt, wenn der Unterleib nur wenig ausgedehnt, der Uterus schwerer, grösser, die Erscheinungen des dritten Monats der Schwangerschaft darbietet, dagegen das Monatliche schon 5, 6 ja 7 Monate ausgeblieben, und statt dessen in der letzten Zeit hin und wieder Blutungen mit oder ohne wehenartigen Schmerz eingetreten, ferner wenn die Fülle der Brüste wieder abnimmt, und die unbequemen Gefühle, welche die frühere Schwangerschaft begleiteten, sich anfangs einstellen, doch später wieder verschwinden.

Bei der Traubenmole wächst der Uterus oft rascher als bei der gewöhnlichen Schwangerschaft, nur bisweilen mit derselben Schnelligkeit und bietet dann dieselben Erscheinungen dar. Die Veränderungen der Brüste, so wie des Allgemeinbefindens pflegen selten zu fehlen, eben so wenig als der Wahn, die Kindesbewegung zu fühlen. Wenigstens habe ich dies mehrere Male beobachtet, denn dergleichen Fälle gehören nicht zu den seltenen. Hat die Gebärmutter die Höhe des Nabels erreicht oder überschritten, so sucht man vergebens Kindestheile oder den Herzschlag zu entdecken. Treten dann Blutungen ein, und ist die Gebärmutter bemüht, sich des Afterprodukts zu entledigen, so findet man bei der Untersuchung im geöffneten Muttermunde eine weiche Masse, welche grosse Aehnlichkeit mit der Placenta zeigt. Ein einfaches Verfahren lehrte mich sie beide zu unterscheiden. Gleitet nämlich der Finger längs dem innern Rand der Gebärmutterhöhle ohne Schwierigkeit zwischen demselben und dem vorliegenden Theil, so kann man sicher sein, dass es nicht die Placenta ist, welche vorliegt. Ein Irrthum wäre übrigens von nicht so grosser Folge, als die Behandlung in beiden Fällen eine gleiche ist. Bei vergeblichen Bemühungen, die Blutung zu stillen, tritt nämlich die Nothwendigkeit ein, die Entleerung der Uterushöhle vorzunehmen. Die grosse Aehnlichkeit zwischen der Mole und einer wirklichen Schwangerschaft zeigt sich auch in den Erscheinungen des Wochenbettes, im Milchfieber, im Anschwellen der Brüste, ja sogar in der Gefahr der Metroperitonitis.

Ein Mal wurde mir die Gelegenheit zu Theil, eine Mole und zwar eine Traubenmole im Verein mit einer wirklichen Schwangerschaft zu beobachten. Der Verlauf der letztern bot nichts auffälliges dar, und man erkannte das Ueberbleibsel des missrathenen Zwillingseies erst, als es bei Entfernung der Nachgeburt zum Vorschein kam.

Wassersucht der Gebärmutterhöhle.

Die Ausdehnung der Gebärmutter von Wasser oder von Gas wird von vielen geburtshülflichen Handbüchern als eine Krankkeitsform angeführt, welche der Schwangerschaft nachahmt. Die Existenz beider ist aber so lange zu bezweifeln, bis eine genauere Beobachtung nebst einer anatomischen Untersuchung uns die nöthige Auskunft gegeben, denn das bisherige Material ist zu dürftig und die daraus gezogenen Schlüsse unverträglich mit der Wissenschaft. Nach jener Annahme stammt nämlich Wassersucht der Gebärmutter, *Hydrometra*, davon, dass die Schleimhaut des Uterus einen dünnen wasserähnlichen Schleim absondert und ein Schleimpfropf in der Vaginalportion den Abfluss verhindert. Indem jedoch dieser von Zeit zu Zeit nachgiebt, tritt eine mehr oder weniger vollständige Entleerung ein, die sich bald wieder ersetzt. Als unterscheidendes Merkmal werden angegeben: die unveränderten Brüste, das sehr rasche Wachsthum des Uterus, der Mangel an Kindestheilen, das zeitweise Entleeren von Wasser, die teigige, kühle ödematöse Vaginalportion, so wie die über den grössten Theil des Körpers verbereiteten hydropischen Erscheinungen. Ganz abgesehen davon, dass bei keiner der übrigen zahlreichen Schleimhautshöhlen etwas analoges vorkommt, so bleibt zu erwägen, wie stark müsste der Pfropf sein, der mit der zunehmenden Ansammlung von Wasser die dicken unnachgiebigen Wände des Uterus zur Ausdehnung zwingt. Es ist nicht unwahrscheinlich, dass eine andere Krankheitsform jenen Erscheinungen zum Grunde liegt. Entweder entwickelt sich nämlich in der Uterinhöhle eine seröse Kyste, wie ich sie einige Mal in der Brustdrüse in beträchtlicher Grösse beobachtete, oder eine Wassersucht des Ovariums bahnte sich durch Verwachsung mit Scheide und Uterus in diesen einen Weg. Nach erfolgter Entleerung sammelt sich die Flüssigkeit von neuem in ihrem ursprünglichen Heerde wieder an, bis sich eine neue Oeffnung herstellt.

In beiden Fällen ist die Diagnose dieselbe wie bei *Hydrops ovarii*, die wir alsbald mittheilen werden.

Auch die Windsucht der Gebärmutter, ***Pneumatosis s. Tympanitis uteri s. Physometra***, entbehrt ebenfalls der anatomischen Basis und gehört in das Reich der Mythe. Es soll nämlich in Folge von Fäulniss eines Blutkoagulums oder des Schleims im Uterus sich Gas entwickeln und das Wachsthum dieses Organs veranlassen, oder es soll eine klaffende Vagina, so wie ein Pessarium der äussern Luft den Zutritt zur Uterushöhle eröffnen, hier unter dem Einfluss der Wärme die Wände ausdehnen und beim Druck unter deutlichem Geräusch entweichen. In diesem Falle dürfte wohl nur die Scheide allein jene eindringlichen Gäste beherbergen. Sind wirkliche *flatus* vorhanden, so können sie nur von einer Communikation des Mastdarms mit dem Uterus oder der Vagina herstammen.

Blutansammlung in der Gebärmutter.

Eine Blutansammlung in der Gebärmutter veranlasst deren Ausdehnung, wenn die verwachsene Vaginalportion dem Menstrualblut den Ausgang wehrt. Durch die progressive Ansammlung kann das Organ einen beträchtlichen Umfang gewinnen und den Verdacht der Schwangerschaft erwecken, unterscheidet sich aber durch folgende Merkmale. Die Brüste bleiben unverändert, der Unterleib wächst nur sehr langsam, die äussere Untersuchung lässt ungeachtet der Grösse des Uterus keine Kindestheile, keinen Herzschlag entdecken, die innere dagegen eine Missbildung der Vaginalportion oder den verwachsenen Mund, endlich ist das Monatliche übermässig lange ausgeblieben, oft vorher noch gar nicht eingetreten. Diese Verwachsung der Vaginalportion ist sehr selten und kommt dann eher als angeborner Fehler wie als Folge einer Uterinkrankheit im Wochenbett vor.

Häufiger als eine Verwachsung des Muttermundes kommt eine Atresie des Hymens vor, welche in gleicher Art die Uterinblutung zurückhält, aber nicht den Uterus, sondern die Scheide ausdehnt, die bei der leichten Nachgiebigkeit ihrer Wände eine enorme Ausdehnung erlangt, so dass sie als straff gefüllte Blase bis zur Höhe des Nabels hinaufreicht. Ein Verkennen dieses Zustandes ist nicht leicht möglich, zumal wenn, wie ich mehrere Male beobachtete, das vorgedrängte Hymen durch das dahinter weilende Blut in Form einer bläulichen Blase vor die Schamspalte getrieben wird.

Polyp der Gebärmutter.

Der Polyp ist ein Gewächs, welches entweder von der Schleimhaut oder dem interstitiellen Gewebe der Gebärmutter entspringt und in der Höhle derselben sich befindet. Man unterscheidet daher die Schleimpolypen und die fibrösen. Die erste Art besitzt analog dem Schleimpolypen anderer Orte den Charakter der Schleimhaut, ist aber nicht immer von gleicher Form und Gefüge, sondern verschieden, je nachdem in dieser umschriebenen Hypertrophie eines der jene Membran constituirenden Gebilde, das Schleimblatt oder die Follikeln, das submucose Gewebe oder die Capillaren vorherrschend sich entwickeln. Die verschiedene Art der Entstehung bedingt auch die Beschaffenheit des Stiels, welcher bald ein dünner bald ein breiter ist. Immer ist die Hülle eine zarte, leicht zerstörbare und leicht blutende. Die Grösse überschreitet selten die eines Apfels. Die Keimstelle dieses Parasiten zeigt eine Vorliebe für den Cervikaltheil und tritt dann bei stärkerem Wachsthum aus dem Muttermunde in die Scheide. Hat er seinen Sitz in der Gebärmutterhöhle und bleibt durch die Nichteröffnung des Muttermundes in derselben eingeschlossen, so dehnt er dieselbe natürlich aus, wobei der Umfang des ganzen Organs den Maassstab für die Grösse desselben abgiebt. Das Alter der Frau hat keinen augenfälligen Einfluss auf sein Entstehn, denn man trifft ihn eben so bei jugendlichen als alten Frauen. Als Folge der Reizung einer Schleimhaut finden wir eine chronische Blennorrhoe des Uterus, welche von der andauernden Congestion des Uterusparenchyms beständig reichliche Nahrung erhält, so wie Blutungen, welche oft anhaltend oder in rascher Wiederkehr die Frau dermassen erschöpfen, dass sie die augenfälligsten Zeichen der Anaemie darbietet.

Eine Verwechslung mit Schwangerschaft ist nicht leicht möglich. Die Blennorrhoe und die häufigen Blutungen, der unveränderte Zustand der Brüste, der leere Unterleib, der natürliche Zustand des Mutterhalses, wenn der Polyp noch klein ist und in der Gebärmutterhöhle weilt, lassen sich ohne Mühe erkennen; ist er dagegen im Muttermunde selbst zu fühlen, dann ist jeder Zweifel unmöglich.

Der fibröse Polyp oder das Fibroid stammt aus dem Parenchym des Uterus und stellt eine mehr oder weniger rundliche Geschwulst dar, welche nicht nur von der Schleimhaut, sondern auch von einem fibrösen Ueberzuge bedeckt ist und deren Fuss im grossen Umkreise von zahlreichen Gefässen umgeben ist, die sich auch in das Innere erstrecken. In überwiegender Mehrzahl entspringt er in der Gebärmutterhöhle und erscheint nicht nur an jeder Stelle, sondern kommt auch in jeder Tiefe vom Peritonealüberzuge bis zur

Schleimhaut vor. Das Innere wird gebildet von einem fasrigen Gewebe, welches bald dicht aneinandergedrängt die Consistenz des Knorpels besitzt, bald durch Auseinandertreten zellenartige Räume entstehn lässt. Die fibröse Geschwulst kann so gross wie der Kopf eines Erwachsenen werden und 20—30 Pfund wiegen. Sie kommt vereinzelt vor, aber auch in bedeutender Anzahl. Bei fortschreitendem Wachsthum wird auch das Gewebe des Uterus verdickt, und man findet eine Massenzunahme ebenso wie in der Schwangerschaft. Die Schleimhaut ist hypertrophisch, die Muskelfibern sind kräftiger entwickelt, die Gefässe zahlreich und erweitert. Der Gefässreichthum bedingt zunächst das langsame oder rasche Wachsen, was aber im Verhältniss zur Schwangerschaft weit langsamer vorschreitet. Die Gestalt der Gebärmutter, so weit sie sich durch die Bauchdecken erkennen lässt, richtet sich nach der Ausdehnung ihrer Höhle, welche gewöhnlich in allen Richtungen stattfindet, daher die Birnform ungleich häufiger. Sie wird dagegen ganz ungestaltet und knollig, wenn eine Anzahl Tumoren von verschiedener Grösse drinnen enthalten sind. Die vergrösserte Gebärmutter tritt aus dem kleinen Becken, das für sie nicht mehr hinreichend Raum darbietet und ist bei der Untersuchung durch die Bauchdecken leicht zu erkennen. Durch einseitige Lagerung der Geschwulst kann auch der Uterus aus seiner Lage gezogen, nach vorn, nach hinten oder nach der Seite gedrängt werden. Die Altersstufe giebt kein ätiologisches Moment ab. Man findet sie bei jungen Mädchen wie bei Frauen in der Decrepidität, so dass der Ausspruch von Bayle „diese Geschwülste entwickeln sich niemals vor dem dreissigsten Jahr" keine Gültigkeit hat. Die Veränderung der Vaginalportion entspricht der Erweiterung der Uterinhöhle.

Ist das Fibroid noch klein, so bleibt die Vaginalportion hart und von natürlicher Länge, ist es jedoch schon von der Grösse eines Kindeskopfes, dann wird der Hals in die Gebärmuttersubstanz hereingezogen und man findet ihn verkürzt und im Muttermunde die Geschwulst.

Die Symptome dieses Uebels sind nach der Periode seiner Entwickelung verschieden. Die ersten Beschwerden, welche die Frau auf ihr Leiden aufmerksam machen, bestehn in einem tiefliegenden Schmerz, in einer oder der andern Leistengegend, in einem Drängen und in einer Schwere im Becken. Es entsteht Unordnung in der Funktion des Uterus, indem theils profuse und zu häufige Menstruation oder plötzliche Metrorrhagie eintritt, bisweilen eine im höchsten Grade quälende Dysmenorrhoe, wobei eine Menge fibrinöse Gerinnsel unter den heftigsten Schmerzen ausgestossen werden. Der Coitus ist schmerzhaft. Eine gewöhnliche Begleitung des Polypen ist eine starke Blennorrhoe des Uterus, dessen Sekret dünnflüssig und übelriechend werden kann. Durch die Reizung der Gebärmutter treten Symptome wie bei der gewöhnlichen Schwangerschaft ein, veränderte Gesichtsfarbe, Uebelkeit bei nüchternem Magen, selbst Brechen, Verdauungsbeschwerden, Flatulenz, Obstruktion, Ohnmacht, Brustbeklemmung, Auftreibung des Unterleibes, Veränderung der Brüste bis zur Milchabsonderung. Bei häufiger Wiederkehr der Blutung treten die Zufälle der Anaemie so wie des Hydrops mehr und mehr hinzu. Im Gesicht, so wie an den Stellen, wo das Zellgewebe lockrer, entwickelt sich Oedem.

Alle diese Erscheinungen werden zur Zeit des Blutflusses schlimmer. Durch einseitige Entwickelung wird das benachbarte Organ gedrückt und es kann, wenn die hintere Wand der Gebärmutter vom Fibroid ausgedehnt ist, der gedrückte Mastdarm einen beständigen Drang zum Stuhl erzeugen oder die Entleerung der Faeces hindern. In ähnlicher Art kann die Harnblase afficirt und ihre Thätigkeit selbst vollkommen aufgehoben werden, wenn sie oder die Harnröhre vollständig zusammengeklemmt ist.

Der Unterschied zwischen fibrösen Polypen und der Schwangerschaft besteht in folgendem. Die Gebärmutter hat nicht eine eiförmige Gestalt, ihre Oberfläche ist oft knollig, höckrig, ihr Gefühl ist derber, consistenter, sie lässt keine Fluktuation wahrnehmen und steigt nie über den Nabel hinauf. Bei der innern Untersuchung fühlt man den Uterus schwerer als es seine Grösse erwarten lässt, durch das Scheidengewölbe erreicht man einen nicht flottirenden Körper, durch den eröffneten Muttermund eine glatte, feste, leicht blutende Geschwulst. Man erfährt von der Frau die langsame Entstehung des aufgetriebenen Leibes, die fortdauernde häufige Menstruation, Metrorrhagie oder Uterinkolik.

Selbst wenn die Gebärmutterhöhle von solch einem Polypen in Besitz genommen wird, kann eine Schwangerschaft statt finden. So lange nicht durch diese Geschwulst der Muttermund verschlos-

Tafel 40. Geschwülste.
Fig. I. in der Wand und
Fig. II. in der Höhle des Uterus (Kilian).

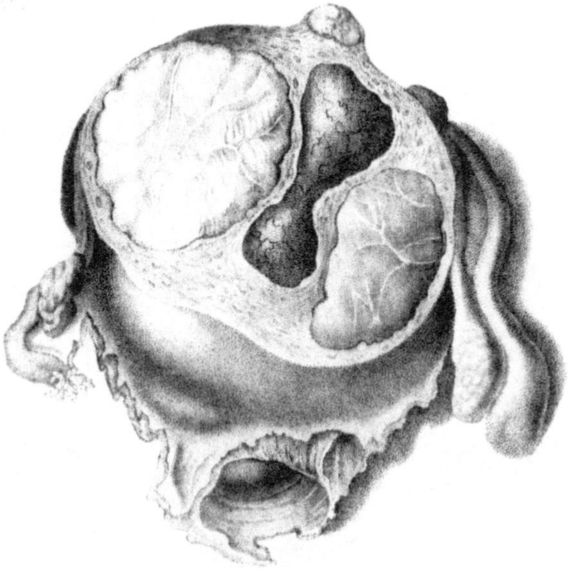

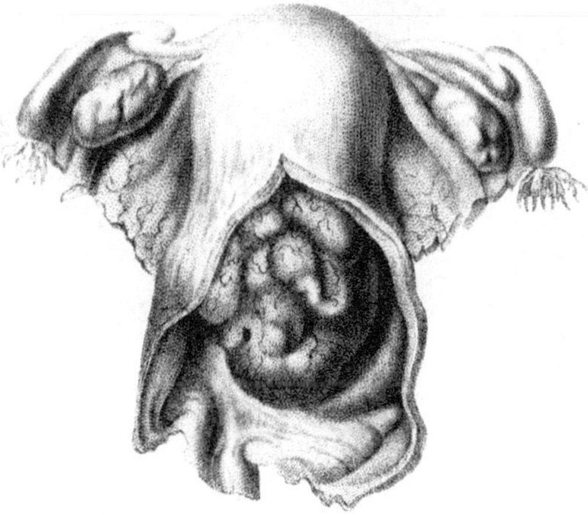

sen oder der Weg zu den Eierstöcken unmöglich geworden, kann Empfängniss eintreten und die Schwangerschaft vorschreiten, sobald die Schleimhaut des Uterus nur im Stande ist, eine gehörige Decidua herzustellen, die dem Eichen Platz zum Anheften und Raum zum Wachsen bietet. Sobald dieser fehlt, stirbt das Eichen ab, es entsteht eine vorzeitige Geburt; ja das degenerirte Gewebe der Gebärmutter kann durch kräftige Zusammenziehungen die am Fusse der Geschwulst ungebührlich gezerrten Fasern zerreissen, und durch Ruptur des Uterus das Kind aus der Gebärmutter in die Bauchhöhle austreten. Ueber das Dasein einer Schwangerschaft neben einem solchen Fibroid wird man erst dann sicher urtheilen, wenn sich die Frucht durch die Kindestheile verräth.

B. Krankheitsprodukte ausser der Gebärmutterhöhle.

Es gehört hierher das Fibroid auf dem Uterus, *Hydrops ovarii*, *Ascites* und *Tympanitis.*

Die Erkenntniss einer Geschwulst, welche nicht vom Uterus ausgeht, ist nicht immer so leicht, um auf den ersten Blick die Natur des Falles zu durchschauen, denn mancherlei Umstände, wie der sehr hohe Stand der Vaginalportion, sehr fettreiche Bauchdecken lassen Lücken in der Untersuchung und das Urtheil bleibt somit unvollständig, ganz abgesehen davon, dass die Frau oft nicht die nöthige Auskunft über den Gang der Entwickelung ertheilen kann. Es werden hier diejenigen Erscheinungen häufig fehlen, welche von der Ausdehnung des Uterus herrühren, so wie die sympathischen Veränderungen der übrigen Organe und des Gesammtorganismus in der Art wie sie die Schwangerschaft zeigt. Bei einer Geschwulst, die nicht von der Gebärmutter gebildet ist, vermissen wir daher die birnförmige Gestalt, die Verschmälerung in das kleine Becken, die glatte Oberfläche, die correspondirende Bewegung zwischen Grund und Vaginalportion. Die Consistenz und Länge der letzteren charakterisirt den ungeschwängerten Zustand und nur ihre Lage wird durch die Geschwulst mitunter verändert. Die Funktion des Uterus, wie sie sich sowohl in der Menstruation als in der Empfängniss ausspricht, kann ungestört statt haben. Ferner sind alle sympathischen Entwickelungen der Brustdrüsen, die Störung des Magens gar nicht oder nicht in der eigenthümlichen Art vorhanden. Nehmen wir als untrügliche Zeichen der Schwangerschaft die fühlbaren Kindestheile, so wie den Herzschlag an, so besitzen wir bei der Geschwulst ausserhalb des Uterus in der Uterinsonde das wichtigste diagnostische Hülfsmittel, welches uns Kunde giebt, ob der Uterus wirklich leer. Wir können mit deren Hülfe aber noch eine genaue Kenntniss von dem Verhältniss dieser Geschwülste erlangen. Man kann nämlich, nachdem die Sonde in die Uterushöhle geschoben, den *fundus* über die Symphyse hinaus der auf dem Unterleib ruhenden Hand entgegenführen, oder ihn seitlich bewegen, oder gegen das Rectum andrücken. Ist die Geschwulst vorhanden, so giebt man Acht, ob sie der Bewegung des Uterus folgt oder nicht. Es findet kein Zusammenhang zwischen beiden statt, wenn sich die Sonde nach der einen, die Geschwulst nach der entgegengesetzten Richtung bewegen lässt, also sich beide von einander entfernen lassen. Wir beginnen demnach mit der Schilderung derjenigen Geschwülste, welche auf dem Uterus sitzen oder den Eierstock einnehmen, reihen daran die Geschwülste ausser dem Bereich der Genitalien, Ablagerungen im Netz, scirrhöse Degeneration, und schliessen mit der Wassersucht und Windsucht.

Geschwülste auf dem Uterus.

Das Fibroid, dessen wir schon erwähnt haben, erscheint bisweilen auf der Oberfläche des Uterus, indem es ebenfalls aus dem Parenchym stammend sich nicht nach innen, sondern nach aussen wendet und mit einem breiten, selten mit einem dünnen Stiele aufsitzt. Es kann an jedem Punkt des Uterus seinen Ursprung nehmen und sich in jeder Richtung entwickeln. Sein Wachsthum ist nur langsam und selten über das kleine Becken hinaus. Meistens kommt es bei Frauen vor jenseits der 30 Jahren und unterdrückt nicht die Menstruation, sondern lässt sie noch stärker fliessen. Die Brüste zeigen bisweilen Veränderungen, wie bei der Schwangerschaft.

Die durch die Geschwulst hervorgerufenen Störungen sind bedingt durch die mechanischen Verhältnisse, demnach verschieden nach der Richtung ihrer Entwickelung. Geht sie von der hintern Uteruswand gegen die Höhlung des Kreuzbeins, so treten die Folgen des Drucks auf die Nerven, Gefässe und den Mastdarm ein, sehr heftige Kreuzschmerzen, Hämorrhoidalknoten, Oedem oder variköses

Anschwellen beider Füsse, hartnäckige Verstopfung mit Entleerung plattgedrückter Fäces. Nimmt die Geschwulst mehr die vordere Wand ein, so leidet die Harnblase an beständigem Drängen, häufigem Uriniren, abwechselnd mit Harnverhalten, welches die Anwendung des Katheters erforderlich macht. Endlich kann auch durch die Geschwulst der Fundus der Gebärmutter nach hinten hinübergezogen werden, und somit eine Retroversio des schwangern Uterus täuschend nachahmen, wodurch gleichzeitig die Entleerung des Stuhls und des Urins verhindert wird. Ist dabei das Parenchym des Uterus, aus welchem die Geschwulst ihren Ursprung nimmt, entzündet, so ist der Druck schmerzhaft und meist Fieber zugegen.

Gemeinsam mit der Schwangerschaft besitzt die Geschwulst das Hinabsteigen ins kleine Becken, das Uebertragen des äussern Drucks auf die Vaginalportion, die Schwere auf den untersuchenden Finger, ein dem Uteringeräusch ähnliches Blasen, dagegen beobachten wir als unterscheidende Merkmale: die Geschwulst ist, wenn sie in das grosse Becken hinaufreicht, knollig, breit, nicht eiförmig, der Stand der Vaginalportion, die von der Geschwulst bis zum Damm herabgedrängt, ist stark abweichend, oft tiefer als gewöhnlich, die Querspalte des Muttermundes, das langsame Wachsen, die fortdauernde Menstruation. Befindet sich ein solches Fibroid nicht nur auf, sondern auch in der Gebärmutter, so ist bei verschlossenem Muttermunde die Erkenntniss erst mit der Zeit möglich.

Sollte ein solches Fibroid auf der Gebärmutter mit einer Schwangerschaft zusammenfallen, dann vermag nur das unzweifelhafte Dasein des kindlichen Herzschlags die Diagnose zu sichern.

Eierstockswassersucht.

Hydrops ovarii kommt gewöhnlich in den Blüthejahren des Weibes, also zwischen 20—30 Jahren, häufiger auf der linken als rechten Seite und öfter bei solchen vor, die noch nicht geboren. Sie wächst bald langsamer, bald rascher, doch meist nicht mit derselben Schnelligkeit als die Schwangerschaft.

Die Symptome dieses Uebels sind nach dem Grade seiner Entwickelung verschieden. Wir unterscheiden sie, je nachdem die Geschwulst noch im kleinen Becken weilt, oder schon in die Bauchhöhle hinaufgestiegen.

Im Beginn der Krankheit erzeugt das geschwollene Ovarium einen tiefsitzenden Schmerz in einer oder der andern Leistengegend, Gefühl von Schwere und Drängen gegen den Damm, der Coitus ist schmerzhaft und die Menstruation bleibt entweder ganz aus oder fliesst unregelmässig. Im Fuss der leidenden Seite ist das Gefühl der Taubheit und die Bewegung weniger leicht, auch zeigen sich variköse Anschwellungen, die Verdauung ist leidend und die Erscheinungen täuschend ähnlich denen der Schwangerschaft. Der Magen ist reizbar, es stellt sich Uebelkeit, Brechen am frühen Morgen ein, ausserdem treibt der Darm von Blähungen auf. Obstruktionen und Harnbeschwerden fehlen selten.

Die Untersuchung durch die Scheide zeigt den Uterus leicht beweglich, die Vaginalportion und den Muttermund unverändert, hinter ihm, also zwischen Scheide und Rectum, fühlt man die Geschwulst des Ovariums, noch deutlicher bei der Untersuchung durch den Mastdarm. Die Uterinsonde zeigt die Gebärmutterhöhle leer.

Die Unterscheidungsmerkmale von der Schwangerschaft sind, der Schmerz und das Gefühl von Drängen nach unten sowie die Geschwulst im Rücken der Scheide hinter der Vaginalportion.

Hat die Geschwulst des Eierstocks das grosse Becken erreicht, so wird der Leib bei rascherem oder langsamerem Wachsen, bald früher bald später ausgedehnt. Ist die Geschwulst rasch in die Höhe gestiegen, dann leidet die Blase am meisten. Sie wird in die Höhe gezogen, ihre Höhle verkleinert und dadurch schon bei geringer Anfüllung zu häufiger Entleerung gezwungen. Füllt die Geschwulst die ganze Bauchhöhle aus, so wird durch den Druck auf die Nieren die Harnbereitung mechanisch bis auf das geringste beschränkt und die Oberfläche der Geschwulst ist meist glatt, selten höckrig. Man erkennt den Inhalt der Geschwulst als Flüssigkeit durch die Fluktuation, welche allgemein oder beschränkt ist, je nachdem sie eine grosse oder durch Wände in Kammern abgetheilte Höhle darstellt. Bisweilen sind auch zwischen den verschiedenen Abtheilungen der Ovariumhöhle feste Massen abgelagert, welche dann das Gefühl von Kindestheilen geben. Obstruktion, Oedem der Füsse fehlen selten, obwohl das Allgemeinbefinden ein

Tafel 41.

Fig. I. Ein ***Hydrops ovarii,*** welcher den Uterus sowohl an seinem obern als untern Ende aus seiner Lage gedrängt hat.

Fig. II. Ein Polyp, welcher aus dem Uterus in die Scheide hinabgestiegen.

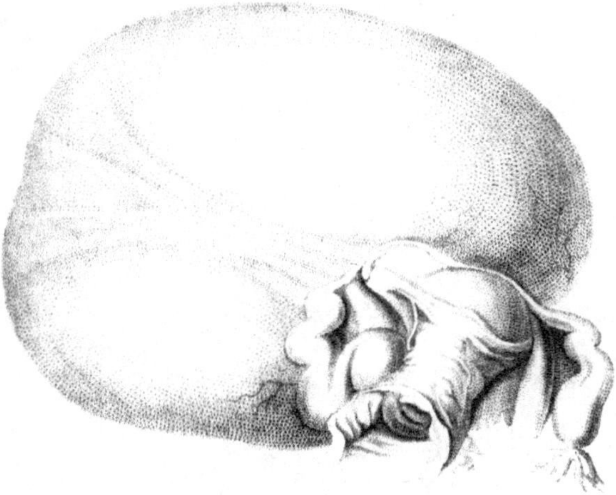

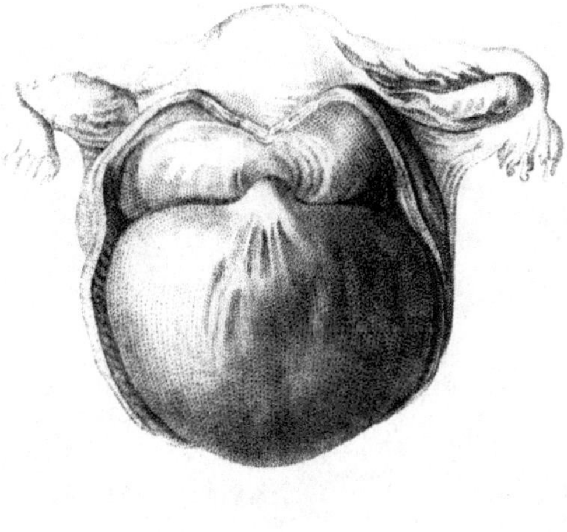

verhältnissmässig gutes ist. Die Scheide ist in der Regel verlängert, die Vaginalportion steht hoch, ist gegen die Geschwulst gerichtet, und zeigt in ihrer Struktur und am Munde keine Veränderungen. Der Uterus ist leer. Die Menstruation ist bald regelmässig, bald fehlt sie.

Die Uterussonde zeigt, dass die Höhle leer sich leicht von der fortgeschobenen Geschwulst in entgegengesetzter Richtung bewegen lässt. Bisweilen nähert sich die Geschwulst dem Uterus und beide verwachsen so innig mit einander, dass beide eine Masse sind und die Vereinigung, welche kaum in der Leiche getrennt werden kann, lässt im Leben schwer erkennen, welches das zuerst kranke Organ ist.

Die Zeichen, wodurch sich dieser Zustand der Eierstockswassersucht von der Schwangerschaft unterscheidet sind: die Geschwulst ist beweglicher als der schwangere Uterus, hat, wie man bei genauer Nachfrage erfährt, ihren Ursprung an der Seite genommen und ist langsamer gewachsen, dagegen fühlt man die deutliche Fluktuation, die unveränderte Beschaffenheit der Vaginalportion und des nach der Seite gerichteten Mundes, und überzeugt sich durch die Uterinsonde, dass die Gebärmutter leer ist.

Eine Complikation dieses Hydrops mit Schwangerschaft gehört nicht zu den Seltenheiten und kann nur durch die spezifischen Zeichen der letztern festgestellt werden.

Degenerationen in der Bauchhöhle.

Ablagerungen im Netz finden sich bei sehr corpulenten Frauen und sind Fettmassen, wogegen sie bei magern, cachectischen aus tuberkulösen Geschwülsten bestehn. Sie können Täuschungen veranlassen, wenn sie hinabsteigen und selbst mit dem Uterus in Verbindung treten. Aehnliches beobachtete ich bei einer Milzhypertrophie, welche ausserordentlich zunahm. Die Ausdehnung des Unterleibes erweckt die Vermuthung der Schwangerschaft, worin die Frau noch durch die höckrige Oberfläche, welche sie für Kindestheile hält, so wie durch mancherlei Beschwerden bekräftigt wird, wogegen der Arzt die Natur des Falles leicht erkennt, wenn er weniger Gewicht auf die oft lückenhafte äussere Untersuchung als auf die innere legt.

Ascites und Tympanitis.

Wassersucht der Bauchhöhle wird nicht leicht mit Schwangerschaft verwechselt, wenn man die deutliche weit nach hinten reichende Fluktuation im Unterleibe fühlt, wenn man die Reihenfolge der hydropischen Erscheinungen beachtet, und die Ursachen, welche dieselben hervorriefen.

Eine Complication mit Schwangerschaft, die nicht zu den Seltenheiten gehört, und von mir einige Mal beobachtet wurde, ist wohl nicht eher als durch die Kindestheile zu erkennen. Meist endet sie mit einer Frühgeburt.

Die tympanitische Auftreibung des Darms hat so viel eigenthümliches in der Perkussion, der Ausdehnung und der schnelleren Entstehung, dass eine Verwechslung wohl nicht möglich ist.

Wir reihen hieran noch einen eigenthümlichen Zustand.

Die nervöse Schwangerschaft.

Die nervöse oder eingebildete Schwangerschaft hat ihren Grund gewöhnlich in einem krankhaften Zustand des Darmkanals oder in einer schleichenden Entzündung des einen oder andern Organs im Unterleibe. Frauen, welche den lebhaften Wunsch haben, endlich Mutter zu werden, oder, wenn sie schon Kinder besitzen, bei zu reger Phantasie eine übergrosse Aufmerksamkeit auf ihr Befinden, auf das Eintreten eines unbehaglichen Gefühles oder wirklich krankhafter Erscheinungen verwenden, zumal wenn sie vom Unterleibe ausgehn, wie Appetitmangel, Uebelkeit, Flatulenz, Ausbleiben des Monatlichen, sind nur zu sehr geneigt diese in der Richtung ihrer Wünsche als Zeichen der Schwangerschaft anzusehn, und die krampfhafte Bewegung im Darm als Bewegung des Kindes zu deuten. Es werden Fälle erzählt, in denen die Einbildung so viel Einfluss ausübte, dass selbst zur Zeit der erwarteren Geburt Wehen, ja Convulsionen eintraten. Diese Erscheinungen gehören dem Gebiete der Hysterie an, und es bedarf keines besondern Scharfblicks, um die Wahrheit zu entdecken.

Die wenig oder gar nicht veränderte Form des Unterleibes, in dem man den Uterus vergebens sucht, und der selbst wenn er aufgetrieben durch den tympanitischen Percussionston den Inhalt verräth, die unveränderte Brustdrüse, so wie bei der innern Untersuchung der gänzliche Mangel einer Veränderung der Lage und Consistenz der Vaginalportion, so wie der Schwere der Gebärmutter, alles dieses giebt genügende Sicherheit, dass man keine Schwangerschaft vor sich habe, und veranlasst wohl nur selten, zur Uterinsonde zu greifen, um die Leere der Gebärmutterhöhle nachzuweisen.

Stellen wir all die Krankheiten in eine Reihe nach der Häufigkeit ihres Vorkommens, so möchte ich den Polyp, die Eierstockswassersucht, so wie die nervöse Schwangerschaft als diejenigen nennen, welche am häufigsten die Frau veranlassen die Entscheidung des Geburtshelfers zu suchen.

Am Schlusse sei es mir gestattet, noch ein Mal die wichtigsten Regeln für die Beurtheilung solcher zweifelhaften Fälle hinzustellen.

1) Die Schwangerschaft ist gewiss vorhanden, wenn die Kindestheile gefühlt oder nur der Herzschlag gehört wird.
2) Schwangerschaft ist gewiss nicht vorhanden, wenn man die Uterushöhle mittelst der Sonde leer findet.
3) Die Schwangerschaft ist zweifelhaft, wenn weder eins noch das andere gefunden werden kann, und es vermag dann nicht die erste, sondern die in längeren Zwischenräumen wiederholte Untersuchung Gewissheit zu geben.

Das mündliche Examen zur Erkenntniss der Schwangerschaft.

Es ist zweckmässig, dass der Geburtshelfer ein solches anstellt, sowohl um einen passenden Uebergang zur Exploration zu machen, als um auch das zu erfahren, was die objective Anschauung nicht zu geben vermag, und so die Untersuchung vollständig abzuschliessen. Dabei hüte man sich jedoch, jeder Aussage unbedingt Treue und Glauben zu schenken, oder sich auf Grund derselben schon ein Urtheil zu bilden, sondern prüfe, ob die Frau auch aufmerksam genug auf ihren Zustand gewesen, ob sie hinlänglich gebildet, um zuverlässige Auskunft geben zu können, ob sie auch die Wahrheit sagen will, oder ein Interesse hat, dieselbe zu verheimlichen. Nachdem man die nöthige Kenntniss von dem Zustande vor den Pubertätsjahren gewonnen, erkundigt man sich nach dem Eintritte des Monatlichen, seiner Dauer, Wiederkehr und Rythmus, ferner nach der Beschaffenheit derjenigen Erscheinungen, welche nach Aufhören des Monatlichen eingetreten, und suche zu erfahren, ob Abweichungen von dem frühern Gesundheitszustande vorhanden, ob diese eine gewöhnliche Begleitung oder eine ungewöhnliche Folge der Schwangerschaft sind, oder ob eine Krankheit und welcher Art zu Grunde liegt. Bei Mehrschwangern lasse man sich die Erscheinungen während der frühern Schwangerschaft mittheilen.

II. Die Zeichen der ersten und der wiederholten Schwangerschaft.

Die Entscheidung über eine schon stattgehabte Schwangerschaft kommt nicht blos dem Gerichtsarzte vor, sondern auch nicht selten in der Privatpraxis bei unbekannten Frauen, so wie bei solchen, deren Interesse es heischt, eine stattgehabte Geburt zu leugnen. Sie ist höchst wichtig, denn sie hat einen wesentlichen Einfluss auf die Prognose der Geburt.

Bei Erstschwangern sind die Bauchdecken gespannt, fester und lassen die Umrisse der Gebärmutter nicht so leicht im Stehn durchfühlen, die Kindestheile sind weniger deutlich. Unterhalb des Nabels bemerkt die seitlich hinübergleitende Hand, dass die Haut über den Uterus straff angezogen und sich nicht in Falten zusammenschieben lässt. Die Schamlippen haben ihre ursprüngliche Form, Lage und schliessen vollkommen den Eingang. Das Frenulum und der Damm ist unversehrt, der Scheideneingang eng, der Constriktor stark, die Runzeln dicht, die Vaginalportion weicher, in der letzten Zeit der Schwangerschaft beträchtlich verkürzt, selbst verstrichen, die Lippen glatt, ohne Einrisse, der Mund ein flaches Grübchen, welches nicht vor dem Beginn der Geburt die Eihäute erreichen lässt.

Die Brüste sind fester, schmerzhaft, besonders die Drüse, die Warze um ein weniges vergrössert, der Hof dunkler, sein Rand gefleckt. Das Befinden ist gestört, wenigstens häufiger als bei der folgenden Schwangerschaft.

Als Zeichen der wiederholten Schwangerschaft finden wir die Folgen der frühern Ausdehnung hauptsächlich an den äussern Bauchdecken und dem äussern Muttermunde.

Bei der äussern Untersuchung fühlt man den Muttergrund und die Kindestheile weit deutlicher, und der erste hängt oft durch die Nachgiebigkeit der Bauchdecken nach unten herab. Geschieht dies über Gebühr, so entsteht der Hängebauch, der den Nabel vor der Zeit vortreibt, und den Umfang des ganzen Unterleibes unförmlich vergrössert.

Die äussern Genitalien sind welker, die kleinen Labien ragen nicht selten hervor, sind bräunlich, hypertrophisch, weniger erregbar, das Frenulum meist zerrissen, der Damm bisweilen vernarbt, der Constriktor weniger fest, die Scheide geräumiger, die Runzeln weniger deutlich, bisweilen selbst eine Wulst Falten der vorderen Wand bis an den Eingang herabgedrängt, die Vaginalportion weniger verkürzt als es die Grösse der Gebärmutter und des Kindes erwarten lässt, ja selbst kurz vor der Geburt nicht verschwunden. Die Lippen haben einen oder mehrere Einrisse und umschliessen den Mund, der seine Querspalte behält. Nicht selten öffnet sich der Kanal des Mutterhalses nach der Hälfte mehr und mehr, so dass in den letzten 4—6 Wochen der untersuchende Finger durch seine ganze Länge bis zu den Eihäuten gelangen kann. Hierbei muss ich noch auf einen scheinbaren Widerspruch zwischen dem Gefühl und dem Gesicht aufmerksam machen. Der äussere Muttermund nämlich giebt sich dem Finger als eine rundliche Oeffnung zu erkennen, während er sich dem Auge durch das Speculum als schmale Spalte darstellt. Dies mag seinen Grund darin haben, dass die schlaffen Lippen durch das eingeführte Instrument aufgenommen, von den Falten der Mucosa zusammengedrängt, sich dicht an einander legen, und so die Form einer Spalte annehmen.

Die Brüste zeigen nur dann deutliche Veränderungen, wenn das Kind dieselben längere Zeit erhalten. Alsdann besitzen sie nicht die hügelförmige Fülle, sondern sind hängend, die Haut schlaff, von Venen durchzogen, das Fett ist geschwunden und dadurch die harte Drüse deutlicher und näher der Oberfläche, der Hof dunkler, die Warze weit grösser, bisweilen kugelförmig, und ihre Basis wie durch einen eingelegten stark angezogenen Faden eingeschnitten. Wurde dem Kinde die Brust verweigert, so behält sie ein mehr jungfräuliches Ansehn.

Häufiger findet man bei Mehrschwangern starke venöse Auftreibungen, die von den Füssen bis zu den Labien hinaufsteigen. Das Allgemeinbefinden dagegen ist weniger gestört.

III. Die Zeichen der einzelnen Schwangerschaftsmonate.

Die deutschen Geburtshelfer rechnen die Dauer der Schwangerschaft nach Mondesmonaten im Gegensatz zu dem gewöhnlichen Sprachgebrauch, welcher sich der Sonnenmonate bedient, eine Opposition, die keine glückliche ist, da sie Wissenschaft und Sprachgebrauch in unnöthigen Zwiespalt bringt und zu unangenehmen Missverständnissen Anlass giebt. Diese könnten beseitigt werden, wenn wir blos nach Wochen zählten. Doch hierzu giebt die Wissenschaft uns nicht die Befugniss. Ganz abgesehen davon, dass die Grösse eines jeden Foetus eine individuell verschiedene oft von der älterlichen Abstammung bedingt ist, so können wir selbst an einem vorgelegten frühzeitigen Foetus nicht das Alter bis auf eine Woche abgeben, um wie viel weniger, wenn dieser von einer geringern oder grössern Menge Fruchtwasser umgeben und von einer Hülle umschlossen, deren Wände bald mehr bald weniger dick, deren Lage, indem sie etwas abweicht, die wirkliche Grösse versteckt. Kommt hierzu noch, dass eine solche subtile Genauigkeit von keinem wirklichen praktischen Nutzen, und selbst die gerichtliche Medizin darauf Verzicht leistet, so ziehn wir es vor, durch jenes Bekenntniss die Wissenschaft mit dem gewöhnlichen Leben auszusöhnen und dem Beispiel der Engländer, Franzosen und Amerikaner zu folgen, welche stets nur nach Kalendermonaten gerechnet. Ich muss hierin an die Geschichte der Auskultation erinnern, wo ebenfalls eine Menge subtiler Unterschiede aufgestellt wurde, die erst durch jahrelange Untersuchungen sich als Täuschung erwiesen. Bei jeder Bestimmung über das Wieweit der Schwangerschaft können wir nur auf Annäherung, aber nie auf Gewissheit Anspruch machen.

Erster Monat. Die Form des Unterleibes ist unverändert, nur selten etwas stärker geworden, und dann die Perkussion sehr hell. Die Vaginalportion zeigt keine Veränderungen in Lage und Form. Die Frau klagt mitunter über Mattigkeit und Schwere im Becken. In der Leiche findet man den Uterus etwas grösser und blutreicher, seine einzelnen Theile weicher und mehr von einander getrennt, in seiner Höhle die Decidua nebst dem kleinen Eichen.

Zweiter Monat. Der Unterleib zeigt noch eine kleine Zunahme und wenn auch behauptet wird, dass er jetzt im Verhältniss zum ersten Monat sich etwas abflacht, und zum Beweise das französische „*en ventre plat, enfant y a*" anführt, so ist dies eine Behauptung, die nicht als in der Erfahrung begründete Thatsache sondern nur als Ausnahme zu betrachten ist. Die Vaginalportion, welche im Anfange dieses Monats noch den früheren Stand behielt, stellt sich später etwas tiefer und nach vorn. Der Unterschied der vordern und hintern Lippe verschwindet, die Querspalte beginnt sich zu runden.

Es treten jetzt bei vielen Frauen die sympathischen Erscheinungen der Uteruscongestion ein, Uebelkeit, Erbrechen bei nüchternem Magen, Verstimmung des Gemüths, blasse Gesichtsfarbe, Neigung zu Ohnmachten, Stiche in den Brüsten. Mehrschwangere werden durch diese Zufälle von ihren veränderten Umständen in Kenntniss gesetzt, während bei Erstschwangern das ausbleibende Monatliche diesen Gedanken erweckt.

Der Uterus ist ein wenig vergrössert und seine platte Form beginnt sich zu runden.

Dritter Monat. Oberhalb des Schamberges beginnt der Unterleib sich zu erheben. Dieser Theil tönt tympanitisch, lässt jedoch selbst bei einem tiefen Druck der Hand den Grund des Uterus nicht entdecken. Die Vaginalportion, welche anfangs noch tiefer steht, rückt etwas höher und wird weicher. Der Mund bei Erstschwangern rundet sich, bei Mehrschwangern bleibt er unverändert; bisweilen ist der untere Abschnitt des vergrösserten Körpers durch das Scheidengewölbe zu fühlen. Nicht selten findet man, wie der Uterus sich so gelagert hat, dass man den grössten Theil seiner vordern Wand durch die Scheide fast bis zur Schoossfuge verfolgen kann, wobei sie hinten am deutlichsten zu fühlen ist. Beim Versuch den Uterus mit den Fingerspitzen in die Höhe zu schieben findet man ihn weniger leicht, weniger beweglich und vermag ihn mitunter bis zu der über der Schoossfuge tief eingedrückten Hand zu heben. Die Veränderungen im Befinden dauern fort und erreichen ihre grösste Höhe.

Die Form des Uterus ändert sich immer mehr, indem die vordere Wand, welche schon früher mehr vorsprang, sich mehr rundet und diese Neigung zur Rundung auch während des ganzen übrigen Verlaufs der Schwangerschaft beibehält. Die Länge des

Körpers beträgt am Ende dieses Monats 3 Zoll, die des Halses 1½ Z. Die Wände sind ein wenig dicker geworden.

Vierter Monat. Die Auftreibung des Unterleibes oberhalb der Schamgegend wird immer augenfälliger, und die Weite der gewöhnlichen Kleidungsstücke nicht mehr ausreichend. Der Gebärmuttergrund befindet sich einige Finger oberhalb des Schambergs, ist aber, wenn die Frau steht, schwer zu fühlen, weil sich die tympanitischen Därme nach vorn legen, leichter dagegen im Liegen; oft gar nicht bei Erstgebärenden, bei Frauen mit fettreichen oder gespannten Bauchdecken. Die Vaginalportion ist weicher, etwas höher und nach hinten gerückt. Der Mund bei Erstschwangern rundlich, bei Mehrschwangern unverändert. Der Uterus ist ziemlich schwer und es gelingt oft durch den starken Druck auf den Unterleib den untern vergrösserten Abschnitt dem Finger im Scheidengewölbe entgegenzubringen.

Die Brüste zeigen meist jetzt, bisweilen schon früher deutliche Veränderungen, eine grössere Fülle, Härte und Schmerzhaftigkeit, der Hof ist dunkler, die Warze stärker entwickelt.

Am Ende dieses Monats beträgt die Höhe des Uteruskörpers gegen 4 Z., des Halses fast 1½ Z.

Fünfter Monat. Am Ende dieses Monats befindet sich der Grund einige Finger breit unterhalb des Nabels, die Vaginalportion ist weicher, steht höher und nach hinten gerichtet, oft nach links; der Mund ist bei Erstschwangern geschlossen, bei Mehrschwangern lässt er die Spitze des Fingers ein klein wenig eindringen. Die Scheide erscheint länger, weicher, lockrer, weniger faltig. In der Mitte dieses Monats fühlt die Frau zuerst die Kindesbewegung als ein leises Stossen.

Die Höhe des Uteruskörpers beträgt 6 Zoll, der Hals kaum 1½ Z. Die runden Mutterbänder erscheinen stärker und länger, ihre Muskelfasern deutlicher, die Eierröhren nebst ihren Ovarien sinken aus ihrer horizontalen Lage zur Seite des aufgestiegenen Uterus herab.

Sechster Monat. Der Uterus steigt über den Nabel, dessen Grube flacher wird und dessen untere Falten verschwinden, und steht am Ende dieses Monats ungefähr 1 bis 2 Zoll oberhalb desselben. Die Scheide ist verlängert, die Vaginalportion noch höher und mehr nach links gestellt, der Hals etwas verkürzt, weich, der Muttermund bei Erstschwangern rundlich. Die Hand des Arztes vermag die Kindesbewegung, das Ohr den Herzschlag, bisweilen auch das Uteringeräusch wahrzunehmen. Die Fluktuation ist in der ausgedehnten Gebärmutter zu fühlen, und zwar deutlicher im Grunde als tiefer herab. Mitunter gelingt es auch den vorliegenden Kindeskopf mittelst des Ballottements zu entdecken.

Die Höhe des Körpers ist $7\frac{1}{2}$ Z., des Halses 1 Z. Die Form nähert sich der Kugel, die Vaginalportion ist kürzer, die Wandungen sind kaum dicker als im ungeschwängerten Zustande.

Siebenter Monat. Der Uterus ist in der Mitte zwischen Herzgrube und Nabel zu fühlen, seine Neigung nach rechts und vorn deutlich. Die Vertiefung des Nabels ist glatt, und die Falten sind verschwunden. Der Hals steht hoch und links, bei einer Erstschwangern ist er verkürzt, und der Mund oval. Bei Mehrschwangern kann der Finger oft die Hälfte des Kanals zurücklegen. Der Kopf ist jetzt schon deutlicher im Scheidengewölbe zu fühlen, doch hoch und vorn weicht er schnell beim Versuch ihn in die Höhe zu heben nach oben aus, *caput leve*. Die Brüste enthalten eine wässrige mit Milchstreifen durchzogene Flüssigkeit.

Die Höhe des Körpers beträgt 10 Z., des Halses 1 Z.

Die Gestalt der Gebärmutter verliert mehr und mehr die Kugelform, und wird, indem sie sich oben erweitert, mehr eiförmig. Gleichzeitig mit ihr rückt die Harnblase über den Schamberg empor.

Achter Monat. Der Grund steigt bis zum untern Rand der Herzgrube und ist dabei meist nach rechts und vorn geneigt. Der Unterleib hat seine grösseste Ausdehnung erreicht, die Nabelgrube ist völlig verschwunden und glatt. Weisse oder bläuliche Streifen kommen an den wenig nachgiebigen Bauchdecken Erstschwangerer zum Vorschein. In der Scheide sind kleine Granulationen zu fühlen, und das Scheidengewölbe ist oben weit, trichterförmig. Die Vaginalportion ist bis ungefähr auf $\frac{1}{4}$ Zoll verkürzt, weicher, lockrer, kleiner, der Mund bei Erstschwangern ein Grübchen. Der Kopf steht hoch, ist umfangreicher, weniger beweglich, und verlässt den ihn hebenden Finger nicht mehr, *caput subponderosum*. Die Bewegung fällt der Frau schwer, besonders diejenige, welche eine starke Respirationsthätigkeit hervorruft.

Die Höhe des Körpers beträgt 12 Zoll, seine grösste Breite 8 Z., und der Durchmesser von vorn nach hinten $7\frac{1}{2}$ Z. Die Länge des Halses bei Erstschwangern 10 Linien, der Vaginalportion 4 L. Die Form ist mehr eiförmig.

Neunter Monat. In der ersten Hälfte steigt der Muttergrund bis in die Herzgrube oder bis zum untern Rand der kurzen Rippen rechter Seits und spannt die Bauchdecken in so hohem Grade, dass man ihn nur undeutlich im Stehen, deutlicher beim Sitzen und Liegen durchfühlen kann. Die Kindestheile sind oberhalb des Nabels deutlich, ebenso die Fluktuation, der Herzschlag leicht zu hören, der Nabel tritt hervor und hat die Gestalt eines aufgesetzten Warzenhütchens. Der Kindeskopf ist deutlich durch das Scheidengewölbe zu fühlen, bietet einen grossen Umfang dar, ist schwer aufzuheben und verlässt nicht mehr den Finger, *caput ponderosum.* Der Mutterhals steht hoch nach hinten und ist schwer, bisweilen gar nicht erreichbar.

Bei Erstgebärenden ist er 1—2 Linien lang, weich, und der Muttermund ein flaches Grübchen, dessen Grund der geschlossene innere Mund bildet; bei Mehrgebärenden ist die Vaginalportion und der Mutterhals nicht in demselben Grade verkürzt, der Hals weiter, oft dem Finger bis zum innern Muttermund, der sich nicht selten schon jetzt zu öffnen beginnt, zugänglich.

In der letzten Hälfte dieses Monats senkt sich der Leib allmälig, der Grund der Gebärmutter fällt fast bis zur Höhe des siebenten Monats, was die untersuchende Hand an den weniger gespannten Präcordien, so wie dem scharf markirten Rande des Grundes wahrnimmt. Die Frau fühlt sich leichter und athmet freier. Bisweilen geschieht dies Senken ganz plötzlich, bisweilen wird es jedoch gar nicht beachtet, und der Uterus behauptet seine Stellung bis zum Eintritt der Geburt. Da die Gebärmutter nur noch seitlich und in ihrem untern Abschnitte einer Ausdehnung fähig, so wird der Unterleib besonders breit in der Höhe des Nabels und der Kindeskopf sinkt tiefer ins Becken. Bisweilen kann man alsdann die Näthe und Fontanellen erkennen. Bei Erstgebärenden ist der Hals ganz oder bis auf ein mit erhabenem Rande versehenes Grübchen geschwunden, und es fällt somit der äussere und innere Muttermund zusammen. Bei Mehrgebärenden bleibt der Hals oft noch $\frac{1}{2}$ bis $\frac{3}{4}$ Zoll lang, der Muttermund ist offen, lässt deutlich die Eihäute fühlen und selbst die Finger zwischen diese und den untern Abschnitt der Gebärmutter eindringen. Der Gang wird schwerfällig, der Oberkörper mehr nach hinten gebogen. In den letzten vierzehn

Tagen stellt sich hin und wieder als Vorbote zur Geburt Schmerz im Kreuz und Unterleib ein.

Am Ende des 9ten Monats steht der Muttergrund fast in derselben Höhe wie am Ende des 7ten, lässt jedoch den Unterschied in folgendem leicht erkennen:

Aeusserlich ist der Unterleib weit grösser, breiter, die Fluktuation und Kindestheile deutlicher, der Nabel vorgetrieben, innerlich fühlt man den Kopf tiefer und schwerer. Bei Erstschwangern ist die Vaginalportion ganz oder fast ganz verstrichen, bei einer Mehrschwangern der Mutterhals bis zu den Eihäuten eröffnet.

Die beigefügte Tabelle giebt eine leichtere Uebersicht.

Tafel 42. Der weibliche Körper mit Skelet. Die punktirten Linien bezeichnen die Höhe des Uterusgrundes am Ende der einzelnen Schwangerschaftsmonate.

TAF. XLII.

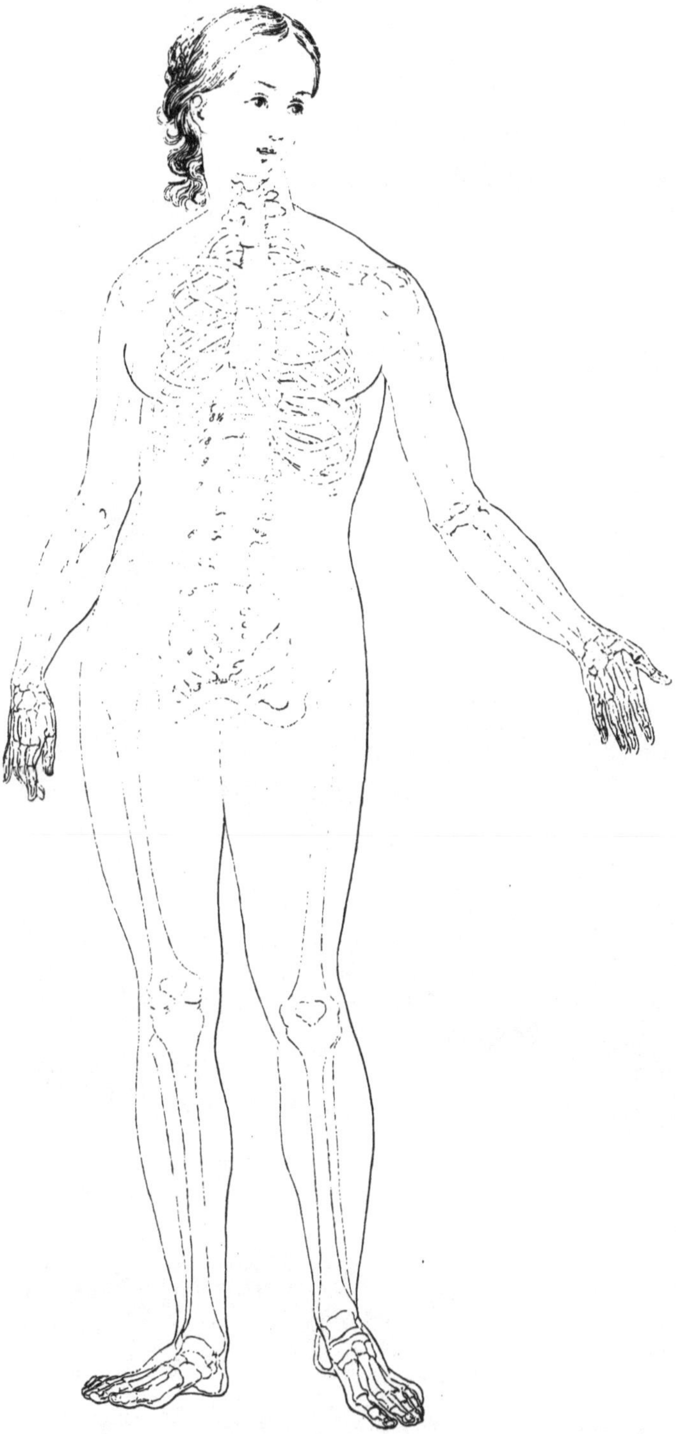

Ende des	Muttergrund.	Vaginalportion, Muttermund und unteres Uterinsegment.	Kindeskopf.	Anderweitige Veränderungen.
1. Monats.	nicht zu fühlen.	unverändert.		Digestionsstörungen treten auf.
2. Monats.	nicht zu fühlen.	Uterus schwerer, Vaginalportion tiefer nach vorn gerichtet; unteres Uterinsegment vergrössert.		Menstruation bleibt aus, Uebelkeit, Erbrechen b. nüchtern. Magen, Speichelfluss, Stiche in der Brustdrüse.
3. Monats.	überragt d. Schamberg.	Vaginalport. dicker, lockrer, nach hinten gerichtet, ziemlich tief; Uterinsegment erstreckt sich bis zur Schoossfuge: bei Erstschwang. Mund rundlich, Lippen gleich. b. Mehrschwang. Mund unverändert.		Brustdrüse schwillt an. Warze dunkler. ***Linea alba*** färbt sich, Digestionsbeschwerden vorhanden.
4. Monats.	in der Mitte zwischen Schoossbogen und Nabel.	Vaginalportion stellt sich höher, bleibt nach hinten gerichtet; Uterinsegment nicht mehr so leicht zu erreichen.		Uterus so gross wie ein Kindeskopf hat dumpfe Perkussion. Die Mutter spürt die Kindesbewegung. Digestionsbeschwerden lassen nach.
5. Monats.	eine Handbreite unter dem Nabel.	Vaginalport. üb. der Beckenmitte, Uterinsegment schwer zu erreichen: bei Erstschwang. Mund geschlossen. b. Mehrschwang. äusserer Mund geöffnet.		Kindesbewegung u. Theile äusserlich fühlbar, Nabelgrube beginnt zu schwinden, ***Linea alba*** wird dunkler.
6. Monats.	etwas oberhalb des Nabels.	Vaginalportion steigt höher u. richtet sich mehr gegen das Kreuzbein.		Herzschlag u. Uteringeräusch hörbar. Kopf ballotirt. Untere Falte des Nabels verstreicht. Warzenhof dunkel.
7. Monats.	mitten zwischen Nabel und Herzgr.	Vaginalportion hinten u. nahe dem Kreuzbein: bei Erstschwang. $^3/_4$ Z.; der rundliche Mund grösser. b. Mehrschwang. Länge unverändert, Lippen rissig treten auseinander.	*caput leve.*	Am Muttergrund deutliche Fluktuation. Nabel glatt, Milch beginnt zu fliessen.
8. Monats.	unterhalb der Herzgr.	Vaginalportion hinten u. nahe dem Kreuzbein: bei Erstschwang. $^1/_2$ Z. weicher, dünner. b. Mehrsch. Mutterhals nimmt d. Fingerglied auf.	*caput subponderosum.*	Kindestheile deutlich, Herzgrube gespannt, Streifen am Unterleib u. Schenkel, Varices, Oedem der Füsse.
9. Monats, erste Hälfte.	in der Herzgr.	Vaginalportion etwas tiefer als Promontorium: bei Erstschwang. ganz kurz. b. Mehrsch. etw. kürzer, innerer Mund öffn. sich.	*caput ponderosum.*	Respiration beengt, Nabel blasenförmig, Kindestheile sehr deutlich.
zweite Hälfte.	Grund sinkt einige Zoll u. neigt sich mehr nach vorn.	Vaginalportion nahe d. Prom., oft auch tiefer: b. Erstschw. verstrichen, stellt ein Grübchen m. dünnen Rändern. b. Mehrschwang. Eihäute fühlbar. Uterinsegment verdünnt lässt die Näthe durchfühlen.	Kopf ins kleine Becken gesunken.	Herzgrube weniger gespannt, Respiration freier, Bewegung leichter, häufiger Urindrang.

Die Berechnung.

Zur Ergänzung der Untersuchung stelle man ein mündliches Examen an, dessen Resultat aber nur den Werth einer Bestätigung höchstens des Zweifels, nie der Verneinung besitzt. Niemals giebt jedoch die Berechnung mathematische Sicherheit, sondern nur mehr oder weniger Wahrscheinlichkeit.

Vermag die Frau den Tag der Conception anzugeben, so rechne man von diesem 270 Tage, also ungefähr 9 Monate bis zum Tage der Geburt. Bei Erkundigung nach der Menstruation genügt es nicht zu hören, wann sie zum letzten Mal dagewesen, sondern man muss auch wissen, welchen Rythmus sie früher beobachtete, ob er ein monatlicher oder vierwöchentlicher war. Bei letzterem empfiehlt sich die einfache Anleitung von Nägele. Man rechne von dem ersten Tage der letzten Menses 3 Monate zurück und zähle 7 Tage hinzu; bleibt z. B. das Monatliche den 8ten Mai aus, so ist der Tag der Niederkunft der 15te Februar. Wo die Wiederkehr eine unregelmässige, die Intervalle ungebührlich lang oder kurz, da giebt die Berechnung gar keine Sicherheit. Vergessen wir dabei nicht, dass die Menses bisweilen einige Monate vor der Conception ausbleiben, oder nach derselben einige Mal wiederkehren. Das Gefühl der ersten Kindesbewegungen benutzt man ebenfalls zur Berechnung, indem man $4\frac{1}{2}$ Monate hinzuzählt. Dieser Anfangspunkt ist jedoch sehr unzuverlässig, da er weniger an eine bestimmte Zeit gebunden, und viele Frauen demselben keine Aufmerksamkeit schenken.

Das Senken des Uterus ist als Faktor der Rechnung völlig unbrauchbar, weil es zur beliebigen Zeit während der drei letzten Wochen, bisweilen auch gar nicht erfolgt, überdies die Frage vielen Frauen unverständlich ist.

Aus dem Gesagten folgt die Regel, nur die klare dem Anschein nach zuverlässige Angabe darf in Betracht kommen, immer aber ist die Untersuchung maassgebend, und die letzte Instanz bei Differenz mit der Aussage.

IV. Die Zeichen der regelmässigen Schwangerschaft.

Wir erachten die Schwangerschaft für eine normale, wenn alle Erscheinungen der Art sind, wie sie früher angegeben wurden, vorzugsweise also, wenn der Uterus seine gehörige Grösse, Form und Lage inne hat, das Becken nebst Geburtstheilen nichts krankhaftes wahrnehmen lässt, wenn die Aktion der nahen und fernen Organe unbehindert ist oder wenigstens nicht in dem Grade behindert, dass das Allgemeinbefinden dadurch gestört wird, wenn die Frau sich wohl befindet und demnach alles zu dem Schluss berechtigt, dass die Schwangerschaft ihren Zweck erreicht und nach einem zeitgemässen Ende auch eine glückliche Geburt herbeiführt. Hierzu gehört aber, dass auch das Ei in all seinen Theilen eine regelmässige Beschaffenheit, Grösse und Lage besitzt, dass vor allem die Frucht gesund ist, gedeiht, also kräftig lebt. Das letztere erkennt man daran, dass der Uterus einen dem Alter der Frucht entsprechenden Umfang hat, die Bewegung der Frucht sich zur gehörigen Zeit der Mutter fühlbar macht und auch der untersuchenden Hand so wie dem Ohre kund giebt. Der Mangel dieser Wahrnehmungen berechtigt aber keineswegs zu dem Schluss, dass die Frucht abgestorben sei, denn er kann durch mannigfache Umstände bedingt werden, die ich in der Pathologie der Schwangerschaft bei dem Tode der Frucht erörtern werde. Zeichen, ob die Frau einen Knaben oder ein Mädchen trägt, giebt es nicht.

Die Extrauterinschwangerschaft.

Wenn das befruchtete Eichen nicht in die Gebärmutterhöhle gelangt, sondern den Weg verfehlt, indem es entweder in die Bauchhöhle fällt oder auf dem natürlichen Wege vom Ovarium zum Uterus in der Eierröhre Halt macht und hier seine Entwickelung fortsetzt, so entsteht die Schwangerschaft ausser der Gebärmutterhöhle, *graviditas extrauterina*, welche demnach entweder eine Bauchhöhlenschwangerschaft, *graviditas abdominalis*, oder eine Eierröhrenschwangerschaft, *graviditas tubaria*, sein kann.

Ursache. Die Möglichkeit ihrer Entstehung wird durch die Thatsache erklärt, dass der befruchtende Samen bis zu den Ovarien dringt, da Bischoff, Barry, Wagner die Samenfäden auf denselben angetroffen. Kann man sich leicht vorstellen, dass eine mangelhafte Entfaltung der die Eintrittsöffnung umgebenden Fimbrien, oder ein unvollständiges Anlegen an das Ovarium die Veranlassung ist, wenn das Eichen in die Bauchhöhle gleitet, so ist es schwer, eine erschöpfende Erklärung zu geben, woher das Eichen auf seinem Wege durch die Eierröhren an irgend einer Stelle zurückbleibt und hier statt in der Gebärmutter sich festsetzt und fortwächst. Die ungemeine Enge des Weges trägt nicht die Schuld, wie es das seltene Vorkommen dieser Art Schwangerschaft wohl beweist, sondern es müssen noch Momente hinzukommen, welche wohl die Fortleitung des Samens gestatten, aber nicht die des befruchteten Eichens. Um diese näher zu erforschen, müssen wir uns die Art und Weise der Fortleitung ins Gedächtniss zurückrufen. Während der Same durch die Schwingung der Flimmerepithelien, vielleicht durch die eigenthümliche Bewegung seiner Samenfäden und die Capillarkraft hingeleitet wird, übernimmt die Fortschaffung des befruchteten Eichens eine ganz andere Kraft, nämlich nur die peristaltische Bewegung der die Tubarschleimhaut umgebenden Muskelfasern, wobei es von reichlicher Schleimabsonderung, in welcher das Flimmerepithelium zu Grunde geht, aufgenommen wird. Alles, was im Stande ist, die peristaltische Bewegung zu unterbrechen, oder ihr ein unüberwindliches Hinderniss in den Weg zu legen, muss das Eichen in seinem Vorrücken aufhalten. Insulte des Unterleibes wenige Tage nach der Befruchtung. stark genug eine Entzündung des Peritonealüberzugs des Uterus und der Eierröhren hervorzurufen, wozu ich auch einen ungestümen Coitus rechnen möchte, können die peristaltische Bewegung plötzlich lähmen, indem ein plastisches Exsudat sich aussen anlagert und die Eierröhren comprimirt, oder selbst durch eine krupöse Ausschwitzung das Innere unwegsam macht; ferner vermag ein altes knorpliges ringförmiges Exsudat an irgend einer Stelle der Tuben die Thätigkeit der Muskeln unmöglich zu machen, oder endlich eine Ausbuchtung der Schleimhaut ähnlich einer Fanggrube das Eichen gefangen zu nehmen.

Hat das Eichen sich fixirt, so setzt es auch seine Entwickelung fort, sobald es nur die Bedingungen zu seinem Wachsthum in seinen Umgebungen findet. Da nun sowohl die Schleimhaut der Eierröhren als das Peritoneum ein ergiebiges Material liefert, so bildet sich das Eichen um so mehr in den Eierröhren fort, als es hier von einer der Decidua ähnlichen Membran ganz analog der des Uterus umgeben wird, und diese mit dem Chorion innig verschmilzt. Weniger günstige, doch ähnliche Verhältnisse bieten sich dem Eichen in der Bauchhöhle. Wenn sich zuletzt die Placenta entwickelt, beginnen die Gefässe in der Umgebung des Eichen sich zu erweitern und werden beim Wachsen des Eies, dessen Inneres sich ganz wie in der Gebärmutter gestaltet, immer grösser und zahlreicher. Diese werden aber auch zum Quell einer starken Blutung, welche die Ruptur jener Höhle begleitet, die das Eichen an Stelle des Uterus beherbergt. Bisweilen wird diese Zerreissung durch einen Fall, Schlag oder übermässige körperliche Anstrengung herbeigeführt, bisweilen bereitet sie sich allmälig bis zu jenem Zeitpunkt vor, wo die Wände keiner weitern Ausdehnung fähig sind. Sobald sie eingetreten, tritt ein Bluterguss in die Bauchhöhle ein, welcher einen raschen Tod herbeiführt oder eine stürmische Peritonitis, der die Mutter unterliegt. Gelingt es die Mutter zu retten, so geht doch die Frucht zu Grunde, und wird meist durch Einkapslung unschädlich gemacht. Zerreissung tritt in der Regel bei der Eierröhrenschwangerschaft ein, und zwar ehe die Frucht die ersten drei Monate zurückgelegt, wogegen sie in der Bauchhöhle ihre Entwickelung so lange fortsetzt, bis sie die Grösse eines ausgetragenen Kindes erreicht hat. Wie sich dessen Schicksal alsdann gestaltet, werden wir alsbald angeben.

Als Eigenthümlichkeit heben wir noch hervor, dass die Gebärmutter sich wesentlich dabei betheiligt. Einmal zeigt sich an ihr die Folge eines grössern Blutandrangs gegen die Geschlechtstheile, ihre Substanz wird weicher, die Vaginalportion lockerer, der Umfang oft um das doppelte grösser, ferner bedeckt sich die Mucosa mit einer Decidua wie bei der gewöhnlichen Schwangerschaft, endlich wird sie aus ihrer Lage durch das wachsende Eichen gedrängt, wobei meistens die Vaginalportion vorn hinter der Schoossfuge zu stehen kommt.

Die Bauchhöhlenschwangerschaft, *graviditas abdominalis.* Wenn das befruchtete Eichen den die Aufnahme vermittelnden Fimbrien entschlüpft, so gleitet es über das Ovarium längs den breiten Mutterbändern hinab, kann auf diesen sowie auf jedem andern Theile festkleben und einmal fixirt hier seine Entwickelung fortsetzen. Selten findet man die innern Genitalien ganz ohne alle Verbindung mit den Eihäuten, sondern meist auf das innigste verschmolzen, so dass es selbst bei der Sektion seine Schwierigkeiten hat, den Ort zu bestimmen, von wo die Entwickelung ausgegangen. Das Eichen wächst nun genährt von dem vielleicht hier mehr plastischen Sekret des Peritoneums ganz in derselben Weise fort, als befände es sich an seiner gehörigen Lagerstätte. Es bildet sich hier ein Mutterkuchen, der aber dünn, gross und weitmaschiger einer ausgebreiteten Gefässentwickelung entspricht. Sein Sitz bezeichnet den ursprünglichen Insertionspunkt, doch bildet er sich auch in einer andern Richtung, in der Inguinalgegend, in der Höhlung des Kreuzbeins, am Mesenterium, an der vorderen Bauchwand, ja sogar am *Colon transversum* und am Magen. Das wachsende Ei schiebt die nahen Eingeweide zur Seite und lagert sich dort, wo seine Ausdehnung den wenigsten Widerstand findet. Auf diese Art, da die Bauchdecken nachgeben, da sich der Darm verschieben und zusammendrücken lässt, kann das Eichen dem Unterleibe dasselbe Ansehn und dieselbe Grösse wie die im letzten Monate schwangere Gebärmutter geben. Ist sein ferneres Wachsen aus mechanischen Gründen nicht mehr möglich, so tritt ein Stillstand und mit ihm der Tod der Frucht ein. Dieser kann aber auch schon früher in jeder Stufe der Entwickelung nicht nur durch alle jene Momente herbeigeführt werden, welche denselben auch bei seinem normalen Aufenthalt im Uterus ausüben, sondern es kommen auch noch mehrere andere hinzu, welche durch des Eichens ungünstige Lage bedingt sind. Mit dem Tode hört natürlich jede Vergrösserung auf

Tafel 43. Eine Schwangerschaft auf dem Uterus.

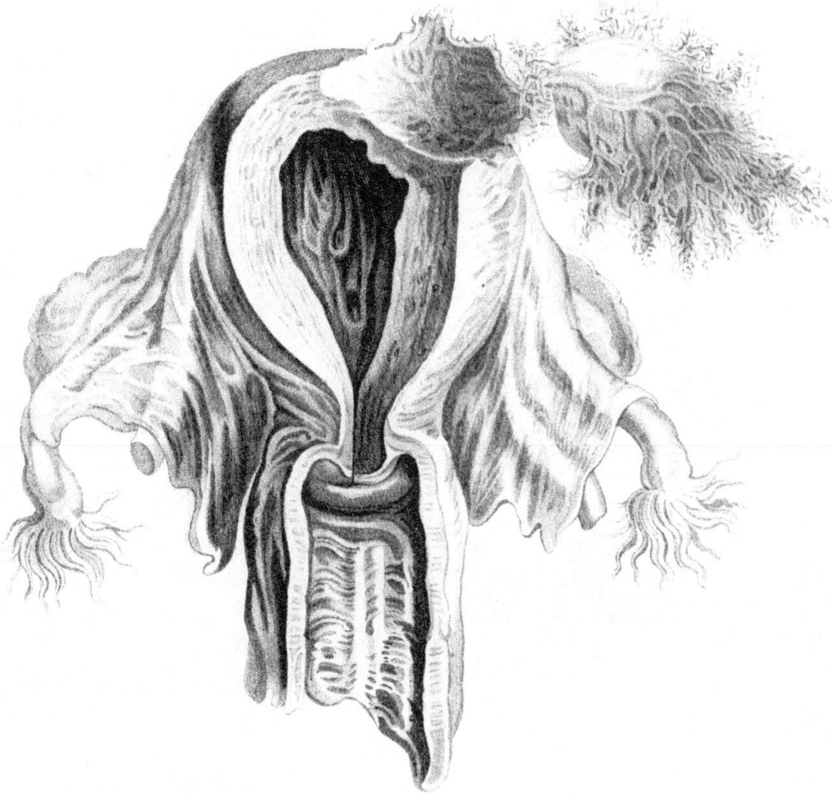

und es bleibt nun in seiner Lage, da weder eine Oeffnung vorhanden ist, um es hinauszulassen, noch eine Kraft, um es hinauszutreiben.

Ist jedes Leben erloschen, dann tritt dass Ei in das Verhältniss eines fremden Körpers zu seiner Umgebung und veranlasst diese bei mässiger Entzündung zu einem Exsudat, welches auf die Eihüllen niedergeschlagen das Ganze einkapselt, oder bei stärkerer Reizung zu einer Eiterung, welche durch Herstellung einer Fistel das todte vom lebendigen zu scheiden bemüht ist. Bei der Einkapselung wird durch das abgelagerte Exsudat der ursprüngliche Charakter der Eihäute verwischt, sie werden verdickt und mit der Umgebung verklebt, wobei die zahlreichen und grossen Gefässe, welche zur Ernährung des Eies sich herangebildet, veröden und obliteriren. Mit der Zeit wird diese Scheidewand zwischen dem todten und lebendigen immer fester, zäher, knorpelartiger. Während sie hergestellt wird, gehn im Innern des Eies ebenfalls Veränderungen vor, die verschieden sind nach seinem Alter und seiner Ausbildung. War die Frucht noch ganz klein und die Masse noch überwiegend weich, dann löst sich das Ganze in eine Art Brei auf, der unter dem Einflusse einer kräftigen Resorption fast spurlos verschwinden kann. Hat sie schon das Alter mehrerer Monate, dann werden die wässrigen Theile zuerst aufgesogen und das Uebrigbleibende mannigfach verwandelt; unter diesen Umständen findet man eine Cyste gefüllt mit Adipocir oder knorpliger sehniger Masse, welche gemischt und durchdrungen von Kalk und Knochentrümmern ist. Dergleichen eingekapselte Ueberbleibsel eines zu Grunde gegangenen Foetus findet man bisweilen bei der Sektion einer Frau, welche sie ohne Ahnung ihrer Schwangerschaft 10, 20 ja 30 Jahre getragen. War die Frucht schon so gross, dass sie sich der Grösse einer ausgetragenen näherte oder diese gar erreichte, dann erhalten sich die einzelnen Theile länger und leisten der Resorption einen erfolgreichen Widerstand. Zunächst trocknet das Fruchtwasser aus und die zähen, festen, knorpligen, an einigen Stellen selbst knochigen Eihüllen verkleben mit den Kindestheilen, die Muskeln erhalten noch eine Zeit lang ihr Ansehn, verschrumpfen jedoch entweder mit der Zeit, so dass man eine kleine Mumie findet, oder sie verflüssigen sich ebenso wie das weiche Hirn und die Leber, so dass man in der geöffneten Cyste nur das mehr oder weniger vollständige Skelet eines Kindes antrifft. Dies ist unter dem Namen

Steinkind, *Lithopädion*, bekannt. Selbst dieses kann sich noch durch Auflösung der Gelenkbänder trennen, so dass man nur einen grossen Haufen zerfallener Knochen findet.

Ist dagegen die Entzündung so heftig, dass sie die mit der Eihülle verbundene Umgebung durchbohrt, so kann ihr Inhalt nach aussen oder nach innen entleert werden, entweder auf ein Mal in seiner Totalität oder absatzweise in einzelnen Fragmenten. Im ersten Fall kann eine ausreichende Oeffnung der Bauchdecken den Ausgang geben, im zweiten Fall bildet sich eine Kommunikation mit dem Darmkanal oder der Blase. Jeder dem Ei zunächst liegende Punkt der Bauchdecken kann durchbohrt werden, und wir finden eine solche Fistel in eben der Weise am Nabel als in den Hypochondrien. Vom Darmkanal ist hauptsächlich Rectum und Dickdarm betheiligt. In einem Fall, wo der Magen zum Durchgangspunkt wurde, entleerte die Frau Foetustheile durch Brechen. Ein ungünstiger Umstand ist es, wenn einzelne Partien des Foetus in die Harnblase hinübertreten, weil die grossen Knochen sich nicht durch die Urethra entleeren lassen, und bei langem Aufenthalt durch Inkrustirung den Kern von Steinbildung abgeben, dagegen ist es sehr günstig, wenn die Scheide perforirt wird. Bisweilen bildet sich auch eine doppelte Communikation, einerseits mit der Bauchdecke, andrerseits mit dem Darmkanal. Diese Elimination erfordert bis zu ihrer Beendigung einen längern Zeitaufwand und ist meist von schweren Zufällen begleitet. Durch plötzliche Steigerung so wie Ausdehnung der Entzündung, namentlich wenn sich der Eiter in die Bauchhöhle ergiesst, kann ein rascher Tod herbeigeführt werden, ebenso wie durch eine reichliche und anhaltende Eiterung eine langsame Auflösung die Folge sein kann. Hat der mütterliche Körper Energie genug, um den Foetus vollständig auszustossen, so heilt die Fistel alsbald, und die Kräfte kehren rasch zurück.

Diese Ausstossung, so wie die sie einleitende Entzündung tritt aber nicht unmittelbar nach dem Tode der Frucht ein, sondern wartet Jahre lang, bis ein zufälliger Umstand eine solche plötzlich anfacht.

Die Eierröhrenschwangerschaft, *graviditas tubaria*, beherbergt das wachsende Ei in den Eierröhren und hat, je nachdem dasselbe sich am Eintrittspunkt, am Ausgang, oder an irgend einer Stelle der Röhre befindet, verschiedene Verhältnisse und eine verschiedene Benennung. Man unterscheidet 1) *graviditas tubo-ovaria*,

2) *graviditas tubaria* und 3) *graviditas tubo-uterina*. Als eigenthümlich bemerken wir, dass sämmtliche der genannten Arten ebenso wie die Desorganisation des Ovariums häufiger auf der linken Seite beobachtet worden sind[1]).

1. *Graviditas tubo-ovaria*. Sind die Franzen durch ein Exsudat fest an das Ovarium gelöthet und dadurch unfähig das Eichen zur Weiterbeförderung der Eierröhre zu übergeben, oder widersetzt sich das Eichen selbst, indem es sogleich an dem Eierstock fest anhaftet, so verbleibt es in der Höhlung, welche von dem Zusammentreten beider gebildet wird. Unter Fortdauer der entzündlichen Reizung verschmelzen beide zu einer Cyste, so dass es in späterer Zeit unmöglich ist, die Grenze des einen oder andern anzugeben. Man hat dann, nachdem der anatomische Charakter dieser Hüllen mit der Zeit noch mehr verwischt ist, dergleichen Fälle für eine Schwangerschaft im Ovarium angesehn, zumal wenn sich, wie es bisweilen vorkommt, die Franzen losgelöst haben und das Eichen auf dem Eierstock zurückblieb. Setzen wir auch voraus, dass bei der periodischen Reifung das Eichen gelöst und in einem solchen freien Zustand vom Samen auf dem Ovarium erreicht werde, und nachdem die Eierröhren dasselbe losgelassen, dort eine Entwickelung fortsetzen kann, so muss es doch immer erst von den Fesseln seiner ursprünglichen Lagerstätte befreit sein, ehe wir uns sein ferneres Wachsthum möglich denken, wenn wir auch in Rücksicht analoger Verhältnisse nicht in Abrede stellen wollen, dass es dem befruchtenden Princip nicht unmöglich ist, durch die dünne Membran hindurch seine Wirksamkeit zu äussern. Der subtile Unterschied einer solchen Schwangerschaft, ob in oder auf dem Ovarium, lässt sich aber nur theoretisch feststellen, keineswegs bei der Sektion genügend nachweisen. Das Eichen wächst übrigens in der gehörigen Weise durch Ausbildung seiner äussern und innern Organe, so lange es seine Umgebung gestattet, und erreicht selten das Alter von fünf Monaten.

2. Die *graviditas tubaria* entsteht, wenn sich das Eichen an irgend einem Punkte in der Länge der Eierröhre fixirt und hier seine Entwickelung fortsetzt. Hierbei werden meist die Häute der Eierröhren regelmässig excentrisch ausgedehnt, bisweilen geschieht

[1] Heim versichert: von zehn Tubarschwangerschaften, die ich nach dem Tode untersuchte, waren alle in der linken Tuba, keine einzige in der rechten. Vielleicht mag der Druck des vollen Rectums auf die linke Tuba mitwirken.

die Entwickelung vorzugsweise in einer Richtung und indem hier die Muskelfasern auseinandergeschoben werden, gewinnt es den Anschein, als befände sich das Eichen in einer Ausbuchtung oder in einem der Eierröhre nicht angehörigen Sacke, über welchen letztre unversehrt hinweggeht. In einem solchen Falle kann das Eichen die beiden Blätter der breiten Mutterbänder auseinandertreiben, welches dann Dezeiméris fälschlich *graviditas extraperitonealis* nannte. Nimmt dagegen die Entwickelung des Eichens mehr die Richtung der Eierröhre, so kann es sich durch deren allmälige Verkürzung und Ausdehnung bis zu den Franzen herausschieben, worauf das Eichen zum Theil frei in die Bauchhöhle hineinragt. Diese Eierröhrenschwangerschaft ist die häufigste der genannten Arten und man findet sie im Verhältniss zu den übrigen wie 3 : 1. Auch sie endet in der Mehrzahl mit Zerreissung der Eierröhren, wobei die Frucht in die Bauchhöhle stürzt und neben der dadurch veranlassten Blutung den Tod der Mutter herbeiführt.

3. *Graviditas tubo-uterina*, auch bekannt unter dem Namen *graviditas interstitialis s. parietalis*, entsteht, wenn das Eichen in der engsten Stelle seiner Wandrung, dort wo die Tuba die Substanz des Uterus durchbohrt, stecken bleibt. Als Veranlassung derselben führen wir ausser jenen früher genannten Ursachen auch noch die eigenthümliche Beschaffenheit der Decidua an, welche den Eintritt in das Innere des Uterus wehrt, so wie eine nicht abschüssige, sondern mehr steile Einsenkung in die Gebärmutter. Das weitere Wachsthum des Eies bedingt dessen Schicksal. Bei seiner Entwickelung bildet es eine Geschwulst, die an der Aussenseite des Uterus sichtbar wird, und bald vor oder hinter, über oder unter dem Ansatz der Tuba erscheint. Entwickelt sich das Eichen mehr in horizontaler Richtung, wobei die Placenta den Fimbrien zugekehrt ist, so kann die Eierröhre allmälig bis zu ihrer Mündung in den Uterus eröffnet werden, bis ein Theil des Eichen in dessen Höhle hineinragt, und unmerklich, wenn die Eihäute bei zunehmender Grösse der Frucht nicht zerreissen, in seine natürliche Lagerstätte hineingleiten. Dies ist der günstigste, aber seltnere Fall, der weniger günstige tritt ein, wenn sich das Ei in der entgegengesetzten Richtung entwickelt, wobei die an der Tubarmündung sich bildende Placenta den Eintritt in die Uterushöhle versetzt, während bei fortwachsender Frucht die Muskelfasern des Uterus am leichtesten ausweichen, so dass das Ei zuletzt nur von dem Peritonealüber-

zuge bedeckt scheinbar eine Geschwulst auf dem Uterus bildet. Das Lumen des übrigen Theils der Eierröhre kann obliteriren und dies hat zu dem Wahne Anlass gegeben, als sei das Eichen wirklich gleich im Beginn aus der Eierröhre in die Substanz des Uterus hineingetreten. Eine genauere Untersuchung weist jedoch jedesmal die Communikation des Sackes mit der Eierröhre nach. Die Dauer der Schwangerschaft ist selten über zwei, drei Monate lang, worauf die Wandung zerreisst, und nur in einem Falle erreichte die Frucht ein Alter von 30 Wochen.

Die Erscheinungen, welche in Folge einer Schwangerschaft ausserhalb der Gebärmutter eintreten, bieten keine bestimmten Normen. Bei manchen Frauen dauert die Menstruation fort, bei andern bleibt sie im Gegentheil wie bei normaler Schwangerschaft aus. Vielleicht hängt dies von dem Zustande der Gebärmutter ab, deren Inneres man bald unverändert, bald mit einer der Decidua ähnlichen Membran ausgekleidet findet, deren Wände bald unbetheiligt, bald verdickt erscheinen. Dieselben Erfahrungen macht man auch hinsichtlich der Brüste, des Erbrechens und mancherlei anderer Veränderungen, welche bei gewöhnlicher Schwangerschaft auftreten. Im Anfange treten noch keine Empfindungen in Folge der abnormen Empfängniss auf, doch sie stellen sich dann im Unterleibe ein, wenn die nicht zu einer Ausdehnung berufenen Theile, wie die Eierröhre, auseinander gedrängt werden und dieses gewaltsame Drängen kann den beständigen Schmerz auf das fürchterlichste in fortwährender Progression bis zum Tode steigern. Der alte Heim erkannte an der eigenthümlichen Art des Schmerzes mehr als ein Mal die Eierröhrenschwangerschaft. Doch in den meisten Fällen beobachten wir ihn nicht, und sind dann geneigt, nicht eine gleichmässige excentrische Ausdehnung, sondern eine einseitige anzunehmen, oder die der Uterinfasern, welche einen weniger lebhaften Schmerz hervorruft, wogegen bei Bauchschwangerschaft die Frau nicht mehr oder weniger Beschwerden als im gewöhnlichen Zustand empfindet. Die Ausdehnung des Unterleibes ist anfangs ganz gleich derjenigen bei normaler Schwangerschaft, weil sie von dem in die Höhe gedrängten und von Gas ausgedehnten Darm herrührt, und man ist ausser Stand irgend eine Geschwulst durch die Bauchdecken zu finden. Doch kann man bei Zunahme des Eichen in der Eierröhre dasselbe bisweilen oberhalb der Inguinalgegend durchfühlen, ohne dass dies jedoch einen sichern Schluss auf die Existenz der Schwangerschaft zulässt. Bei der Abdominalschwangerschaft erlangt der Unterleib dieselbe Grösse und Gestalt wie bei der gehörigen Art.

D i a g n o s e. Die Erkenntniss der Extrauterinschwangerschaft zerfällt in drei Momente. Zunächst muss man das Dasein einer Frucht feststellen, dann erst den Sitz ausserhalb der Gebärmutter und zuletzt das specielle Wo angeben. Ebenso wie die gewöhnliche Schwangerschaft erst dann ausser Zweifel ist, nachdem wir die Kindestheile gefühlt und den Herzschlag gehört, ist auch hier unsre Ansicht über das Dasein der Frucht an dieselben Bedingungen zu knüpfen. Erst wenn diese erledigt, können wir uns an die Beantwortung der zweiten Frage wenden.

Es giebt dann nur ein Mittel, um die Frucht ausserhalb der Gebärmutter zu constatiren, dies ist die Uterinsonde, mittelst der man sich Gewissheit verschaffen muss, ob der Uterus das Kind beherberge. Findet man den Uterus leer und unzweifelhaft Kindestheile im Unterleibe, dann wird in der grössern Mehrzahl die Abdominalschwangerschaft vorliegen. Alle übrigen Zeichen, welche man von der Beschaffenheit des Gebärmutterhalses, seiner Stellung und vom Muttermunde herleitet, sind trüglich, ebenso wie die Voraussetzung, dass wenn man die Kindestheile ungewöhnlich deutlich fühlt, sie nicht in der Gebärmutter, sondern in der Bauchhöhle sich befinden, zu der gefährlichsten Täuschung Veranlassung geben kann, weil eine dünne Bauchdecke und Uterinwand denselben Eindruck machen.

Die eigenthümliche Lage, welche das Eichen in den ersten Monaten annimmt, indem es sich nicht selten bei jeder dieser Arten von Schwangerschaft eine Vertiefung des Bauchfelles aufsucht, nämlich zwischen Uterus und Rectum oder zwischen Uterus und Blase, und indem es dadurch bei der Untersuchung durch den Mastdarm oder die Scheide leichter dem Finger erreichbar ist als unter andern Verhältnissen, gestattet immer nur einen Schluss auf die Existenz einer Geschwulst, aber kaum mehr als eine Vermuthung auf den Inhalt, zumal Geschwülste jeglicher Art häufiger im Gebiete des Geschlechtsapparats als an irgend einem andern Orte erscheinen, somit diese auch nicht ein Mal durch eine gewisse Häufigkeit ein Vorrecht auf die Diagnose beanspruchen kann. Selbst bei der Sektion macht es oft viele Mühe, genau die Art der Schwangerschaft zu bestimmen, um wie viel veniger dürfen wir also hoffen,

Tafel 44. Eine Schwangerschaft der Eierröhre.

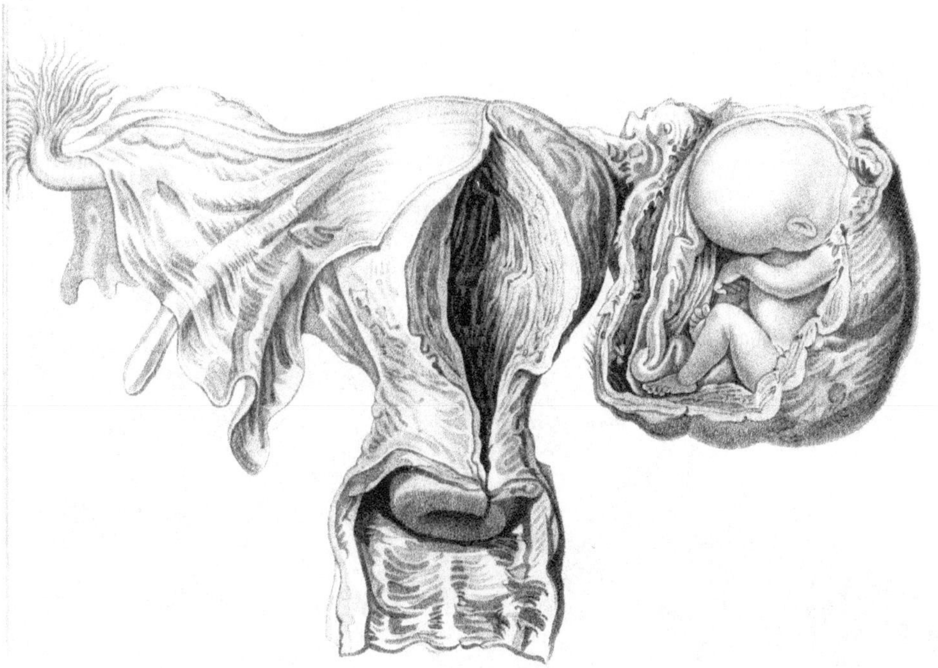

einen solchen Unterschied bei einer lebenden Frau nachzuweisen. Dass jedes subjective Gefühl bei der Beantwortung, ob eine Extrauterinschwangerschaft vorliegt, gar nicht in Betracht kommt, bedarf wohl keiner weiteren Erläuterung. Es geht hieraus hervor, dass man im Allgemeinen nur die Abdominal-Schwangerschaft im Stande ist zu erkennen. Gelingt dieses aber auch nicht sofort, so haben wir ausser der Uterinsonde noch ein Mittel, um sie höchst wahrscheinlich zu machen, dies ist nämlich die Zeit. Wir sind befugt, eine Extra-Uterinschwangerschaft anzunehmen, wenn wir Jahre lang dieselben Kindestheile im Unterleibe der Mutter fühlen, denn die Fälle sind ungleich seltner, wo der Foetus in dem Uterus zurückblieb.

Prognose. Beim Ueberblick des Gegebenen gelangen wir zu dem Resultate, dass bei der Extrauterinschwangerschaft, wenn sie sich selbst überlassen bleibt, die Frucht jedes Mal zu Grunde geht, die Mutter dagegen in der Mehrzahl den concomitirenden Zufällen erliegt. Die häufigere Eierröhrenschwangerschaft veranlasst durch das Zerreissen der Eierröhren den Tod, und es ist dabei gewiss nicht ermuthigend, dass die Diagnose so oft zu unsicher, um einen gewagten operativen Eingriff zu rechtfertigen, und dass der Ausgang so rasch ein tödtlicher ist. Günstiger stellen sich die Erfahrungen für die Bauchschwangerschaft, indem der grössere Theil der Mütter gerettet wird, sei es durch Einkapselung der abgestorbenen Frucht, sei es durch Elimination.

Die Behandlung hat keine stets gültige Norm, sondern ist nach Umständen bald prophylaktisch, bald palliativ, nur beschäftigt drohende Symptome zu beschwichtigen, bald radikal, um Mutter und Foetus zu retten.

So lange das Befinden der Frau ein gutes genannt werden kann, muss man, sobald die Schwangerschaft ausserhalb der Gebärmutter gemuthmasst wird, die grösste Sorge auf Erhaltung derjenigen Hüllen, welche das Ei einschliessen und deren Zerreissung eine starke Blutung unmittelbar nach sich zieht, verwenden. Man wird auf das ängstlichste vermeiden, was diese zum Bersten veranlasst, jede angestrengte Bewegung untersagen, eine dem entsprechende Diät vorschreiben, für gebührende Stuhl- und Urinentleerung sorgen. Treten Schmerzen, welche von Ausdehnung oder entzündlicher Reizung der Cyste herrühren, ein, so muss man dahin streben, sie durch Blutentleerungen, Cataplasmen, Bäder, beruhigende

Heilmittel zu beseitigen. Bis zum fünften Monat muss diese Sorgfalt unablässig beobachtet werden, denn vor dieser Zeit pflegt die Cyste zu bersten und die Hälfte der Frauen, welche an Extrauterinschwangerschaft leiden, zu erliegen. Ein sehr glücklicher Umstand ist es, wenn die Frucht abstirbt, weil dann die Cyste nicht mehr platzt, sondern eingekapselt oder resorbirt, also unschädlich für den mütterlichen Organismus wird. Leider besitzen wir jedoch bis jetzt kein Mittel, um sicher dieses Ziel zu erreichen. Die Kälte selbst, lang dauernd und intensiv, hat sich als unwirksam bewiesen, und nur von einem dürfte man hoffen etwas zu erlangen. Es ist dies die Anwendung der Elektricität, stark genug, um das junge Leben zu vernichten, doch nicht so stark, um das der Mutter zu gefährden.

Ist der unglückliche Fall eingetreten, ist die Cyste zersprengt, die Frucht und mit ihr ein starker Bluterguss in die Bauchhöhle eingetreten, so bleibt nichts übrig, als die Blutung und die unmittelbar folgende Peritonitis auf das kräftigste anzugreifen. Eisfomente müssen auf das schleunigste angewendet werden und beim Auftreten entzündlicher Erscheinungen Blutentziehungen, um Frist zur Bildung einer Kapsel für Frucht und Eihüllen zu gewinnen. Der Vorschlag der Gastrotomie zur Entfernung der Frucht ist unpraktisch, weil er weder das Interesse des nicht lebensfähigen Kindes wahrnimmt, noch das der Mutter, deren Leben nicht durch den in die Bauchhöhle getriebenen Foetus, wohl aber durch die Blutung und die Entzündung gefährdet wird. Die Gefahr für die Mutter wird aber durch die Eröffnung der Peritonealhöhle nicht vermindert, sondern im Gegentheil vergrössert.

Hat die Frucht schon den siebenten Monat zurückgelegt, und ist nicht blos lebensfähig, sondern auch am Leben, so bleiben dem Praktiker nur zwei Wege übrig, entweder er entschliesst sich zum exspectativen Verfahren oder zur Gastrotomie. Wählt er den ersteren, so geht jedenfalls das Leben des Kindes verloren, im zweiten Falle wird es gerettet, doch nicht ohne Gefahr für die Mutter, und dass diese eine tödtliche ist, dürfen wir uns nicht verhehlen. Bei der Erörterung des Falles, wo es uns überlassen bleibt, zwischen dem Leben des Kindes und dem der Mutter zu wählen, sei es uns verstattet, eine Parallele mit der *Sectio caesarea* zu ziehen, da bei beiden die Unmöglichkeit vorhanden, auf natürlichem Wege das Kind zu entfernen, und bei beiden die Gefahr für die Mutter fast eine gleiche ist, bei der häufiger vorgenommenen *Sectio* aber jeder Moment vielfach erörtert und ihre Indicationen daher als maassgebend zu betrachten sind. Beim Bauch- sowohl als beim Kaiserschnitt ist die Gefahr die Peritonealhöhle zu eröffnen ganz gleich, bei letzterem kommt noch der Angriff des Uterus hinzu, beim ersteren die Blutung nach innen. Es fällt die Verwundung dieses Organs weniger in die Wagschale, als bei der Extrauterinschwangerschaft die mit der Entfernung der Placenta verbundene Gefahr, bei der eine innere Blutung um so mehr zu fürchten, als der Insertionspunkt der Placenta keiner Zusammenziehung fähig, somit also weder die Fläche verkleinert, noch die offenen Gefässe geschlossen werden können. Erinnert man sich dabei, dass eine grosse Anzahl der Mütter, in deren Bauchhöhle sich ein Kind befindet, sich wohl fühlt, von wenig Beschwerden heimgesucht, 20 bis 30 Jahre lang leben, dass selbst eine Ausstossung des Foetus nicht selten einen glücklichen Erfolg hat, so wird man zu der Ueberzeugung gelangen, dass man ein besonnenes Abwarten der vielleicht erst später eintretenden Gefahr eher rechtfertigen kann, als das Unternehmen einer lebensgefährlichen, keineswegs dringend erforderlichen Operation.

Hat man sich zum chirurgischen Eingriff entschlossen, so wählt man diejenige Stelle der Bauchdecke, wo die Kindestheile am deutlichsten zu fühlen sind. Der Vorschlag, bei sehr deutlichem Kopf durch die Vagina die Extraction zu machen, ist unzulässig, da hier das Herausbefördern die Hülfe der Zange erfordern und dabei das Leben des Kindes leichter verloren gehen dürfte.

Ist das Kind bei der Extrauterinschwangerschaft in der unversehrten Hülle abgestorben, so tritt entweder der Fall der Einkapselung oder der Elimination ein. Wird die erstere bewerkstelligt, so ist das Befinden im Allgemeinen wenig geändert, und die Beschwerden sind nur Folge der mechanischen Wirkung. Diese wird man durch ein passendes Verhalten zu beseitigen suchen und ganz von der Idee einer Operation abstehen. Im zweiten Falle leidet das Allgemeinbefinden mehr oder weniger. Abzehrung und Schwäche nehmen beständig überhand und bedrohen das Leben. Eine schleichende Entzündung, verbunden mit einer eiterförmigen Secretion, ist in der Regel die Ursache und hier nur Rettung in der Entfernung des veranlassenden Eies zu suchen. Sieht man keine Anstalten zur Ausstossung des deutlich fühlbaren Foetus, dann ist es

Pflicht, die Operation früher zu unternehmen, als die völlige Erschöpfung der Patientin abzuwarten, selbst wenn sie wenig Hoffnung giebt, nicht sowohl wegen des Zustandes der Frau, als wegen der Verhältnisse, in welche das Ei zu seiner Umgebung getreten, wegen der mannigfachen Verwachsung mit den nahen Organen, deren Gefässreichthum bei dem Versuch der Entfernung eine starke Blutung befürchten lässt. Ueberdies muss man bedenken, dass der Foetus, wenn er selbst mit seiner Hülle verwachsen, schwer oder gar nicht zu entfernen ist.

Man wählt den hervorragendsten Punkt zum Einschneiden und kann sich freuen, wenn man gerade das Scheidengewölbe trifft, da dieser Weg der vortheilhafteste ist, sowohl für den Abfluss der eiterigen Secretion als für die Entfernung der Kindestheile. Das Rectum gewährt dieselben Vortheile für den Abfluss der Flüssigkeit, aber weniger für die Ausstossung der Kindestheile.

Dubois incidirte bei einer Extrauterinschwangeren, deren Frucht 22 Monate alt war, die Scheide, und versuchte mittelst der Zange den deutlich fühlbaren Kopf des Kindes zu fassen, um das Kind auf einmal zu entfernen. Der Versuch musste aufgegeben werden, weil die Kindestheile fest mit der sie umgebenden Haut verwachsen waren, und deshalb nicht dem Zuge folgen konnten. Gleichwohl war das Resultat ein günstiges. Die Wundränder schlossen sich nämlich nicht, und nach wenigen Tagen stellte sich eine reichliche Eiterung ein, welche die Weichtheile des Foetus auflöste und die gelösten Knochen theils fortspülte, theils ihre Entfernung mit der Pincette gestattete. Zwei Monate nach der Operation war die Frau vollkommen hergestellt.

Hat die Natur schon die Ausstossung des Foetus eingeleitet, so muss ihr nicht selten die Kunst zu Hülfe kommen, und wird die Oeffnung erweitern, um entweder seinen Austritt zu erleichtern, oder um den Ausfluss von Eiter zu begünstigen, wozu man nöthigenfalls auch Einspritzungen anwendet.

Befinden sich einzelne Knochen im Rectum und verweigert der Sphincter ihnen den Austritt, so genügt es oft, ihre Richtung mittelst der Zange zu verändern, um sie mittelst mässigen Zuges zu entfernen. Sind dagegen die Knochen in die Blase hineingetreten, dann muss man dieses Organ von dem Eindringling befreien, und dabei eingedenk sein, dass die weibliche Urethra einer ungemeinen Ausdehnung fähig ist.

Die mehrfache Schwangerschaft.

In den meisten Fällen wird nur ein einziges Eichen befruchtet und das befruchtete in der Gebärmutter ausgebildet. Es gehört zu den Ausnahmen, wenn dies bei zwei oder mehreren geschieht. Die Zahl der Zwillinge verhält sich zu den einfachen ungefähr wie 1 : 70, der Drillinge wie 1 : 7000. Vier oder fünf Früchte kommen so selten vor, dass ihr dem Zufall angehöriges Vorkommen sich nicht durch Zahlen ausdrücken lässt.

Der Bau und die Organisation des weiblichen Körpers gestatten nur die Entwickelung von einer, höchstens zwei Früchten, so wie ihre Ernährung durch die Mutterbrust. Die Gebärmutter, so wie der Unterleib vermögen nicht die der Grösse mehrerer Kinder entsprechende Ausdehnung zu erlangen, so wie sie auch der Kraft entbehren, die vermehrte Last zu tragen. Der mütterliche Körper besitzt selten Material genug, um gleichzeitig mehrere Früchte bis zu ihrer Vollendung auszubilden, und die Natur, welche nur zwei Brüste verlieh, deutet darauf hin, dass sie ausser Stande sei, für mehr als zwei Milch zu bereiten. Werden einerseits die Kräfte der Mutter durch eine solche mehrfache Schwangerschaft erschöpft, so ist auf der andern Seite für die Früchte die Aussicht keine günstige. Selbst wenn die Schwangerschaft bei Zwillingen ihr volles Ende erreicht, was nicht oft geschieht, so sind die Kinder doch kleiner und schwächlicher als ein einziges vollkommen genährtes Kind, denn das Gesammtgewicht beider beträgt im Durchschnitt 11 Pfund, also nur $5\frac{1}{2}$ das einzelne. Gewöhnlich ist ein Kind stärker, und es ereignet sich nur zu häufig, dass das schwächere, ja beide erliegen, ehe sie das erste Lebensjahr zurückgelegt. Dies Schicksal trifft häufiger Mädchen als Knaben.

Aus den angeführten Gründen beherbergt die Gebärmutter Drillinge nicht länger als bis zum siebenten Monat, oder wenigstens nicht weit jenseits desselben. In Danzig kam der seltene Fall vor, dass eine rüstige Frau im siebenten Wochenbette mit Drillingen niederkam, denen nur wenige Wochen zur Reife fehlten und welche mit Hülfe zweier Ammen bei der sorgsamsten Pflege zu erhalten gelang. Erst während des Zahnens starb eines derselben, ein Mädchen, während die andern kräftig gediehen, und nicht eines verrieth, dass sie im mütterlichen Schooss mit so vielen Geschwistern die Nahrung getheilt. Vierlinge werden kürzere oder längere Zeit, bevor sie lebensfähig sind, ausgestossen, und es liegt kein Beispiel vor, wo eins derselben am Leben blieb.

Die Ursache dieser ungewöhnlichen Fruchtbarkeit liegt im mütterlichen Organismus; sie ist bisweilen individuell, bisweilen erblich, indem es Familien giebt, deren weibliche Mitglieder mehrere Generationen hindurch sich durch diese produktive Fülle auszeichnen. Bei vollendetem Organismus vermag ein warmes Klima, unterstützt von glücklichen Verhältnissen, ein jedes Organ bis zur üppigsten Entfaltung seiner Thätigkeit zu steigern. In Grönland giebt es keine Zwillingsgeburt, häufig dagegen in Italien, Frankreich und Deutschland. Auch eine die Lebenskraft steigernde Jahreszeit vermag ihren Einfluss dahin zu äussern, dass in einzelnen Monaten Zwillingsgeburten auffallend reichlich vorkommen. Es ist leicht erklärlich, dass die Blüthenjahre der Frau dazu allein befähigen. Unter 91 Zwillingsmüttern waren 88 Frauen zwischen 20 und 30 Jahren, und die Zahl der Erst- und Mehrschwangern fast gleich.

Die Zwillingsschwangerschaft.

Gewöhnlich sind bei einer Zwillingsschwangerschaft beide Früchte nebst ihrem Fruchtwasser und den Eihäuten, wozu auch der Mutterkuchen und die Nabelschnur gehört, von derselben Uterinhöhle eingeschlossen, wodurch der Uterus natürlich einen bei weitem grösseren Umfang erhält, als wenn nur eine Frucht vorhanden wäre. Die Früchte selbst akkomodiren sich sowohl dem Uterus als unter einander, um den möglichst kleinsten Raum einzunehmen, und da dies am ehesten geschieht, wenn die Längenaxe des Kindes der des Uterus entspricht, so finden wir auch beide Kinder in einer Gradlage. Nur dort tritt eine Ausnahme von der Regel ein, wenn der Uterus an irgend einer Stelle zu nachgiebig eine Ausbuchtung und in ihr dem einen Kinde eine Schieflage gestattet, was auch eine ähnliche Lage seines vis à vis nach sich ziehn kann. Von dieser primären Schieflage, die wir nur an dem Erstgebornen wahrnehmen können, müssen wir die secundäre unterscheiden, welche keineswegs selten dann entsteht, wenn nach der Geburt des ersten Kindes das andere in den weiten Räumen der nicht contrahirten Gebärmutter seine ursprüngliche normale Lage verlässt und in eine schiefe oder gar quere herabsinkt, sich also mit den Schultern, den Hüften oder dem Rücken in den Beckeneingang stellt. Haben beide Früchte eine grade Lage, nämlich die eine mehr in der rechten, die andere in der linken Seite, dann wird der Uterus während seines Wachsens nicht sowohl in die Höhe ausgedehnt als von vorn nach hinten, zumeist aber in die Breite, da der Querdurchmesser im leeren Zustande des Organs schon beträchtlicher ist als der grade. Indem sich aber die Frucht mit dem Rücken den Endpunkten des Querdurchmessers zuwendet, wird der Rücken des einen Kindes mehr nach vorn und links, der Rücken des andern nach hinten und rechts gekehrt sein, da dies der gewöhnlichen Uterinstellung entspricht. Im Einklang hiermit muss der Unterleib auch mehr nach vorn hervorragen und breiter als in der gewöhnlichen Schwangerschaft erscheinen, was wiederum zur Folge hat, dass die Praecordien mehr gespannt und die Hautdecken straff angezogen, der Nabel stark hervorgetrieben und zugleich in die Quere gezogen ist. Die Lage der Zwillinge ist, wenn man sie mit einander vergleicht, entweder eine gleiche oder eine ungleiche. Die erstere findet Statt, wenn die Kinder mit dem Kopf oder dem Steiss nach unten liegen,

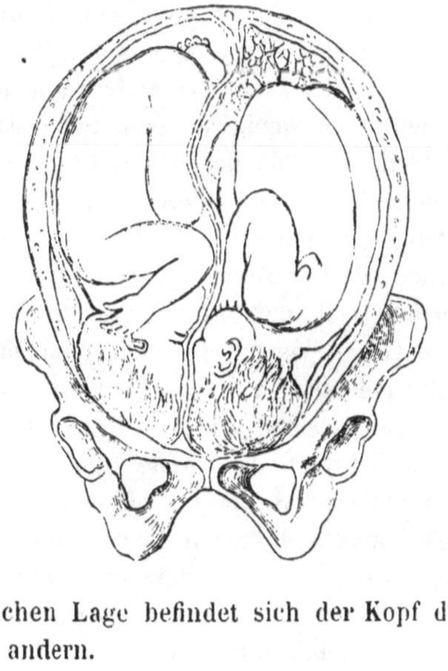

bei einer ungleichen Lage befindet sich der Kopf des einen neben dem Steiss des andern.

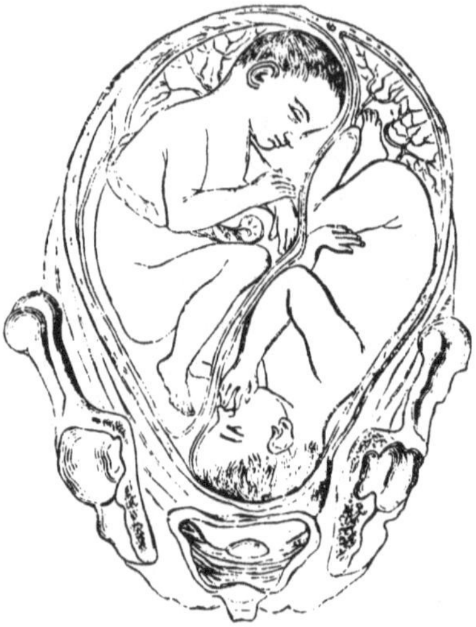

Am häufigsten liegen unten beide Köpfe, fast ebenso häufig Steiss und Kopf, nur sehr selten beide Steisse. Ausser der Lage der Früchte zu einander kommt noch ihr Verhältniss zum Becken in Betracht. Entweder stehn nämlich die Endpunkte beider in gleicher Höhe im grossen Becken, oder der eine Endtheil steht tiefer und ragt selbst in den Beckeneingang hinein. Im ersten Falle ruht der eine Endtheil auf der rechten, der andere auf der linken Darmbeingrube, oder selbst ein wenig auf dem Schoossaste, woher die Beckenmitte frei bleibt und bei der innern Untersuchung der hoch und seitlich stehende Kindestheil unerreichbar bleibt, ja selbst die Vaginalportion kaum dem Finger zugänglich ist, da sie durch die übergrosse Ausdehnung des unteren Uterinsegments in die Höhe gezogen und gegen das Promontorium gerichtet wird. Im letzten Falle kann man dagegen sowohl die Vaginalportion als den vorliegenden Kindestheil deutlich fühlen. Zwillinge in gleicher Höhe haben gewöhnlich eine gleiche Lage, dagegen befindet sich der Kopf gewöhnlich tiefer, wenn das zweite Kind eine Steisslage hat. Es ist dabei nicht immer der grösste, schwerste Zwilling, welcher tiefer stehend das Vorrecht der Erstgeburt erlangt, denn unter 41 Zwillingsgeburten wurde 24 Mal die kleinere Frucht zuerst geboren. Hierbei wird bei ungleicher Lage der vorliegende Kopf besonders begünstigt, indem die Steissgeburt gewöhnlich die zweite ist.

In Bezug auf das Geschlecht der Zwillinge geben statistische Zusammenstellungen folgende Resultate:

Summe der Zwillingsgeburten		2 Knaben	2 Mädchen	Summe der gleichen Geschlechts	Knaben Mädchen	Mädchen Knaben
Ramshotham	386	123	128	251	135	
Clarce und Collins	423	120	125	245	178	
Würzburg	93	35	23	58	22	13

Auffallend erscheint es dabei, dass meistens Kinder gleichen Geschlechts eine gleiche Lage, Kinder ungleichen Geschlechts eine ungleiche Lage haben.

Die Entstehung der Zwillinge kann eine zweifache sein, entweder sind es zwei getrennte Eichen oder es ist ein Eichen mit zwei Keimen, ähnlich einem Hühnerei mit zwei Dottern.

1. Wurden zwei Eichen befruchtet, so können diese entweder aus dem rechten und linken Eierstock herstammen oder nur aus einem. In diesem platzen entweder zwei Follikeln, welche dann zwei *corpora lutea* veranlassen, oder ein Follikel, welcher zwei Eichen enthält und nur ein *corpus luteum* zurücklässt. Gelangten zwei Eichen in die Gebärmutter, so besitzt ein jedes sein eigenes Wasser und eigene Aderhaut, aber für beide ist die Gebärmutter nur mit einer Decidua ausgekleidet, welche jedoch jedem wachsenden Eichen seine besondere reflexa giebt. Mit zunehmender Grösse nähern sich die Eihäute beider Eichen mehr und mehr und an Stelle der geschwundenen Reflexa verbindet ein dünnes Bindegewebe ein Chorion mit dem andern. Da nun ein jedes Chorion seinen eigenen Mutterkuchen bildet, so geht daraus hervor, dass ein jedes Eichen seinen besondern Mutterkuchen nebst Nabelschnur besitzt. Diese beiden Mutterkuchen sind entweder vollkommen getrennt oder bei geringerer oder stärkerer Annäherung durch eine Brücke, oder zu grossen ungetheilten Massen verbunden. In letzterem Falle hat das Ganze eine längliche Form und auf der Uterinseite bemerkt man nicht die Stelle, wo sich beide vereinigen, kann sie aber durch ein einfaches Experiment erfahren. Injicirt man nämlich von der einen Nabelschnur Wasser, so sieht man sogleich, wie sich nur die eine Hälfte aufbläht und entfärbt, was den Beweis giebt, dass die Gefässe beider Hälften nicht in einander übergehn, jede Frucht sich sein eigenes Blut beschafft. In der Mitte der Foetalseite dagegen befindet sich die Scheidewand, welche aus 4 Lamellen, den zwei verklebten Chorion und den zwei sie auskleidenden Amnion

besteht. Alle vier Häute lassen sich leicht von einander trennen. Die Nabelschnüre inseriren sich mehr oder weniger excentrisch, meist der Scheidewand gegenüber. Es liegt der Wahrheit wohl nicht zu fern, wenn man annimmt, dass bei vollständig getrennter Placenta die Ovula von beiden Ovarien geliefert sind, bei verbundener Placenta dagegen von ein und demselben herkommen.

2. Bringt das Eichen zwei Keime in die Gebärmutter, so hat jeder Foetus seine Wasserhaut nebst Fruchtwasser und Nabelschnur, aber beide sind von demselben Chorion umgeben, welches den gemeinsamen Mutterkuchen herstellt, aus dem beide Früchte ihr Blut schöpfen. In einem solchen Mutterkuchen gehn die grossen Gefässe unmittelbar nach Vertheilung der Nabelschnüre in einander über. Hier tritt die Gefahr der Verblutung des in der Gebärmutter zurückgebliebenen Kindes ein, nachdem die Nabelschnur des schon gebornen durchschnitten, aber nicht unterbunden ist. Die Scheidewand der Foetalseite besteht aus den zwei Blättern der beiden Amnion. Wird diese durch das stärker wachsende Ei eingedrückt, so fliesst das Fruchtwasser beider zusammen und man findet dann, dass die eine Frucht durch mangelhafte Ausbildung zu Grunde geht, und eine Missgeburt mit Defekt entsteht. Bei weiterm Wachsthum verschwindet auf der Foetalseite jede Spur der Theilung und die Insertionen der Nabelschnüre nähern sich einander, ja beide können sich zu einem Stamme vereinigen, der sich erst in einiger Entfernung vom Mutterkuchen gabelförmig spaltet.

Der Zwillingsschwangerschaft verdanken auch jene Missgeburten ihre Entstehung, welche zwei Kindeskörper mehr oder weniger verschmolzen darstellen. Wahrscheinlich war hier ein Eichen mit zwei Dottern vorhanden, welche, von ein und derselben *Zona pellucida* umgeben, bei ihrer Entwickelung erst am Rande verschmelzen, worauf die Verschmelzung immer tiefer und tiefer eingreift. Diese Vorgänge im Innern des Eies äussern auf die Gebärmutter so wie Mutter keinen weitern Einfluss, wohl aber auf die Geburt, wo dies Grössenverhältniss zu bedenklichen Störungen Anlass giebt.

Wir müssen hier noch einer Erscheinung von ontologischem

Tafel 45.

Fig. I. Die beiden Placenta bei Zwillingsschwangerschaft, neben einander liegend, aber getrennt.

Fig. II. Verwachsen.

Fig. III. Die aufgeschnittene Nabelschnur zeigt die Gefässöffnungen und die Sulze.

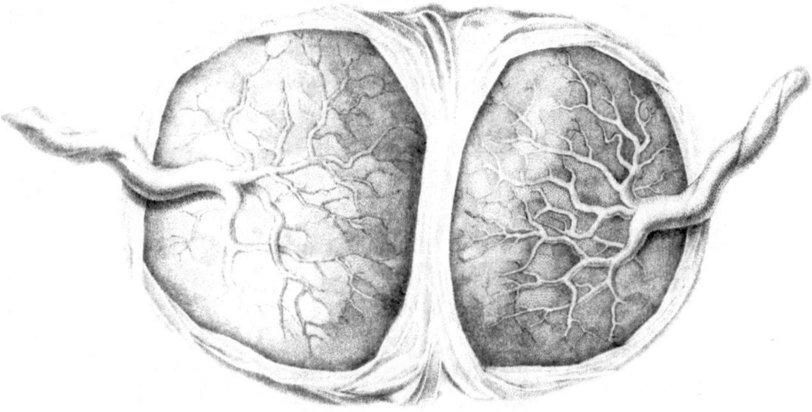

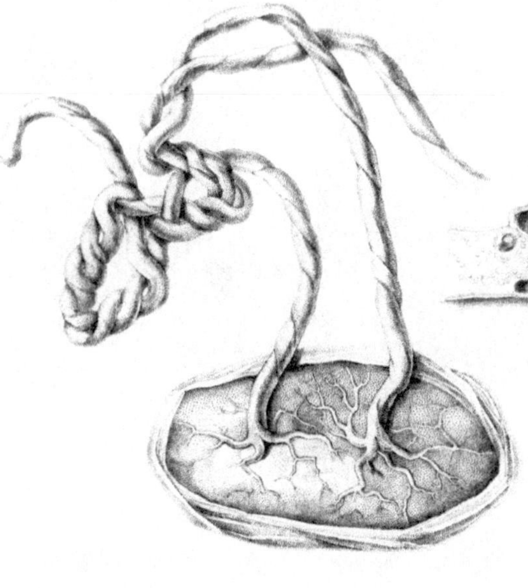

Fig. III

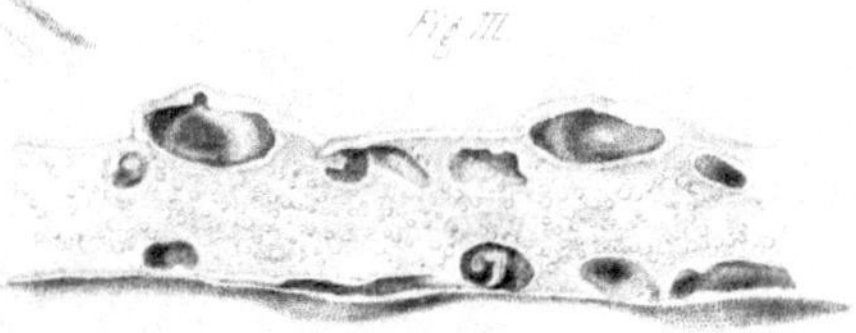

Interesse erwähnen, deren Entstehung sich ebenfalls von einem Zwillingsei herschreibt. Es ist dies der *Foetus in foetu*, eine eigenthümliche Doppelbildung, bei der ein Foetus einen zweiten in sich schliesst. Der letztere befindet sich mitunter noch umgeben von seinem Fruchtwasser entweder in der Unterleibshöhle des andern oder in einem Beutel nahe den Genitalien aufgehängt. Der einschliessende Foetus ist im übrigen gewöhnlich normal, dagegen der eingeschlossene mehr oder weniger unvollkommen entwickelt. Die Entstehung dieser Intrafoetation kann man sich in folgender Art vorstellen. Es ist hier ein Eichen mit zwei Dottern von ungleicher Grösse und Energie von ein und derselben *Zona pellucida* umgeben, und jeder strebt, nachdem er befruchtet ist, sich zu einem besondern Organismus zu gestalten. Der grössere bildet bei rascher Thätigkeit, bei schnellerem Fortschritt allein die Keimhaut, welche sich an die Innenfläche der gemeinsamen Zona anlegt und somit den noch im ursprünglichen Zustande als Eierstocksdotter verbleibenden Zwilling einschliesst. Dieser letztere kleinere gelangt nun bei fortschreitender Entwickelung des grössern zwischen dessen seröses und Schleimblatt und behält diese Lage bei, während jener seine Organe vollständig ausbildet, so dass der kleinere zuletzt in der Bauchhöhle des grössern zu liegen kommt. Die Entwickelung des eingeschlossenen, an und für sich schon eine langsamer vorschreitende, findet noch in seiner beschränkten Lagerstätte mechanische Hindernisse und scheint nur von Zeit zu Zeit, wenn der einschliessende schon eine gewisse Bildungsstufe erreicht hat, lebhafter zu wachsen. Seine Hülle wird ebenso wie seine Nabelschnur und sein Mutterkuchen mannigfach verändert, selbst zerstört, woher es erklärlich, dass man dergleichen Früchte mit ihren Häuten verwachsen oder völlig derselben beraubt fand. Der Sitz so wie die Schnelligkeit der Entwickelung bestimmt die Wirkung des einen Foetus auf den andern, daher die Folge verschieden. Beide brachten sich entweder schon frühzeitig gegenseitig den Tod, oder der einschliessende trug den eingeschlossenen mit geringern oder grössern Beschwerden während des ganzen Lebens mit sich herum. Zuweilen brachte auch der eingeschlossene durch ungewöhnlich schnelles Wachsen Erscheinungen gleich andern fremden Körpern hervor und gefährdete das Leben des grössern durch Entzündung und Eiterung, welche die Knochen auflöste, so dass sie stückweise ausgestossen, oder durch einen operativen Eingriff entfernt werden mussten.

Wurde dagegen im Beginn der Entwickelung durch die überwiegende Thätigkeit des grössern dem schwächern nur das Bildungsmaterial entzogen, und letzterer im Bereich der Peripherie gelassen, so findet man an einem übrigens wohlgestalteten Neugebornen ein eigenthümliches Gewächs, welches in einem Sacke die mehr oder weniger deutlichen Reste des zweiten Foetus enthält. Man nennt ihn alsdann einen Parasiten. Von Fattori wurde ein Fall bekannt gemacht, in welchem die siebenmonatliche Frucht zwei solcher Foetus enthielt, den einen in der Unterleibshöhle nahe dem *Colon transversum*, den andern in einem Beutel dicht hinter dem *Anus*. In einem andern Falle waren Zwillinge geboren, von denen der eine, vollkommen entwickelt, ebenfalls einen Foetus im Unterleibe in sich schloss.

Die Folgen der Zwillingsschwangerschaft treffen während der Schwangerschaft sowohl Mutter als Kinder. Bei der Mutter sind die Beschwerden vorzugsweise mechanischer Art, indem durch den übermässigen Umfang des Uterus die Respiration, durch die Schwere desselben die Bewegung der Frau so wie die Circulation in den untern Extremitäten beeinträchtigt wird. Selten entzieht die Ernährung zweier Kinder dem mütterlichen Organismus so viel Stoff, um begründete Besorgniss für die eigene Oekonomie zu erwecken. Zu den Beschwerden dürfen wir kaum zählen, wenn die Kindesbewegungen an den verschiedenen selbst entgegengesetzten Stellen zu gleicher Zeit gespürt werden. Augenfälliger sind die Folgen für die Kinder, denn ein Zwilling ist selten so gross wie das eine Kind der gewöhnlichen Schwangerschaft, vielleicht weil der kleinere Mutterkuchen, so wie die beschränkte Räumlichkeit des Uterus dem Wachsthum erhebliche Hindernisse in den Weg legen. Ausserdem finden wir gewöhnlich, dass der eine Zwilling weniger gross und weniger entwickelt als der andre, und bei verschiedenem Geschlecht das Mädchen benachtheiligt ist.

Häufig werden die Zwillinge nicht ausgetragen, und man kann als in der Erfahrung begründet annehmen, dass von drei Zwillingsschwangerschaften nur zwei ihr volles Ende erreichen, und zwar erfolgt die Geburt in der Mehrzahl Anfangs des letzten Monats.

Im Verlauf der Zwillingsschwangerschaft stirbt mitunter eine Frucht ab, während die andere fortwächst. Das todte Ei wird dann, nachdem das Fruchtwasser resorbirt ist, von dem wachsenden mit voller Kraft gegen die Uteruswand gedrängt und der kleine Kadaver kommt dann ganz platt gedrückt erst bei der Geburt des ausgetragenen zum Vorschein. In einem solchen Falle fand ich einen vollendeten Mutterkuchen im Verband mit einem zweiten, welcher die Entwicklung des 5ten Monats hatte. Die Todesursache mag wohl in einem Bildungsfehler liegen, oder, was mir wahrscheinlicher ist, in Atrophie des Eies wegen unvollkommener Bildung der Placenta, welche sich an einer weniger günstigen Stelle des Uterus befindet, wo die Gefässe sich nicht so leicht entwickeln und der Blutstrom sich nicht mit gleicher Fülle wie dem andern Ei zuwendet. Als Grund dieser Annahme möchte ich anführen, dass ich die plattgedrückte Frucht fast immer von gleicher Grösse fand, und zwar von einer solchen, wie sie der Zeit bald nach der Placentarbildung entspricht.

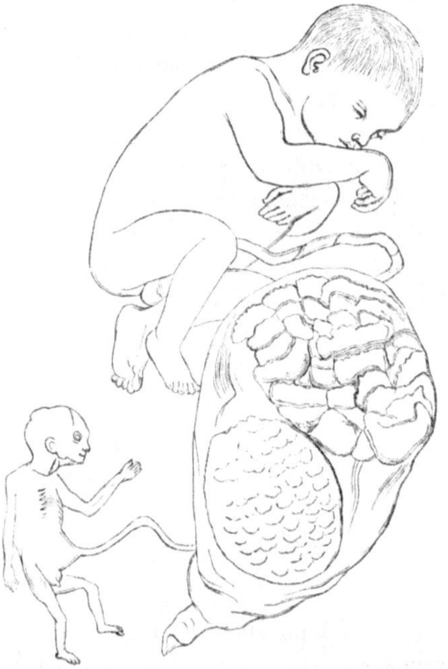

Am Ende der Schwangerschaft werden meist beide Früchte gleich nacheinander ausgestossen. In seltenen Fällen zieht sich die Gebärmutter nach dem Austritte des ersten Kindes zusammen und verbleibt in einem Zustande der Ruhe, der selbst einige Tage währen kann, ehe sich ihre Thätigkeit von neuem äussert. Der Mutterkuchen bleibt alsdann gewöhnlich so lange zurück, bis der mit ihm fest zusammenhängende Zwillingskuchen ausgestossen wird, selten ist er nebst den Eihäuten so lose mit dem andern verbunden, dass er unmittelbar der Geburt seiner Frucht folgen kann. Bisweilen entledigt sich auch die Gebärmutter, bevor sie ihre Schwangerschaft vollendet, des einen Eies und zwar natürlich desjenigen, welches dem Muttermunde zunächst liegt, wenn die Eihüllen nebst Mutterkuchen der Trennung keine Schwierigkeiten entgegensetzen.

Die zurückbleibende Frucht setzt dann ihre Entwickelung bis zur vollen Reife fort, und so kann es sich ereignen, dass eine Frau in einem Zeitraum von 2—3 Monaten zwei Mal von einer lebensfähigen Frucht entbunden wird, und dass von zwei gleichzeitig befruchteten, empfangenen und genährten Kindern das eine in, das andere ausser der Gebärmutter fortlebt. Ein solches Ereigniss sah man früher mit Unrecht als Beweis der Befruchtung und Empfängniss einer schwangern Gebärmutter an.

Eine eigenthümliche Anomalie des Uterus kann ebenfalls zu Zwillingsschwangerschaft Veranlassung geben. Es kommt nämlich vor, dass seine Höhle durch eine senkrechte Scheidewand je nach der Länge derselben in zwei mehr oder weniger abgegrenzte Hälften geschieden wird.

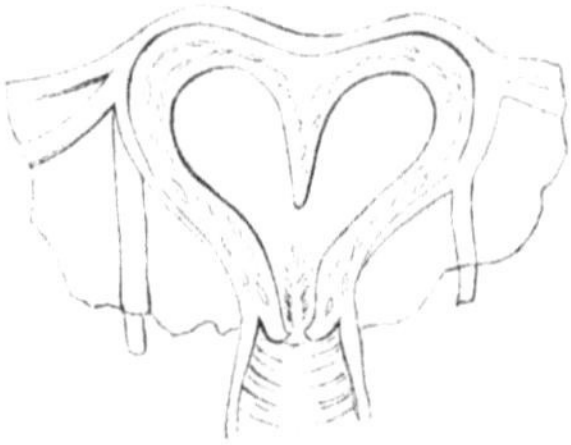
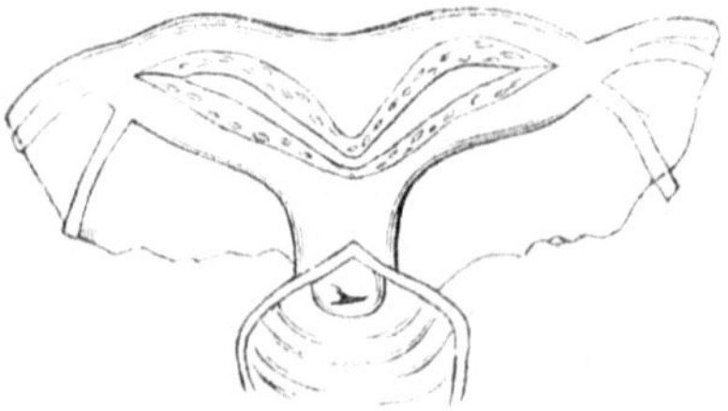

Ausserdem kann auch der Uterus in zwei vollständig ausgebildeten Exemplaren, die dicht neben einander liegen, vorkommen.

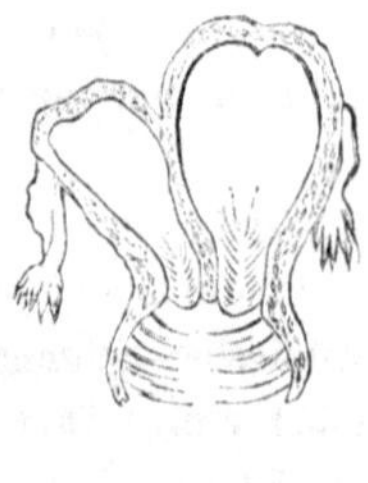
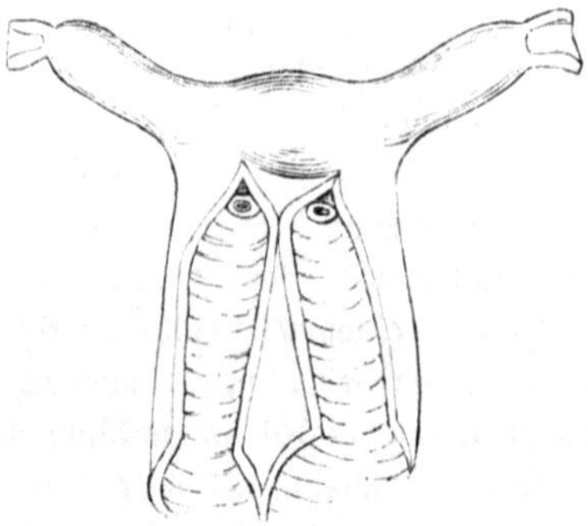

Jede Abtheilung so wie jede Gebärmutter kann also für sich und zu verschiedenen Zeiten befruchtet, somit die zweite Höhle schwanger werden, nachdem die erste schon seit Wochen oder Monaten eine Frucht beherbergt. Es kommt in diesem Falle eine junge Frucht zu einer ältern hinzu, *superfötatio*, und es kann die

Geburt des einen Zwillings unabhängig von der andern, getrennt durch einen Zwischenraum von Monaten, erfolgen. Mad. Boivin theilt einen Fall dieser Art mit. Eine Frau von 40 Jahren wurde den 10. März 1810 von einem Mädchen entbunden. Nach der Geburt fand die eingeführte Hand die Gebärmutterhöhle leer und zusammengezogen. Gleichwohl behielt der Unterleib seinen beträchtlichen Umfang und die Frau kam den 12. Mai mit einem zweiten Kinde nieder. Ist die Extrauterinschwangerschaft schon eine seltene, so ist sie es noch mehr, wenn dazu eine gewöhnliche Schwangerschaft tritt, indem ein befruchtetes Eichen seinen natürlichen Weg in die Gebärmutterhöhle nimmt und dort seine Entwickelung fortsetzt.

Diagnose. Es giebt nur ein sichres Zeichen für das Dasein von Zwillingen und dies besteht darin, dass zwei geübte Beobachter bei gleichzeitiger Untersuchung zweierlei, der Zahl nach verschiedene, Herzschläge hören.

Alle übrigen Erscheinungen, welche die vorhandenen Zwillinge bezeugen sollen, wie der grössere Umfang des Unterleibes und die Breite der Gebärmutter, die Theilung in zwei Hälften, ein in die Quere gezogener Nabel, gleichzeitige Kindesbewegung in beiden Seiten, Beschwerden in der Seitenlage, in der Annahme, dass ein Kind das andere drückt, hoher Stand der Vaginalportion und der Kindestheile, eine ungewöhnlich grosse Summe von Leiden während der Schwangerschaft, all diese Erscheinungen sind nur Folge einer grössern Ausdehnung des Uterus und können ebensowohl von vielem Fruchtwasser oder einem grossen Kinde herrühren, als von einer fehlerhaften Kindeslage oder einer Komplikation mit einer Krankheit wie Ascites oder Hydrops ovarii. Gewöhnlich deckt ein Kind das andere ein wenig, indem das eine Kind mit seinem Rükken links und etwas nach vorn, das andere rechts und mehr hinten liegt, und daher finden wir äusserlich meist keine Theilung in zwei Hälften, so wie auch der Herzschlag des nach hinten gelegenen Kindes dem Ohre entzogen ist.

Eine ungewöhnliche Grösse der Gebärmutter mache stets den Geburtshelfer auf die Möglichkeit einer Zwillingsschwangerschaft aufmerksam. Kommt eine solche ungewöhnliche Grösse auch bei einer übermässigen Menge Fruchtwasser so wie bei einem sehr grossen Kinde vor, so kann man letzteres doch bei der äussern Untersuchung an den massenhaften Kindestheilen, bei der innern an dem umfangreichen schweren tief herabgesunkenen Kopfe erkennen, die übermässige Wasserfülle dagegen durch die ungemein deutliche Fluktuation im Uterus, wozu sich meistens auch augenfällige hydropische Erscheinungen an andern Körpertheilen gesellen. Daher vermag man nicht selten auf dem Wege der Ausschliessung das Vorhandensein von Zwillingen festzustellen.

Die Drillingsschwangerschaft.

Diese so wie die Vierlingsschwangerschaft bietet nichts dar, was nicht aus dem dargelegten Verhältnisse der Zwillinge hervorginge. Ist die Combination von drei oder vier auch eine mannigfachere, so ist sie doch dadurch übersichtlich, dass in der Regel zwei Eichen in innigerm Zusammenhange stehn.

Die Diagnose ist noch weit schwieriger und unsichrer als bei zwei Früchten.

Diätetik der Schwangerschaft.

Verhalten während der Schwangerschaft.

Die Abhängigkeit der Frucht von der Menge und Beschaffenheit des mütterlichen Blutes, die leichte Lösung der Eihäute von der Gebärmutter, die mancherlei von der Schwangerschaft unzertrennlichen Beschwerden, welche nicht selten zu einer wirklichen Krankheit gesteigert werden, machen es der zukünftigen Mutter zur Pflicht, gewisse Rücksichten zu beobachten und zwar um so mehr, wenn die Constitution eine schwächliche, wenn die Schwangerschaft die erste und wenn Abort oder Frühgeburt schon stattgefunden.

Im Allgemeinen soll das Verhalten der Schwangern nicht wesentlich von der frühern Gewohnheit abweichen, so weit jene nämlich nicht mit einer vernünftigen Diätetik im Widerspruch steht.

Die Kleidung der Frau sei ausreichend warm, bequem und nicht überhäuft. Alle beengenden, drückenden Theile sind daher zu entfernen, weil sie die Bewegung des Blutes eben so hindern, wie die Ausdehnung der Brust und des Unterleibes. Namentlich gilt dies vom Schnürleib, welches entweder ganz abzulegen oder wesentlich zu ändern ist. Geschieht dies nicht, so kann die Brustdrüse sich nicht ausbilden, die Milchabsonderung vorbereiten, und die zurückgedrängte Warze verkümmert. Während so der Druck oben schädlich wirkt, ist er nicht weniger nachtheilig unten, wo er die nachgiebigen falschen Rippen nebst den unterhalb gelegenen Organen seitlich zusammendrängt und den Muttergrund dadurch nach vorn schiebt. Dies begünstigt die Entstehung eines Hängebauchs, der auch nach der Entbindung bleibt, weil die vordere Bauchwand, durch das Schnürleib ihrer Thätigkeit enthoben, nicht mehr die Kraft behält, dem Andrängen der Organe zu widerstehen. Das sogenannte Blanchet vermag bei vorgerückter Schwangerschaft den in der Mitte befindlichen Uterus nach der Seite zu drängen und so zu Schieflagen selbst des Kindes Veranlassung zu geben. Enge Strumpfbänder lassen am Unterschenkel Varicen entstehen, so wie enge Schuhe Oedem der Knöchel, welches sich leicht bis zum Knie hinaufzieht. Durch das Wachsen des Unterleibes wird das schützende Kleid vom Körper entfernt und zugleich in die Höhe gehoben, also jener sowohl als die Genitalien der Kälte und Erkältung preisgegeben. Zweckmässig erscheint es daher, wenn Schwangere weite Beinkleider anlegen, von leichten Stoffen, von Baumwolle oder Leinen im Sommer, von Wolle im Winter.

Die Diät sei in Rücksicht auf die Brechneigung und mancherlei Störungen der Verdauung eine leichte, nahrhafte und nicht compacte. Man empfehle häufiger, aber wenig zu essen, zum Getränk schwachen Kaffee oder Thee, zur Stillung des Durstes kaltes Wasser, Wasser mit Milch oder Wein, Selterwasser, leichtes, gut gegohrenes Bier. Schwere, fette Speisen belästigen den Magen, erzeugen Druck in den Präcordien, Beklemmung und Brechen. Im Darmkanal angelangt, treiben sie durch Entwickelung von Gas den Leib noch mehr auf, und bei schwieriger Verarbeitung verlangsamen sie auch die Stuhlentleerung. Besonders nachtheilig ist eine starke Abendmahlzeit, welche ausserdem die Veranlassung beängstigender Träume oder einer schlaflosen Nacht wird. Bei Widerwillen gegen gewohnte Speisen oder Verlangen nach andern, namentlich pikanten, sei man nicht zu streng. Die Begierde nach ungewöhnlichen Gegenständen, wie Kreide, Kalk, deutet auf eine Verstimmung der Magennerven und ist mit den entsprechenden Medicamenten zu behandeln. Absonderliche Wünsche darf man versagen, denn das Nichtbefriedigen von Gelüsten hat nicht jenen nachtheiligen Einfluss auf die Gestaltung des Kindes, wie man früher befürchtete.

Erhitzende Getränke, wozu nicht blos die Spirituosen, sondern auch heisser und starker Kaffee, so wie Thee in grösserer Menge gehören, regen die Herzthätigkeit auf, erzeugen Wallungen und mit dem starken Andrang Zerreissung jener Gefässe, welche von dem Uterus zur Placenta hinübergehn und an ihrer Uebergangsstelle ungewöhnlich dünn sind. Blutung, Trennung des Mutterkuchens und der Eihäute von der Gebärmutter, sowie die Ausstossung der Frucht sind die Folgen, die nicht immer ohne Nachtheil oder Gefahr für die vorzeitige Wöchnerin vorübergehn. Eine ähnliche Wirkung hat das Uebermaass körperlicher Anstrengung, Heben einer schweren Last, schnelle Bewegung, Laufen, Tanzen, vieles Bücken oder in die Höheheben der Arme. Bei raschem Hinauf- und Herabsteigen der Treppen, Springen, Fahren auf nicht federndem Wagen und schlechtem Wege vermag die Erschütterung den zarten Zusammenhang zwischen dem Ei und seiner Stätte leicht gewaltsam zu lösen. Der Beischlaf werde daher aus leicht einzusehenden Gründen nur selten gestattet und gar nicht sowohl in der letzten Zeit, als bei solchen Schwangeren, deren letzte Geburt eine Frühgeburt war. Viele Schwangere geben der in ihrem Zustande begründeten Trägheit zu sehr nach und erzeugen sich selbst durch vieles Sitzen, zumal in einer kleinen Stube, mannigfache Beschwerden, ebenso durch ein unzweckmässiges Verhältniss zwischen Schlaf und Wachen, Ruhe und Thätigkeit. Eine mässige tägliche Bewegung in freier Luft ist das beste Mittel, um die Digestion zu kräftigen, den Stuhl zu fördern und das Gemüth zu erheitern.

Reinlichkeit und Gesundheit erheischen öfteres Waschen, besonders der Genitalien bei starkem Schleimfluss, mit lauem Wasser oder mit kaltem bei längerer Gewohnheit. Ein laues Bad schadet durchaus nicht und wirkt bei grosser Nervenreizbarkeit als Sedativ besser als irgend ein anderes Mittel. Vor Fussbädern, selbst lauwarmen, muss man warnen, da sie das Blut gegen die Genitalien locken und nur zu oft eine Frühgeburt hervorrufen. Fluss- und Seebäder werden im Sommer mit Vortheil gebraucht, wenn die Witterung eine günstige, der Wellenschlag nicht bedeutend und keine Plethora oder Congestion gegen den Kopf vorhanden ist.

Jede Gemüthsbewegung, wenn sie stark oder lang andauernd ist, äussert einen nachtheiligen Einfluss nicht blos auf die Mutter, sondern kann auch die Frucht sofort tödten; ob durch den geänderten Chemismus des Blutes, ob durch den intensiven Eindruck auf die Nervencentren der Mutter ist kaum zu ermitteln. Reizbare Frauen verfallen nach heftiger Aufregung leicht in Krämpfe und Ohnmachten. Darum mache man die leidenschaftliche Frau auf die traurigen Folgen mangelnder Selbstbeherrschung aufmerksam, schwermüthige suche man zu erheitern, ängstliche und verzagte zu ermuthigen. Besonders sei es die Aufgabe der Umgebung, die Schwangere vor Schrecken und Entsetzen zu bewahren. Selbst jähe Freude wirkt höchst nachtheilig. Man erspare ihr den Anblick von Gegenständen, welche Abscheu und Ekel hervorrufen; man verhüte Mittheilungen grauenerregender Ereignisse, namentlich unglücklicher Entbindungen; man verbiete eine die Phantasie erhitzende Lectüre, den Besuch des Theaters, wenn das Stück eine gewaltsame Erschütterung des Gemüths befürchten lässt. Eine Thätigkeit, welche Körper und Geist angenehm anregt, der Besuch erheiternder Gesellschaft, Wechsel der Beschäftigung, so wie Zuspruch von Seiten der Umgebung und des Arztes sind die passendsten Mittel, Verstimmung zu beseitigen, und die Furcht vor der Geburt, namentlich bei einer Erstschwangeren, zu verscheuchen.

Ferner richte man sein Augenmerk auf die gehörige Entleerung des Stuhls und Harns. Am besten erhält man den Stuhl in Ordnung durch hinreichende Bewegung und den Genuss nicht compacter Nahrungsmittel, namentlich Vegetabilien und säuerlicher Früchte. Reicht dieses nicht aus, so gebe man von Zeit zu Zeit ein eröffnendes Klystier und, wenn auch dieses ohne Erfolg bleibt, *Inf. Sennae* oder *St. Germain Thee*. Den Drang zum Uriniren darf die Schwangere nicht unterdrücken, bei Unvermögen den Urin zu lassen muss der Katheter alsbald Hülfe schaffen.

Die bisweilen schmerzhafte Spannung der Bauchdecken bei Erstschwangern mildern Einreibungen von Mandelöl oder Rosensalbe, die Last eines übermässig grossen Unterleibes eine Leibbinde, welche aber passen muss und nur dann eine wirkliche Stütze gewährt, wenn sie an allen Seiten gleich anschliesst. Zu diesem Zweck muss sie nach dem Maasse angefertigt werden, am obern und untern Rande durch ausgeschnittene Keile enger als in der Mitte sein und durch dünne, senkrecht eingenähte Fischbeinstäbchen verhindert werden, sich nach oben oder unten zusammen zu schieben. Ausserdem müssen Schnürlöcher die Bequemlichkeit geben, sie ohne Mühe zu verengen. Eine besondere Rücksicht wende man schon während der Schwangerschaft der Brust und vor allem der Warze zu, damit sie zu ihrer Zeit den Ansprüchen Genüge leistet. Denkt man ihrer erst im Wochenbett, dann ist es oft zu spät, den Fehler zu bessern und Unvollkommenheiten auszugleichen. Die Brust halte man warm und bewahre sie vor Druck. Die reizbare und sehr dünnhäutige Warze wasche man täglich mit kaltem Wasser und bedecke sie mit einem Läppchen, das mit Franzbranntwein oder verdünnter Eau de Cologne befeuchtet ist; war sie bei früherem Stillen längere Zeit wund, dann setze man noch adstringirende Mittel, *Dect. Ratanhae, Catechu* hinzu. Sind die Warzen klein, oder treten sie nicht gehörig hervor, so bedecke man sie mit einem Warzhütchen, welches den Hof mehr zurückdrängt und die Warze in seine Höhlung aufnimmt. Eine tief liegende oder gar in der Brust versteckte sogenannte Hohlwarze lasse man durch täglich wiederholtes Saugen einer zahnlosen Frau, oder in Ermangelung derselben durch ein Sauglas hervorziehn, und ihr völliges Zurücktreten durch ein Warzhütchen möglichst verhüten.

In diesen Vorschriften über das Verhalten der Schwangeren, welches sie im eigenen, so wie in des Kindes Interesse beobachten muss, sind auch die Pflichten des Arztes enthalten, welche er gegen eine Schwangere, sobald sie erkrankt ist, zu erfüllen hat, Pflichten, die oft sehr schwierige sind, da es zu entscheiden gilt, ob mehr von der Krankheit oder von den verordneten Medicamenten zu fürchten, ob das Handeln oder Unterlassen mehr an seiner Stelle. Kann man demnach keine Vorschriften für den einzelnen Fall geben und nur die grösste Umsicht empfehlen, so kann man doch als allgemein gültigen Grundsatz hinstellen: Jedes energische Verfahren ist zu meiden. Die antiphlogistischen Mittel sind im Ganzen weniger gefährlich als die excitirenden und unter diesen namentlich die ätherischen und ätherisch-öligen, welche Aufregung und Uterinblutung erzeugen. Nur im Nothfalle reiche man Emetica, um nicht den Körper zu erschüttern, man meide kräftige Laxanzen und Diuretica, welche die benachbarten Organe zu krampfhafter Thätigkeit reizen, die sich leicht dem Uterus überträgt, oder eine Peritonitis hervorruft. Zu den gefährlichsten Medicamenten gehören auch diejenigen, welche eine Entmischung des Blutes herbeiführen, wie das Quecksilber, wenn es bis zum Speichelfluss gegeben wird. Einen gleichen Eindruck machen starke Narcotica. D'Outerpont erzählt, dass eine Frau im siebenten Schwangerschaftsmonate, um sich zu vergiften, eine grosse Dosis Opiumtinctur genommen. Nachdem sie durch ein schleuniges Brechmittel gerettet war, trat alsbald die Frühgeburt ein, und das Kind zeigte alle Symptome der Narkose und starb unter Convulsionen. Eine ähnliche Wirkung kann man vom Chloroform erwarten. Es ergiebt sich auch von selbst, dass jede eingreifende methodische Behandlung gegen chronische Uebel, wie Wasser- und Brunnen-, Hunger- und Schmierkur, bis nach Beendigung der Schwangerschaft zu verschieben ist, ebenso eine jede nur einigermassen bedeutende Operation, wenn sie nicht eine *Indicatio vitalis* erfüllt, da sie eben so sehr durch Aufregung, Schmerz und Blutverlust, als durch Wundfieber und Eiterung das Leben des Kindes bedroht.

Die Geburt.

Geburt.

Wir bezeichnen mit dem Namen Geburt jene Thätigkeit, welche die Frucht nebst ihrer Umgebung auf dem gewöhnlichen Wege aus dem mütterlichen Körper selbstständig oder künstlich zu entfernen bemüht ist. Sie tritt im naturgemässen Zustande erst dann ein, wenn das Kind völlig reif ist, und wenn, was hiermit zusammenfällt, die Gebärmutter durch Ausbildung ihrer Elemente die grösste Kraft zur Austreibung erlangt hat.

Regelmässig ist die Geburt, *Eutocia*, — *τοκος* Geburt, *τοκειν* gebären — wenn das Ei reif, die Gebärmutter kräftig, ohne Beihülfe der Kunst, ohne grosse Anstrengung und Zeitaufwand ihre Aufgabe in einer gewissen Reihenfolge erfüllt, und die Mutter nebst dem Kinde wohlbehalten bleiben. Fehlt eine dieser Bedingungen, ist das Ei unreif, reicht die Kraft nicht aus, ist die Anstrengung zu gross, die Zeit zu kurz oder zu lang, kommen Mutter oder Kind in Gefahr oder gar zu Schaden, so heisst die Geburt eine regelwidrige, *Dystocia, δυστοκια.*

Die Benennung der Geburt als eine glückliche oder unglückliche, leichte oder schwere, schnelle oder langsame, natürliche oder künstliche, einfache oder mehrfache, vollendete oder unvollendete, bedarf wohl keiner weitern Erklärung.

Die vollzeitige oder zeitige Geburt, *partus maturus*, bezeichnet die volle Reife der Frucht zum Unterschiede von Frühgeburt, *partus praematurus*, welche vor Beendigung des neunten Monats, und von Spätgeburt, *partus serotinus*, welche später nach dessen Ende eintritt. Ist bei einer Frühgeburt die Frucht noch nicht lebensfähig, also noch nicht sechs Monate alt, dann heisst sie Missfall, *abortus*.

Beschreibung der regelmässigen Geburt.

Die Geburt besteht aus einer grossen Menge von Vorgängen, welche in einer bestimmten Reihe einander folgen, und da diese Reihe bei jeder Geburt mehr oder weniger eine gleiche ist, so theilen wir sie zur bessern Uebersicht und genauern Bezeichnung eines jeden Ereignisses in mehrere Abschnitte. Diese Theilung erscheint um so natürlicher, als die Gebärmutter ihr Vorhaben nicht ohne Unterbrechung ausführt, sondern in ihrer Thätigkeit fast beständig zweimal eine deutliche Pause eintritt, zunächst, nachdem das Fruchtwasser abgeflossen, und dann, wann das Kind den mütterlichen Schooss verlassen. Demnach erhalten wir drei natürliche Zeiträume. Hiervon umfasst:

1. die Zeit vom Beginn bis zum Abfluss des Wassers,
2. vom Abfluss des Wassers bis zur Geburt des Kindes,
3. von der Geburt des Kindes bis zur Ausschliessung der Nachgeburt.

Diese Eintheilung ist um so annehmbarer, als am Ende eines jeden Abschnittes ein Theil des Eies wirklich geboren wird, nämlich Wasser, Kind und Nachgeburt. Engländer und Franzosen haben sie daher auch als die einfachste und natürlichste angenommen, während die deutschen Geburtshelfer beim Streben nach grösserer Genauigkeit einen jeden dieser Abschnitte in zwei Theile sonderten, in den vorbereitenden und in den ausführenden. Hierdurch würde man sechs Abtheilungen erhalten, wenn nicht fünf und sechs in eine zusammen gezogen wären, da man die Geburt des Kindes als vorbereitendes Stadium für die Austreibung des Mutterkuchens ansah. In Deutschland wird somit die Geburt in fünf Zeiträume getheilt:

I. **Zeitraum.** Von den Vorboten der Geburt bis zur beginnenden Eröffnung des Muttermundes.

II. **Zeitraum.** Bis zur vollständigsten Erweiterung und bis zum Wasserabfluss.

III. **Zeitraum.** Bis zum Vorrücken der Kindestheile an die äussern Geschlechtstheile.

IV. **Zeitraum.** Bis zur völligen Geburt des Kindes.

V. **Zeitraum.** Bis zum Abgang der Nachgeburt.

Wir gehen jetzt zur näheren Darstellung der einzelnen Zeiträume über:

I. Zeitraum. Von den Vorboten der Geburt bis zur beginnenden Eröffnung des Muttermundes.

Nachdem in der letzten Woche der Schwangerschaft der Uterus tiefer herabgesunken, und dadurch die Kindestheile dem Eingange des kleinen Beckens näher gebracht, beginnen Wehen die Geburt einzuleiten. Sie heissen die vorhersagenden Wehen, *dolores praesagientes*, und treten als leicht vorübergehende Schmerzen im Kreuz auf, die sich nach vorn ziehn oder nur in dem untern Theil der Gebärmutter ihren Sitz haben. Sie sind ganz kurz, dauern nur einige Sekunden und kommen anfangs in Pausen von $\frac{1}{2}$—$\frac{1}{4}$ Stunde, am Ende dieses Zeitraums nach 5 Minuten wieder. Der Schmerz ist nur gering und gleicht dem gewöhnlichen Schneiden oder Kneipen im Leibe, woher diese Wehen auch Kneiper heissen, doch zwingt er die herumgehende Frau einen Augenblick still zu stehn, beim Sprechen inne zu halten. Legt man während einer solchen Wehe die Hand auf die Gebärmutter, so fühlt man, wie sie erhärtet und sich gegen die Bauchwand erhebt, dagegen mit dem Nachlass der Wehe wieder zurücksinkt und weicher wird. Bei der innern Untersuchung findet man den Mund hinten, meist etwas nach links, und hoch nahe dem Vorberge, bei Erstgebärenden als ein kleines Grübchen mit einem dünnen scharfen Rande, mit den Eihäuten im Grunde, bei Mehrgebärenden den noch nicht völlig verschwundenen Hals von wulstigen derben Lippen umgeben. Während der Wehe spürt man ebenfalls eine Spannung des die Eihäute umschliessenden Theils und nach der Wehe eine geringe Erweiterung der Oeffnung. Nach vorn trifft der Finger auf das untere Uterinsegment, welches mitunter fest den Kopf überzieht und bis auf eine halbe Linie verdünnt ist, so dass man glaubt, denselben unmittelbar oder nur von den Eihäuten bedeckt vor sich zu haben. Um sich hier vor einem Irrthum zu bewahren, suche man stets den Rand des Muttermundes auf. Die Scheide ist weicher, in ihrem obern Ende weiter, wärmer und sondert eine Menge weissen, zähen Schleim ab, der die äusseren Geschlechtstheile benetzt. Oft findet man grosse Stücke in der Scheide, die, unter dem Namen Glaires bekannt, wohl von den Drüsen des Mutterhalses herrühren.

Ausser dem Gefühl der Wehe empfindet die Frau eine gewisse Unruhe, Unbehaglichkeit, Bangigkeit. Ein unbestimmtes Gefühl sagt ihr, dass die verhängnissvolle Stunde der Geburt naht. Sie fühlt eine Schwere im Becken, leichtes Drängen nach unten, und hat den Trieb öfters Harn zu lassen, weil die Blase gereizt wird, theils sympathisch durch die Contraction des nahen Uterus, theils mechanisch durch Zerrung der hinübertretenden Peritonealfalten oder durch den Druck des herabtretenden Kindestheiles.

Während kräftige, gesunde Frauen, namentlich Mehrgebärende, oft wenig Beschwerden von diesem Zeitraum haben, ist die Empfindung bei zarten und kränklichen eine sehr lebhafte. Bei Erstgebärenden dauert er bisweilen mehrere Tage, indem die Wehen bei ruhigem Verhalten namentlich des Nachts verschwinden, dann nach längerer Pause wiederkehren und bei der innern Untersuchung nur eine sehr geringe Veränderung am Muttermunde wahrzunehmen ist. Bei Mehrgebärenden geht er oft nach einigen Stunden in den folgenden Zeitraum über.

II. Zeitraum. Von der beginnenden Eröffnung des Muttermundes bis zur vollendeten, welche nach dem Bersten der Eihäute das Fruchtwasser abfliessen und den Kindestheil hindurch treten lässt.

Die Wehen heissen vorbereitende, *dolores praeparantes*, weil sie das Austreten des Kindes aus der Gebärmutter vorbereiten, sind anhaltender, häufiger und schmerzhafter. Der Schmerz zieht sich vom Kreuz auf die Schoossgegend, spiegelt sich im verzogenen Gesicht, und äussert sich in lautem Stöhnen. Geht die Frau umher, so zwingt er sie still zu stehn, sich mit den Händen zu stützen und den Körper nach vorn zu krümmen. Mit der Zunahme der Wehen wird der Schmerz immer empfindlicher und angreifender, so dass die Gebärende erschöpft ihr Lager sucht.

Bei der äusseren Untersuchung während der Wehen fühlt man, wie die Gebärmutter erhärtet, wie sie sich in die Mitte und ein wenig nach vorn stellt. Innerlich findet man die Scheide weiter, weicher, schleimgefüllt, den Kopf und Muttermund tiefer gestellt und im letzteren die Eihäute. Nachdem der Mund die Grösse eines Groschens, dann eines Thalers erlangt hat, drängen die Wehen das Fruchtwasser in die Eihäute und diese treten durch den mehr und mehr sich vergrössernden Mund in Form einer Blase, welche dem Finger gleich einem Uhrglase erscheint. Es heisst dann: „die

Tafel 46, 47, 48. Uterus und Kind zur Zeit der beginnenden Geburt. Das Kind befindet sich in der gewöhnlichsten Lage, nämlich in der I. Scheitellage.

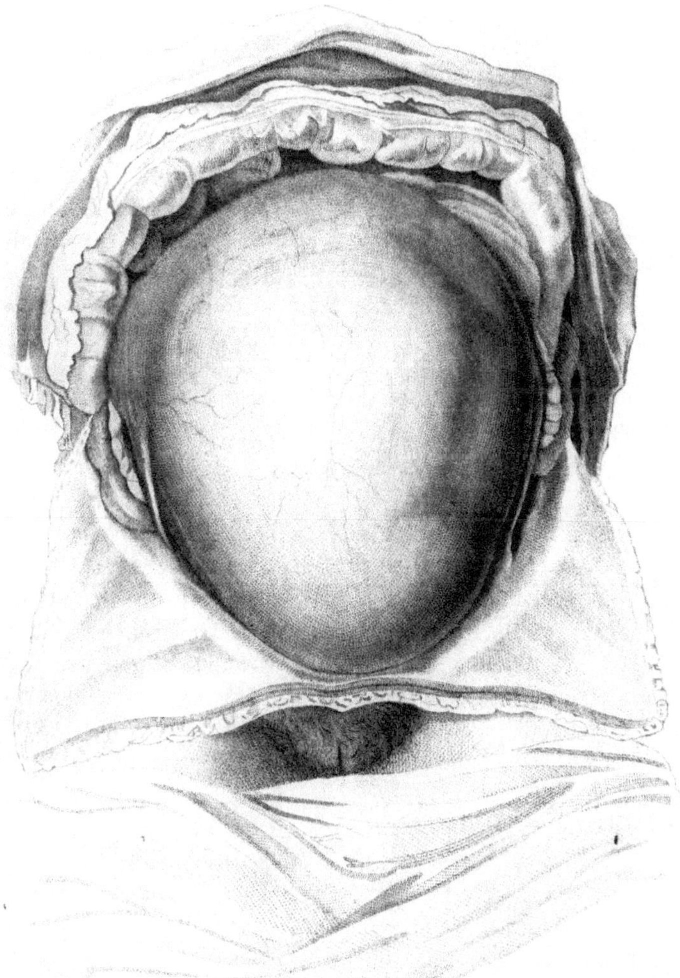

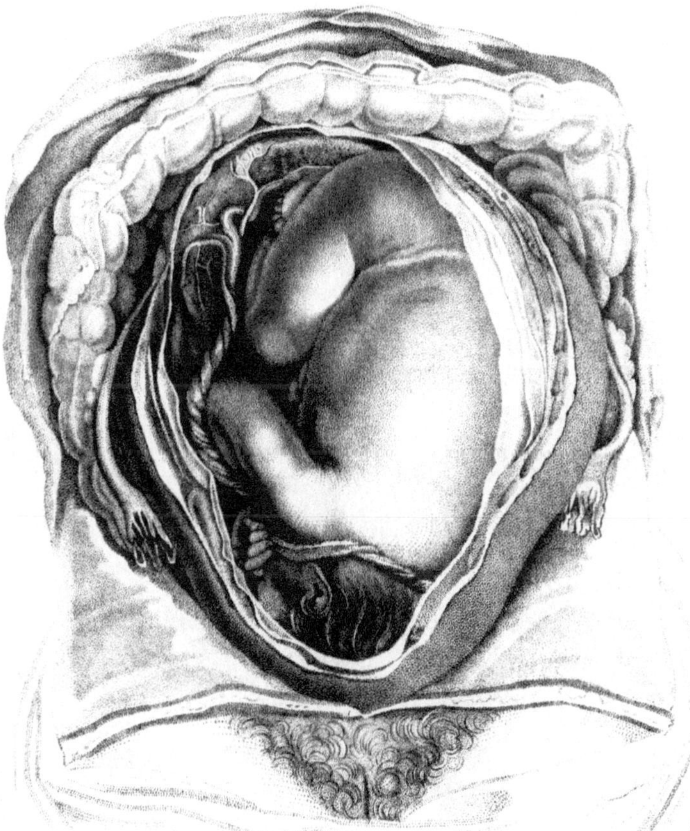

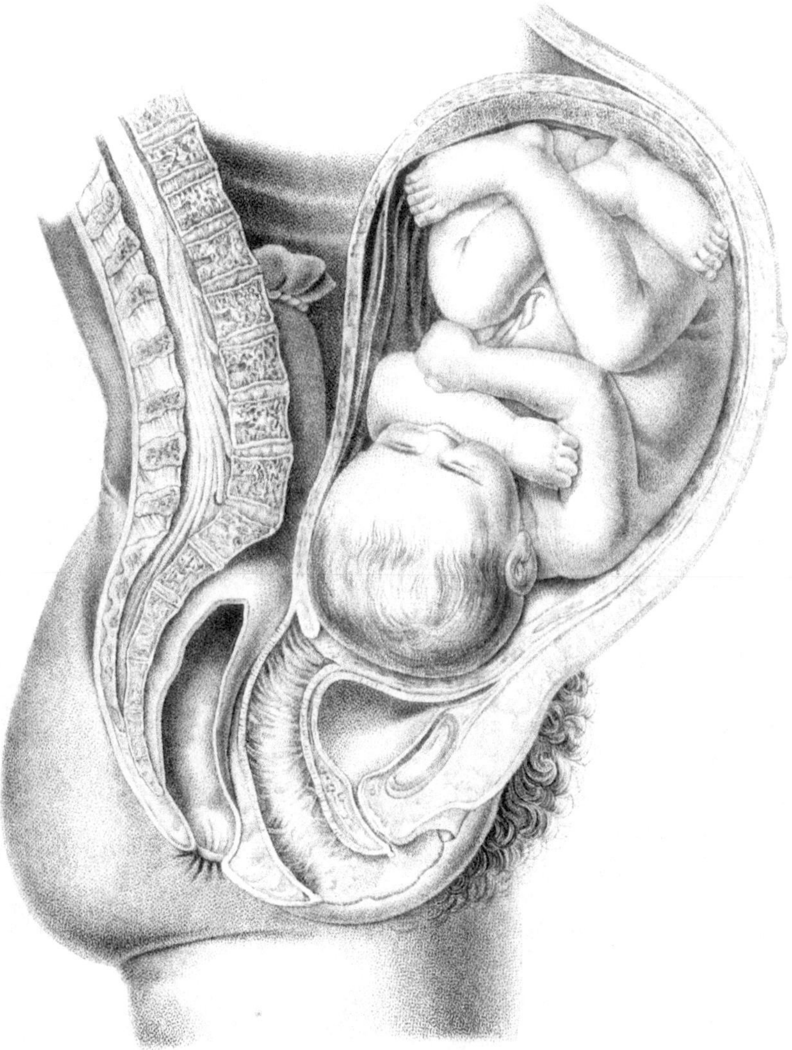

Blase stellt sich," *aquae formantur.* Nach der Wehe erschlafft der Mund, die Eihäute treten wieder zurück, so dass man jetzt wieder leichter den Kindestheil unterscheiden kann, was vorher nicht immer möglich war, wo er durch das zwischentretende Wasser, sowie durch die Contraction der Kreisfasern im untern Abschnitte in die Höhe geschoben wurde. Nachdem der untersuchende Finger aus der Scheide gezogen ist, bemerkt man, wie der anhaftende Schleim bräunlich oder mit Blutstreifen gemischt ist, die von Lösung der Decidua oder Einrissen des Muttermundes herrühren. Man nennt dies: „Es zeichnet," *signat.* Der Drang zum Harnlassen und Stuhl wird häufiger und heftiger. Die Reizung des Muttermundes veranlasst bei sensiblen, schwächlichen Frauen ein consensuelles Magenleiden, welches sich durch Uebelkeit und Erbrechen ausspricht. Immer kräftiger kehren die Wehen zurück, so dass die Frau sich schreiend hin- und herwirft, und eröffnen den Mund so weit, dass sein Durchmesser ungefähr drei Zoll beträgt, und die Blase auch ausser der Wehe stehen bleibt. „Die Blase ist springfertig." Nach einer stärkern Wehe erfolgt oft hörbar der Blasensprung, *ruptura velamentorum,* und das vor dem Kinde befindliche Fruchtwasser, das sogenannte erste oder eigentliche Wasser, fliesst ab, während eine nicht unbeträchtliche Menge von dem an den Kindestheil sich anschmiegenden untern Gebärmutterabschnitt zurückgehalten wird. Dieses letztere folgt erst später zum kleinen Theil, während der Kopf herabrückt, von Zeit zu Zeit, um die Scheide schlüpfrig zu erhalten, zum grösseren Theile erst nach der Geburt des Rumpfes, um so lange die Nabelschnur vor dem Druck des sich stärker und stärker zusammenziehenden Uterus zu schützen.

Hiermit ist der zweite Zeitraum oder die sogenannte Vorgeburt beendigt, und es folgt eine längere Pause, während der sich die Gebärmutter sichtlich verkleinert und enger an die Frucht anlegt. Bei Erstgebärenden eröffnet sich der Muttermund erst, nachdem Hals und Lippen vollkommen verschwunden und sich in die glatten Ränder der runden Oeffnung verwandelt, während bei Mehrgebärenden sich der Mund eröffnet und noch längere Zeit von den deutlichen Lippen umgeben bleibt. Namentlich bildet die vordere nicht selten eine Wulst, welche von dem herabtretenden Kindeskopf so weit hervorgetrieben wird, dass sie dicht hinter der Schoossfuge zu stehn kommt, und hier auf eine sehr gefährliche Weise gequetscht werden kann. Die Dauer dieser Eröffnungsperiode ist bei Erstgebärenden ungefähr vier bis fünf Stunden, bei wiederholter Geburt eine Stunde. Doch kann sie auch in Verbindung mit dem ersten Zeitraum Tage lang währen, ohne dass dem Kinde dadurch ein Nachtheil zugefügt wird, weil es, geborgen im schützenden Wasser, ununterbrochen sein Blut von der Mutter bezieht.

III. Zeitraum. Vom Wasserabfluss bis zum Vorrücken des Kindestheils zu den äussern Geschlechtstheilen.

Nachdem sich der Uterus unmerklich an den Kindeskörper fest angelegt, kehren die Wehen mit Energie zurück. Man nennt sie eigentliche Geburts- oder Treibwehen, *dolores proprie sic dicti, dolores propellentes.* Die Frau, welche während jener Pause sich erholte, fühlt sich durch die nächste Wehe so ergriffen, dass sie ausser Stande ist sich aufrecht zu erhalten, sie sucht das Bett und legt sich auf den Rücken. Beim Eintritt der Wehe klammert sie, von unwiderstehlichem Drange getrieben, die Hände an den nächsten festen Gegenstand, stemmt die Füsse mit aller Kraft gegen das Ende des Bettes, und richtet mit lang eingehaltenem Athem die ganze Kraft der Bauchmuskeln auf den Uterus. Bei diesem Mitdrängen wird das Gesicht geröthet, die Augen glänzen, die Züge verrathen Schmerz und Anstrengung, der Mund ist krampfhaft verschlossen, und es entschlüpft nur mit dem Nachlass der Wehe ein dumpfes klagendes Stöhnen. Die Venen des Halses turgesciren, die Haut wird heiss und transpirirend, der Puls heftiger und voller. Der Wehenschmerz zieht sich vom Kreuz nach den Geschlechtstheilen bis zu den Schenkeln und lässt mit dem Aufhören eine grosse Abspannung zurück. All diese Erscheinungen steigern sich mit dem Fortschritt der Geburt, wenn die Wehen immer heftiger, die Pausen immer kürzer werden.

Während der Wehe ist der Uterus bei weitem härter als früher, die Bauchdecken sind im höchsten Grade der Spannung und lassen den Herzschlag des Kindes nur schwach oder gar nicht hören; innerlich fühlt man, wie der Kindestheil durch den Muttermund immer tiefer in die Scheide hinabrückt, mit dem Nachlass aber wieder zurückweicht. Tritt er mit seinem grössten Umfang hindurch und ist von den gespannten Rändern des Muttermundes

Tafel 49. Eihäute und Fruchtwasser haben den Muttermund vollständig eröffnet und mit ihm das Scheidengewölbe aus einander gedrängt. „Die Blase ist springfertig."

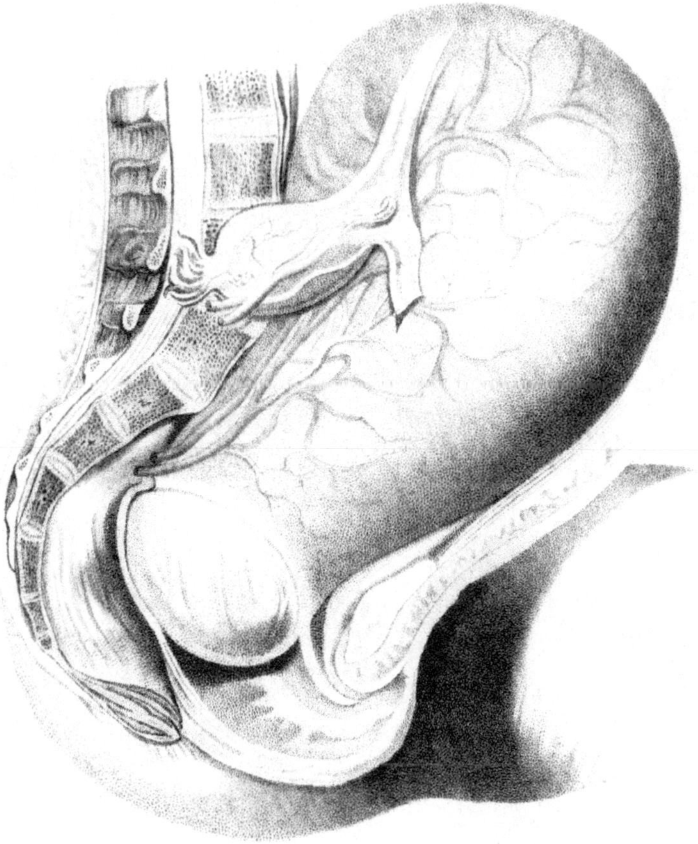

wie von einem Ringe umgeben, so steht der Kindestheil in der Krönung, und da es gewöhnlich der Kopf ist, heisst es: „Der Kopf steht in der Krönung," *caput coronatum.* Verharrt er in dieser Stellung lange Zeit, so beginnt der Theil unterhalb des einschnürenden Muttermundes in gleicher Art wie der Fuss unter dem engen Strumpfband zu schwellen. Diese Geschwulst, nur Folge der gehinderten Circulation, ist nach dem Grade und der Dauer des Drucks grösser oder kleiner, und entsteht an jedem Theile, gleichviel ob Steiss oder Kopf. Sie heisst bei letzterem Kopfgeschwulst, Vorkopf, *caput succedaneum.* Mit dem Fortschritt der Wehe tritt der Kindestheil jetzt aus der Gebärmutter und steigt durch die Länge der Scheide hinab. Indem er dieselbe ausfüllt und gleichzeitig einen nicht unbeträchtlichen Druck auf den Mastdarm ausübt, entsteht ein beständiger Drang zur Stuhlentleerung. Gelangt der Kindestheil während der Wehe bis hinter die Schamspalte, und fängt er an, diese allmälig zu eröffnen, so heisst es alsdann mit Nennung des gewöhnlichsten Kindestheils: „der Kopf kommt ins Einschneiden." Im Anfang weicht er ebenfalls mit dem Nachlass der Wehe zurück, bis er zuletzt in dieser Stellung verharrt. Hiermit ist der dritte Zeitraum beendet, der eine Stunde bei Erstgebärenden, eine halbe bei Mehrgebärenden dauert.

IV. Zeitraum. Vom Erscheinen des Kindes in den äussern Geschlechtstheilen bis zur gänzlichen Austreibung.

Die Dauer und Stärke der Wehen erreicht den höchsten Grad, während die Pause ganz kurz, nur Sekunden beträgt. Der Schmerz im Kreuz ist unerträglich, und es gesellt sich zu ihm noch der von übermässiger Ausdehnung der äussern Geschlechtstheile. Die Bauchpresse arbeitet auf das anstrengendste. Die Angst und Unruhe der Kreissenden mehrt sich, das Gesicht glüht, das Auge ist stier und wild, und von Zeit zu Zeit entschlüpft während des heftigen Drängens ein lauter Schmerzensschrei. Nach kurzem Wehruf sinkt der vornüber gebeugte Kopf und Körper in voller Abspannung zurück, um nach kurzer Rast sich wieder zu neuer Anstrengung zu erheben. Dies Alles steigert die Aufregung auf das höchste, so dass während der Wehe Arme und Füsse convulsivisch erzittern. Die Wehen dieses Zeitraums erhielten davon den Namen die Schüttelwehen, *dolores conquassantes,* oder von ihrer Wirkung auf das Vorrücken des Kindes durchtreibende Kindeswehen.

Der Uterus wird während der Wehe steinhart und drängt den Kindestheil zwischen die Schamlippen, so dass er zuerst an ihrer obern Vereinigung zum Vorschein kommt: „der Kopf ist im Einschneiden." Mit ihrem Nachlass weicht er jedoch wieder zurück, wobei etwas Fruchtwasser abfliesst, welches die Scheide nebst den äussern Geschlechtstheilen benetzt. Dadurch, dass der Kindestheil mehr und mehr hervortritt, wird auch die untere Vereinigung der Schamlippen und mit ihr der Damm gespannt, erschlafft aber ebenfalls, wenn die treibende Kraft nachlässt. Mit ihrer Rückkehr wird der Damm stärker gespannt, auseinander gezogen und mehr und mehr, zuletzt kugelförmig hervorgetrieben. Alsdann ist er nach allen Richtungen so ausgedehnt, dass seine Länge 3 bis 4 Zoll, seine Breite 2 bis 3 Zoll misst und zugleich so verdünnt, dass ihm die Gefahr des Zerreissens droht. Die ausserordentliche Ausdehnung des Dammes zerrt die Afteröffnung auseinander und stülpt den Mastdarm ein wenig hervor, während der herabtretende Kindestheil die darin befindlichen Faeces zugleich hervordrückt.

Nachdem nun die Schamspalte und der Damm durch diese wiederholte Anspannung die gehörige Nachgiebigkeit erlangt, treibt die Wehe den Kindestheil so weit hervor, bis sein grösster Umfang die untere Vereinigung der Schamlippen überschreitet. „Der Kopf ist im Durchschneiden." Sind die Theile sehr nachgiebig, wie es bei Mehrgebärenden meist der Fall, dann legt er diesen Weg rascher zurück, sind sie zäher, dann bleibt er, kranzförmig von den Schamlippen umgeben, einige Sekunden in dieser zweiten Krönung, bis ihn die nächste Wehe aus seiner Haft befreit, worauf er sofort über den Damm hervorgleitet. Dieser Augenblick ist der schmerzhafteste der ganzen Geburt und kann den Schmerz bis zum Delirium steigern. Gewöhnlich reisst dabei das Schamlippenbändchen, und dieser Riss kann sich bis in den Damm fortsetzen, was um so leichter und um so beträchtlicher geschieht, je enger die Schamspalte, je derber und weniger nachgiebig die umgebenden Theile, je grösser der durchtretende Kindestheil, je schneller die Geburt. Ist der vorliegende Kindestheil mit seinem grössten Umfange aus der Scheidenenge hervorgetreten, dann lassen die Wehen etwas nach und die Gebärende empfindet Beruhigung im Gefühl, den grössten Theil des schwersten Geschäfts überstanden zu haben. Nach einigen Minuten macht die Gebärmutter, welche sich für die noch übrige kleine Aufgabe Kräfte gesammelt, neue Anstrengungen, und treibt das Kind ohne Mühe hervor. Der Körper folgt rasch nach, und das hinter ihm weilende Fruchtwasser, das zweite oder Hinterwasser, stürzt hervor. Das Kind verkündet sein Dasein gewöhnlich durch lautes Schreien, und die Frau ist beglückt durch den Gedanken, Mutter zu sein und die gefürchtete Stunde überwunden zu haben, sie ist erschöpft, aber schmerzfrei. Diese Periode umfasst eine halbe Stunde bei Erst-, eine viertel Stunde bei Mehrgebärenden.

V. Zeitraum. Von der Geburt des Kindes bis zur Ausschliessung der Nachgeburt.

Sobald das Kind den mütterlichen Schooss verlassen, verkleinert sich die Gebärmutter ohne Schmerz concentrisch, und legt sich dicht um die Placenta. Sie hat die Grösse eines Kindeskopfes und liegt in der Mitte unterhalb des Nabels. Die Schamspalte ist weit klaffend, die Scheide erschlafft und mit Blut gefüllt, die Vaginalportion ist lang, weich, der Muttermund gross, eingerissen, der Hals trichterförmig. Der innere Muttermund, mässig zusammengezogen, leicht ausdehnbar, enthält oft die ausgestülpte glatte Fläche des Mutterkuchens. Dieser wird nämlich allmälig dadurch getrennt, dass die Uteruswände in jeder Richtung sich verkürzen, während die Placenta unfähig ist, sich zu verkleinern. Genügt nicht diese schmerzlose Verkleinerung des Uterus, welche wir wol der Elasticität des Bindegewebes zuschreiben, so treten wirkliche Zusammenziehungen der Muskeln als Nachgeburtswehen, *dolores ad partum secundinarum,* ein, und bewerkstelligen die Trennung in langsamen Wiederholungen bald früher bald später. Hierdurch wird der Mutterkuchen mit seiner glatten Fläche nebst Nabelschnur zuerst durch den Muttermund und zugleich durch das beim Zerreissen der Eihäute entstandene Loch getrieben, so dass seine glatte Fläche zunächst dem untersuchenden Finger zugänglich wird, und sein Rand von Eihäuten umgeben ist, deren rauhe am Uterus haftende Seite nach aussen gekehrt ist. Hierbei geht eine ziemliche Menge Blut theils flüssig, theils in Stücken ab, was theils von den zerrissenen und nicht sogleich geschlossenen Uteringefässen, theils durch Zusammendrücken der Placenta herrührt, welche das Blut durch das andere Ende der zerrissenen Uteringefässe ergiesst. In der Scheide angelangt, wird der Mutterkuchen bisweilen durch die Elasticität derselben, unterstützt von der Bauchpresse, herausgetrieben; öfter bleibt er jedoch auch in derselben, namentlich wenn die Frau auf dem Rücken liegt, und muss dann durch einen Zug an der Nabelschnur entfernt werden. Der jetzt vollkommen leere Uterus verkleinert sich noch mehr und sinkt herab, so dass er eine Hand breit über der Schoossfuge als harte Kugel zu fühlen ist; mitunter wird er nur gering verkleinert, nämlich nach einer langwierigen Geburt bei einer schwächlichen, durch häufige Geburten erschöpften Frau und reicht dann bis dicht unter den Nabel hinauf.

Nachdem die Geburt vollendet, stellt sich meist ein allgemeines Frieren ein, weil die grosse Anstrengung, welche den Körper in Schweiss badete, plötzlich aufhört, weil durch die Blutung ein Zustand der Erschöpfung eingetreten und eine Entblössung des erhitzten Körpers bei Entfernung des Kindes und der Nachgeburt fast unvermeidlich. Die Lösung der Placenta dauert in der Regel eine viertel bis eine halbe Stunde.

Unterschied der Geburt bei Erst- und Mehrgebärenden.

Wie wir einen deutlichen Unterschied zwischen der ersten und wiederholten Schwangerschaft nachwiesen, dasselbe vermögen wir auch in Bezug auf die Geburt. Hier sind die Veränderungen ebenfalls bei der ersten schärfer ausgeprägt und wir können im allgemeinen die Verschiedenheit durch folgende Merkmale bezeichnen.

Bei Mehrgebärenden ist der Verlauf kürzer und schmerzloser. Nimmt man im Durchschnitt an, dass die erste Geburt 24 Stunden währt, so kann man die Dauer der folgenden auf die Hälfte veranschlagen, denn bei ihnen erfolgt die Eröffnung des Muttermundes, der Scheide nebst ihrem Eingang ungleich schneller. Die Weichtheile haben nämlich nicht mehr die jungfräuliche Widerspänstigkeit und Zähigkeit wieder erhalten, und sind somit unfähig, einen gleichen Widerstand wie das erste Mal zu leisten. Bei geringem Widerstande reicht aber ein geringes Maass von Kraft aus, und es sind die Wehen weniger kräftig, folglich weniger schmerzhaft. Dazu kommt noch, dass der Einriss des Schamlippenbändchens fortfällt.

Die Veränderungen sind bei Mehrgebärenden weniger vollendet. Während bei Erstschwangern schon in den letzten Wochen die Vaginalportion schwindet oder spätestens im Verlauf des I. Zeitraums, finden wir sie bei Frauen, die schon öfters geboren, noch im zweiten Zeitraum von bedeutender Länge, selbst nachdem der Mund schon ziemlich weit geöffnet, ja es bleibt mitunter auch dann noch, wenn der Kopf in den Muttermund tritt, die vordere Lippe als eine ziemlich beträchtliche Vorragung fühlbar. Das untere Segment der Gebärmutter ist nicht mehr in dem Grade verdünnt, als wir es bei der ersten Niederkunft gefühlt. Der Weg von der Gebärmutter bis zum Scheideneingang wird rascher zurückgelegt, ohne dass der Kopf sehr zusammengedrückt wird, und ohne zur Kopfgeschwulst Anlass zu geben.

Störungen sind bei wiederholter Geburt seltener und weniger gefahrvoll für Mutter und Kind. Der Grund liegt zum Theil in der kürzeren Dauer und der geringeren Anstrengung, sowie in der Reizung, welche das schon daran gewöhnte Organ ruhiger erträgt. Ich erinnere nur an die tödtliche Eclampsie der Gebärenden, welche ein fast ausschliessliches Vorkommen der ersten Geburt ist. Der Damm wird nicht so leicht beschädigt, nachdem er schon ein oder mehrere Male die grösste Ausdehnung gestattet, und das Kind entgeht bei raschem Durchtritt leichter allen Gefahren. Nur der letzte Zeitraum ist bei den Erstgebärenden kürzer und schmerzloser, während es bei Mehrgebärenden längerer und schmerzhafterer Anstrengung bedarf, um sich von der Placenta und dem angesammelten Blutcoagulum zu befreien. Daher dauert die Lösung der Nachgeburt bei ihnen länger und ist viel empfindlicher, der Blutverlust weit beträchtlicher.

Die Verschiedenheit der regelmässigen Geburt.

Haben wir in dieser Beschreibung ungefähr eine Norm, in welcher Weise die Natur ihre Aufgabe zu lösen bemüht ist, hingestellt, so weicht der einzelne Fall bald mehr bald weniger davon ab, ohne doch jenseits der Norm zu liegen, ohne die Grenze der Regel zu überschreiten. Denn die Geburt ist wie jeder Act des organischen Lebens individuell verschieden, und wird von einer Frau rascher, von der andern langsamer, vollkommener oder unvollkommener ausgeführt. Was Regel für die erste Geburt, ist schon Abweichung für die zweite, was naturgemäss bei einer starken Frau, Abweichung bei einer schwächlichen.

Ob die Geburt noch regelmässig, wird dadurch bestimmt, dass Mutter oder Kind nicht in Gefahr kommt. Denn das Wohl des einen so wie des andern ist die Cardinalbedingung für die Regel, während die übrigen Verhältnisse nur eine untergeordnete Bedeutung haben. Zu den Abweichungen, welche den Charakter des Regelmässigen nicht in Frage zu stellen vermögen, rechnen wir die Dauer der Geburt, gleichviel ob sie über das gewöhnliche Maass verlängert oder verkürzt ist. Mehrgebärende können 24 Stunden, Erstgebärende 36 oder 48 Stunden zu ihrer glücklichen Beendung bedürfen, weil die Wehen weniger kräftig und weniger rasch sind. Auf der andern Seite kann die ganze Aufgabe der Geburt in vier, ja in zwei Stunden zweckentsprechend erfüllt sein. Diese Abweichungen in der Zeit können sich auch nur auf einzelne Zeiträume erstrecken, und es ist etwas Gewöhnliches, dass der I. und II. bei Erstgebärenden sich sehr verzögert, dagegen der III. und IV. bei Mehrgebärenden so rasch auf einander folgt, dass beide in einander übergehn. In dem ersten Falle bedurfte es einer ungewöhnlichen Anstrengung, den Muttermund zum ersten Male hinreichend zu eröffnen; dagegen legt ein nicht grosses Kind den Weg aus der Gebärmutter bis zur vollständigen Ausschliessung bei kräftigen Wehen, weiterer Scheide und nachgiebigem Damm sehr rasch zurück. Beide Fälle zählen wir zu den regelmässigen, wenn nur Mutter und Kind wohlbehalten sind. Ferner kann im II. Zeitraum das Wasser abfliessen, ehe die Blase den Muttermund gehörig eröffnet, oder zu spät, wenn zähe Eihäute nicht zur gehörigen Zeit zerreissen. Während im ersten Fall sich die Frucht den Mund allmälig eröffnen muss, was die Geburt schmerzhafter und langwieriger macht, wird im andern der Kopf bedeckt von einem Stück abgerissener Eihäute mit der sogenannten Glückshaube, *caput galinatum*, gleich nach dem Wasserabfluss hervorgetrieben. Selbst der IV. Zeitraum kann bei enger Scheide und straffem Damm mehrere Stunden ohne Nachtheil währen, ebenso die Lösung der Nachgeburt zögern, wenn die Gebärmutter erschöpft ist, oder die Verbindung fester als gewöhnlich haftet, ganz abgesehen davon, dass letztere, in die Scheide gelangt, hier lange verweilen dürfte, wenn sie nicht von der Hand des Geburtshelfers entfernt wird.

Mit allen diesen Abweichungen muss man vertraut sein, um mit Ruhe und Zuversicht den Verlauf zu übersehen. Diese Kenntniss allein schützt vor vorschnellem Handeln und einem ungebührlichen Einschreiten, welches die regelmässige Geburt stört und selbst zu einer unregelmässigen machen kann.

Physiologie der Geburt.

Während die Geburt beginnt und vorschreitet, bemerkt man, wie auf der einen Seite Kräfte ins Leben treten, um das Ei herauszutreiben, auf der andern Seite dagegen Kräfte, welche sich diesem Vorhaben widersetzen. Die ersteren bestehen in der Zusammenziehung der Gebärmutter und der sie unterstützenden Bauchpresse, die widerstrebenden sind der Muttermund, die Scheide und namentlich der von Lippen und Damm umgebene Eingang, ausserdem die Räumlichkeit des Beckens.

Wir wenden uns zunächst an die treibenden Kräfte, um zu zeigen, wie sie auftreten, wie sie den Widerstand bewältigen, und wie sie die Geburt zweckentsprechend beendigen.

Es giebt zweierlei Kräfte, welche die Entleerung der Gebärmutter herbeiführen. Die eine ist die eigenthümliche Zusammenziehung der Gebärmutter, die andere ist eine Hülfskraft und besteht in dem Beistande derjenigen Muskeln, welche den Raum der Unterleibshöhle so wie den Uterus zu verkleinern vermögen, also dieselbe, welche Mastdarm und Blase bei schwieriger Entleerung unterstützt. Die Thätigkeit der Gebärmutter ist dem Willen entzogen und kann weder nach Belieben hervorgerufen, noch unterdrückt werden, wogegen die der umgebenden Muskeln nur auf der Höhe der Geburt willenlos eintritt.

Die Zusammenziehung der Gebärmutter hat das Besondere, dass sie schmerzhaft ist, dass sie zu- und abnimmt, endlich dass sie nach einer Pause wiederkehrt. Der Schmerz ist eine so gewöhnliche Begleitung der Gebärmutterthätigkeit, dass der Sprachgebrauch sie auch mit dem Namen der Wehe bezeichnet, und das gebärende Weib, wenn es bei heftigen Wehen kreischt, auch Kreissende nennt. Nach der Aufgabe, welche sie zu erfüllen haben, unterscheidet man, vorbereitende, Wasser-, eintreibende, durchtreibende und Nachgeburtswehen.

Während sich die Gebärmutter contrahirt, wird sie wie jeder andere Muskel kleiner, härter, ausserdem aber erhebt sie sich, wenn sie nicht ganz schwach ist, gegen die Bauchdecken. Liegt der Grund seitlich, so wird er gleichzeitig in die Mitte gestellt. Mit dem Nachlass der Wehe sinkt das Organ in seine frühere Lage und wird wiederum weich und grösser. Die Erhärtung hängt von der Verkürzung und dem engern Zusammentreten der Muskelfasern ab und lässt sich deutlich durch die Bauchdecken fühlen. Die Erhebung und Gradstellung wird durch die starken, in den runden Mutterbändern liegenden Muskelfasern bewerkstelligt und hat den Vortheil, die Gebärmutter auf einen unverrückten knöchernen Stützpunkt und den Muttermund gerade über den Beckeneingang so zu stellen, dass sein Inhalt leicht in denselben hinübertreten kann.

Die Contraction tritt nicht sogleich mit voller Kraft ein, sondern hat drei Absätze, ein *Stadium incrementi, acmes* und *decrementi.* Hierbei ziehn sich nicht in demselben Momente alle Theile des ganzen Organs zusammen, sondern es findet hier, wie in den übrigen organischen Muskelfasern, eine peristaltische Bewegung statt. Diese beginnt hier im Grunde, setzt sich wellenförmig durch den Körper fort und endet im Halse. Es ist unzweifelhaft, dass diese Zusammenziehung auch auf den Muttermund übergeht, wenn auch nur schwach und immer schwächer. Fast bei jeder Geburt kann man sich davon überzeugen, am deutlichsten zur Zeit, wenn der Muttermund die Grösse eines Thalers hat, und die Eröffnung nur langsam von Statten geht. Man fühlt alsdann, wie derselbe bei jeder Wehe etwas kleiner wird, sein Rand schärfer und die ihn umgebenden Fasern härter. Lässt die Wehe nach, dann erst findet man den Mund etwas erweitert. Ist dagegen die Blase oder der Kindestheil schon in den Muttermund eingetreten, und treibt sie mit der Kraft eines Keils die Kreisfasern auseinander, so wird es dadurch unmöglich, die Zusammenziehung der letztern wahrzunehmen. Dass sie jedoch keineswegs vollständig ausbleibt, ersieht man leicht daraus, dass die Kopfhaut während der Wehen in Falten geschoben wird, die mit dem Nachlass der Wehe wieder verschwinden.

Wenn die Wehe nachgelassen, tritt im Organ Ruhe ein. Bald beginnt die Wehe in derselben Art, und dasselbe Spiel dauert fort. Je länger die Geburt währt und je weiter sie vorrückt, um so häufiger stellen sich die Wehen ein, um so länger wird ihre Dauer, um so empfindlicher der Schmerz, um so grösser ihre Kraft, bis sie, nachdem zuerst der Muttermund eröffnet, ihre schwierigste Aufgabe erfüllen und die Frucht heraustreiben. Alsdann lassen die Wehen nach, so dass sparsame und schwache genügen, um nachträglich noch den Mutterkuchen nebst seinen Anhängen zu entfernen und so den Uebergang zur vollständigen Ruhe zu bilden. Im Beginn der Geburt ist der Zwischenraum zweier Wehen eine viertel Stunde, auf der Höhe kaum eine Minute, im Beginn die Dauer der einzelnen eine viertel Minute, auf ihrer Höhe eine bis zwei Minuten.

Wir lassen hier die Beobachtung von Sacombe während einer regelmässigen Geburt folgen:

Zwischenraum				Dauer			
zwischen der	1. und 2.	Wehe 15	Minuten.	der	1.	Wehe 21	Sekunden.
-	2. - 3.	- 14	-	-	2.	- 27	-
-	3. - 4.	- 10	-	-	3.	- 27	-
-	4. - 5.	- 8	-	-	4.	- 29	-
-	5. - 6.	7	-	-	5.	- 32	-
-	6. - 7.	6	-	-	6.	- 35	-
-	7. - 8.	6	-	-	7.	36	-
-	8. - 9.	6	-	-	8.	- 40	-
-	9. - 10.	6	-	-	9.	- 42	-
-	10. - 11.	5	-	-	10.	- 45	-
-	11. - 12.	6	-	-	11.	- 45	-
-	12. - 13.	5	-	-	12.	- 47	-
-	13. - 14.	5	-	-	13.	- 49	-
-	14. - 15.	5	-	-	14.	- 55	-
-	15. - 16.	4	-	-	15.	- 62	-
-	16. - 17.	4	-	-	16.	- 70	-
-	17. - 18.	4	-	-	17.	- 87	-
-	18. - 19.	4	-	-	18.	- 93	-

Die Gebärmutter ist aber vom Beginn bis zur Beendigung der Geburt keineswegs ununterbrochen thätig, sondern macht von Zeit zu Zeit eine Pause, am häufigsten und deutlichsten nach Abfluss des Wassers und Ausschliessung des Kindes. Es ergiebt sich somit eine gewisse Aehnlichkeit des ganzen Verlaufs der Geburt mit dem der einzelnen Wehe, insofern als wir bei beiden Zunahme, Höhe und Abnahme finden.

Die Kraft, welche die Gebärmutter ausübt, steht im geraden Verhältniss zu der Länge der Contraction und ist eine sehr beträchtliche. Sie lässt sich nicht blos vermuthen aus der Grösse des Organs und der in seinen dicken Wänden angehäuften Muskelmasse, nicht blos bei jenen Ereignissen schwerer Geburten beobachten, wo tiefe Eindrücke in den Kopfknochen des Kindes oder die Fractur seiner Gliedmassen, wo das Zersprengen der Verbindungen des mütterlichen Beckens, so wie der Bruch ihres horizontalen Schambeinastes Zeugniss ihrer Gewalt ablegen, sondern sie kommt auch zur unmittelbaren Wahrnehmung des Geburtshelfers, dessen zur Wendung des Kindes in die Uterinhöhle eingeführter Arm hier so zusammengepresst wird, dass er lähmungsartig erstarrt und für mehrere Tage Gefühl und Bewegung einbüsst. Die Kraft steht nicht immer im Verhältniss zur Entwickelung der übrigen Muskeln. Es ist nicht selten, dass bei kleinen, schwächlichen Mehrgebärenden die Gebärmutter mit ungewöhnlicher Energie wirkt, während bei grossen, starken Erstgebärenden das Gegentheil vorkommt.

Der Schmerz geht Hand in Hand mit der Contraction der Gebärmutter, so dass er ebenfalls sein Stadium der Zunahme, Höhe und Abnahme zeigt. Nur eine ganz geringe Zusammenziehung scheint eine Ausnahme zu machen, denn die Frau spürt keine Empfindung bei jener Oscillation und stellenweisen Erhärtung, welche im letzten Monate der Schwangerschaft vorkommt, ferner bei Entfernung der Nachgeburt, und wenn der periodische Blutabfluss die periodische Thätigkeit der Gebärmutter anzeigt; endlich hat oft schon die Zusammenziehung begonnen, ehe der Schmerz sich einstellt. Dagegen ist der Schmerz von jeder nur einigermassen fühlbaren Zusammenziehung unzertrennlich. Es ist dies eine Eigenthümlichkeit des Gebärorgans, denn bei den übrigen Hohlorganen muss eine krankhafte Reizbarkeit oder übermässige Anstrengung hinzukommen, wenn wir eine ähnliche Wirkung finden sollen.

Der Schmerz ist nicht blos im Verhältniss zur schwächern oder stärkern Zusammenziehung geringer oder grösser, sondern er ist im Verlaufe der Geburt sowohl seinem Orte als auch der Natur nach ein wesentlich verschiedener. Je nachdem sich nämlich verschiedene Gebilde betheiligen, werden auch verschiedene Nerven gereizt. Die Gebärende schildert und äussert den Schmerz anders im Beginn des geburtshülflichen Actes als auf dessen Höhe. Fängt der Muttermund an sich zu eröffnen, dann hat der Schmerz noch keinen bestimmten Sitz, sondern zieht herum, wird bald mehr in der Seite, bald unterhalb des Nabels, bald im Kreuz gespürt. Er tritt plötzlich ein, währt kurze Zeit und hört eben so rasch auf. Er ähnelt einem schwachen Leibschmerz und spiegelt sich momentan im Gesicht ab. Schreitet die Eröffnung des Mundes vor, dann tritt mit der Wehe das schmerzhafte Gefühl im Kreuz ein, und zieht sich nach vorn. Der Schmerz verlässt dann nicht mehr seinen Ausgangspunkt, ist scharf, quälend und veranlasst oft die Frau während der Wehe zu schreien. Erst mit dem Nachlass verstummt sie, um mit der nächsten stärkern Wehe um so lauter zu jammern. Dies dauert so fort, bis die Blase gesprungen ist. Dringt der Kindestheil durch den Muttermund in die Scheide, dann tritt an die Stelle des lebhaften ein dumpfer pressender Schmerz, der ebenfalls vom Kreuz ausgeht, sich in die Tiefe des Beckens erstreckt und zum unwillkürlichen Mitdrängen auffordert. Erst mit dem Nachlass der Wehe hört man ein dumpfes Stöhnen, und nur mitunter entfährt ein jäher Schrei den zusammengepressten Zähnen, wenn die Wehe gar zu lange dauert. Die vorangegangene tiefe Inspiration, so wie das zum Verarbeiten der Wehe erforderliche lange Anhalten des Athems macht den lauten Ausbruch während der Wehe unmöglich, der erst nachher sich äussert. Je tiefer der Kopf vorrückt, desto lebhafter und länger wird der Schmerz, bis er selbst kurz vor der Beendigung der Geburt des Kindes eine Höhe erreicht, welche die Frau zu Verzweiflung und momentanem Wahnsinn bringen kann. Ist dieser Moment glücklich überwunden, so treten bis zur vollständigen Entleerung der Gebärmutter nur wenig schmerzhafte Wehen ein. Können wir auch nicht mit Bestimmtheit jedesmal den Nerv nahmhaft machen, von welchem das Gefühl des Schmerzes ausgeht, so giebt uns doch die anatomische Kenntniss wohl mehr als Wahrscheinlichkeit. Da der Grund nur wenig Nerven überhaupt und nur organische vom *Plexus mesentericus* empfängt, da hingegen der innere Muttermund, welcher früher einen kleinen, von zahlreichen, nicht blos organischen Aesten des *Plexus hypogastricus*, sondern auch von Spinalnerven umgebenen Ring bildete, und jetzt trichterförmig ausgezogen in eine grosse, ebenso nervenreiche Fläche umgewandelt ist, so erklärt es sich, woher im ersten Zeitraum der Schmerz vag und unbedeutend, dagegen sich auf den Ursprung der Spinalnerven fixirt, je mehr der Muttermund zur Nachgiebigkeit gezwungen, und dass die Lebhaftigkeit des Schmerzes gleichen Schritt mit der Erweiterung des Mundes hält. Mag auch bei der Wehe die ganze Gebärmutter schmerzen, so ist es doch hauptsächlich der Muttermund, von dem der übrige Theil überstrahlt wird. Ist der Mund zähe und giebt er nur wenig nach, so ist der Kreuzschmerz bisweilen unerträglich und wird durch die Reizung des Muttermundes beim Untersuchen noch vermehrt. Das beste Mittel, seine Heftigkeit zu mindern, ist ein ziemlich starker Druck gegen das Kreuz. Der in die Scheide herabtretende Theil erweckt von hier aus das Gefühl des Pressens und drückt auch die benachbarten Organe. In Folge einer Belästigung des Stammes des *Nervus ischiadicus* entsteht oft das Gefühl der Taubheit in den Schenkeln oder Wadenkrämpfe. Je mehr der Kindestheil die Scheide ausdehnt und sich dem Ausgange nähert, desto grösser ist die Zahl der gezerrten Nerven, desto grösser die Summe der Schmerzen, die ihr Maximum erreichen, wenn noch die Fasern jener Muskeln, welche den Boden des Beckens bilden, des *Levator* und *sphincter ani,* des *constrictor vaginae* und *transversus perinaei* auf das äusserste ausgedehnt und das Schamlippenbändchen dabei zerrissen wird. Die laute anhaltende Aeusserung des Schmerzes während der Dauer der Wehe bezeichnet die Periode vor dem Abfluss des Wassers, die dumpfe nach der Wehe, dass der Kindestheil die Gebärmutter im Begriff ist zu verlassen oder schon verlassen hat. Ein kundiges Ohr unterscheidet dies sehr leicht.

Nimmt man zugleich Rücksicht auf den Ausdruck des Gesichts, welcher nicht nur den Grad des Schmerzes, sondern auch die Theilnahme des ganzen Körpers kundgiebt, so kann man oft mit einiger Sicherheit eine grössere oder geringere Entfernung von dem Ende der Geburt beurtheilen. Doch ist auf die Aeusserung des Schmerzes kein zu grosser Verlass, denn abgesehen davon, dass abgehärtete und phlegmatische Frauen weniger ihre Schmerzen fühlen, als reizbare und nervöse, dass verständige und ruhige ihn weniger äussern als ungebildete und leidenschaftliche, so findet auch bei der ersten und wiederholten Geburt ein wesentlicher Unterschied statt. Die erste ist nämlich viel schmerzhafter als die nächste und diese wiederum als die folgende. Alter und Constitution kommen mit in Betracht. Bei einer jüngern, nicht zu magern Frau sind alle Gebilde saftiger, der Muttermund und Damm nachgiebiger, daher der Schmerz weniger angreifend als bei vorgerücktem Alter und straffer trockener Faser. Es giebt Frauen, welchen das grosse Vorrecht zu Theil wurde, jedesmal leicht, fast schmerzlos niederzukommen, wogegen andere alle Ursache haben, mit Zagen an die Reihe qualvoller Stunden zu denken, die ihrer bei jeder Geburt harrt. Irren würde man daher, wollte man von der Heftigkeit der Schmerzensäusserung auf die Kraft schliessen, welche die Gebärmutter ausübt; beide stehen oft in keinem Verhältniss. Wir erkennen übrigens in dem Schmerz eine Macht, welche fürsorglich über das Wohl des Kindes und der Mutter wacht. Der Schmerz ist es, welcher die Frau auf die schwere Stunde der Geburt aufmerksam macht und auffordert, Alles für sich und für den Ankömmling in Bereitschaft zu setzen. Er zwingt sie, das Lager zu suchen, sich bei der Ausschliessung des Kindes hinzulegen oder hinzukauern. Ist auch die Gefahr, aus den Genitalien auf den Boden zu stürzen, bei der unbedeutenden Fallhöhe für das Leben des Kindes keine so grosse, wie mich wiederholte Beobachtungen lehrten, so kann doch beim Stehen leicht ein Vorfall oder eine Umstülpung der Gebärmutter, ein Blutsturz oder eine Ohnmacht eintreten, und dadurch die Mutter ausser Stande sein, für den Neugebornen auch nur im geringsten Sorge zu tragen.

Der Rhythmus der Wehen, der beständige Wechsel zwischen Anstrengung und Ruhe ist eine der wichtigsten Bedingungen für die glückliche Ausführung eines so langen und schwierigen Vorganges wie die Geburt ist. Die periodische Thätigkeit hat die Gebärmutter ebenso wie die peristaltische Bewegung mit andern Hohlorganen, mit dem Herzen und Magen, gemein. Die Wohlthat dieser Einrichtung liegt hier am Tage. Die Kraft wird, wenn sie gewisse Absätze macht, nicht so leicht erschöpft, ergänzt sich fortwährend, selbst bei progressiver Steigerung, und erlangt dadurch die Fähigkeit der grösstmöglichsten Wirkung. Der Schmerz lässt sich, wenn er auch verstärkt wiederkehrt, leichter ertragen, denn die Frau sammelt in der Zwischenzeit Muth ihn zu ertragen, Kraft ihn zu beherrschen. Die Ausdehnung der widerstrebenden Theile gelingt bei weitem vollständiger und schmerzloser, wenn die beständig zunehmende Kraft ihre Versuche in einer gewissen Ordnung wiederholt, wogegen bei ungestümer, ununterbrochener Dauer gefährliche Quetschungen und Zerreissungen selten ausbleiben. Ferner beruhigt sich in dieser Pause die Aufregung, in welche Anstrengung und Schmerz den Organismus versetzten, und es gleichen sich auch alsdann die Störungen in der Circulation und den Functionen der wichtigsten Organe zum Wohl der Kreissenden wieder aus. Nicht minder sind die Vortheile, welche die Periodicität der Wehen dem Kinde gewähren. Die Schwierigkeit, einen engen Kanal zurückzulegen, wird leicht überwunden, wenn die treibende Kraft nicht hartnäckig dieselbe Richtung behauptet, sondern nach einzelnen vergeblichen Versuchen den eingeschlagenen Weg verlässt, sobald er unzugänglich wird. Wir sehen dies am deutlichsten, wenn die Gebärmutter den Kopf bei stehendem Wasser in die vortheilhafteste Lage, in den herzförmigen Beckeneingang einzustellen bemüht ist, ebenso wenn der Kopf auf seinem Wege durchs Becken sich jedesmal so dreht, dass er in die grösste Räumlichkeit gelangt und sich zuletzt stets in die Richtung der Schamspalte stellt. Wir beobachten häufig, wie der Kopf, welcher auf der Schoossfuge oder auf dem Darmbein gelagert war, nach und nach in die gehörige Lage hinübergeleitet wird. Dies Accommodiren in die mechanischen Verhältnisse verdankt er lediglich dem Umstande, dass die Kraft von Zeit zu Zeit nachlässt. Mit der Zusammenziehung der Gebärmutter tritt eine beträchtliche Störung in ihrer Circulation ein, was für die Blutzufuhr zur Placenta, also zum Kinde von grosser Wichtigkeit ist. Sind die Gefässe fortwährend zusammengepresst, so vermögen sie nicht die erforderliche Menge zuzuführen und die Placenta ist ausser Stande, die respiratorische Umwandlung im Interesse der Frucht genügend auszuführen. Dies sehen wir als Grund an, woher Kinder, welche durch stürmisch anhaltende Wehen ausgetrieben werden, asphyktisch zur Welt kommen.

Die allmälige Steigerung der Wehen, welche gleichmässig an Dauer und Schnelligkeit, Kraft und Schmerz zunehmen, findet ihre Deutung in dem einfachen Naturgesetz: dass zur Beseitigung eines kleinen Hindernisses die schwächeren Mittel, zur Beseitigung der grösseren die kräftigsten in Anwendung gebracht werden. Dies erkennt man deutlich in dem Falle, wo der Kindestheil bei seinem Vorrücken auf ein mechanisches Hinderniss trifft. Alsdann werden die Wehen ungleich heftiger. Nach einer Pause, die länger währt als gewöhnlich, kehren sie energischer wie zuvor zurück, und steigern sich so lange, bis der Widerstand überwunden. Ist dies unmöglich, dann erfasst das Organ seinen Inhalt in einer Art von Starrkrampf, in dem es bis zum Tode verharrt, oder es tritt eine völlige Gleichgültigkeit gegen jeden Reiz ein, was denselben Erfolg hat.

Die Zusammenziehung der Gebärmutter wird von ihren Nerven veranlasst und setzt sich, einmal begonnen, in der Regel fort. Die letzte Wehe wird die Mutter der nächsten ein Mal, weil das in den Wänden enthaltene Blut während derselben zurückgetrieben wird und beim Nachlass mit vermehrter Kraft anströmt, somit eine Störung in der Circulation und das Streben sie auszugleichen entsteht, wobei die Nerven nicht unbetheiligt bleiben, fürs zweite wegen der Gewohnheit der Gebärmutter an eine rhythmische Bewegung, die gleich einem angestossenen Pendel ihre Schwingung so lange fortsetzt, bis die Kraft völlig erschöpft ist. Sind die Zusammenziehungen nur matt, sparsam, und war die Veranlassung nur eine geringfügige, so werden die folgenden schwächer und hören allmälig auf. Dies findet man nicht selten selbst in den letzten Monaten der Schwangerschaft, wenn man mit Zuversicht den Eintritt der Geburt erwartet. Sind sie jedoch kräftig und häufig, zeigen sie eine deutliche Wirkung auf den Muttermund, dann machen sie keinen Halt, bevor das Organ seine Aufgabe erfüllt hat. Der Reiz dazu wird wesentlich dadurch vermehrt, dass die Blase und späterhin der Kindestheil in den Muttermund und die Scheide tritt, indem die starke Ausdehnung desselben die kräftigste Anstrengung zur Austreibung wie im Gefühle einer instinctmässigen Selbsterhaltung hervorruft. Die Wehe wird geweckt durch directe Reizung der Gebärmutter am Halse und Munde, durch den Tod der Frucht, Lösung seiner Eihäute und Abzapfen des Fruchtwassers, indirect durch Mittel, welche wie *Secale cornutum* auf das Rückenmark wirken. Ruhe vermag die Wehe zu beschwichtigen und zu verlangsamen, Bewegung zu verstärken, was einen Fingerzeig für das Verhalten während der Geburt giebt.

Von den wahren Wehen unterscheidet man die falschen. Letztere sind Schmerzen ausserhalb der Gebärmutter, die von einem Krampf des Darmkanals, der Blase oder einem entzündlichen Zustande des Peritoneums herrühren und daran kenntlich sind, dass der Uterus während des Schmerzes nicht erhärtet, der Muttermund unverändert bleibt und der Schmerz oft von der Frau selbst als ausserhalb des Uterus bezeichnet wird.

Die wahre Wehe äussert sich in der Thätigkeit der Gebärmutter und kann regelmässig oder unregelmässig sein. Sie ist regelmässig, wenn die Zusammenziehung pausenweise erfolgt, wenn sie von oben nach unten wirkt und die Geburt fördert; regelwidrig, wenn eine oder all diese Bedingungen fehlen, wenn sie ohne Unterbrechung währt, wenn die Contraction nur an einer Stelle vorhanden, z. B. wenn der äussere Muttermund dem Austritt der Nachgeburt sich widersetzt, oder sich überwiegend an den obern Ringen des jetzt zum Körper übergetretenen innern Muttermundes äussert, wenn die Zusammenziehung gleichmässig das ganze Organ ergreift und in einem tetanischen Zustande erhält, endlich, und dies ist das Criterium, wenn sie keinen bemerkbaren Einfluss auf die Förderung der Geburt wahrnehmen lässt. Hierbei ist es zu bemerken, dass man oft nicht an der einzelnen Wehe, sondern an einer Reihe derselben erkennen kann, ob sie ihrem Zwecke entsprechen. Geschicht dies sehr deutlich, dann heissen sie auch ergiebige Wehen. Die Bezeichnung von schwach und stark, sparsam und häufig, kurz und lang, bedarf keiner Erläuterung. Wenn ausser der wahren Wehe auch falsche vorhanden sind, dann spricht man von gemischten Wehen. Die Untersuchung des Muttermundes und des vorrückenden Kindestheils geben allein Auskunft, ob wahre oder falsche, regelmässige oder regelwidrige Wehen vorhanden.

Die Hülfskraft oder die Bauchpresse, *prelum abdominale*, besteht in der gleichzeitigen Zusammenziehung der die Bauchhöhle umgebenden Muskeln, des Zwergfells, des *M. rectus, obliquus externus, internus* und *transversus*. Um ihre Wirksamkeit mit voller Kraft auf den Uterus zu concentriren, wird das Becken vorher fixirt, unten durch die angestemmten Füsse, oben durch die Wirbelsäule, welche mittelst der angeklammerten Hände nach vorn gebeugt ist, dann durch eine tiefe, lang angehaltene Inspiration das Zwergfell nach unten und die Bauchwandung nach innen gedrängt. Hierbei wird ein von vielen Seiten gleichmässiger Druck auf sämmtliche Eingeweide ausgeübt, der den Uterus um so mehr trifft, da er unmittelbar hinter den vordern Bauchmuskeln liegt. Ursprünglich hängt die Bauchpresse von dem Willen der Frau ab, doch wird sie unwillkürlich auf der Höhe der Gebrut, wenn der Muttermund im hohen Grade ausgedehnt ist, und diese übermässige Ausdehnung eines der kräftigsten Sphincteren durch einen harten Körper energische Reflexbewegungen hervorruft. In der geburtshülflichen Sprache heisst das Hinzutreten der Bauchpresse zu den Wehen das Verarbeiten der Wehen. Wird jene Hülfe freiwillig, ohne von der Gebärmutter eine Aufforderung zu erhalten, blos in der Absicht die Geburt zu fördern in Anwendung gebracht, dann wird die Kraft gleich ananfangs zum grossen Nachtheil für die übrige Ausführung erschöpft.

Den Werth dieser Unterstützung kann man bei jeder Geburt, namentlich der zögernden oder der künstlichen, wahrnehmen, gleichwohl kann auch die Gebärmutter ohne sie ihre Aufgabe ausführen. Den Beweis liefern jene Geburten, welche während einer Ohnmacht, während der Asphyxie oder unmittelbar nach erfolgtem Tode vollendet wurden; ebenso bei Thieren, deren Bauchwand durchschnitten war. Die Scheide kann ebenfalls der Gebärmutter in so weit Beistand leisten, als ihre Elasticität den in ihr weilenden Kindestheil oder die Nachgeburt hinauszutreiben vermag, während beim Durchschneiden der *Constrictor vaginae*, wie der *Levator ani* und die Dammmuskeln die Ausschliessung befördern.

Die widerstrebenden Kräfte, welche im Verlauf der Geburt überwunden werden, bestehen aus dem Muttermunde, der Scheide und den äussern Geschlechtstheilen. Sie stellen einen Kanal dar, dessen obere sowie untere Oeffnung von einem Muskelringe umgeben ist, von denen der erste einen weniger kräftigen Widerstand als der untere leistet, während er in dem häutigen faltenreichen Gange kaum in Betracht kommt. Der Widerstand wird durch Erweiterung der natürlichen Oeffnungen beseitigt. Diese Erweiterung ist kein einfacher Act, sondern geschieht durch Ausdehnung und Erweichung, zwei Momente, die Hand in Hand gehen müssen, um einen raschen und glücklichen Erfolg herbeizuführen. Wird letztere nur durch grössern Blutzufluss bewerkstelligt, so werden dagegen zur Ausdehnung nicht überall dieselben Mittel in Anwendung gebracht. Zur Eröffnung des Muttermundes, welcher von dem kleineren Sphincter umgeben ist, werden die mildesten Mittel verwendet. Die im Beginn der Geburt schwächern Contractionen der Gebärmutter, sowie das weiche elastische Fruchtwasser genügen, um diese Aufgabe zu erfüllen. Dagegen beansprucht der andere Endpunkt, umgeben von zahlreichen kräftigen Muskeln, dem *Constrictor vaginae, Levator* und *Sphincter ani* einen grösseren Aufwand von Kraft. Zu diesem Zwecke werden die festen harten Kindestheile verwendet und die Gebärmutter zu den intensivesten Contractionen, unterstützt von der angestrengtesten Bauchpresse, veranlasst. Ehe wir jedoch die Art und Weise betrachten, in welcher die obere Enge zur Nachgiebigkeit gezwungen, erinnern wir daran, wie schon die Schwangerschaft den Widerstand zum grossen Theil aus dem Wege geräumt, indem der starke Muskelring des Halses in einen Trichter ausgezogen wurde, dessen Spitze allein noch den ursprünglichen Durchmesser beibehielt, ferner indem der von ihm gebildete untere Abschnitt der Gebärmutter in den letzten Monaten der Schwangerschaft verdünnt, und der quere Mund in eine runde, mit dem heraustretenden Körper gleich gestaltete Oeffnung verwandelt wurde. Um jedoch den Nachweis zu führen, wie die Eröffnung des Mundes ins Werk gesetzt wird, ist es nöthig, sich die Lagerung der Muskelbündel in der Gebärmutter, wie sie am Ende der Schwangerschaft erscheinen, ins Gedächtniss zurückzurufen.

Die Aussenfläche ist vorn von den Ausstrahlungen der runden Mutterbänder bedeckt, deren fast schmerzlose Contraction das Organ in die Mitte richtet, den Grund erhebt und in das Becken hinabdrückt. Nachdem es so festgestellt, treten erst die übrigen Lagen in Thätigkeit. Unter jener oberflächlichen Schicht befinden sich vorn und hinten horizontale Querstreifen, welche von einer Tuba zur andern reichen, während die ganze Mittellinie über den Grund hinüber von einem starken Bande in Form eines Hufeisens umgeben wird. Ziehen sich diese gleichzeitig zusammen, so bewirken sie die seitliche und senkrechte Verkleinerung der Höhle und treiben den Inhalt derselben nach unten.

Auf der Innenfläche dicht unter der Schleimhaut befinden sich zwei grosse Muskelringe, deren Centrum die Tubarmündung ist, deren Peripherie in der Mitte zusammenläuft. Treten diese beiden Kreise in Wirksamkeit, so treiben sie durch eine gleichzeitige und gleichkräftige Contraction den Inhalt der Gebärmutterhöhle gegen die Mitte. Hier trifft die Richtung beider Kräfte zusammen, und von dem Durchschnittspunkte wirken beide gemeinsam in der Diagonale, welche in die Längenaxe, also in den Muttermund, fällt. Hieraus geht hervor, wie die innern seitlichen Ringe dieselbe Wirkung wie die äussere Lage, combinirt aus den queren und senkrechten Bündeln, zeigen, also dieselbe Absicht auf zwei verschiedene Weisen ausgeführt wird. Unterhalb jener concentrischen Ringe umgeben halbzirkelförmige Fasern den übrigen Körper bis zum äussern Munde herab, welche nicht vollkommen horizontal, sondern in der Mittellinie unter einem stumpfen Winkel zusammentreten. Diese erfüllen, unterstützt von den horizontalen Ringen der Aussenseite, eine doppelte Pflicht. Einmal verhüten sie ausser der Wehe durch das Anschmiegen an den vorliegenden Kindestheil den Abfluss des sämmtlichen Fruchtwassers und das Herabgleiten der nahe gelegenen Arme oder Nabelschnur, ausserdem erhalten sie durch ihre Zusammenziehung während der Wehe die herabtretenden Kindestheile in der geraden Richtung, und bewirken, indem sie das Biegen oder seitliche Ausweichen des Kindestheils verhindern, dass die von oben herabdrückende Kraft sich senkrecht ungeschmälert auf den Muttermund fortsetzt. Zugleich nehmen diese Fasern Theil an der Ausschliessung des Kindes, was namentlich dann von grossem Werthe ist, wenn es schon zum grossen Theil die Höhle verlassen, sich der Wirkung des Grundes entzogen und noch der schwierigste Theil der Austreibung unvollendet ist. Dieser Fall tritt bei der Steisslage ein, wenn der kleine Rumpf schon geboren, dagegen der grosse Kopf noch in der Gebärmutter stecken geblieben, und die von der Placenta bedeckte seitliche Wand nicht an einem gleichmässigen Druck auf den Körper Theil nimmt. Hier hat der Arzt oft genug Gelegenheit, die Wirksamkeit jener Muskelfasern des Halses bei der künstlichen Entwickelung dankend anzuerkennen. Ist die Gebärmutter entleert, so erhält sie durch die gleichzeitige Contraction aller Fasern ihre ursprüngliche birnförmige Gestalt. Ist sie gefüllt und der Muttermund noch geschlossen, so würden sich die überall gleichzeitig zusammenziehenden Fasern eng an den Inhalt anlegen und statt auszutreiben nur festhalten. Dies wird aber durch die peristaltische Bewegung verhindert. Beginnt nämlich die Zusammenziehung im Grunde und drängt den Inhalt gegen den noch erschlafften unteren Theil, so wird dieser nachgeben müssen, um so mehr, wenn er schon eine natürlich auch noch so kleine Oeffnung besitzt und diese von sparsamen und schwächeren Fasern umgeben ist, deren späteres Zusammenziehen nur wenig das Fortschreiten der überwiegenden Gewalt hindert. Wir finden daher bei der Untersuchung, dass sich der Mund während der Wehe ein wenig verkleinert, nach derselben jedoch vergrössert, wogegen wir das Entgegengesetzte wahrnehmen, sobald die Blase in den Muttermund getreten. Alsdann wird dieser durch die Wehe erweitert, nach derselben zieht er sich wiederum ein wenig zusammen. Inhalt und Form des Eies tragen aber wesentlich zur allmäligen und schmerzlosen Eröffnung des Mundes bei. Sobald das Wasser von dem zusammenziehenden Grunde zuerst gedrückt wird, pflanzt sich, so lange der Mund noch verschlossen, der Druck nach allen Seiten mit gleicher Stärke fort, und wird den schwächsten Theil der Wand, zumal in ihr schon eine Oeffnung ist, am meisten treffen, am ehesten zur Nachgiebigkeit zwingen. Indem sich die schwachen Kreisfasern gleichmässig erweitern, wird der Muttermund kreisförmig eröffnet, wobei die äusseren Längsfasern, welche bis zum Munde hinabreichen, insofern als ihre Verkürzung das obere Ende des Eies hinabpresst und gleichzeitig den Mund vorn und hinten aus einander zieht, nicht wenig behülflich sind. Ist dies erst selbst nur ein wenig gelungen, dann dringt unter dem Einfluss der Contraction des Grundes das von den Eihäuten eingeschlossene

Wasser durch die Oeffnung und treibt durch den Druck auf die Peripherie diese mit der Wirksamkeit eines Keils auseinander. Somit tritt bei Eröffnung des Mundes zu der organischen Kraft auch noch eine mechanische hinzu. Auf die fernere Gestaltung der Blase und deren Wirkung auf den Muttermund ist aber die Menge des zuströmenden Wassers von grosser Wichtigkeit und dies wird wiederum davon bedingt, welcher Kindestheil unten und wie er auf dem Muttermunde liegt. Ist es wie gewöhnlich der Kopf, der den Raum fast vollständig ausfüllt, der durch seine Härte sowie seinen grössern Umfang den untern Abschnitt der Gebärmutter überdies verdünnt hat, so vermag nur eine mässige Quantität Wasser bei ihm vorbeizufliessen, gerade genug, um der Blase die Gestalt einer Halbkugel zu geben und kräftig auf den Rand zu drücken. Fliesst dagegen das Wasser zu reichlich hin, weil der Kopf nicht den Mund bedeckt, wie es bei Schieflagen der Gebärmutter, namentlich dem Hängebauch vorkommt, weil ein anderer Kindestheil vorliegt oder überhaupt die Form der Gebärmutter durch zu viel Fruchtwasser eine kugelförmige ist, so finden wir eine wasserreiche Blase. Eine solche lässt daher eine fehlerhafte Kindeslage, Vorfall der Nabelschnur oder ein schlechtes Einstellen des Kindes befürchten. Oft ist eine solche Blase nicht kugelförmig, sondern wurstförmig, weil der Druck des Wassers mehr senkrecht auf die Eihäute wirkt. Diese beutelförmige Blase vermag nur wenig den Mund zu eröffnen, ebenso wenn zu wenig Wasser beim Kopf vorbeifliessen kann und die Blase flach bleibt. Befindet sich das Kind in einer Querlage, dann werden die Wände der Gebärmutter und ihr unterer Abschnitt ebenso wie der Mund in die Quere verzogen. Auch die Form des Eies begünstigt insofern die Eröffnung des Mundes, als sie oben breiter ist und der Druck der obern grossen Wassersäule auf den Mund weit stärker wirkt, und diese Verstärkung besonders dann sichtbar wird, wenn der Mund schon ein wenig eröffnet ist.

Einen beträchtlichen Antheil an der Eröffnung des Mundes nimmt auch die Erweichung des ihn umgebenden Abschnittes und sie betrifft weniger die Muskelfasern als das Bindegewebe zwischen den einzelnen Ringen; je mehr dieses mit Gefässen durchzogen, je lockerer und weicher, desto eher wird es die einzelnen Ringe auseinander treten lassen, desto eher dem Andrängen der treibenden Kraft nachgeben, und wir sehen daher mit Recht in einem weichen Mutterhalse, sowie in einem saftigen untern Gebärmutterabschnitt ein günstiges Zeichen für die ungesäumte Eröffnung, baldige Stellung der Blase und den glücklichen Fortgang der Geburt.

Ist diese Auflockerung schon eine Folge des grössern Blutreichthums der schwangern Gebärmutter, so ist während der Geburt die Vermehrung der Auflockerung ein Werk der Wehe. Während sich nämlich die Gebärmutter contrahirt, und zwar von oben nach unten, wird die Circulation im Uterus wesentlich geändert. Die Blutgefässe werden ebenfalls zusammengepresst, der Zufluss des arteriellen vermindert, der Abfluss des venösen beschleunigt. Da jedoch die Arterien weit kleiner und fester sind, da die Placenta mehr zur Seite liegt, so wird selbst bei der stärkern und häufigern Zusammenziehung des Grundes der arterielle Zufluss nicht in solchem Grade beschränkt, dass dadurch das Leben des Kindes in Gefahr kommt. Während daher das Arterienblut zum grössten Theil dem Uterus zuströmt, wendet sich ein kleiner Theil den übrigen Zweigen der *Art. hypogastrica* zu. Der Abfluss aus dem grossen venösen Gefäss des Uterus ist ein weit beträchtlicherer, das Blut häuft sich in den nahe gelegenen grossen Geflechten, namentlich der Scheide und des sich mit weniger Energie zusammenziehenden untern Gebärmutterabschnittes an. Gleicht sich auch mit dem Nachlass der Wehe diese Unordnung wieder aus, so verlängert sich doch in der immer häufigern Rückkehr und grössern Dauer der Wehe diese momentane passive Congestion mehr und mehr. Auf diese Weise wird mit dem Fortschritt der Geburt der untere Theil der Gebärmutter weicher, die Scheide lockerer. Diese Auflockerung schreitet von oben nach unten vor, bis sie den venösen Plexus der Schamlippen und des Dammes erreicht. Als gleichzeitige Folge jener Blutfülle entsteht eine sehr reichliche Schleimabsonderung. Hierzu tritt noch ein andrer Umstand begünstigend. Die Falten des Gewölbes werden durch den herabtretenden Kindeskopf nach unten und aus einander gedrängt. Indem dadurch die in der Tiefe liegenden Schleimdrüschen zum Vorschein kommen und zur freien Thätigkeit gelangen, wird der enge Canal in eine grosse Fläche verwandelt. Hierbei betheiligen sich auch die in der Nähe des Mundes befindlichen grösseren Schleimfollikeln und liefern jene dem geronnenen Eiweiss ähnliche Schleimflocken, die unter dem Namen *Claires* bekannt sind. Die strotzenden Gefässe werden hierdurch ihres Inhalts entlastet und indem in rascher Action ein Theil noch unvollständig verarbeitet die Wandung durchdringt, giebt er dem Schleim eine bräunliche Färbung, welche wir meist bei hinreichender Oeffnung des Mundes antreffen und welche die Ursache des Zeichnens ist. Die beigemischten Blutstreifen rühren dagegen von jenen kleinen Gefässen her, welche vom Uterus zur Decidua gehn und beim Ablösen des Eies selbst zerreissen. Auf diese Art sehen wir, wie durch dieselbe Kraft, welche den Inhalt nach unten drängt, die Lippen erweicht und der Mund eröffnet wird. Die Schleimabsonderung ist nur Folge der Wehen und wir kommen daher zu dem in der Praxis bewahrheiteten Schluss, je reichlicher der Schleim, desto ergiebiger die Wehen.

Auch die nahe Harnblase äussert einen fortwährenden Drang sich zu entleeren, theils weil sie an der Congestion theilnimmt, theils weil sie von dem herabsteigenden Uterus gedrückt wird, oder weil sich dessen Zusammenziehung auf sie überträgt. Sie ist somit bereit auch ihrerseits jedes Hinderniss dem herabtretenden Kindestheil aus dem Wege zu räumen.

Ist der Mund hinreichend eröffnet, dann werden die Eihäute, belastet von dem Druck einer Wassersäule, die 12 Zoll hoch und 8 Zoll breit, überdies herabgedrängt durch den starken Muskel des Muttergrundes, gesprengt und das vor dem Kindestheil befindliche Wasser stürzt hervor. Der vorliegende Kopf oder Steiss sinkt unmittelbar in den Muttermund und verschliesst denselben. Hierdurch wird ein grosser Theil des Wassers noch zurückgehalten, welcher das Kind und namentlich die Nabelschnur vor einem zu starken Druck bewahrt, so dass bei der nicht zu beträchtlichen Verkleinerung des Uterus keine Trennung der Placenta erfolgt und das Kind durch die Nabelschnur respiriren kann, denn wir halten es für das wichtigste, dass dem Kinde in der Gebärmutter nicht das respirationsnöthige Material auch nur auf kurze Zeit entzogen wird. Vermag der herabtretende Kindestheil die Oeffnung nicht zu schliessen, wie dies bei Schief- und Querlagen vorkommt, dann fliesst der grösste Theil oder alles Fruchtwasser ab, und es werden die Vortheile des schützenden Hinterwassers der Gebärmutter, sowie dem Kinde entzogen. Die Gebärmutter zieht sich enger zusammen, erstarrt krampfhaft und bedroht das Leben des Kindes durch Trennung der Placenta, durch gehinderte Circulation oder durch Druck der Nabelschnur. Fliesst zu wenig Wasser durch eine nicht hinreichende Oeffnung der festen Eihäute ab, dann treibt der Kopf sie, während er den Muttermund überschreitet, vor sich her, und kann dadurch den Mutterkuchen nicht blos theilweise lösen, sondern selbst gar trennen.

Mitunter zerreissen die Eihäute eher, als der Muttermund gebührend geöffnet, und die weitere Eröffnung wird dem Kindestheil überlassen, der diese Aufgabe weit langsamer und schmerzhafter ausführt, weil er nicht in die Oeffnung, sondern gegen die Oeffnung dringt, weil er sie nicht keilartig erweitert, sondern auseinander zerrt. Das zu frühe Abfliessen des Fruchtwassers ist daher immer ein übles Ereigniss. Oft rührt dies davon her, dass die Häute zu schwach sind, um dem Andrange des Fruchtwassers zu widerstehn, oder weil sie ausser Stande sind, die Peripherie zu vergrössern, wie es bei der wurstförmigen Blase der Fall ist. Der Riss ist hier concentrisch mit dem Munde und der Wasserabfluss folgt sofort in Masse. Ist dagegen die Oeffnung eine seitliche, hoch über dem Munde, dann geht das Wasser schleichend ab. Dies geschieht in Folge einer zu festen Adhäsion zwischen Chorion oder Decidua und Uterus, wobei diese Stelle während der Zusammenziehung einreisst, während der übrige Theil der Häute sich leicht löst. Indem der Einriss durch jede Wehe vergrössert wird, erklärt es sich, woher das Wasser sich so langsam entleert und woher sich bei einer gewissen Höhe des Einrisses selbst eine, wenn auch schlaffe, Blase im Muttermund bildet.

Ist die Blase gesprungen, so tritt der Kindestheil in die Stelle des Wassers, rückt während der Wehe vor und erweitert den Muttermund, weicht aber mit dem Nachlass der Wehe zurück, worauf sich der Muttermund ein wenig verkleinert. Zuletzt bleibt er längere Zeit mit seinem grössten Umfange im Muttermund stehn und wird von diesem stark zusammengedrückt. Mit welcher Kraft dies geschieht, ersieht man daraus, dass die Kopfknochen über einander geschoben werden und der unterhalb der Einschnürung befindliche Theil zu schwellen anfängt.

Nachdem der Kopf den Muttermund zurückgelegt, tritt er vollständig in die Scheide, was keine weitere Schwierigkeit macht, da ihre Falten leicht auseinander weichen und ihre äussere fibröse Umgebung blutreich genug ist, um leicht nachzugeben. Ist sie es nicht oder besitzt sie einen hohen Grad von Elasticität, dann sehen wir, wie der Kopf ebenfalls mit der Wehe vorrückt, nach ihr dagegen zurückweicht. Da der Weg, welchen der nach hinten gelegene Kindestheil vom Promontorium bis zum Steissbein zurückzulegen hat, der bei weitem längere ist, so wird auch die hintere Wand der Scheide weit mehr ausgedehnt, während die vordere kürzere faltiger bleibt, und oft ein kleiner Wulst beim Vordringen des Kindestheils zum Vorschein kommt. Nachdem der Widerstand jener Theile besiegt ist, tritt dem Kopf, dessen gerader Durchmesser sich parallel der Schamspalte zu stellen beginnt, der *Constrictor vaginae* entgegen, so dass er auch hier mit der Wehe sich den Scheideneingang öffnet, mit dem Nachlass der treibenden Kraft wieder in seine frühere Stellung zurückgeht.

Hat der Kopf erst den obern Theil der Schamspalte geöffnet und den Widerstand des Constrictors, dort wo seine Schenkel am schwächsten sind, überwunden, so stemmt er sich unter die Schoossfuge und wird um diesen Punkt in der Art gedreht, dass sich der Scheitel gegen den Damm richtet. Indem er ihn mit jeder Wehe mehr und mehr nach vorn drängt, werden die Bündel des *M. transversus perinaei*, der untere Theil des Constrictors und des *sphincter ani*, welche sämmtlich zu den flachen Muskeln gehören, auseinander gezogen, die einzelnen Fasern verlängert, das Bindegewebe sowie die deckenden Häute ausgedehnt. Der Damm wird durch den andringenden Kopf kugelförmig vorgetrieben und in jeder Richtung ausserordentlich vergrössert, zum Theil auf Kosten seiner Dicke. Gleichzeitig wird die Spalte für den eintretenden Kopf in eine runde Oeffnung dadurch verwandelt, dass die beiden Schamlippen, welche ja nur Falten sind, ebenfalls von einander gezogen werden.

Sobald der Kopf die untere Enge zurückgelegt, ziehn sich alle Theile rasch in den Hals zusammen, und werden erst mit dem Durchtritt des übrigen Rumpfes wieder ein wenig ausgedehnt. Auch hier wird die Ausdehnung aller Theile wesentlich durch vorhergegangene reichliche Erweichung gefördert und zwar nicht nur durch das Benetzen des reichlichen Schleims und die von den Wehen veranlasste Congestion, sondern auch durch die Stase, welche das Verweilen des grossen Kopfes in dem vordern Theil der Scheide und den äussern Genitalien veranlasst. Als Folge einer übermässigen Geburtsdauer sehen wir daher bisweilen eine Anschwellung oder heftige Entzündung dieser Theile eintreten.

Unmittelbar nach der Geburt des Kindes zieht sich die Gebärmutter stark zusammen, theils durch die Elasticität ihres Bindegewebes, theils durch die Thätigkeit der Muskelfasern. Diese beträchtliche Verkleinerung ihrer Innenfläche hat eine Trennung des Mutterkuchens zur Folge. Die cotyledonenartige Abtheilung, sowie die blutreiche Masse des Mutterkuchens geben ihm nämlich die Fähigkeit sich bei den frühern Wehen gleichzeitig mit der anhaftenden Wand der Gebärmutter zu verkleinern und dadurch bis zur Ausschliessung des Kindes die Zufuhr des Bluts zu unterhalten, so dass eine wirkliche Lösung erst dann eintritt, wenn die Nachgeburt der Gebärmutter ein unnützes Anhängsel geworden. Indem die Lösung beginnt, werden die Gefässe an ihrem dünnen Uebergangspunkt vom Uterus zur Placenta zerrissen und es entsteht eine Blutung, die wegen der Menge der verwundeten Gefässe, sowie wegen der Grösse ihres Lumens sehr beträchtlich sein würde, wenn nicht die schiefe Risswunde das Schliessen erleichterte und die Zusammenziehung der Muskeln nicht blos die Gefässe an ihrer Oeffnung, sondern in ihrem ganzen Verlauf zusammenschnürte. Hier tritt nun der Vortheil jener verschiedenen Lagerung der Muskelschichten ins vollste Licht. Denn bei der Verkleinerung des ganzen Organs verschieben sie sich, pressen die Gefässe ihrer ganzen Länge nach zusammen und halten dadurch den Andrang des Bluts von aussen nach innen von nun an beständig zurück. Die Oeffnung der blutenden Gefässe wird um so leichter und sicherer geschlossen, als sie sich zum grossen Theil zwischen den ringförmigen Fasern der Tubarmündung, also in der grössten Entfernung vom Uebertritt zum Uterus befinden. Durch die Verkleinerung des Uterus wird aber auch die grosse blutende Fläche der Insertion auf einen sehr kleinen Umfang zurückgeführt. Auf diese Art vermag die Zusammenziehung des leeren Uterus die Blutung zu meistern. Wir müssen dessen eingedenk sein, wenn es gilt eine Metrorrhagie bei und nach der Geburt zu sistiren und dasselbe Verfahren, welches die Natur einschlägt, als Norm unsrer Thätigkeit festhalten.

Ursache.

Woher der Uterus erst die Reife des Kindes abwartet, ehe er sich in der Absicht zusammenzieht, dasselbe zu entfernen, ist eine Frage, die noch der Lösung harrt. Wir sind heute noch nicht weiter gelangt, als zu Avicenna's Worten: „Nach göttlichem Gesetz tritt die Geburt zur bestimmten Zeit ein." Dieses Abwarten liegt meiner Meinung nach in dem natürlichen Bestreben eines jeden

Organismus, sowie des einzelnen Organs, seine Bestimmung zu erfüllen, und die des Uterus ist es, neun Monate die Frucht zu beherbergen und sie dann auszustossen. Wir sind dabei nur im Stande, gewisse Erscheinungen in der Richtung zu deuten, wie sie allmälig diese Trennung vorbereiten, bis das Kind zum Vollbesitz der Lebensenergie, die Gebärmutter zum Vollbesitz der Kraft gelangte.

Das Verhältniss des Eies zur Gebärmutter gestaltet sich während der Schwangerschaft fortwährend anders, und eben in diesen Uebergängen erkennen wir die stufenweise Vorbereitung zur Geburt. Während in den ersten drei Monaten die Eihüllen in ihrer ganzen Ausdehnung gleich innig an der Innenwand des Uterus haften und die Frucht in ihrer Umgebung fast verschwindet, so concentrirt sich mit dem nächsten Monat die Thätigkeit allmälig peripherisch auf einen Punkt, um die Placenta herzustellen, während im Innern an die Stelle provisorischer Einrichtungen, wie Nabelbläschen, Allantois und Wolfsche Körperchen, diejenigen Organe geschaffen werden, welche die Lebensfähigkeit der gebornen Frucht sicherstellen.

In den nächsten drei Monaten schreitet die Entwickelung der Placenta und des Uterus parallel vor, hierauf aber beginnt der letztere sich ungleich mehr auszudehnen und dadurch verschieben sich die correspondirenden Flächen. Die Folge davon ist, dass die ursprünglich gerade hinübertretenden Gefässe eine schiefe Richtung erhalten, sich verlängern und an ihrem Uebergangspunkte dünner werden. Dies nimmt soweit zu, dass selbst der Zu- und Abfluss des Bluts von der Frucht erschwert und verringert wird, ja wenn wir uns das Wachsen fortgesetzt denken, vollständig aufgehoben werden kann. In dieser allmäligen Entfernung spricht es sich aus, wie das gegenseitige Bedürfniss zwischen Frucht und Fruchtträger weniger lebhaft ist, wie die davon abhängige Gestaltung der Gefässe die Trennung begünstigt. Dasselbe sehen wir auch ausserdem an dem Verkümmern des Bindegewebes zwischen dem Uterus und der mit den Eihüllen in ihrer ganzen Ausdehnung also auch mit der Placenta verschmolzenen Decidua, bis der Zusammenhang zwischen Decidua und Uterus zuletzt so gelockert ist, wie zwischen dem Zweige und dem Stiel der reifen Birne. Kommt noch dazu, dass sich auf der Muskelschichte des Uterus, nämlich oberhalb der alten Decidua eine neue Mucosa bildet, welche die abgelebte Membran abhebt, so ist es ersichtlich, wie die Trennung sehr leicht erfolgt.

Auf der andern Seite treten in der Gebärmutter mancherlei Momente ein, welche sie veranlassen, ihre Kraft erst zu einer bestimmten Zeit zu äussern. Ihre Wände ertragen die Ausdehnung bis zu einer gewissen Grenze, sowie den Druck des schweren Inhalts bis zu einem bestimmten Maasse. Wird dies überschritten, dann machen sie ebenso wie die überfüllte Harnblase und der Mastdarm von ihrer Expulsivkraft Gebrauch, nur kommt noch der Umstand hinzu, dass in dem letzten Monate die Menge des Fruchtwassers ungemein abgenommen und die harten Kindestheile der Innenfläche näher rücken, sie empfindlicher berühren und zur Reflexbewegung auffordern. Ueberdies hat der Uterus durch die gleichmässige Entwickelung sämmtlicher Elemente bis zu ihrer höchsten Vollendung die Fähigkeit erlangt, einen so grossen und festen Körper wie die reife Frucht durch einen engen, langen, widerstrebenden Canal hindurchzutreiben. Der Uterus bleibt so lange Fruchtträger, als seine Wände überall fest, derb, gleich dick, und der Ausgang seiner Höhle von einem starken Sphincter verschlossen ist, er bildet sich aber in demselben Maasse zum Gebärorgan aus, als der Grund dicker, der untere Abschnitt dünner, die Muskeln im Grunde stärker, der Sphincter am Halse schwächer wird. Ist die Umwandlung vollendet, dann ist natürlich auch die Neigung um so grösser, die erworbene Kraft geltend zu machen. Ist Ei und Gebärmutter aber der Reife nahe, so kommt es leicht zur Geburt, wenn eine gewisse Aufforderung zur Thätigkeit von ihrer Eigenthümlichkeit oder ihrem Inhalte ausgeht, sei es der Umfang und Druck eines grössern Kindes oder überreiches Fruchtwasser, sei es eine lebhaftere Kindesbewegung oder zu frühes Abwelken der Placenta, sei es endlich eine besondere Empfindlichkeit des Uterus. Aber den wichtigsten Beweggrund besitzt er in der Gewohnheit der periodischen Thätigkeit. Beobachten wir schon bei andern Hohlorganen, wie Blase und Mastdarm, dass sie ihre Thätigkeit leicht an eine bestimmte Zeit binden, so ist dies in einem weit höheren Grade beim Uterus der Fall, der schon im gewöhnlichen Zustande den Gesetzen einer monatlichen Function gehorcht. Dies hört keineswegs mit dem Eintritt der Schwangerschaft auf, sondern dauert, wenn auch oft unbemerkt, fort und giebt sich mitunter dadurch deutlich kund, dass unerachtet der Schwangerschaft eine monatliche Blutung sich noch mehrere Male wiederholt, dass sich Beschwerden, welche die Menstruation zu begleiten pflegen, monatlich einstellen, dass Abort und

Frühgeburt ebenfalls häufiger in diese Zeit fallen, dass endlich, und dies ist das wichtigste, der Tag der Geburt so oft mit dem Tag des erwarteten Monatlichen zusammenfällt. Doch selbst wenn auch keiner jener Umstände vorhanden ist, wenn auch die Gebärmutter vorher nicht jene Regel in ihrer Thätigkeit inne hielt, so beobachten wir, wie einer jener zahlreichen geistigen oder körperlichen Einflüsse, denen die Frau beständig ausgesetzt ist, und die oft nur unbedeutend sind, wie ein weiter Gang, Heben der Arme über den Kopf, eine reichliche Mahlzeit, Freude oder Ueberraschung, dennoch stark genug sind, um die Thätigkeit der fast reifen Gebärmutter herauszufordern. Wir sind dabei stets von der Voraussetzung ausgegangen, dass die Ausbildung von Ei und Uterus Hand in Hand geht, und neun Monate dazu verwendet werden. Ist dies auch Regel, so sind doch Ausnahmen sehr häufig. Es ist nämlich nichts Ungewöhnliches, dass schon ein kürzerer Zeitraum zur Vollendung genügt, oder umgekehrt diese eine längere Frist erheischt. Die Reife beider, des Eies und Uterus, wird somit beschleunigt oder verzögert und in Folge dessen ein Kind von gewöhnlicher Grösse und Reife einige Zeit vor und lange nach dem Ende der gewöhnlichen Schwangerschaftsdauer geboren, der Unterschied kann hier 44 Tage betragen, 20 diesseits und 24 jenseits der gewohnten Zeit. Noch anders sind die Verhältnisse, wenn die Entwickelung des Eies und Uterus nicht gleichen Schritt hält, sondern das eine oder andere einen Vorsprung macht. Dies kommt vorzugsweise beim Ei vor. Das Ei besitzt nämlich eine eigenthümliche Lebensenergie und diese ist es, welche sein langsameres oder rascheres Wachsthum bedingt. Für diese Ansicht sprechen auf das entschiedenste nicht nur die Analogie späterer Lebensjahre, sondern unmittelbare Beobachtungen. Sind nämlich durch einen einzigen Coitus bei einem Kaninchen mehrere reife Eichen vom Ovarium gelöst, so trifft man das eine schon in der Nähe des Uterus, während das andere im Anfange der Eierröhre weilt, und beobachtet, wie bei dem einen schon die Zerklüftung des Dotters beendet, dagegen beim andern kaum begonnen. Diese Thatsache erklärt das Frühreifen der Frucht, welche den noch nicht vollkommen entwickelten Uterus zur Ausstossung zwingt, sowie umgekehrt die Spätgeburt eines Kindes von gewöhnlicher Grösse, nachdem der Uterus schon längst seine Vollendung erreicht, aber erst die der Frucht abwartet, ehe er in Thätigkeit tritt. Auf der andern Seite kann auch der Uterus seine Ausbildung in ähnlicher Weise übereilen oder verlangsamen und ohne Rücksicht auf die geringere oder grössere Ausbildung des Kindes an die Geburt gehn, sobald die Entwickelung aller Elemente vollendet ist. Den letztern Fall muss man annehmen, wenn die Gebärmutter das Kind weit über den neunten Monat beherbergt, und dies dann eine ungewöhnliche Grösse erlangt. Umgekehrt finden wir, dass bei Erstschwangern die Geburt sehr oft 8 Tage früher als bei einer Mehrschwangern eintritt, was vielleicht mit demselben Recht mehr auf die überwiegend raschere Entwickelung der Gebärmutter, als auf die geringere Tragfähigkeit oder beschränktere Räumlichkeit derselben bezogen werden kann. Ob übrigens Alter, Constitution und Befinden auf die rasche oder langsame Entwickelung des Eies oder Uterus Einfluss ausüben, lässt sich kaum feststellen und erscheint kaum wahrscheinlich, wenn wir die tägliche Erfahrung zu Rathe ziehn.

Aus alledem ergiebt sich, dass für die zeitige Geburt mehr als ein Motiv vorhanden, dass bald das eine, bald das andere vorzugsweise die Veranlassung giebt, sich aber meist nicht nachweisen lässt, dass eine fast zeitige Geburt sich nicht streng von der wirklich zeitigen unterscheidet; dass frühzeitige und spätzeitige nicht selten vorkommen, aber nur durch genaue Nachforschungen ermittelt werden.

Kommen in einzelnen Monaten Geburten häufiger vor, so hängt dies von Umständen ab, welche neun Monate vorher die Empfängniss begünstigten. Die Gebärmutter beginnt ihre Thätigkeit häufiger in der Nacht, äussert sie kräftiger und vollendet auch schneller während derselben ihre Aufgabe, vielleicht aus keinem andern Grunde, als weil sie gleich den übrigen organischen Muskeln dann am leichtesten ihre Functionen ausübt, wenn sie von den animalischen nicht gestört wird.

Das Specielle der Geburt.

Die Lage des Kindes in der Gebärmutter und im Becken macht einen wesentlichen Unterschied in der Ausführung der Geburt und wir unterscheiden Grad- und Schieflagen. Bei der Gradlage

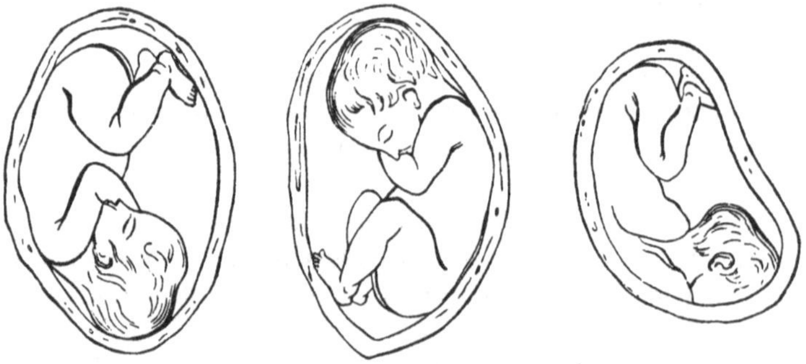

fällt die Längenaxe des Kindes und der Gebärmutter zusammen, und nur bei ihr kann ein ausgebildetes Kind durch ein regelmässiges Becken hindurchtreten, indem die Längenaxe beider gewissermassen ihre Fortsetzung in der Beckenaxe findet. Wir zählen daher die Gradlagen zu den Cardinalbedingungen einer regelmässigen Geburt, mit der wir uns zunächst beschäftigen.

Die Gradlagen.

Die Gradlage kann zwiefacher Art sein. Entweder ist der obere oder untere Endpunkt des kindlichen Rumpfes dem Beckeneingang zugewendet, also entweder der Kopf oder das Becken. Eine jede dieser Lagen hat zwei Unterarten, je nachdem der Kopf mit seinem behaarten oder unbehaarten Theil, der Steiss allein oder mit herabgleitenden Füssen vorliegt. Somit unterscheiden wir:

I. Kopflage.
   a. Schädellage,
   b. Gesichtslage.
II. Beckenlage:
   a. Steisslage,
   b. Fusslage.

Das Verhältniss der Kopf- und Beckenlagen ist ungefähr ein solches, dass unter 100 Geburten 96 Mal die erstere und 4 Mal die letztere vorkommt.

Der Mechanismus. Der vorliegende Kindestheil geht nicht in derselben Richtung durch das Becken hindurch, wie er eingetreten, sondern ist durch dessen Räumlichkeit gezwungen eine Reihe von Bewegungen auszuführen, welche wir in ihrem Zusammenhange das Mechanische der Geburt benennen, in so fern als durch einen krummen knöchernen Kanal ein fast gleich grosser Körper hindurch geschoben werden soll und dieser Akt lediglich nach den Gesetzen der Mechanik ausgeführt wird. Mit diesem Geburtsmechanismus muss der Geburtshelfer in all seinen Einzelnheiten um so inniger vertraut sein, als Abweichungen, welche seine Hülfe beanspruchen, so häufig sind, und weil nur in einer getreuen Nachahmung desselben der allein richtige Weg zur Rettung für Mutter und Kind zu finden ist. Ehe ich mich jedoch an die Darstellung des mechanischen Verhältnisses wende, möchte ich daran erinnern, wie die Frucht, so lange die Eihäute unverletzt sind, über dem kleinen Becken im Fruchtwasser leicht beweglich ist, und somit der Zeit und Kunst Gelegenheit giebt, eine Abweichung von der Mittellinie durch die Lagerung des Uterus auf die entgegengesetzte Seite auszugleichen und damit ihre Rückkehr zum regelmässigen Einstellen zu begünstigen. Ist das Wasser erst abgeflossen, dann nimmt der am Muttermund liegende Kindestheil von oben herabgedrängt im Beckeneingang eine feste Stellung ein, die er nur beim Herabtreten verlässt. Den Anfang zur Kenntnissnahme des Mechanismus macht daher die Untersuchung, in welcher Stellung der Kindestheil in den Beckeneingang eintritt. Da wir nun in letzterem vier Durchmesser kennen gelernt, so lässt sich leicht nach einem derselben die Lage des in ihm befindlichen Kindestheils bezeichnen und hierdurch ist zugleich die Lage des ganzen Kindeskörpers ausgesprochen. Ein Beispiel möge es erläutern. Ist das Hinterhaupt im rechten Endpunkte des queren Durchmessers zu fühlen, so befindet sich die Stirn im linken, Brust, Bauch, Füsse und Nabelschnur liegen an der linken, dagegen Rücken und Nakken an der rechten Uterusseite. Auf die Wahl der verschiedenen Durchmesser im Beckeneingang als Richtschnur des vorliegenden Kindestheils beruht die verschiedene Eintheilung der Kindeslagen. **Baudelocque**, die ältere französische und ein grosser Theil der deutschen Schule, vertreten durch **Busch** und **Ritgen**, nehmen den I. und II. schiefen Durchmesser mit seinem vordern und hintern Ende als das bestimmende Princip an, dagegen neigen sich die neueren deutschen Geburtshelfer mehr dem queren Durchmesser oder der rechten und linken Beckenhälfte zu. Daher kommt es, dass die erstern vier, die letztern nur zwei Lagen als die gewöhnlichen annehmen. Während der Kindestheil aber herabtritt, macht er, gleichviel ob Schädel, Gesicht oder Steiss, eine schraubenförmige Bewegung nach vorn. Da im Eingange des Beckens der grösste Durchmesser der quere und schiefe, in der Mitte und Ausgang der grade ist, so muss sich der grosse Kindestheil nämlich beim Vorrücken mit seinem grössten Umfange also mit seinem Längendurchmesser in die beiden letzteren stellen, somit auf seinem Wege eine Spirale zurücklegen. Die Möglichkeit dazu ist in dem absatzweisen Eintritt der Wehen, dem Zurückdrängen des vorrükkenden Kindestheils durch die Weichgebilde, welche ihre Kraft mit dem Nachlass der Wehen zu äussern beginnen, endlich in der nach vorn abhängigen Ebene des Beckenbodens gegeben.

In Bezug auf den Eintritt und Durchgang des Kindes durch das Becken ist noch ein wichtiger Umstand zu erwähnen. Der vorliegende Kopf oder Steiss tritt nämlich nicht parallel mit der schiefen Ebene des Beckeneingangs ein, also nicht gleichzeitig mit dem vordern und hintern Theil, sondern mit dem vordern Theil früher. Daher kommt es, dass derjenige, welcher sich der Schoossfuge näher befindet, tiefer steht, also das vordere Scheitelbein, Wange oder Hinterbacke leichter zu erreichen ist, hinter diesem die Pfeilnath, Nase oder Beckeneinschnitt sich befindet, hinter letzterem weit höher die der vorderen entsprechende andere Hälfte. Während des Herabtretens macht der vorliegende Theil eine schraubenförmige Bewegung nach vorn, um von der Seite her unter den Ausschnitt der vordern kürzeren Wand zu gelangen. Hat er diesen ausgefüllt, so stemmt sich sein vorderer oder oberer Theil unter die Spitze des Schoossbogens und beginnt um diesen festen Punkt seine Rotation, bis der hintere Theil über das Steissbein herabgleitet und so den mütterlichen Schooss verlässt.

Ist der vorangehende Kopf erst geboren, so folgt der nur einen geringen Umfang besitzende Rumpf ohne Schwierigkeit nach; verliess dagegen der Steiss zuerst den Beckenausgang, so bedarf es noch einiger Zeit und Anstrengung, um durch fortgesetzte schraubenförmige Bewegung des Rumpfes die Schultern und den Kopf in die günstige Lage zu bringen.

Verweilt das Kind auf seinem Wege durchs Becken an irgend

einer Stelle ungebührlich lange, so entsteht an dem vorangehenden Theile, welcher also zugleich der vordere und tiefste ist, eine Geschwulst, die, weil sie am Kopfe etwas sehr gewöhnliches ist, Kopfgeschwulst, *caput succedaneum*, heisst, doch eben so gut am Gesicht oder den Hinterbacken vorkommt. Da sie in der Regel erst dann entsteht, wenn der Kopf ins kleine Becken eingetreten und sich nur schwierig oder gar nicht fortbewegt, so wird der Sitz dieser Geschwulst zugleich zum Merkmale, wie das Kind im Becken gestanden, sowie die Grösse ihrer Ausdehnung zum Maassstab für das räumliche Missverhältniss. In seltenen Fällen entsteht schon vor oder gleich mit dem Eintritt in das Becken eine freilich nur kleine Geschwulst, wenn das Wasser zu früh abgeflossen und der kleine unnachgiebige Muttermund sich nur zögernd eröffnet. Diese Geschwulst wird in der Regel von der später entstehenden Kopfgeschwulst verdeckt, und kommt nur dann, wenn der übrige Theil der Geburt sehr rasch verläuft, zu Tage. Sie hat die Eigenthümlichkeit, dass sie grade die Mitte des Kopfes oder Gesichts einnimmt, während die gewöhnliche Geschwulst sich nur auf der tiefer liegenden Hälfte, nämlich dem hintern Theil des Scheitelbeins oder der Wange befindet. Sie verdankt ihre Entstehung, nicht wie Nägele annimmt, dem Einpressen in den engen unnachgiebigen Mund, sondern wohl nur der Blutstase in dem abhängigsten Theil des Kindes, dessen peripherische Circulation am obern Theil durch den Druck der krampfhaften Uterincontractionen gestört wird. Denn man findet diese Geschwulst in einer Ausdehnung, die mit dem kleinen Mund in keinem Verhältniss steht, und ich habe sie mehrere Male in gleichmässiger Anschwellung über dem ganzen Scheitelbein gefühlt.

D i a g n o s e. Die Erkenntniss der Kindeslage vermag nur das deutliche Gefühl charakteristischer Theile zu geben. Am häufigsten und frühsten geschieht dies bei der Schädellage, da man nicht selten durch das Scheidengewölbe und untere Uterinsegment, wenn es dünn ist und tief steht, die Knochen und Näthe unterscheiden kann. Bei vorliegendem Gesicht und Steiss glückt dies nicht so leicht, da diese Theile weniger gewölbt, nicht so tief herabsinken und die untere Uterinwand nicht in gleichem Grade durch ein inniges Anschmiegen verdünnen. Es giebt aber auch Fälle, in denen es sehr schwer hält, den Kopf durch die Eihäute zu fühlen, wenn nämlich viel Fruchtwasser vorhanden und der Uterus sehr hoch steht, ja wo es sogar unmöglich ist, bei einer Gradlage den vorliegenden

Theil nach dem Wasserabfluss zu erreichen. Dieser Fall tritt ein bei engem und hohem Becken, bei der Neigung des Muttergrundes nach vorn oder seitlich, und wenn der Mutterkuchen zum Theil auf dem Muttermunde lagert. Giebt schon die innere Untersuchung nicht immer ein befriedigendes Resultat, so gilt dies in noch höherem Grade von der äussern. Letztere lässt blos die Gradlage des Kindes vermuthen, wenn der Uterus in der Mitte und unten nicht sehr breit sondern schmal erscheint, wenn oben die Füsse wahrgenommen, und die Bewegung hier am deutlichsten gefühlt wird, endlich wenn der kindliche Herzschlag nur auf einer Seite zu hören ist.

Prognose. Die Gradlagen haben das Gemeinsame, dass sie von der Natur glücklich zu Ende geführt werden können, und dies in der überwiegenden Mehrzahl auch wirklich geschieht. Zwischen den einzelnen Arten findet dagegen der Unterschied der grössern oder geringern Leichtigkeit der Ausführung, des mehr oder weniger glücklichen Erfolges statt. Die meisten Vortheile bietet stets die Kopflage, und diese sind schon ersichtlich, ehe noch das Wasser abgeflossen. Durch den grössern Druck des runden Kopfes wird der untere Gebärmuttertheil mehr verdünnt, die Eröffnung des Mundes erleichtert und mit der vollendeten Ausführung des I. und II. Zeitraums auch die Gefahren des III. und IV. abgekürzt und gemindert. Nach abgeflossenem Wasser ist der Durchtritt des vorangehenden Steisses oder Fusses schwieriger, und von längerer Dauer. Während bei Kopflagen der Kopf mit der Kraft eines harten Keils die Weichtheile auseinander treibt, dagegen die Kraft des herabdrückenden Muttergrundes den weichen Steiss trifft, findet das umgekehrte Verhältniss bei der Steisslage statt; hier ist die Spitze des Keils weich und der von der Gebärmutter gedrängte Theil hart, was, wie man leicht einsieht, die volle Entfaltung der Kraft hindert und die schnellere Fortbewegung hemmt. Bei der Kopflage wird der umfangreichste Theil zuerst geboren und der übrige folgt rasch und leicht. Der Austritt des vorliegenden Steisses, welcher nur um ein weniges kleiner als der Kopf ist, beansprucht fast dieselben Kräfte wie der des Kopfes, nur muss die Gebärmutter, statt zu ruhen, sich von Neuem anstrengen, um so schnell als möglich Rumpf und Kopf auszutreiben. Letzterer ist überdies nicht einmal so günstig gelagert und seine Knochen lassen sich von der herabdrückenden Gebärmutter nicht so leicht übereinander schieben. Bei der raschern Ausschliessung des Rumpfes nach gebornem Kopfe entgeht überdies die Nabelschnur der Gefahr des Druckes, ein Umstand, der bei der Steisslage selten zu vermeiden ist und oft genug dem Kinde das Leben kostet.

Vergleichen wir bei den Kopflagen die Schädel- und Gesichtslage, so hat die erstere entschiedene Vorzüge. Der vorangehende Theil ist härter und gewölbt, die Knochen schieben sich leichter in den Näthen übereinander, wodurch sein Umfang wesentlich verkleinert wird, und die Fortbewegung ist durch die Uebertragung der Kraft auf das günstiger gestellte *os occipitale* im hohen Grade erleichtert. Ueberdies kann bei der Gesichtslage eine Zerrung der Carotiden und *Vena jugularis* durch eine zu gewaltsame und lange Ausdehnung des Halses das Gehirn durch Apoplexie gefährden. Dagegen finden wir beim Vergleich der Steiss- und Fusslage wieder die letztere insofern weniger günstig, als die vorangehenden Füsse wegen ihres geringen Umfanges nicht so geneigt sind, den Muttermund und Damm so weit zu eröffnen, dass die rasche Entwickelung des Rumpfes und Kopfes zu erwarten steht, und der Druck auf die Nabelschnur abgekürzt wird.

I. Die Kopflagen.

Liegt der Kopf auf dem Beckeneingang, so trifft man 200 Mal den Schädel und nur 1 Mal das Gesicht. Letzteres hat eine weniger günstige Prognose.

A. Die Schädellagen.

Bei der Schädellage, *partus cranio praevio,* stellt sich im Beginn der Geburt der Schädel mit seinem graden Durchmesser fast quer über das Becken, so wie das vordere Scheitelbein tiefer steht. Gewöhnlich wendet sich das Hinterhaupt beim Herabtreten gegen den Schoossbogen. Wegen des letzten Gesichtspunktes nannte Boer die Schädellage auch Hinterhauptslage und v. Siebold Scheitelbeinlage, weil dieser Knochen zuerst im Muttermund zu fühlen ist und zuerst unter dem Schoossbogen zum Vorschein kommt.

Mechanismus der Geburt.

Die Art und Weise der Kopfbewegung durch das Becken ist die Norm für den vollendeten Geburtsmechanismus und ergiebt das Verständniss aller übrigen. Dieses ist um so dringender, als es zu den häufigsten Geschäften des Geburtshelfers gehört, bei Mangel der treibenden Kraft durch Anwendung der Zange das Kind zu entwickeln, was nur gelingt, wenn grade dasselbe Verfahren, wie das der Natur, beobachtet wird.

Steht das Hinterhaupt links vorn, so ist die vordere Hälfte, also das rechte Scheitelbein, tiefer gestellt und der Kopf macht vom Eintritt in das Becken bis zum vollständigen Austritt folgende Bewegung. Bei seinem Herabtreten senkt sich das Hinterhaupt tiefer und bewegt sich schraubenförmig nach vorn. Von der Seite unter dem Schoossbogen angelangt, stemmt es sich unter denselben, so dass sich das Gesicht vom Kreuz- und Steissbein her nach vorn über den Damm entwickelt, worauf der geborne Kopf das Gesicht nach dem einen Schenkel der Mutter wendet. Analysiren wir diesen Vorgang, so finden wir folgende Momente der Kopfdrehung:

1. um seine Queraxe, wodurch das Hinterhaupt tiefer, das Kinn höher gestellt wird;

2. um seine senkrechte Axe, welche das Hinterhaupt gegen den Schoossbogen wendet;

3. um seine Queraxe, indem das sich unter den Schoossbogen stemmende Hinterhaupt sich um diesen festen Punkt nach oben dreht;

4. um seine senkrechte Axe, wodurch das Gesicht gegen den einen mütterlichen Schenkel gekehrt wird.

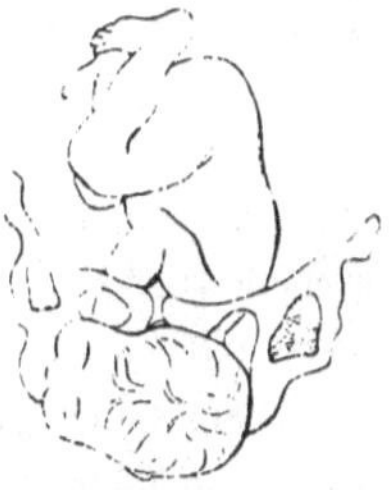

Es findet somit zwei Mal eine abwechselnde Drehung um die quere und um die senkrechte Axe statt, wobei zu bemerken ist, dass die erstere vom Kopf allein, die letztere aber zugleich von Kopf und Rumpf ausgeführt wird.

Den Grund dieser Reihe von Bewegungen können wir in der Absicht suchen, den Durchtritt auf die günstigste Art herzustellen, und dies wird erreicht, wenn der Kopf nicht mit seinem grössten Umfange, sondern zunächst ein kleiner Theil den Weg bahnt, wenn nämlich statt der umfangreichen Mitte der Schädelwölbung das schmale Hinterhaupt nebst dem angrenzenden Theile des Scheitelbeins tiefer gestellt und gewissermaassen als Vorläufer benutzt wird. Dieses Tieferstellen ist durch die Lage des Hinterhauptloches, welches nicht in der Mitte der Schädelbasis, sondern gegen den Nacken zu sich befindet, vermittelt. Indem nämlich der Druck des Steisses durch die Wirbelsäule hindurch kräftiger auf den kurzen Schenkel wirkt, wird das Hinterhaupt in demselben Grade, als der Widerstand des Muttermundes, der Scheide und des Dammes grösser ist, um so tiefer herabgedrückt, auf der entgegengesetzten Seite aber das Kinn desto höher hinaufgeschoben und fester gegen die Brust gedrückt. Der Umfang des vorangehenden Theiles wird aber noch dadurch verringert, dass die beiden Scheitelbeine nicht in gleicher Höhe herabsteigen, sondern das vordere tiefer liegt, das ungleiche Einstellen aber dadurch bedingt, dass die Längenaxe des Uterus mit dem Kinde nicht senkrecht auf die Ebene des Beckeneinganges fällt, sondern, indem der Fundus nach vorne herüber hängt, sie nach vorn unter einem spitzen Winkel schneidet. Diese tiefere Stellung behält auch der vordere Theil, bis er das Becken verlässt.

Die Nothwendigkeit der Drehung des Kindeskopfs ist in der ungleichen Räumlichkeit des Beckens geboten, da im Eingang nur der quere und schiefe Durchmesser, sowie in der Mitte und im Ausgang nur der grade den grössten Durchmesser des Kopfes durchtreten lässt, und wird dadurch erleichtert, dass der Boden des Beckens, auf dem hauptsächlich die Drehung ausgeführt wird, eine schlüpfrige nach vorn abhängige Fläche darstellt. Es erklärt sich leicht, wie das nach vorn gewendete Hinterhaupt dann unter den nahen Schossbogen tritt, doch selbst wenn es sich in der hintern Beckenhälfte, also jenseits des Querdurchmessers befindet, wendet sich nicht die dem Schoossbogen näher stehende Stirn demselben zu, sondern weicht zurück, während das Hinterhaupt allmälig nach vorn vorrückt. Diese eigenthümliche Erscheinung findet ihren Grund in der anatomischen Zusammensetzung des Beckenbodens, dessen hintere Hälfte durch die um und vor dem Mastdarm über einander gehäuften Muskeln und Sehnen weit stärker, somit consistenter als die vordere ist. Hier befindet sich der *sphincter* nebst dem stärkern *levator ani*, der *M. coccygaeus*, die dicken Beckenfascien, die *ligg. tuberososacrum* und *spinososacrum*, sowie der *M. transversus perinaei*. Alle diese bilden einen starken Wall um das untere Ende der hintern Scheidenwand, so dass dem von oben herabtretenden Kindestheil hier ein kräftiger Widerstand entgegentritt. Vergegenwärtigen wir uns, wie das in der hintern Beckenhälfte befindliche Hinterhaupt von der Wehe herabgedrängt, in der Wehenpause von dem widerstrebenden Boden zurückgeschoben wird und gewissermassen die nachgiebigsten Stellen für sein Vorrücken sucht, so wird man sich leicht denken können, dass jene dicke untere Wand, welche überdies höher liegt, nicht so leicht den Austritt gestattet, sondern das Hinterhaupt eher zwingt nach vorn gegen die hier nachgiebigere hinzugleiten. Nur wenn der Damm ungewöhnlich erschlafft ist, gelingt es dem Hinterhaupte durchzutreten und vom Steissbein aus das Becken zu verlassen, während die Stirn unter den Schoossbogen tritt. Paul Dubois hat durch ein schönes Experiment die Betheiligung des Beckenbodens an dieser Drehung ausser Zweifel gesetzt. Bei einer Frau, die gleich nach hinreichender Oeffnung des Muttermundes gestorben, fand man das Kind in der zweiten Kopflage, nämlich die kleine Fontanelle hinten rechts. Ein kräftiger Druck auf den Muttergrund näherte den Kopf dem Beckenausgang, wobei sich das Hinterhaupt ganz wie gewöhnlich nach vorn wendete, unter den Schoossbogen stellte und das Gesicht über den Damm sich entwickelte. Eine dreimalige Wiederholung ergab dasselbe Resultat. Beim vierten Male jedoch wendete sich die kleine Fontanelle nach hinten und das Hinterhaupt verliess von hier aus das Becken, während die Stirn nach vorn gerichtet war. Der ganze Vorgang gestaltete sich also in der entgegengesetzten Richtung. Man wählte hierauf zum Versuche ein grösseres Kind und erhielt nun wiederum das frühere Resultat. Beweis genug, dass nur der Widerstand des hintern Beckenbodens die Drehung des hinten befindlichen Hinterhauptes zu dem entlegenen Schoossbogen veranlasst.

Gelangt das Hinterhaupt in den Beckenausgang, so entspricht ungefähr die Stellung der Pfeilnath dem engsten Durchmesser von der Spitze des Kreuzbeins bis zur Spitze des Schoossbogens, und bei starkem Druck von oben weicht dasselbe nach vorn unter den Schoossbogen aus. Hier stemmt es sich fest, und der Schoossbogen bildet den festen Punkt für den sich drehenden Kopf. Die Richtung der von oben wirkenden Kraft trifft dann nicht das Hinter-, sondern mehr das Vorderhaupt, und treibt es durch die Scheidenöffnung hinab. Hierbei löst sich allmälig das Kinn von der Brust, ein kleiner Theil des Scheitelbeins erweitert den Ausgang, worauf die Stirn und dann das Gesicht allmälig über den Damm gerollt wird, und so der Kopf den mütterlichen Schooss verlässt. Der geborne Kopf dreht sich mit dem Gesicht nach der innern Seite des mütterlichen Schenkels fast in dem Viertel eines Kreisbogens. Dies ist Folge seiner Stellung gegen die Schultern. Während nämlich der Kopf von der Seite her z. B. der linken unter den Schoossbogen tritt, stellt sich der die Pfeilnath kreuzende Durchmesser der Schultern, welcher nur um ein weniges kleiner ist als der grade des Kopfes, in den andern schiefen Durchmesser des Beckeneingangs, also den zweiten, und bewegt sich von hier aus, also von der andern Seite wie der Kopf, unter den Schoossbogen. Die Drehung des geborenen Kopfes wird somit durch die Schultern bestimmt und lässt seine ursprüngliche Lage erkennen. Wendet sich das Gesicht nämlich nach dem rechten Schenkel, so befand sich die kleine Fontanelle in der linken Beckenhälfte, wenn nach dem linken, in der rechten Beckenhälfte.

Nach den Schultern folgt die Geburt des übrigen Rumpfes rasch.

Der Unterschied in dem Mechanismus der beiden häufigsten Kopflagen besteht nur darin, dass bei der ersten das rechte Scheitelbein tiefer steht und sich von links unter den Schoossbogen stellt, bei der zweiten das linke Scheitelbein dagegen tiefer und von rechts unter denselben gelangt, dass sich im ersten Fall das Gesicht nach dem rechten, im zweiten Fall nach dem linken Schenkel dreht.

Alle diese Bewegungen und Drehungen werden nur dadurch veranlasst, dass der Beckenraum genau dem durchtretenden Kindeskopf angepasst ist, und es erklärt sich, wie sie bei Erstgebärenden und nicht zu nachgiebigen Weichtheilen, bei einem nicht zu geräumigen Becken und nicht zu kleinen Kinde um so vollendeter und in gehöriger Reihenfolge zur Ausführung kommen, wie dagegen unter den entgegengesetzten Verhältnissen bald die eine, bald die andere mangelhaft erscheint oder ganz unterbleibt.

Geschichtliches. Bis zur Mitte des vorigen Jahrhunderts glaubte man allgemein, dass der Kopf in derselben Richtung in das Becken einträte, wie er im Ausgange erschien, und dass er auch diese Richtung während seines Durchganges beibehielte. Ould sagte zuerst in seinem Treatise of Midwifery. 1742, pag. 29, „wenn sich das Kind zur Geburt stellt, tritt der Kopf in den Querdurchmesser des Beckens," ohne jedoch den weitern Vorgang zu erörtern. Diese Lücke ergänzt Smelli (1751). indem er die Drehung aus dem queren des Eingangs in den graden des Ausgangs lehrte. Saxtorph (1764) berichtigte dies in so fern, als er erkannte, dass es nicht der quere, sondern der schiefe Durchmesser des Beckeneingangs sei, in welchen sich die Pfeilnath stellt. Ausserdem gab er auch an, wie nach der Austreibung des Kopfes sich die Schultern in den entgegengesetzten schiefen Durchmesser stellen. Johnson gebührt das Verdienst der Beobachtung, dass der Kopf beim Austritt nicht vollkommen parallel in den graden Durchmesser des Beckenausganges zu stehen kommt, sondern in eine gering schiefe Richtung, eine Mittheilung, die lange unbeachtet blieb, bis sie von Nägele und Kilian die gebührende Anerkennung erhielt.

Nachdem so die Grundzüge des Mechanismus entdeckt waren, versuchte man es die verschiedenen Arten des Eintritts in ein System zu bringen. Da nun ein jeder Geburtshelfer von einem andern Bestimmungsgrund ausging und nicht jedem eine gleiche Fülle der Erfahrung, sowie das Talent exacter Beobachtung zu Gebote stand, so wurde eine Menge von Eintheilungen aufgestellt, von denen wir nur die bedeutendsten anführen.

Solayrès de Renhac und sein Schüler Baudelocque nahmen zunächst so viel Scheitellagen an, als die Summe der Endpunkte der einzelnen Durchmesser im Beckeneingang beträgt, weil in einem jeden derselben die kleine Fontanelle gedacht werden kann. Sie zählten also, indem der quere Durchmesser ausgeschlossen wurde, 6 Lagen. Baudelocque gruppirte sie jedoch anders als sein Lehrer und stellte die Reihenfolge auf, wie sie nachher die Boivin, Lachapelle, Busch und die deutsche Schule festhielt. Meckel fügte noch 2 hinzu, indem er den queren Durchmesser mit aufnahm und ebenso wie Flamant in Strassburg 8 Lagen festsetzte, die Ritgen neuerdings anders stellte. Mad. Lachapelle liess die Conjugata aus und erhielt ebenfalls 6 Lagen. Sie machte nämlich in ihrer Pratique des Accouchemens. Paris 1821. ihre Beobachtungen von 37,612 Geburten, während der Jahre 1812—1820 bekannt. Diese so wie die Erfahrungen der Mad. Boivin, welche sie in ihrem Memorial de l'art des Accouchements, Paris 1812, mittheilte, ergaben für die Scheitellagen folgendes Resultat.

Scheitellagen	1	2	3	4
Boivin 19,571 geb.	15,693	3622	164	92
Lachapelle 35,465 geb.	27.343	7512	270	140

Diese imposante Masse gab den Ausschlag. Man nahm in Frankreich sowohl als Deutschland diese Reihenfolge als eine unbestreitbare Wahrheit an. Jenseits des Rheins wurde sie durch Capuron und mehr noch durch Maygrier's geburtshülfliche Abbildungen verbreitet, während sie diesseits des Rheins eine willige Aufnahme fand, da sie sowohl von der Wiener Schule, Horn, Klein, als dem in 10 Auflagen verbreiteten Lehrbuch von Froriep angenommen und von der Autorität Busch's gestützt wurde, zumal ihre Einfachheit ihr das Wort redete.

Busch und die meisten deutschen Geburtshelfer nahmen demnach folgende Schädellagen an, deren Reihenfolge die Häufigkeit ihres Vorkommens bezeichnet.

1. kleine Fontanelle links vorn,
2. kleine Fontanelle rechts vorn,
3. kleine Fontanelle rechts hinten,
4. kleine Fontanelle links hinten.

Die sächsischen Geburtshelfer, an ihrer Spitze Carus und Joerg, wichen hiervon nur in sofern ab, als sie 3 und 4 in umgekehrter Folge annahmen. Genauere Beobachtungen der beiden letzteren Decennien lehrten jedoch, dass die Reihenfolge keine richtige sei.

Nägele und Kilian führten diese 4 Lagen auf 2 zurück, doch jeder in einem andern Sinne.

Nägele, dieser unermüdliche und exacte Geburtskundige, hat durch genaue und massenhafte Beobachtungen nachgewiesen, wie gewöhnlich die Pfeilnath im I. schiefen Durchmesser steht und auf die 1. Lage die 3. folge, dagegen die beiden andern, die Pfeilnath im II. schiefen Durchmesser, so selten sein, dass sie als ungewöhnlich zu betrachten sind. Diesen Ansichten schloss sich der Heros der jetzigen Accoucheure Frankreichs, der würdige P. Dubois, an, und ich stelle die Beobachtungen beider in Zahlen neben einander, wobei unser Nägele noch den Vorzug der grössern Menge zeigt.

Schädellage nach Busch	1	3	4	2	
Dubois	1355	491	12	55	1913
Nägele	2262	1217	8	4	3491

Da die dritte Lage nach Busch im Verlauf der Geburt stets in die zweite übergeht, so giebt Nägele einer zu späten Untersuchung die Schuld dieses Irrthums, und da im Uebrigen der Mechanismus nichts Eigenthümliches hat und der Unterschied, ob der Weg der kleinen Fontanelle zum Schoossbogen ein klein wenig länger oder kürzer ist, nicht in Betracht kommt, so ist die Ausschliessung der so seltenen Lagen und die Annahme nur zwei gewöhnlicher Lagen:

1, kleine Fontanelle links vorn,

2, kleine Fontanelle rechts hinten,

hinlänglich begründet.

Nägele's Verdienst ist es auch, dass, wenn man früher glaubte, der Kopf stelle sich mit den beiden Scheitelbeinen in gleicher Höhe in den Beckeneingang, er zeigte, wie das vordere Scheitelbein sich tiefer stellt, und voran durch das Becken geht. Ihm schliesst sich in allen Beziehungen Grenzer in Leipzig an.

Kilian geht noch weiter, lässt die Beziehung zum schiefen Durchmesser fallen und unterscheidet:

1, kleine Fontanelle links,

2, kleine Fontanelle rechts,

was einfach aber kaum ausreichend ist. Er fügt hinzu, dass der Kopf das Becken in dreifacher Art verlassen kann: 1, entweder mit der kleinen Fontanelle nach vorn, 2, mit derselben nach hinten gegen das Steissbein, oder 3. in der Quere. Scanzoni in Prag stimmt mit ihm in vielem überein.

Die neuere französische Schule entfernte sich aus Vorliebe zu einer systematischen Eintheilung von dieser einfachen und natürlichen Anschauungsweise. Bei allen finden wir die Trennung nach den beiden Beckenhälften, bei Velpeau in die vordere und hintere, bei Cazeaux, Moreau, Chailly, Jacquemier in die rechte und linke. Eine jede Hälfte hat aber 3 Unterabtheilungen:

		Présentation.	*Position.*
Velpeau.	I.	*occipito-anterieur*	*occipito-cotyloid gauche.* *occipito-cotyloid droit.* *occipito-pubienne.*
	II.	*occipito-posterieur*	*occipito-iliaque droit.* *occipito-iliaque gauche.* *occipito-sacrée.*
Cazeaux.	I.	*occipito-iliaque gauche*	*anterieur.* *transverse.* *posterieure.*
	II.	*occipito-iliaque droit*	*anterieur.* *transverse.* *posterieure.*

Tafel 50, 51. Der Kindeskopf im Beckeneingang bei der Scheitellage.

Fig. I. Das Hinterhaupt vorn links, die gewöhnlichste Lage; nach Busch, Baudelocque, Nägele Lage I.

Fig. II. Das Hinterhaupt vorn rechts, die ungewöhnliche Lage, nach Busch, Baudelocque Lage II., Nägele Lage IV.

Fig. III. Das Hinterhaupt hinten rechts, die gewöhnlichste Lage, nach Busch, Baudelocque Lage III., Nägele Lage II.

Fig. IV. Das Hinterhaupt hinten links, die ungewöhnliche Lage, nach Busch, Baudelocque Lage IV., Nägele Lage III.

Tafel 52. Der Beckenausgang von unten mit dem austretenden Schädel, dessen Hinterhaupt sich in

Fig. I. vom linken Schoossast gegen die Schoossfuge, in

Fig. II. vom rechten Schoossast gegen die Schoossfuge wendet.

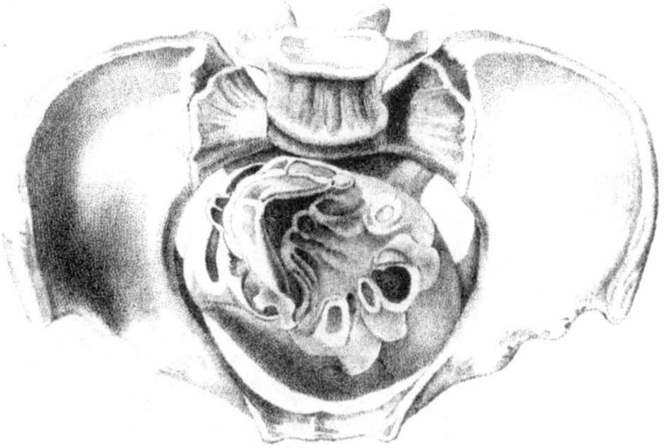

Fig. II.

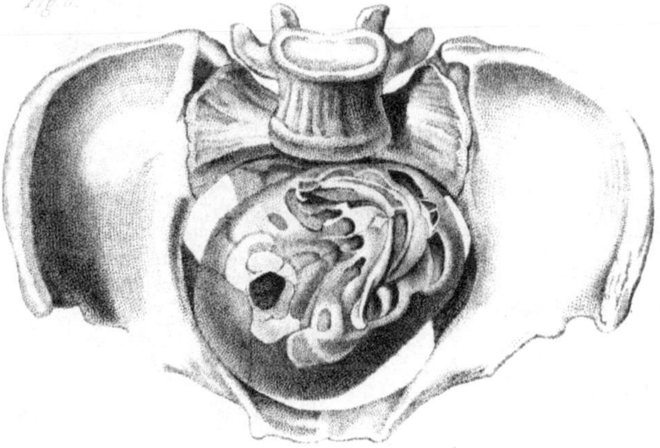

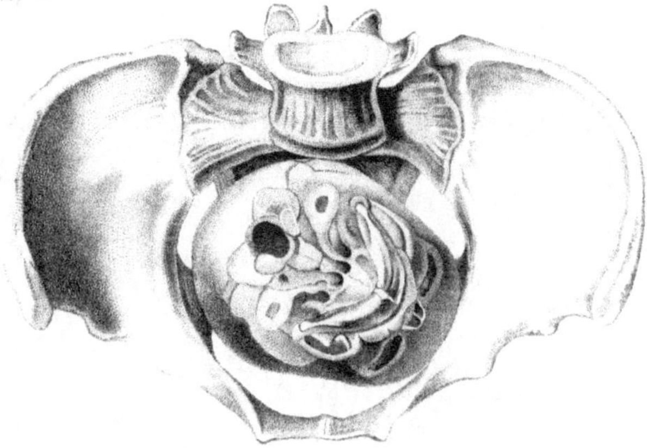

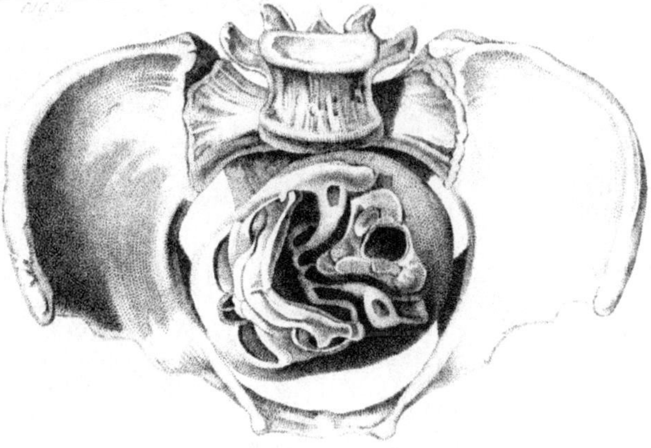

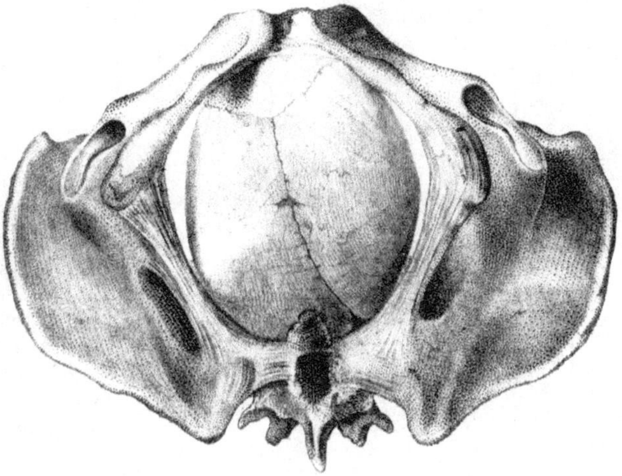

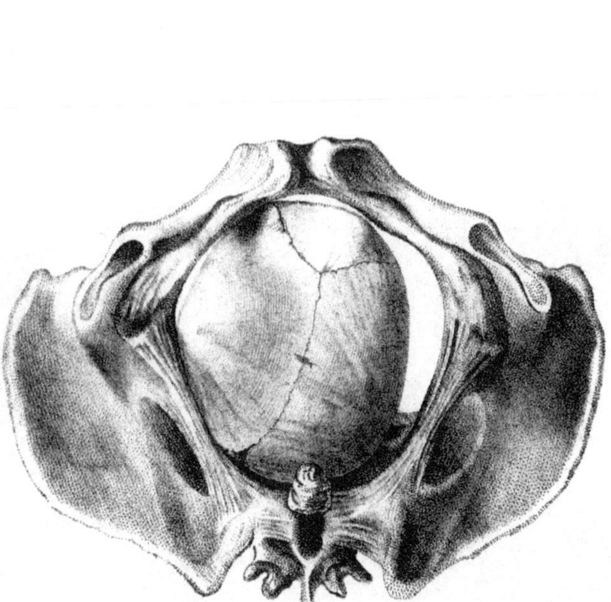

Moreau setzt zu dieser letztern noch die ***Position occipito-pubienne*** und ***sacrée*** hinzu und erhält 8.

Chailly nimmt dieselben 8 wie **Moreau** an, nimmt jedoch 3 Abarten der Schädelstellung der Scheitel-, Stirn- und Hinterhauptslage an.

Jacquemier liess dagegen die transverse fort und beschränkt die Zahl auf 4.

Die **Engländer** haben sich meist diesen Schwierigkeiten entzogen, indem der grössere Theil keine Eintheilung der Lagen annahm. Man sucht eine solche vergebens selbst in dem Werk von **Blundel** und **Robert Lee's** Lecture of the Theorie and practice of Midwifery. Dagegen macht **Ramsbotham** eine Ausnahme, der in seiner Obstetrice Medicine and Surgery 8 Lagen aufzählte, jedoch hinzufügt, dass die Zahl nicht der Repräsentant der Häufigkeit sei. **Murphy** führt die 4 Lagen der **Lachapelle** an, rühmt **Nägele's** accuracy of description und pflichtet den Ansichten desselben bei, wenn auch die Zahl seiner Beobachtungen bis jetzt eine geringe ist.

In **Amerika** schliesst man sich in der neuern Zeit der Eintheilung von **Moreau** an. **Tucker (1848)** dagegen der von **Busch** mit der Bezeichnung der rechten und hintern Beckenhälfte und unterscheidet:

Présentation.

I. *Left occipito-iliac* { 1. *pos. left occipito-cotyloid.*
2. *pos. left occipito-sacro-iliac.*

II. *Right occipito-iliac* { 3. *pos. right occipito-sacro-iliac.*
4. *pos. right occipito-cotyloid.*

Folgendes Schema diene zur Erläuterung der Eintheilung in die verschiedenen Lagen:

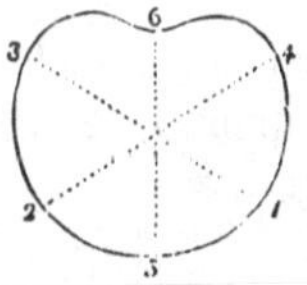

Baudelocque.

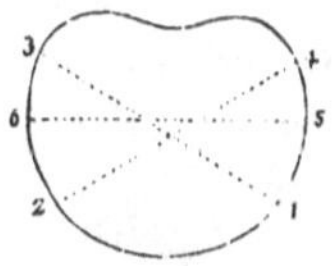

Lachapelle.

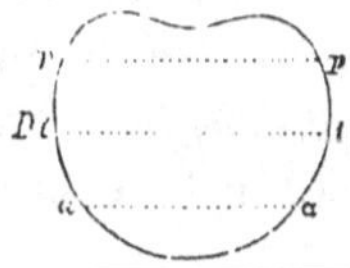

Cazeaux.

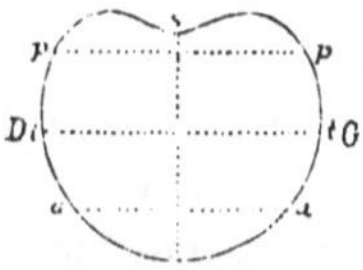

Moreau.

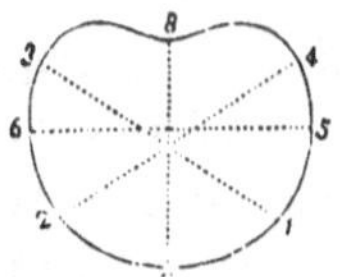

Meckel.

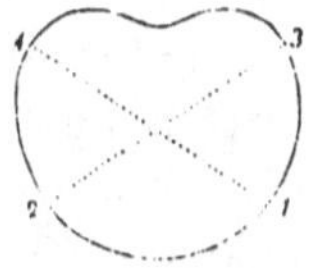

Joerg. Carus.

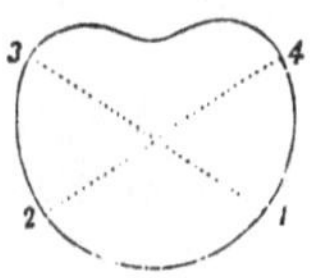

Busch.

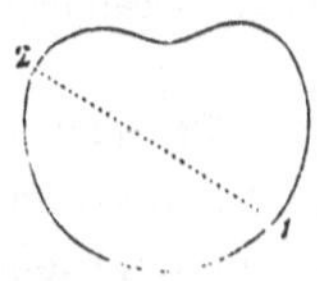

Nägele.

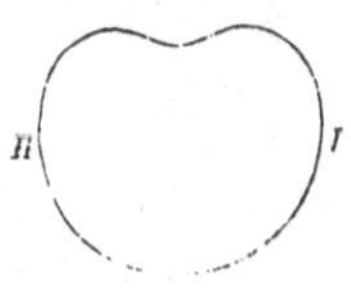

Kilian.

Diagnose. Schon während der letzten Schwangerschaftsmonate erkennt man durch das Scheidengewölbe den Schädel an seiner Härte, sowie an seiner gleichmässigen Wölbung und mitunter ist es möglich, schon in den letzten Wochen oder beim Beginn der Geburt die tief stehende Pfeilnath und Fontanelle durch die dünnen Weichtheile zu unterscheiden. Gewöhnlich aber gelingt dies erst, wenn der Finger durch den Muttermund zu dem nur von den dünnen Eihäuten bedeckten Schädel vordringt, und dieser tief genug steht, um eine ausgedehnte Untersuchung zuzulassen. Doch können Verhältnisse obwalten, bei denen er selbst ungeachtet der hinlänglichen Eröffnung des Mundes unerreichbar ist; nämlich ein hohes enges Becken, Schieflage der Gebärmutter, überreiches Fruchtwasser und der vorliegende Mutterkuchen. In diesem Falle wird die Diagnose erst dann möglich, nachdem der Kopf in den vollständigen Bereich des Fingers gelangt. Der Schädel ist kenntlich an dem Haar und den Knochen, seine Stellung an den Näthen und Fontanellen, selten am Ohr. Mitunter ist es nicht möglich, die Lage des Schädels zu bestimmen, wenn nämlich das Wasser zu früh abgeflossen, der kleine Mund noch hoch steht, die Kopfgeschwulst Näthe und Fontanellen verdeckt, endlich wenn falsche Fontanellen vorhanden und der Schädel missgestaltet ist.

Eintheilung. Auf Grund eigener Anschauung schliesse ich mich den Ansichten Nägele's, seiner Eintheilung in gewöhnliche und ungewöhnliche Lagen an.

Die gewöhnlichen Scheitellagen.

Zu ihnen gehören:
die erste Scheitellage: kleine Fontanelle links vorn und
die zweite Scheitellage: kleine Fontanelle rechts hinten.

Erste Scheitellage. Die kleine Fontanelle in der linken Beckenhälfte ein wenig nach vorn. Dieselbe Richtung hat auch Hinterhaupt, Nacken, Rücken, die entgegengesetzte nach rechts ein wenig nach hinten Gesicht, Arme, Beine, Bauch und Nabelschnur.

Die Ursache, woher die Pfeilnath in der überwiegenden Mehrheit sich in den I. schiefen Durchmesser stellt, ist wohl in der so häufigen Neigung des Gebärmuttergrundes nach rechts zu suchen, wobei ihr Querdurchmesser fast parallel dem I. schiefen Durchmesser zu stehen kommt, folglich auch der Kopf sich seiner Länge nach in diesem befindet. Bei dieser Neigung der Gebärmutter wird der linke Rand etwas nach vorn gewendet, und indem er hier einer grössern Ausdehnung fähig ist, stellt sich das Kind leichter mit dem breiten Rücken und Steiss nach links und nimmt also häufiger die erste Schädellage an.

Im I. Zeitraum entspricht die Pfeilnath mehr dem queren Durchmesser des Beckeneingangs und hat nur eine kleine Neigung zum I. schiefen Durchmesser. Im Scheidengewölbe ungefähr in der Mitte des Beckens fühlt man nämlich den Höcker des Scheitelbeins und der nach hinten fortgleitende Finger gelangt nahe und unterhalb des Vorbergs zum Muttermund, dessen Mitte die Pfeilnath fast quer durchschneidet. Hiervon überzeugt man sich am deutlichsten bei Mehrgebärenden, deren Mund in der Regel weiter geöffnet und nachgiebiger ist. Die Stelle, welche die Fingerspitze trifft, ist meist die Mitte jener Nath, welche nach links und ein klein wenig nach vorn gegen die linke Pfanne zur kleinen Fontanelle, dagegen nach rechts zur grossen Fontanelle führt. Nur selten ist man im Stande oberhalb des rechten Scheitelbeins das hinter dem Schamberge befindliche Ohr zu erreichen. Der Kopf liegt also mit seinem graden Durchmesser fast parallel dem Querdurchmesser des Beckeneingangs, das rechte Scheitelbein vorn und tiefer, die Pfeilnath gegen den ersten Kreuzbeinwirbel gerichtet.

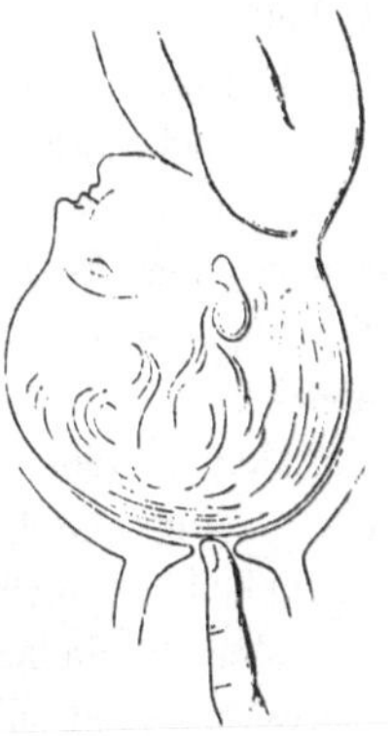

Im II. Zeitraum wird die Pfeilnath und kleine Fontanelle in demselben Grade zugänglicher, als die Gebärmutter tiefer ins Becken herabsinkt und der Muttermund sich eröffnet. Wir finden im Vergleich zu dem I. Zeitraum nur den Unterschied, dass sich hierbei die Pfeilnath mehr dem I. schiefen Durchmesser des Beckens nähert und die kleine Fontanelle hinter der linken Pfanne liegt. Mitunter ist sie hier leicht zu erreichen, öfter jedoch nach rechts hinten die grosse, welche etwas höher steht.

Im III. Zeitraum findet man unmittelbar nach Abfluss des Fruchtwassers in der Mitte des Muttermundes ungefähr in einer Höhe von 2 ½ Zoll den Tuber des rechten Scheitelbeins, ein wenig weiter gegen das Kreuzbein die Pfeilnath. Der sie verfolgende Finger gelangt nach vorn links in die Nähe der linken Pfanne zur kleinen Fontanelle, die jetzt etwas herab gerückt leichter zu erreichen ist. Hierbei hat man bisweilen während der Wehe Gelegenheit zu bemerken, wie in der Pfeilnath der Rand des vordern rechten Scheitelbeins über das hintere linke hinübergeschoben wird. Steht der Kopf in der Krönung und verlässt allmälig die Gebärmutter, so ändert die Pfeilnath bei weiterem Herabrücken ihre Stellung gegen den I. schiefen Durchmesser nur in so weit, als das Hinterhaupt etwas nach vorn gegen den Schoossast rückt, und ein wenig tiefer als die Stirn herabsinkt. Auf dem Boden des Beckens angelangt, bewegt sich die kleine Fontanelle in wiederholten Versuchen nach vorn, um sich von der Seite her unter den Schoossbogen zu stellen. Der dem Hinterhaupte nahe Theil des rechten Scheitelbeins tritt zwischen die Schamlippen und wird während der Drängwehen in dem obern Theile der Schamspalte sichtbar „der Kopf ist im Einschneiden.“ Mit dem Nachlass der Wehe weicht er wieder zurück und man findet die kleine Fontanelle am Rande des linken *foramen ovale* und die Pfeilnath schneidet den graden Durchmesser des Beckenausgangs unter einem mässig spitzen Winkel. War das Becken in seinen untern Räumen mehr beengt, so tritt diese Drehung auch schon früher ein und geschicht gleichzeitig mit dem Herabtreten des Kopfes. Wenn dabei die Weichgebilde einen Widerstand entgegenstellen, so werden die in ihren Näthen beweglichen Knochen dichter aneinandergedrängt, die Ränder übereinander geschoben und hiermit der Umfang verkleinert. Als äusseres Merkmal dieses Vorganges fühlt man, wie sich die Kopfhaut hauptsächlich auf dem vorliegenden Scheitelbein in Falten zusammenschiebt, die anfangs ausser den Wehen verschwinden, späterhin bleiben. Bei längerer Dauer erhebt sich an ihrer Stelle, namentlich am abhängigsten Theil, eine weiche Geschwulst, die bei starker Zunahme die Hinterhauptsnath nebst der kleinen Fontanelle verdeckt und diese Theile für die Untersuchung unkenntlich macht. In der Regel verbleibt dieselbe und das Kind bringt sie mit an das Tageslicht als ein untrügliches Zeichen seiner Lagerung im Becken.

Den Beginn des IV. Zeitraums kündigen die heftigen Schüttelwehen an. Es kömmt der an das Hinterhaupt grenzende Theil des rechten Scheitelbeins immer deutlicher zwischen den Schamlip-

Tafel 53. u. **54.** Der dritte Zeitraum. Der Kopf befindet sich in der Beckenhöhle und nähert sich dem Beckeneingang, der Kopf schneidet ein.

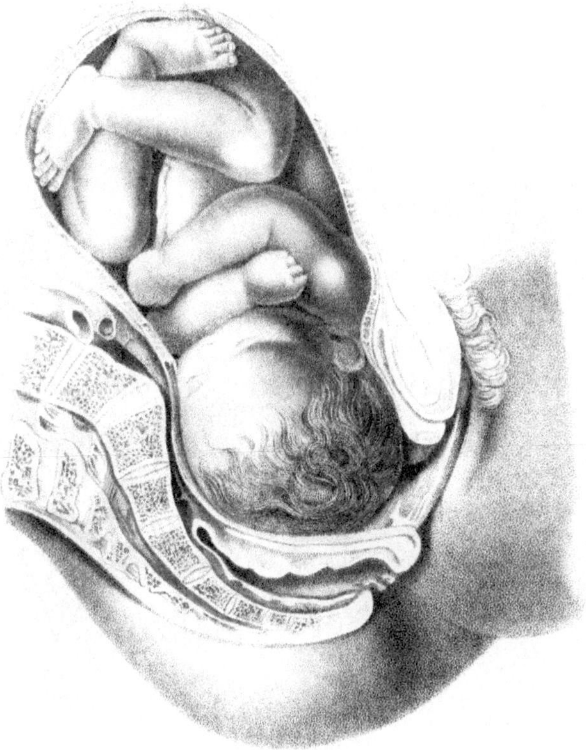

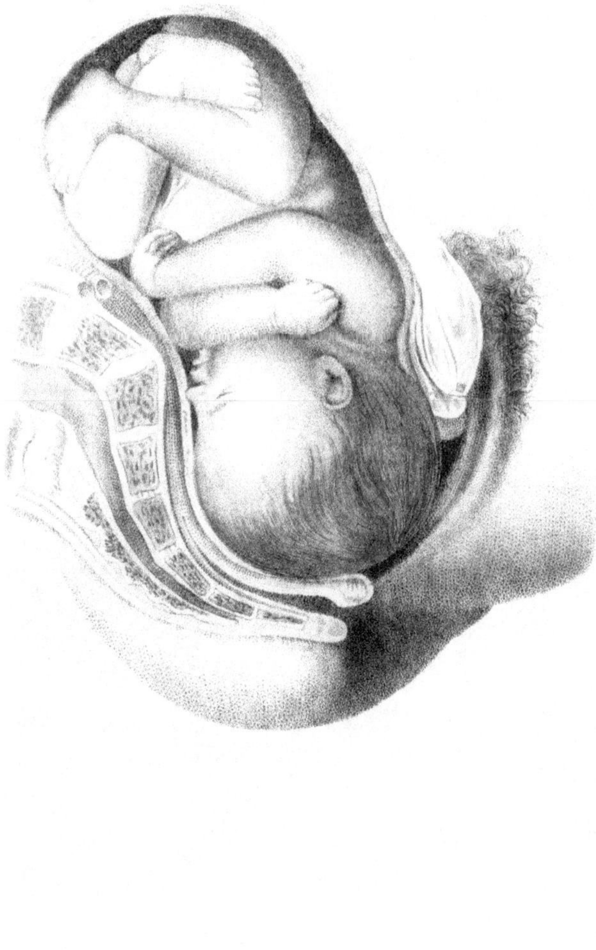

pen zum Vorschein und mit dem weitern Herabtreten zugleich die rechte Hälfte des Hinterhauptbeins. Dieses letztere schiebt sich dicht unter den Schoossbogen und in demselben Grade, als es mehr nach vorn tritt, nähert sich auch die kleine Fontanelle, welche anfangs noch hinter dem linken Schoossast sich befindet, der Schoossfuge und die Pfeilnath dem graden Durchmesser des Beckenausganges. Ist nun durch die kräftigen Wehen das rechte Scheitelbein fast in seinem ganzen Umfange hervorgetrieben und das Hinterhaupt vollständig unter den Schoossbogen gestellt, dann drängt unter der fernern Wirkung der Wehen Vorderkopf und Stirn gegen die rechte Seite des Damms, der anfangs schwach, dann stärker, zuletzt kugelförmig vorgetrieben wird. Mit dem Nachlass der Wehe drängen jedoch die kräftigen Weichtheile, welche den Boden des Beckens zusammensetzen, den Kopf wiederum in seine frühere Lage zurück, so dass er nur nach und nach vorrückt. Ist er endlich in seinem grössten Umfange von den Schamlippen umgeben, „schneidet der Kopf durch," dann findet man, wenn er in dieser Stellung einige Augenblicke verharrt, dass die Pfeilnath im oder doch fast im graden Durchmesser des Beckenausgangs sich befindet. Oft behält sie auch noch ihre schiefe Stellung gegen denselben, indem die kleine Fontanelle etwas links neben der Schoossfuge, die grosse rechts neben dem rechten *lig. tuberososacrum* steht, und die Pfeilnath die rechte Schamlippe oberhalb der untern Commissur trifft also den graden Durchmesser des Beckenausgangs in einem stark spitzen Winkel schneidet. Die nächste Wehe treibt die Stirn und das Gesicht, indem sich das Kinn mehr von der Brust löst, allmälig über den Damm hervor. Der Damm, welcher während des Durchschneidens seine grösste Entwickelung in Länge und Breite zum Theil auf Kosten der Dicke erlangte und sich in der grössten Gefahr zu zerreissen befand, zieht sich jetzt rasch hinter demselben zurück und der Kopf, fern von dem Zwange der einengenden Umgebung, nimmt, selbst wenn er im Momente des Durchschneidens mit der Pfeilnath im graden Durchmesser gestanden, wieder jene frühere Richtung ein. Das Gesicht bleibt also nicht nach hinten gedreht, sondern wendet sich ein wenig dem rechten Schenkel der Mutter zu und zwar nach seiner innern und untern Seite. Hierauf macht die Geburt eine sichtliche Pause. Mit der zurückkehrenden Wehe tritt die vordere rechte Schulter vom rechten Schoossstück unter den Schoossbogen, während die linke

Schulter über den Damm hervorkommt. Somit verlassen die Schultern das Becken vom II. schiefen Durchmesser aus, also in der der Kopfbewegung entgegengesetzten Richtung.

Bei dem fernern Vorrücken des Rumpfes treten die Hüften in derselben Art wie die Schultern durch, und der Neugeborne kommt, indem er seine Drehung um die Längenaxe fortgesetzt, nach vollkommener Auschliessung auf den Rücken zwischen den Schenkeln der Mutter zu liegen.

Die Kopfgeschwulst, welche das Kind mit zur Welt bringt, befindet sich am hintern Ende des rechten Scheitelbeins und der Rand des letztern überragt in der Pfeilnath ein wenig das linke, wie man sich selbst noch einige Stunden nach der Geburt überzeugen kann.

Der V. Zeitraum bietet nichts Eigenthümliches dar.

Zweite Scheitellage. Die kleine Fontanelle in der rechten Beckenhälfte ein wenig nach hinten, Rücken und Steiss liegen rechts, Gesicht, Bauch und Nabelschnur links.

Die Momente der Fortbewegung sind hier identisch mit denen der ersten Lage und ein Unterschied findet nur in so fern statt, als die Drehung des nach dem Schoossbogen strebenden Hinterhaupts in umgekehrter Richtung nämlich nach links gehen muss.

Die Prognose ist für Mutter und Kind in gleichem Grade günstig, wie bei der ersten Lage, wenn gleich der Weg, den der Kopf zurückzulegen hat, ein wenig länger ist. In dem seltenen Falle, dass der Kopf nicht mit dem Hinterhaupte, sondern mit der Stirn einschneidet, wird die Entwickelung des Kindes schwierig und sein Leben gefährdet.

Verlauf: Im I. Zeitraum finden wir die Mitte der Pfeilnath hoch stehend in dem nach hinten gerichteten Muttermunde fast den Beckeneingang quer durchschneidend, rechts die kleine, links die grosse Fontanelle, im Scheidengewölbe den linken Höcker des Scheitelbeins.

Im II. Zeitraum tritt der Kopf ein wenig tiefer herab und die Pfeilnath nähert sich mehr dem ersten schiefen Durchmesser, indem die kleine Fontanelle nach hinten gewendet ist. Diese erreicht man aber nicht so leicht als die grosse Fontanelle, welche links vorn vor der linken Pfanne steht.

Tafel 55. u. **56.** Der Kopf verlässt das Becken. „Der Kopf schneidet durch."
Tafel 57. Der geborne Kopf wendet sich nach dem rechten Schenkel der Mutter.

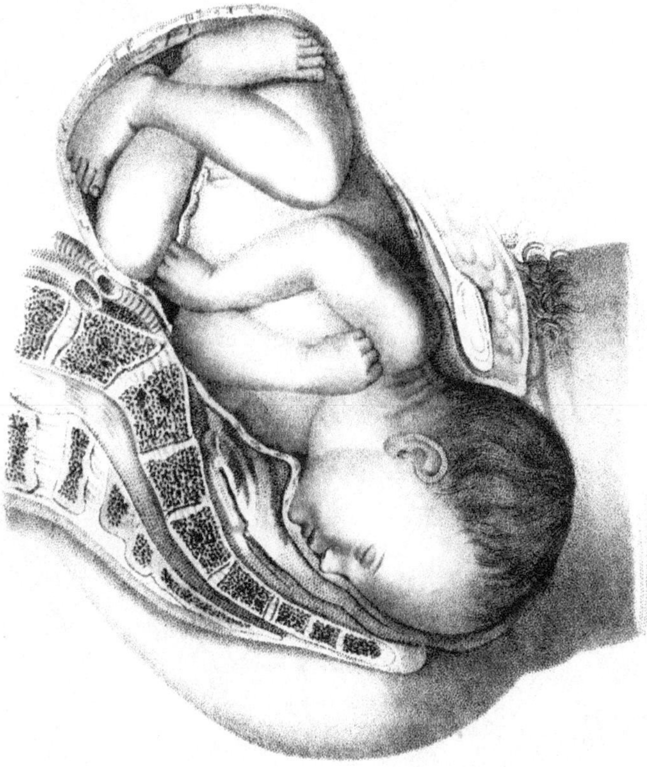

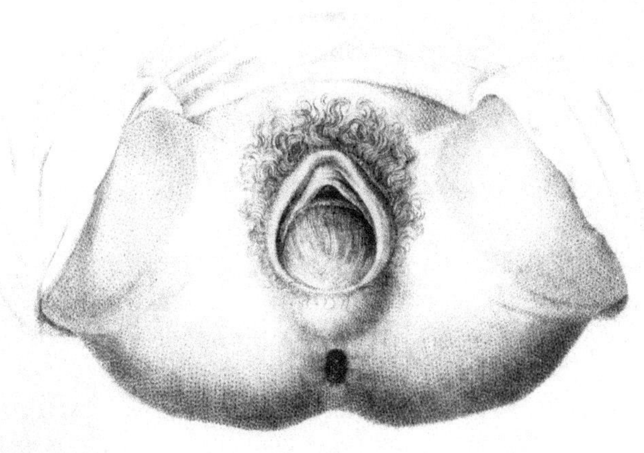

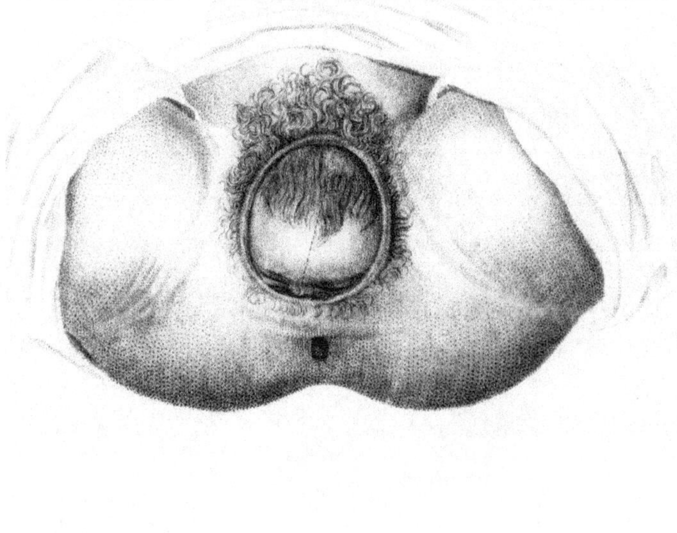

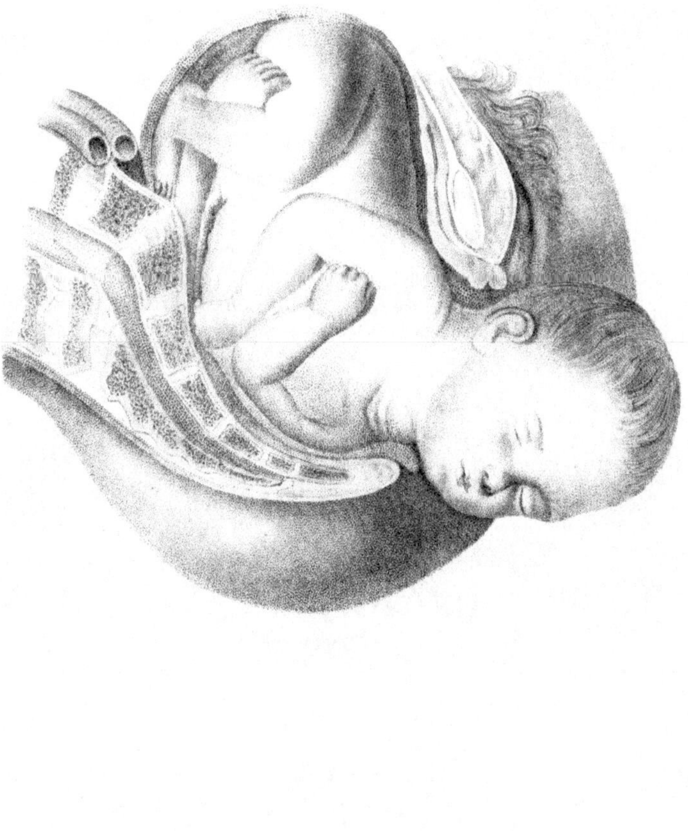

Im III. Zeitraum beginnt das Hinterhaupt, in wiederholten Versuchen, sich zunächst in die Endpunkte des queren Durchmessers zu stellen und, an diesem angelangt, setzt es seine Drehung fort, so dass die kleine Fontanelle dann hinter dem rechten *foramen ovale* sich befindet. Dies geschieht bei Erstgebärenden nur sehr langsam, denn der Kopf rückt durch jede Wehe, zumal bei einiger Resistenz der Umgebung, nur um ein weniges vor und weicht mit dem Nachlass der treibenden Kraft fast in den frühern Stand zurück. Hiervon kann man sich leicht überzeugen, wenn der Finger die kleine Fontanelle während der Wehe nicht verlässt. Bei Mehrgebärenden und günstigen räumlichen Verhältnissen wird dagegen diese Bewegung rasch, oft durch eine einzige Wehe bewerkstelligt. Beim Einschneiden erscheint das linke Scheitelbein mit seiner hinteren Hälfte zuerst in der Schamspalte.

Mit dem IV. Zeitraum tritt zunächst die linke Hälfte des Hinterhaupts von rechts unter den Schoossbogen, stellt sich unter denselben und bildet den festen Punkt, um welchen der Kopf von unten nach oben rotirt. Indem der Kopf das Becken verlässt, steht öfter ebenfalls die Pfeilnath nicht genau im graden Durchmesser des Ausgangs, sondern schneidet die rechte Schamlippe dicht unter der obern Commissur, die linke unterhalb der hintern Vereinigung. Die kleine Fontanelle steht hinter der rechten Lippe, die grosse auf der linken Dammhälfte. Der geborne Kopf dreht das Gesicht nach der Innenseite des linken Schenkels der Mutter. Die linke vordere Schulter erscheint vom linken Schoossstücke her unter dem Schoossbogen, worauf die rechte durchschneidet. Die vollständige Ausschliessung erfolgt dann ebenfalls in der Art, dass das geborene Kind auf dem Rücken zu liegen kommt. Die Kopfgeschwulst befindet sich auf der hintern Hälfte des linken Scheitelbeins und letzteres überragt mit seinem Rande das rechte gleichbenannte Bein.

Diese Drehung des Hinterhauptes nach vorn, wie wir hier angegeben, ist Regel bei dieser Lage und wir beobachten es nur als seltene Ausnahme, dass sich die kleine Fontanelle gegen das Kreuzbein wendet und dadurch die grosse Fontanelle von links her gegen den Schoossbogen stellt. Die Stirn macht dann dieselbe Bewegung wie das Hinterhaupt bei der ersten Lage. Der Kopf kommt nämlich mit dem vordern Theil des linken Scheitelbeins und dem daneben liegenden Stirnbein ins Einschneiden und die Kopfgeschwulst befindet sich entsprechend jener Stelle auf der vordern Hälfte des linken Scheitelbeins neben der grossen Fontanelle. Beim Austreten aus dem Becken stemmt sich ebenfalls das linke

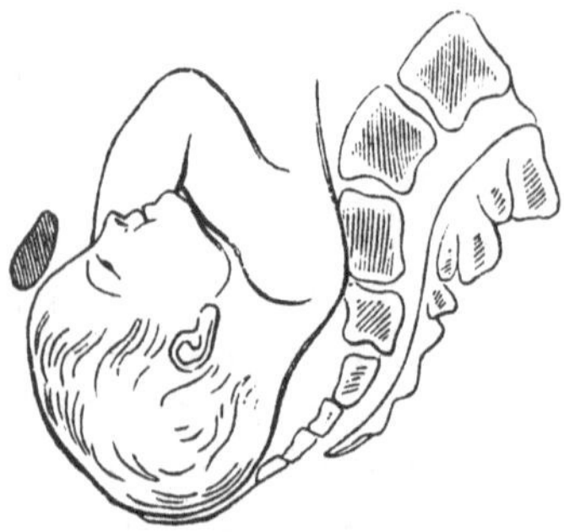

Scheitelbein zunächst unter den Schoossbogen, und nachdem die ganze Stirn hervorgetreten, entwikkelt sich das Hinterhaupt vorn rechts über den Damm. Das Gesicht dreht sich dem linken Schenkel der Mutter zu und die linke Schulter erscheint vom rechten Schoossstücke her, worauf die andere durchschneidet.

In 1244 Fällen der II. Lage stellt sich die Stirn 20 Mal nach vorn und zwar unter Umständen, welche jene Abweichung von der Regel erklärlich machen, wenn nämlich ein zu günstiges räumliches Verhältniss vorhanden, oder ein Becken mit ungleichen Hälften, ferner ein kleiner Kopf und nachgiebige Geburtswege, wie man sie bei Mehrgebärenden zu häufig antrifft.

Die Geburt mit der Stirn nach vorn setzt hinlänglichen Raum und kräftige Wehen voraus, um glücklich beendet zu werden. Die Schwierigkeit, welche der Kopf beim Austritt aus dem Becken zu überwinden hat, erheischt daher bisweilen das Einschreiten der instrumentalen Hülfe.

Ungewöhnliche Scheitellagen.

Diese sind diejenigen, in denen sich die Pfeilnath in den II. schiefen Durchmesser stellt. Hierbei kann der Fall ein doppelter sein, je nachdem die kleine Fontanelle dem vordern oder hintern Endpunkte entspricht.

1. Befindet sich die kleine Fontanelle hinten links, — diese 4. Lage Baudelocque's fand Nägele 8 Mal unter 3491 Scheitelgeburten — so wendet sie sich allmälig während des III. Zeitraumes in den Querdurchmesser und dann nach links vorn. Hier angelangt, treten dieselben Verhältnisse wie bei der ersten Scheitellage ein. Das rechte Scheitelbein geht voran, stellt sich zuerst zum Finschneiden, zeigt die Kopfgeschwulst und überragt das linke Scheitelbein. Das Gesicht wendet sich dem rechten Schenkel der

Tafel 58. u. **59.** Ungewöhnlicher Austritt des Kopfs in der Scheitellage. Die Stirn stellt sich gegen die Schoossfuge und das Hinterhaupt schneidet durch.

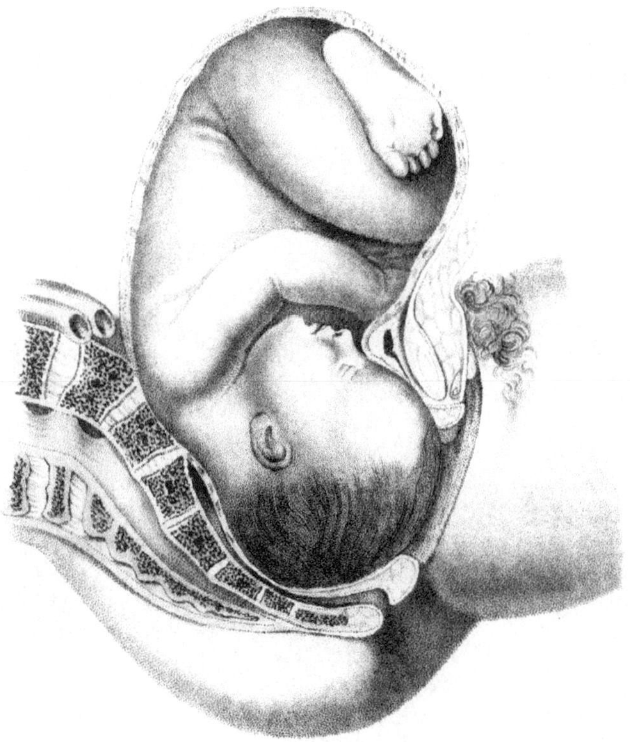

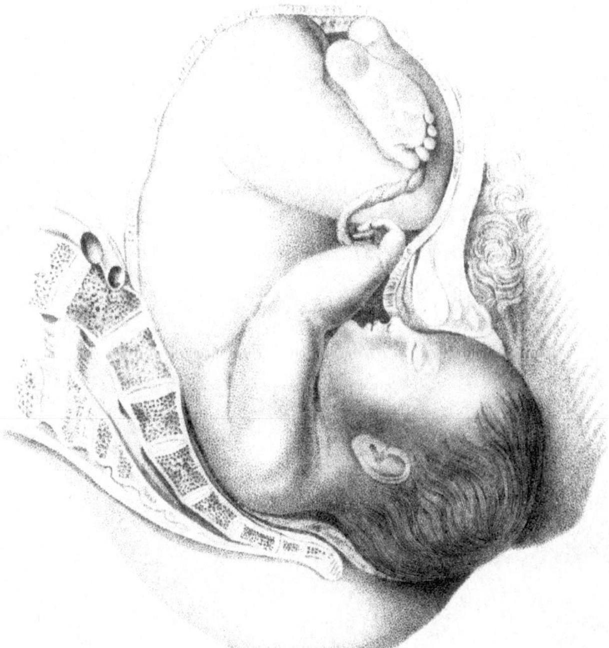

Mutter zu. Es ereignet sich hier noch seltener als bei der zweiten Lage, dass die kleine Fontanelle sich über den Mastdarm hinweg gegen das Kreuzbein wendet, und dadurch die Stirn gegen die Schoossfuge stellt. Geschieht dieses, so schneidet dieser Kindestheil ein, während das Hinterhaupt sich über dem Damm entwickelt, und das Gesicht sich zum rechten Schenkel dreht.

2. Ist die kleine Fontanelle ursprünglich nach rechts vorn gewendet — Baudelocque's zweite Lage beobachtete Nägele unter 3491 Scheitellagen 4 Mal — so gleicht der Vorgang vollständig der zweiten gewöhnlichen Lage, von der sie nur einen Theil ausmacht.

Abweichungen von dem gewöhnlichen Vorgang.

Es ereignet sich mitunter, dass der Schädel nicht in der angegebenen Lage in und durch das Becken tritt, oder dass er, obgleich gehörig eingestellt, eine oder mehrere Bewegungen unterlässt. Den Grund dazu giebt eine kleine Frucht in einem geräumigen Becken, welche dann bei guten Wehen trotz der Abweichung leicht geboren wird. Fehlen jene Bedingungen, dann giebt es eine schwere Geburt, die meist der Kunsthülfe nicht entbehren kann, wie bei der fehlerhaften Lage der Kindestheile ausführlicher nachgewiesen wird.

Die augenfälligsten Arten der Abweichung sind:

1. wenn der Kopf mit der Pfeilnath in dem Querdurchmesser des Eingangs steht und diese Querstellung bis zum Ausgange des Beckens beibehält, dessen Weite dann bestimmt, ob sich das Ohr unter den Schoossbogen stemmt, während das andere über den Damm durchschneidet, oder ob beide Scheitelbeine gleichzeitig hervortreten. Häufiger als der Kopf treten die Schultern in der Querstellung hervor, wozu eine grössere Entfernung der Sitzstücke Veranlassung giebt. Eine solche Geburt wird auch von nicht starken Wehen ohne Zeitverlust glücklich beendet.
2. wenn der Kopf mit der Pfeilnath in dem graden Durchmesser steht, und in unverrückter Stellung von oben herab bis unter den Schoossbogen tritt. Dieser Fall wird vorzugsweise bei einem gradelliptischen Becken eintreten, und von den natürlichen Kräften leicht mit glücklichem Erfolg ausgeführt.
3. bleibt nach dem Abfluss des Wassers das Kinn von der Brust entfernt, so fühlen wir in der Beckenmitte die grosse so wie

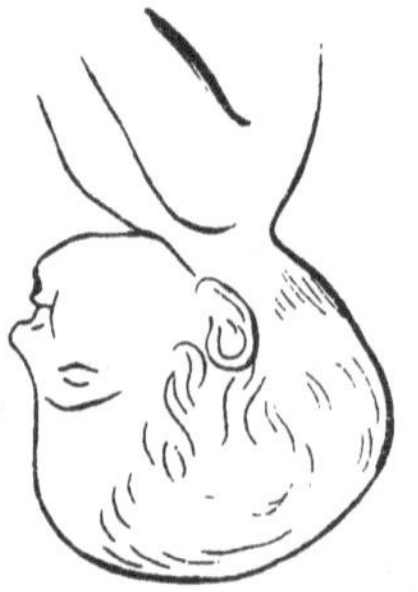

die kleine Fontanelle in gleicher Höhe, und den Scheitel als vorangehenden Theil. Diese Lage kommt nur bei einem kleinen Kopfe in weitem Raume vor, und verwandelt sich stets auf dem Beckenboden in eine normale.

4. Der umgekehrte Fall tritt ein, wenn der Kopf eine stärkere als vorgeschriebene Rotation um seine Queraxe macht, wodurch das am tiefsten gestellte Hinterhaupt vorangeht. Dies ereignet sich sowohl bei sehr kleinen oder unreifen Kindern, deren Hals sich leicht zu stark biegt, wenn der Kopf von starken Wehen durch einen nicht hinlänglich erweiterten Muttermund getrieben wird, als bei grossen Kindern, wenn der sich auf den Beckenrand stützende Vorderkopf herabzutreten zögert, oder wenn der Kopf eines gewöhnlichen Kindes durch ein allgemein zu enges Becken getrieben wird, wobei die Einwirkung der ungewöhnlich starken Wehen auch eine starke Ausführung der rationalen Bewegung zur Folge hat. Im ersten Fall ist die Geburt eine leichte, im zweiten und dritten Falle bedarf sie mütterlicherseits der grössten Anstrengung und oft des geburtshülflichen Beistandes.

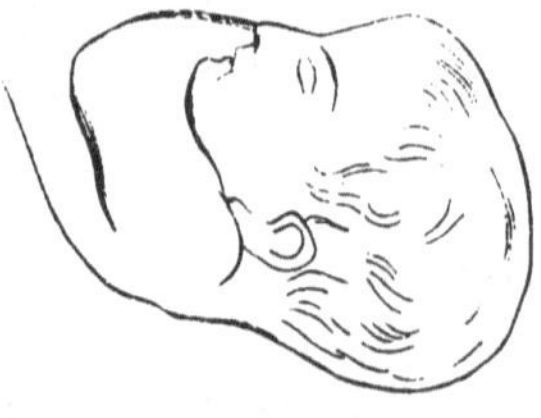

5. Bei einer zu starken Drehung des Kopfes um seine Längenaxe kann ein Scheitelbein so tief gestellt werden, dass selbst das Ohr vom untersuchenden Finger in der Beckenmitte gefunden wird. Dies kommt unter ähnlichen Verhältnissen wie die Hinterhauptslage vor, entweder bei kleinen unreifen Früchten, die nur mühsam durch den Muttermund und in dieser Lage selbst bei mässigen Wehen bis zum Beckenausgang treten, worauf sich die normale Lage herstellt, oder bei einem Aufstützen der andern Kopfhälfte auf die Beckenwand. Bei einem normalen Becken ist es gewöhnlich die Seitenwand, bei einem engen kann es auch die vordere Wand sein, so dass im letzten Falle selbst das hintere Scheitelbein tiefer herabsteigt und dann das dem

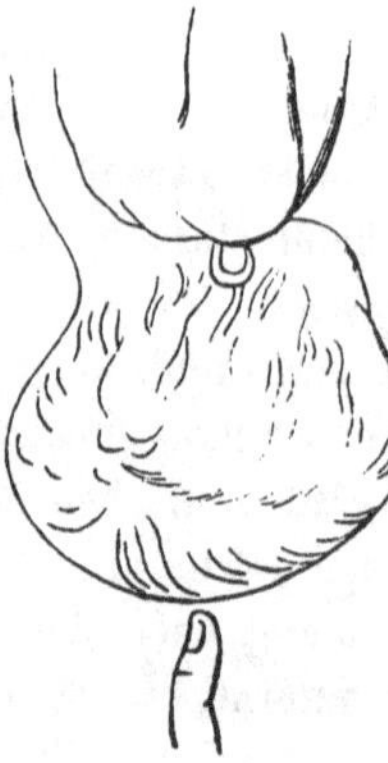

Tafel 60. Ohrlage.

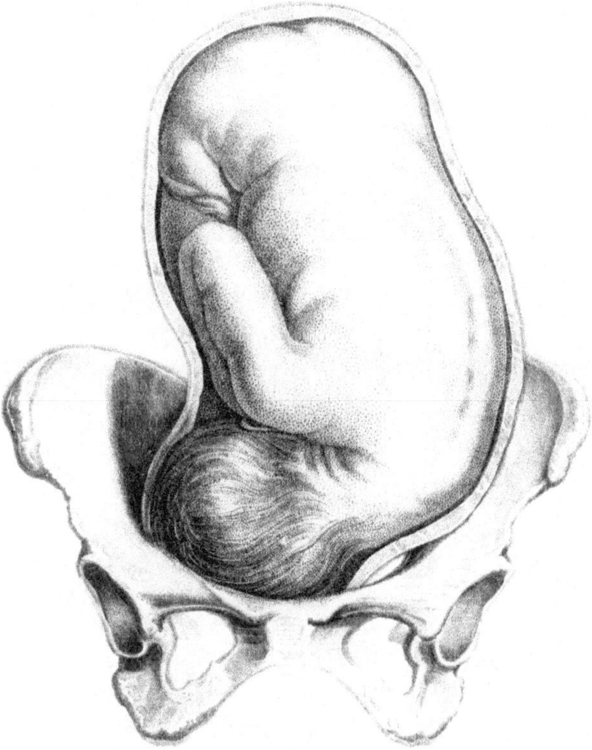

Promontorium nahe Ohr vorliegt. In beiden Fällen wird man selten der Kunsthülfe zur Beendigung der Geburt entbehren können.

B. Die Gesichtslage.

Bei der Gesichtslage ist das Gesicht der abhängigste Kindestheil, der zuerst den Muttermund und das Becken verlässt. Der Kindeskörper hat dieselbe Lage wie bei der Schädellage und nur die Beziehung zum Kopf ist eine andere, insofern als das Hinterhaupt stark gegen den Nacken gebeugt und dadurch das Kinn weit von der Brust entfernt ist.

Entstehung. Das Kind kann schon während der Schwangerschaft diese Lage annehmen und behält sie während der Geburt, oder der Schädel ist ursprünglich der abhängigste Theil und das Gesicht wird erst während der Geburt nach unten gestellt, indem das Hinterhaupt an der Beckenwand haftet und beim Herabdrängen des Rumpfes Veranlassung giebt, dass sich das Kinn von der Brust entfernt. Dies bedingt den Unterschied zwischen primären und secundären Gesichtslagen. Welchen Umständen die erste ihre Entstehung verdankt, ist bis jetzt noch nicht ermittelt.

Vorkommen. Man rechnet auf 200 Geburten eine Gesichtslage.

Diagnose. So lange der Muttermund noch wenig geöffnet, ist die Erkenntniss trüglich und selbst bei hinreichender Oeffnung unsicher, so lange die Blase noch vorhanden. Erst wenn das Wasser abgeflossen, unterscheidet man leicht die Nase mit ihren Löchern, den Mund mit der Zunge, die Orbitalränder mit dem Auge und den scharfen Rand des Unterkiefers. Hat sich auf der vorliegenden Wange eine Geschwulst analog der Kopfgeschwulst gebildet, so ist eine Verwechselung mit der Steisslage zwar möglich, Zunge und Augenhöhlen sind aber entscheidend. Zur Lagebestimmung des Kindes benutzt man die Richtung der Nase. Der Herzschlag des Kindes wird in gleicher Art wie bei der Schädellage wahrgenommen, und es ist unmöglich, den Unterschied des einen vom anderen durch das Gehör anzugeben.

Prognose. Die Geburt mit vorliegendem Gesicht kann eben so wie die Schädellage einen vollkommen glücklichen Ausgang haben, obwohl die Verhältnisse weniger günstig sind, da schon Abweichungen geringen Grades, wie schwache Wehen und ein etwas beschränktes Becken, den Verlauf hemmen und dadurch das Leben des Kindes in Gefahr bringen. Das weiche Gesicht ist weniger tüchtig, die Geburtswege zu eröffnen, als der harte Schädel, und seine flache Form weniger geeignet als die gewölbte des Schädels, dies gleichmässig in allen Richtungen auszuführen. Ueberdies lassen sich bei voranliegendem Gesicht die nachfolgenden Schädelknochen nicht so leicht zusammen schieben, ihren Umfang verkleinern und dem Becken conform gestalten. Daher muss zur glücklichen Beendigung der Geburt die Anstrengung grösser, die Dauer länger sein, zumal wenn diese Lage bei einer Erstgebärenden vorkommt. Als Beweis davon kann man die Erfahrung anführen, dass eine sehr beträchtliche Gesichtsgeschwulst höchst selten fehlt. Die Gefahr der Apoplexie für das Kind bei starkem Zerren des Halses mit seinen grossen Gefässen dürfte wohl weniger gross sein, als man gewöhnlich fürchtet. Die ungleich grössere Gefahr droht von der langen Geburtsdauer und den starken Uterincontraktionen, welche die Cirkulation in der Placenta und Nabelschnur stören, wenn nicht unterbrechen.

Eintheilung. Mit Nägele und Kilian einverstanden, nehmen wir ebenfalls nur zwei Lagen an, je nachdem das Kinn in der rechten oder linken Beckenhälfte sich befindet, ohne Rücksicht, ob die Stirn ein wenig mehr vorn oder hinten liegt, da beim Vorrücken der Geburt das Kinn sich jedes Mal nach vorn wendet.

Erste Gesichtslage: Das Kinn in der rechten Beckenhälfte, die Stirn in der linken, die rechte Wange vorn und am tiefsten.

Zweite Gesichtslage: Das Kinn in der linken Beckenhälfte, die Stirn in der rechten, die linke Wange vorn und am tiefsten.

Das Vorkommen wird durch folgende Tabelle dargestellt:

	erste	zweite	Gesichtslage.
Nägele	20	11	31
Lachapelle	99	76	175

Bei beiden ist die Prognose eine gleiche.

Mechanismus. Die Geburt mit vorangehendem Gesicht ist in ihrem Mechanismus von der des Schädels nur so weit verschieden, als die veränderte Stellung des Kopfes zum Rumpf einige Modificationen mit sich bringt. Nachdem das Gesicht sich in den

Tafel 61. u. 62. Erste und zweite Gesichtslage.

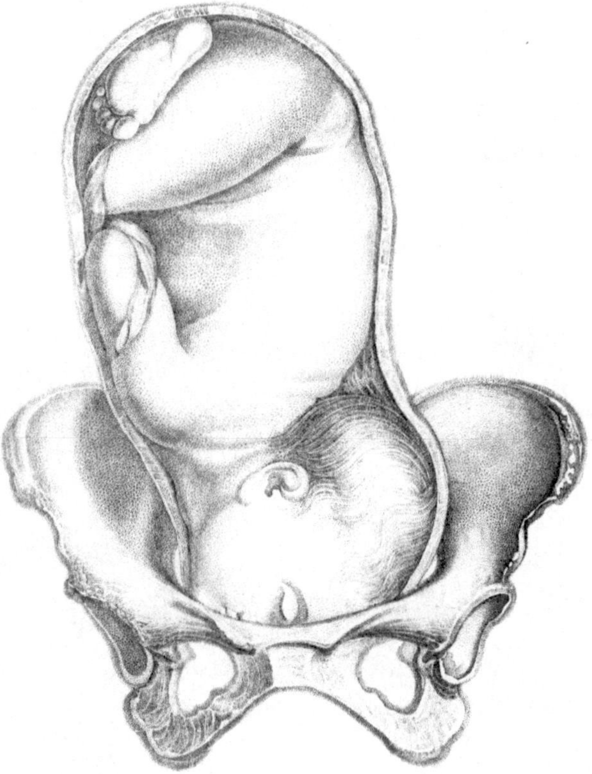

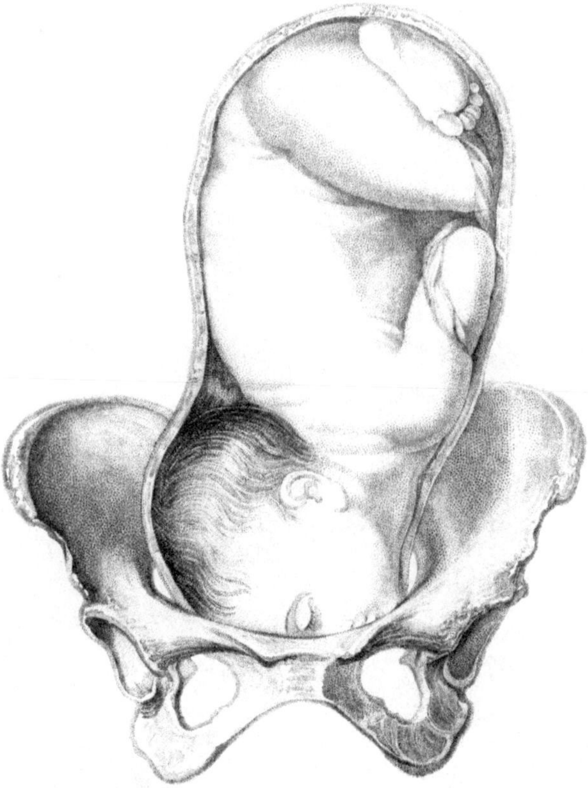

Beckeneingang so gestellt, dass auch hier die vordere Wange die tiefere, ist die Reihe der Bewegungen folgende:

1. das Kinn wird tiefer herabgedrückt und dadurch das Hinterhaupt gegen den Rücken gedrängt,
2. das Kinn bewegt sich schraubenförmig gegen den Schoossbogen,
3. nachdem sich das Kinn von der Seite unter den Schoossbogen gestellt, wird der Unterkiefer zum festen Punkte, um welchen der Kopf sich dreht, so dass das Hinterhaupt über den Damm durchschneidet,
4. das Hinterhaupt dreht sich nach der Innenseite des mütterlichen Schenkels, ebenfalls auf Veranlassung der Stellung der Schultern, welche in gleicher Art wie bei den Schädellagen unter den Schoossbogen treten und das Becken verlassen.

Das Kinn, selbst wenn es sich in der hintern Hälfte des Beckens befindet, wendet sich aus denselben Gründen, wie das in gleicher Lage befindliche Hinterhaupt, nach vorn, nämlich theils wegen der abschüssigen Lage des Beckenbodens, theils wegen des starken Widerstandes der dortigen Weichtheile.

Geschichtliches. Schon Portal (1681) lehrt, dass die Gesichtsgeburt durch die natürlichen Kräfte allein ausgeführt werde. Smellie bestätigte dies nicht nur, sondern kannte auch den grossen Vortheil, welchen die Lage des Kinns nach vorn gewährt, sowie dass die Wange der tiefste Theil sei. Aber ihre Lehre blieb ohne Erfolg, und die Mehrzahl der Fachgenossen hielt bis zu Anfang dieses Jahrhunderts fest an dem Glauben, dass die Prognose eine schlechte und Hülfe durch die Zange oder Wendung selten zu entbehren sei. Auch Baudelocque huldigte diesem Vorurtheile, bis Boer bewies, dass sie zwar eine seltene, aber zu den natürlichen Geburten zu zählen sei, weil sie von der Natur selbst ausgeführt würde, also ihr auch zu überlassen wäre, welcher Ansicht sich auch Wigand und Lobstein anschlossen. Wenn er auch ausserdem die hauptsächlichsten Erscheinungen des Geburtsmechanismus zeigte, so war doch eine genaue Schilderung ein Verdienst der Lachapelle und Nägele's, welche in den Beobachtungen von Kilian, Dubois und Stolz ihre Bestätigung fand. Ueber die Art der Entstehung waren und sind noch jetzt die Ansichten sehr verschieden. Baudelocque glaubt, dass jede Gesichtslage aus der Schädellage und niemals ursprünglich entstehe. Dem widerspricht jedoch die Erfahrung der Boivin und Nägele's. Auch mir wurde es zu Theil, einen solchen Fall zu beobachten. Als Ursachen der primären nannte Deventer und Deleurye eine sackförmige Erweiterung des untern Uterinsegments, oder einen zu engen Beckeneingang, Osiander eine fehlerhafte Lage des Uterus, Dubois die Willkühr des Fötus, das Kinn von der Brust abzuziehen, Jörg das Bestreben, eine Schieflage des Kindes in eine grade überzuführen. Auch über die Häufigkeit der verschiedenen Lagen stimmen nur wenige

Fachgenossen überein. Sie sind zur bessern Uebersicht in folgendes Schema zusammengestellt, wobei der Stand der Zahl den Stand des Kinnes bezeichnet.

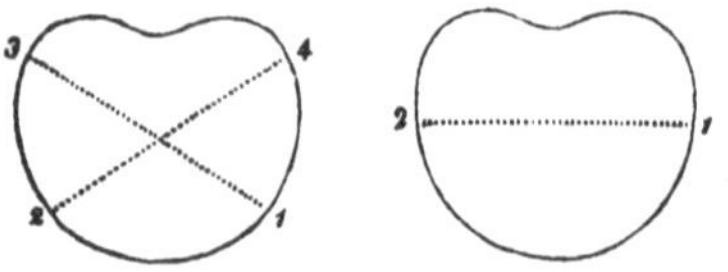

Busch. Lumpe.

Lumpe und die Wiener Schule nahmen ebenfalls nur zwei Lagen an, aber umgekehrt wie Nägele, die erste Lage das Kinn links, die zweite das Kinn rechts.

Erste Gesichtslage. Das Kinn rechts, Stirn links.

Im I. Zeitraum gelingt es selten, im II. Zeitraum nur bei tiefstehendem Kindestheil, wenigem Wasser und schlaffen Eihäuten, die Nase und Augen deutlich zu erkennen. Nach Abfluss des Wassers, also im III. Zeitraum, findet der untersuchende Finger in der Mitte des Muttermundes die rechte Wange, hinter ihr die Nase parallel dem Querdurchmesser des Beckens, links die Augen und Stirn, rechts Mund und Kinn. Der Rumpf ist ganz so wie bei der ersten Schädellage gestellt, der Rücken nach links, Brust, Bauch, Nabelschnur rechts. Der Herzschlag meist in der linken Seite am deutlichsten. Anfangs steht Stirn und Kinn in gleicher Höhe, allmälig sinkt jedoch letzteres unter dem Einfluss der Drängwehen tiefer herab und beginnt seine Rotation nach vorn. Nachdem das Kinn gegen das rechte *foramen ovale* gelangt, erscheint die rechte Wange nebst Mundwinkel von rechts her in der Schamspalte.

Im IV. Zeitraum tritt das Kinn immer deutlicher hervor. Der rechte Rand des Unterkiefers stemmt sich unter den Schoosbogen und der Kopf beginnt durchzuschneiden, indem die bläulichen, rüsselförmig geschwollenen Lippen in der Mitte hervortreten, dagegen Stirn und Schädel vom Damm aus allmälig ohne grosse Mühe durchschneiden. Das geborne Gesicht wendet sich nach oben und rechts. Hierauf verlassen die Schultern in bekannter Art das Becken, indem die rechte ein- und die linke durchschneidet. Das Gesicht ist im hohen Grade entstellt durch die bläuliche Geschwulst, welche die rechte Hälfte einnimmt und nach den Umständen einen verschiedenen Sitz hat. Sie ist nämlich am stärksten an der rechten Wange und am Auge, wenn das Gesicht im Muttermunde, also im Beckeneingang zögerte, den übrigen Weg aber rasch zurücklegte; sie ist es auf Wange und Mund dagegen, wenn der Aufenthalt in der Beckenmitte ungebührlich lang währte. Es erstreckt sich die Geschwulst auch auf die linke Gesichtshälfte, wenn der Austritt aus dem Becken besonders schwierig war.

Zweite Gesichtslage. Kinn links, Stirn rechts.

Es wiederholen sich hier dieselben Erscheinungen wie bei der ersten Lage. Man findet nach dem Wasserabfluss das Kinn links, die Nasenlänge dem Querdurchmesser entsprechend und die linke Wange vorliegend. Die Drehung des Kinns erfolgt natürlich von links aus gegen den Schoossbogen, und die Geschwulst, welche die linke Wange einnimmt, bezeichnet durch Mund, Auge, oder durch das Hinüberstrahlen nach der rechten Hälfte in gleicher Art den Verlauf der einzelnen Stadien.

Die Prognose der zweiten Lage ist nicht ungünstiger als die der ersten.

Eine ungewöhnliche Erscheinung, während das Gesicht durch das Becken tritt, ist es, wenn nicht das Kinn, sondern die Stirn sich gegen die Schoossfuge wendet und einschneidet, dagegen Kinn und Hals über den Damm sich entwickelt. Es ist ein Irrthum, dies Vorkommen zu läugnen, oder gar die Möglichkeit in Frage zu stellen, da sie von tüchtigen Geburtskundigen, selbst von dem anfangs ungläubigen Kilian beobachtet wurde, doch ein eben so grosser Irrthum, wenn man mit Jörg diese Erscheinung als Regel für alle diejenigen Fälle betrachtet, wo die Stirn nach dem Wasserabfluss der Schoossfuge näher steht, als das Kinn. Selbst dieses Verhältniss überwindet die Naturkraft, vorausgesetzt, dass der Beckenausgang hinreichend Raum und die kräftigen Wehen auch Ausdauer besitzen.

Eine andere ebenso seltene Abweichung besteht darin, dass die Gesichtslage im Beckenausgange sich in eine Schädellage umwandelt. Dieser Fall tritt ein, wenn das nach hinten gestellte Kinn auf dem Beckenboden durch das eine *lig. spinososacrum* zurückgehalten wird, so dass es, während der übrige Theil vorrückt, hier aufgehalten, den festen Punkt bildet, um welchen sich der ganze Kopf dreht. Durch kräftige Wehen wird dann die Stirn von der vordern Commissur über die ganze Länge der Schamspalte bis zur hintern gerollt, der Scheitel tritt von oben herab in die Spalte, und das Hinterhaupt schiebt sich zuletzt unter den Schoossbogen, worauf der Kopf in bekannter Weise das Becken verlässt.

Als eine besondere Varietät der Gesichtsgeburt, gewissermassen als eine nicht vollends zu Stande gekommene, ist die **Stirngeburt** anzusehn. Liegt nämlich ursprünglich der Schädel vor und zeigt im Verlauf der Geburt durch Drehung um seine Queraxe Neigung, in eine Gesichtslage überzugehn, so stellt sich zunächst die Stirn auf den Muttermund. Während alsdann gewöhnlich sich das Kinn noch mehr von der Brust entfernt, Auge und Nase, Mund und Kinn herabtritt und sich die Wange am tiefsten stellt, bleiben letztere in selteneren Fällen zurück, so dass die Stirn allein der abhängigste Theil bleibt, diese Lage während des ganzen Geburtsverlaufs behauptet und sich von der Seite her unter den Schoossbogen stellt. Der Kopf mit vorangehender Stirn tritt mit einem sehr grossen Durchmesser durch das Becken, so dass es eines grossen Raumes und kräftiger Wehen bedarf, um den Weg glücklich zurückzulegen. Die Stirngeburt ist nicht häufig. Ich habe 12 Gesichtsgeburten beobachtet, aber nur 1 Mal die Stirngeburt, welche auch durch die natürlichen Kräfte beendet wurde.

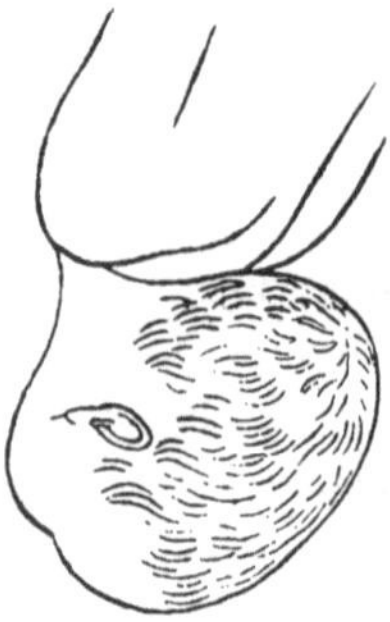

Ob noch eine der Stirnlage entsprechende Varietät der Gesichtslage existirt, wo der andere Endpunkt, das Kinn nebst einem Theil des Halses, ebenso wie dort die Stirn, den vorliegenden Theil bildet und geboren wird, ist mir unbekannt. Chailly führt dieselbe an, bemerkt aber dabei, dass sie nur selten vorkomme.

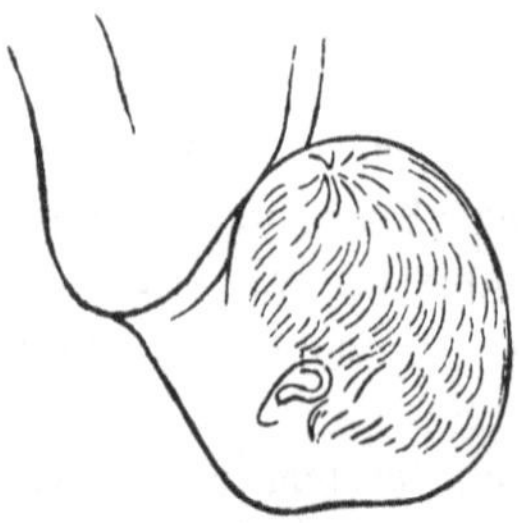

II. Die Beckenlagen.

Liegt das untere Ende des kindlichen Körpers auf dem Muttermunde, so kann sich das Kind mit dem Steiss oder den Füssen zur Geburt stellen, und man unterscheidet demnach Steiss- und Fusslage. Es entsteht die eine oder die andere, je nachdem der

Tafel 63. Das Gesicht verlässt mit dem Kinn nach vorn das Becken.
Tafel 64. Das Gesicht verlässt mit dem Kinn nach hinten das Becken.
Tafel 65. Stirnlage.

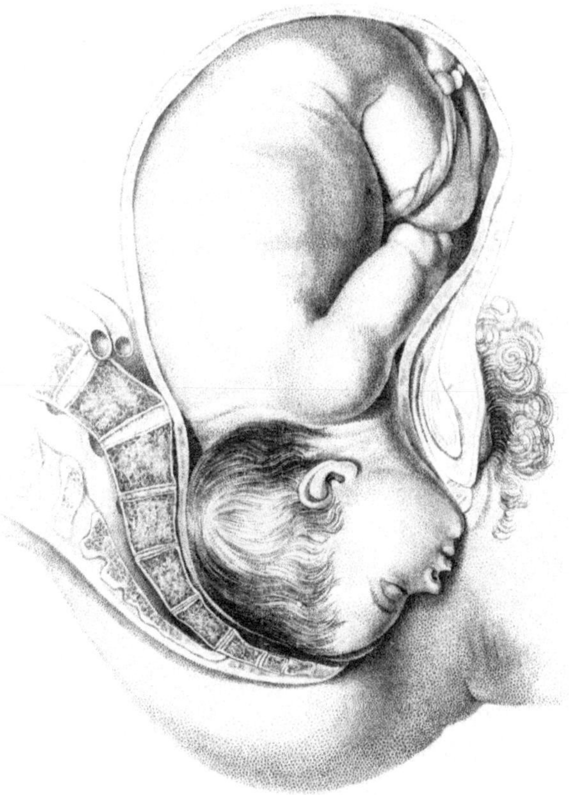

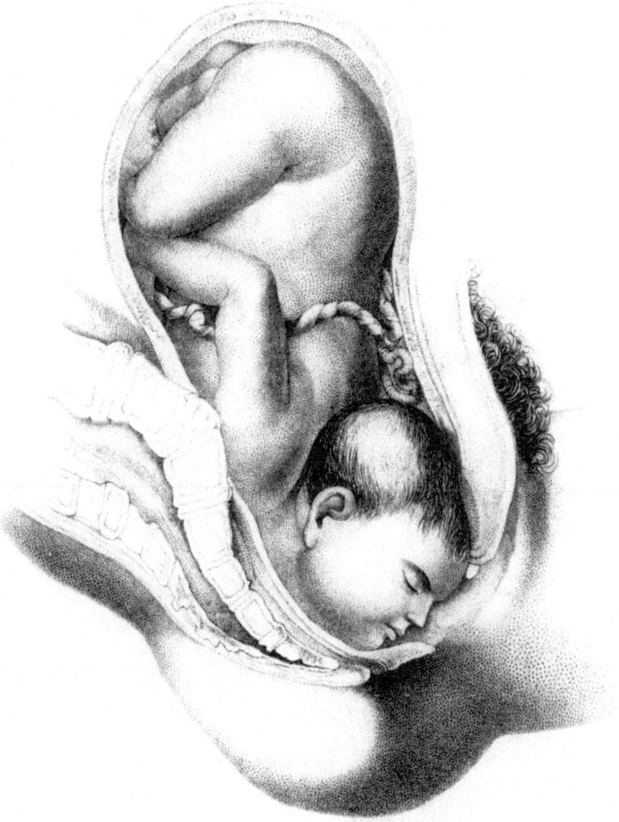

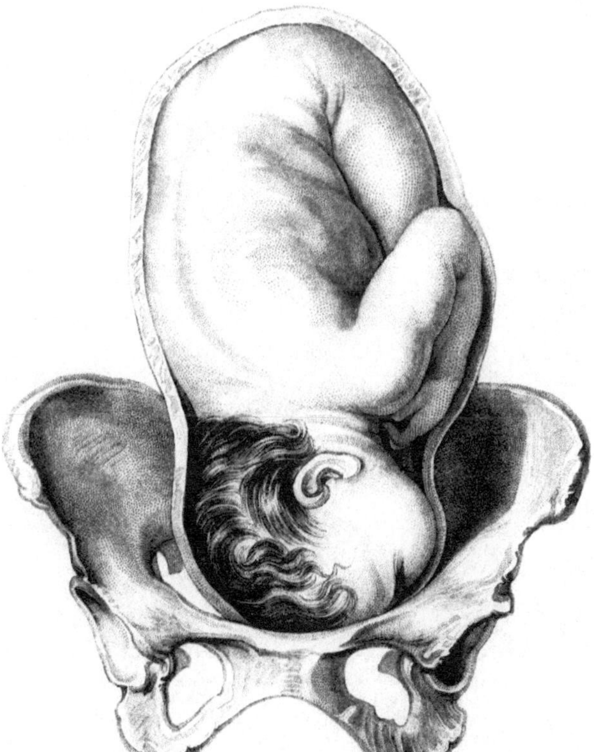

Steiss sich genau auf dem Muttermunde oder mehr seitlich befindet. Die Fusslage heisst eine vollkommene, wenn gleichzeitig beide Füsse herabtreten, unvollkommen, wenn nur einer, während der andere in seiner ursprünglichen Lage am Bauche verbleibt. Höchst selten tritt statt der Füsse das eine oder beide Kniee herab.

Vorkommen. Das Verhältniss der einzelnen Abarten ist am leichtesten aus folgender Tabelle zu ersehen:

	Geburt.	Steisslage.	Fusslage.	Knielage.	Beckenlage.
Lachapelle	37895	847	538	11	1390 = 1 : 27
Boivin	20517	373	234	4	611 = 1 : 33
Boer	6555	106	68		174 = 1 : 37

Aetiologie. Die Ursachen, welche eine Steisslage entstehen lassen, sind bis jetzt noch nicht erforscht. Wahrscheinlich hängen sie auf das innigste mit der Bildungsgeschichte des Eies zusammen und datiren aus jener Zeit, wo sich der Embryo aus dem Plasma gestaltet, sei es, dass dabei das Ei ursprünglich eine Lage annimmt, aus welcher die Nothwendigkeit, das untere Körperende in der Nähe des Muttermundes zu entwickeln, hervorgeht, sei es, dass später Umstände eintreten, welche bei einer an der Nabelschnur frei schwebenden Frucht das Herabsinken des grössern Kopfendes vielleicht durch Anstützen hindert.

Mechanismus. Steiss-, Knie- und Fusslagen, sowohl vollkommene als unvollkommene, beobachten beim Durchtritt durch das Becken einen gleichen Mechanismus, der nur in Wenigem von dem der Kopflagen abweicht. Auch hier stellt sich wiederum der Kindestheil so ein, dass der vordere tiefer zu stehen kommt, und legt dann seinen Weg durch das Becken in ähnlicher Art zurück wie der Kopf. Die einzelnen Bewegungen sind folgende:

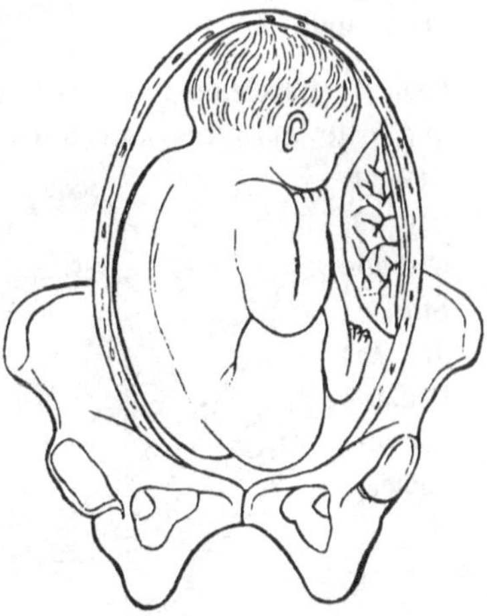

1. die vordere Hüfte wendet sich der Schoossfuge zu,

2. hier angelangt, bildet sie den festen Punkt, um welchen sich die andere Hüfte vom Damm aus entwickelt.

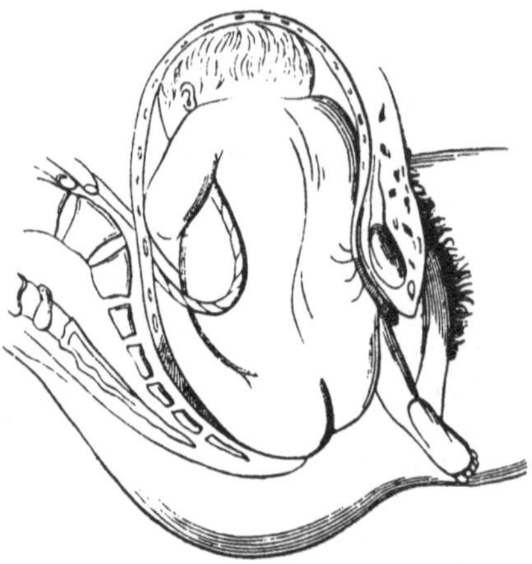

3. Nachdem der Rumpf geboren, treten die Schultern auf demselben Wege wie die Hüften aus dem Becken. Während sie aber den Beckenausgang in gradem oder fast gradem Durchmesser verlassen, wird der Kopf in den queren od. entgegengesetzten schiefen d. Eingangs gestellt, und

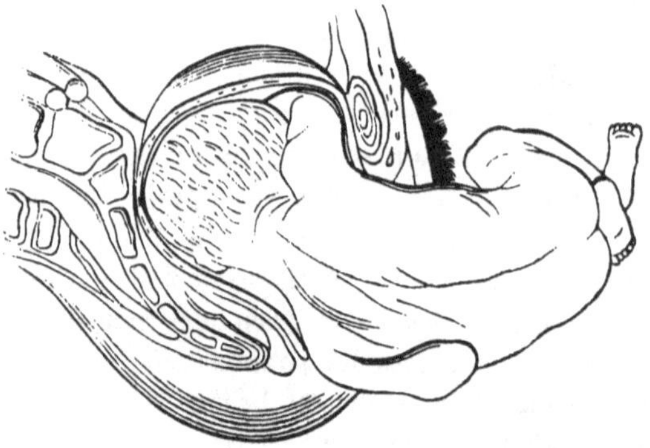

4. beim Herabtreten strebt das Hinterhaupt nach dem Schoossbogen und tritt von der Seite unter denselben, während das Kinn, Gesicht und zuletzt die Stirn üb. den Damm hervorgleitet.

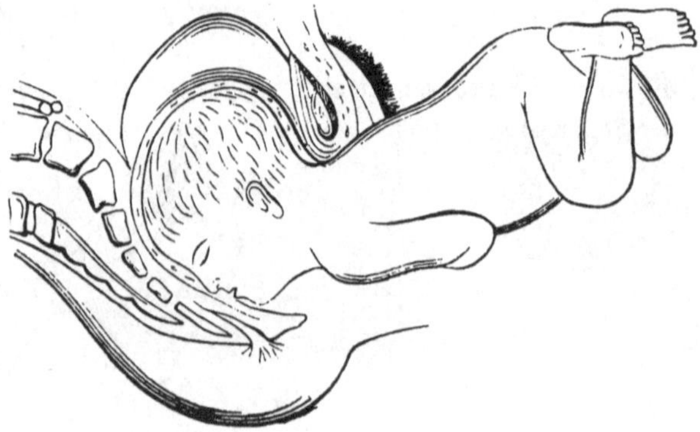

Diagnose. So lange die Eihäute erhalten sind, ist die Erkenntniss des Steisses, der Füsse und Kniee schwierig und unsicher. Als Fingerzeig dienen folgende Merkmale: Man kann eine Steisslage vermuthen, wenn sich der Uterus gegen das Ende der Schwangerschaft nicht ins Becken herabsenkt, und selbst bei mässig eröffnetem Muttermunde kein Kindestheil zu erreichen ist unerachtet der Uterus eine regelmässige Lage zeigt und nicht zu viel Fruchtwasser vorhanden ist; wenn endlich sich die Blase wurstförmig stellt und mehr Wasser, als man erwarten darf, abfliessen lässt. Grössere Sicherheit gewährt das Auffinden des Kopfes im obern Theile des Unterleibs, was mitunter bei magern Bauchdekken, dünnem Uterus und wenigem Fruchtwasser gelingt, ferner das deutliche Gefühl des weichen Steisses durch das Scheidengewölbe. Die Füsse lassen sich durch die Eihäute selten erkennen, da sie dem untersuchenden Finger gar leicht ausweichen.

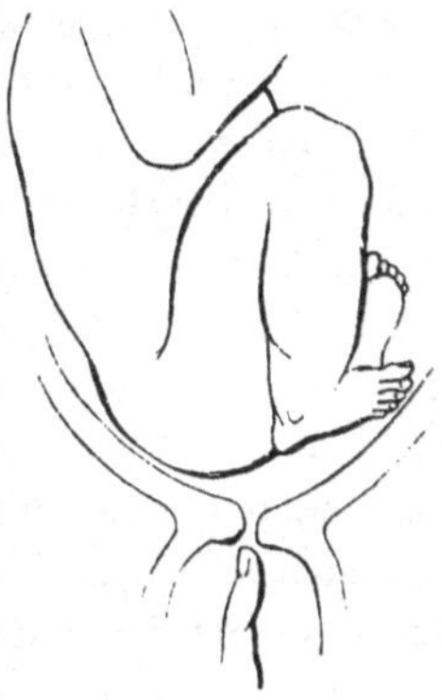

Die Auskultation allein vermag nur mit Wahrscheinlichkeit anzugeben, ob der Rücken des Kindes sich in der rechten oder linken Seite befindet, aber nicht, ob der Steiss oben oder unten liegt, denn der Herzschlag beschränkt sich bei Kopflagen eben so wenig blos auf die untere, als bei Steisslagen blos auf die obere Gebärmutterhälfte.

Prognose. Die Geburt mit dem Steiss oder den Füssen wird meist ohne künstliche Hülfe, ohne dass Mutter oder Kind beschädigt wird, zu Ende geführt, obwohl nicht in Abrede zu stellen ist, dass sie länger währt, und dass, um ein so glückliches Resultat zu erlangen, keine auch noch so geringe Störung eintreten darf. Die Mutter leidet dabei wenig, aber das Kind geräth in Lebensgefahr, denn die Nabelschnur wird nach der Geburt des Rumpfes vom Kopf gegen die Beckenknochen gedrückt und dadurch die Cirkulation zwischen Mutterkuchen und Kind aufgehoben, ehe letzteres die athmosphärische Luft einzuathmen im Stande ist. Dauert diese Unterbrechung in der Zufuhr des oxydirten Blutes länger als $\frac{1}{4}$ Stunde, so ist der Tod ebenso wie beim Erwachsenen unausbleiblich, und das Kind hat ganz das Aussehen eines asphyktisch Gestorbenen. Das Mortalitätsverhältniss der Lebenden zu den Todtgeborenen ist nach P. Dubois 1 : 11, dagegen nach Mad. Lachapelle 1 : 7, wohl ein falsches. Die Erhaltung des kindlichen Lebens hängt somit von dem schleunigen Austritt des Kopfes aus dem Becken ab, und dieser setzt wiederum gute räumliche Verhältnisse, eine günstige Stellung der Kindestheile, sowie eine kräftige Geburtsthätigkeit voraus. Die räumlichen Verhältnisse sind, ganz abgesehn vom Becken, hier weniger günstig als beim Kopf. Schon während der Schwangerschaft wird das untere Unterinsegment mittelst dieses Kindestheiles nicht in so hohem Grade verdünnt, der Muttermund eröffnet sich nicht so leicht, und, da der Steiss weniger genau von der Gebärmutter umschlossen wird, strömt das Fruchtwasser in grosser Menge gegen denselben, drängt mehr gegen die Spitze der Blase als gegen den Rand, und in Folge dessen wächst die Blase mehr in die Länge als in die Breite, tritt wurstförmig hervor und zerreisst, bevor sie den Mund hinreichend eröffnet. Der compressible Steiss ist alsdann weniger geeignet, die Eröffnung fortzusetzen, eine enge Scheide und einen widerstrebenden Damm auszudehnen. Ist dies auch bewerkstelligt, so reicht die gewonnene Oeffnung noch nicht hin, für den später nachfolgenden Kopf, der überdies, wenn er längere Zeit auf seinen Durchtritt warten lässt, auf den Widerstand der wieder contrahirten Muskeln trifft. Je weiter daher die Pforte, desto leichter wird auch der Kopf geboren, und es ergiebt sich daraus schon von selbst, dass die Steisslage günstiger als eine Fusslage ist, und bei dieser eine unvollkommene wieder eine bessre Prognose als eine vollkommene giebt.

Als Ursache, woher das vorliegende Beckenende sich weniger rasch durch das Becken bewegt, ist die Stellung des Kindes einerseits gegen die bewegende Kraft, anderseits gegen die zu eröffnenden Weichtheile zu betrachten. Zunächst vermag der Muttergrund, indem er die harten Schädelknochen drückt, weder dieselbe Kraft noch Ausdauer zu entwickeln, wie dies bei dem weichen Steiss geschieht. Ausserdem wird die Richtung der Kraft geändert. Bei vorliegendem Kopf geht sie in gerader Linie vom Steiss durch die Wirbelsäule bis zum Hinterhaupt, stellt dies tiefer und drängt mit einem kleinen aber harten Theile des Schädels die Weichtheile aus einander, wogegen bei obenliegendem Kopf dieselbe Kraft zunächst das Kinn gegen die Brust drückt und sich von hier aus durch die gekrümmten Halswirbel und den Rücken zum Steiss fortpflanzt, und zwar in dem Verhältniss, dass, je stärker die Wehen, desto mehr werden die Halswirbel gekrümmt, desto mehr wird durch diese Krümmung die Wirkung auf den Steiss geschwächt.

Hat sich der Uterus schon im hohen Grade angestrengt, um den Rumpf hervorzutreiben, und hiebei seine Kraft erschöpft, so stellt er seine Thätigkeit ein, ehe er die wichtigste Aufgabe, die Entfernung des grossen Kopfes, erfüllt hat. Die Ausschliessung desselben in dieser Lage ist aber besonders schwer, weil er, je tiefer er herabtritt, sich um so mehr der kräftigen Einwirkung des Uterus entzieht, indem nur sein unterer Theil vom Mutterhalse umgeben ist, aber die Spitze frei in der Uterinhöhle liegt. Hierbei kann er auch nicht so leicht in den günstigen Beckenraum gestellt werden, und die Schädelknochen, nicht so kraftvoll zusammen gedrückt, können sich, nur wenig verkleinert, dem Becken nicht genau conformiren. Die grösste Schwierigkeit für seinen Austritt, oft eine unüberwindliche, entsteht, wenn sich über den Kopf die Arme heraufschlagen. Daher die praktische Regel, alles zu vermeiden, was diesen Uebelstand herbeiführen kann, also vor allem kein voreiliges Handeln, kein Ziehen am kindlichen Rumpf in der Absicht die Geburt zu beschleunigen. Geschieht dies, so hält der Muttermund, welcher das Kind genau umschliesst, die Ellenbogen zurück und, statt dass die Arme zugleich mit dem Thorax erscheinen, werden sie in die Höhe über den Kopf geschoben und verengen hier den so nöthigen Raum. Ausserdem wird durch das Ziehen das Kinn von der Brust entfernt und der Kopf steht dann mit seinem grössten Durchmesser, vom Kinn bis zum Hinterhaupt, über dem Becken. Ueberlässt man dagegen die völlige Austreibung der Wehenthätigkeit, so verkleinert dieselbe Kraft, welche den Mund eröffnet, auch die Uterinhöhle in dem Grade, dass dadurch die Arme dicht an die Brust gedrückt hervortreten und gleichzeitig durch die grössere Oeffnung eine leichtere Ausschliessung des mit dem Kinn gegen die Brust gedrückten Kopfes begünstigen.

Ausser den genannten Umständen, welche die Fortbewegung erschweren, treten auch noch bisweilen einige andere hinzu, welche das Leben des Kindes in Gefahr bringen. Wir zählen dazu eine starke Compression des heraustretenden Kindestheils. Das wichtigste Organ des Unterleibes, die Leber, wird einem höchst gefährlichen Druck ausgesetzt und das Blut zum grossen Theil von den Extremitäten gegen den Kopf gedrängt, zumal wenn noch Kälte hinzukommt, ferner zählen wir dazu den Eintritt des Vaginalschleims und Kindspechs in den geöffneten Mund, weil jene Sekrete durch die unvollkommene Respiration, welche durch die längs dem Sternum in die Höhe dringende athmosphärische Luft vermittelt wird, in die Luftröhre dringen, und jene nach der Geburt so schwierig zu beseitigende Asphyxie erzeugen. Doch sind diese Zufälle nicht von der Wichtigkeit wie die Compression der Nabelschnur, wo die grosse nachgiebige Vene hauptsächlich der betroffene Theil ist. Es bleibt hier noch anzuführen, dass der Abgang des Mekoniums in grosser Menge eine gewöhnliche Erscheinung ist, und keineswegs, wie bei den Schädellagen, Schwäche oder den Tod des Kindes bezeichnet.

A. Die Steisslage.

Wir nehmen nach Nägele's Beispiel zwei Lagen an:

Erste Steisslage. Mit dem Rücken nach vorn,

Zweite Steisslage. Mit dem Bauch nach vorn,

deren Verhältniss ungefähr durch die Zahl 2 : 1 ausgedrückt wird.

	Steisslagen.	Erste.	Zweite.
Nägele . . .	108	57	33
Lachapelle . .	824	808	16

Geschichtliches. Viele deutsche Geburtshelfer nehmen wie bei den andern Lagen, so auch hier vier an, je nachdem die Hüftbreite im I. oder II. schiefen Durchmesser steht und Rücken oder Bauch nach vorn gewendet ist. Nach der Häufigkeit stellen sie demnach folgende Arten auf:

1. Rücken vorn rechts,
2. Rücken vorn links,
3. Rücken hinten links,
4. Rücken hinten rechts.

Der Mechanismus ist bei allen insofern derselbe, als die vorliegende Hüfte stets unter dem Schoossbogen anlangt und, gleichviel ob vorher der Rücken oder der Bauch nach vorn gewendet war, ob die Hüfte sich in der einen oder der andern Beckenhälfte befand, die Hüftbreite sich in den graden Durchmesser des Beckenausgangs stellt. Hierauf dreht sich jedes Mal der Bauch nach hinten und der Rumpf nebst Kopf wird in der früher angegebenen Weise geboren.

Tafel 66. Steisslage nach dem Wasserabfluss.
Tafel 67. Der Steiss verlässt das Becken.

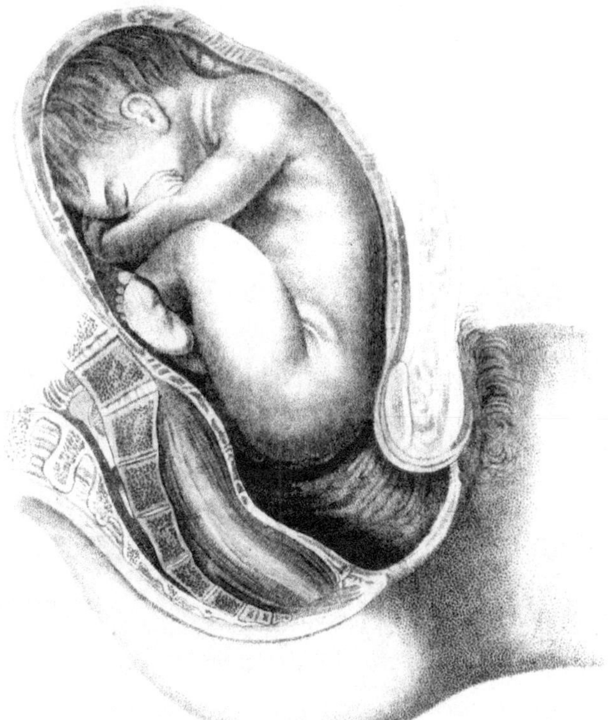

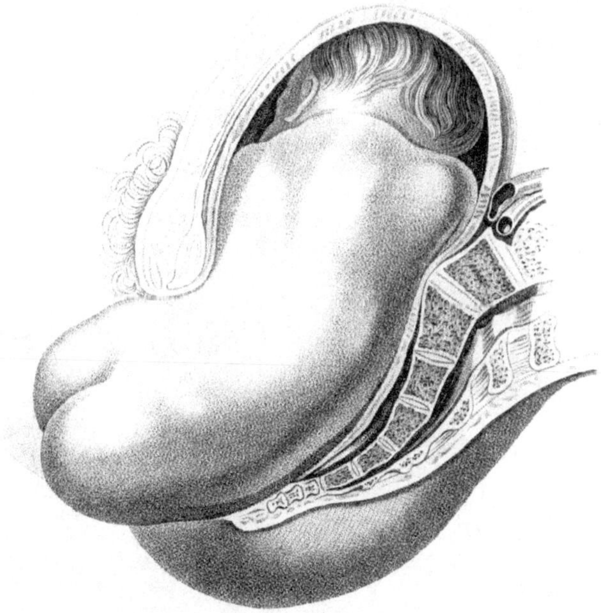

Erste Steisslage. Der Rücken vorn, Bauch und Füsse hinten.

Verlauf. Im I. und II. Zeitraum findet man, wenn man überhaupt im Stande ist den Steiss zu erreichen, die Afterspalte mehr oder weniger in der Conjugata und das Steissbein vorn. Die Hüftbreite entspricht also ungefähr dem Querdurchmesser und der Rükken ist grade nach vorn gerichtet. Mit dem Beginn des III. Zeitraums, mitunter auch noch kurz vor dem Wasserabfluss, sinkt das Kind tiefer ins Becken und stellt sich deutlich in einen schiefen Durchmesser des Eingangs und zwar häufiger mit der Afterspalte in den I.

	Steisslagen.	Rücken vorn rechts.	Rücken vorn links.
Lachapelle	818	502	316
Nägele	72	58	14

Findet man bei der Untersuchung die Afterspalte im I. schiefen Durchmesser und an ihrem vordern Endpunkte, vorn links, das Steissbein, dagegen Bauch, Füsse und Gesicht hinten rechts, so entspricht die Hüftbreite dem II. schiefen Durchmesser, und die linke Hinterbacke ist es, welche vorn hinter dem rechten Schoossast und tiefer steht. Sie rückt während des III. Zeitraums, ohne ihre Stellung zu verändern, bis zum Boden des Beckens herab, beginnt, hier angelangt, ihre Drehung nach links und erscheint alsdann im obern Theil der Schamspalte. Mit dem Beginn des IV. Zeitraums tritt die linke Hinterbacke immer mehr hervor, die ihr zugehörige Hüfte stemmt sich unter den rechten Ast des Schoossbogens, während die rechte, welche hinten und links steht, sich in wiederholten Versuchen über den Damm wälzt. Der geborne Steiss tritt rasch hervor, und die Bauchseite des Kindes ist nach der innern und untern Seite des rechten mütterlichen Schenkels gewendet. Die Füsse, welche nun zum Vorschein kommen, bleiben dabei entweder gekreuzt, oder sie werden der Länge nach gegen die Brust in die Höhe geschlagen und das Kind dann gewissermassen gedoppelt geboren, *partus duplicatus*. In diesem Falle lösen sich die Füsse erst, nachdem das Kind bis zur Brust hervorgetreten, und es erscheinen dann gleichzeitig, wenn der Verlau nicht gestört wurde, die Ellenbogen mit den an den Rumpf gedrückten Armen. Die Schultern folgen dem Weg der Hüften, die linke vordere tritt unter den rechten Ast des Schoossbogens, worauf die andere von links über den Damm gleitet. Hierauf tritt der

Kopf mit seinem Hinterhaupt von links unter den Schoossbogen, nachdem er in jener Zeit, wo die Schultern geboren werden, seinen Längendurchmesser in die Richtung des I. schiefen Durchmessers gestellt, und das gegen das Kreuzbein gewendete Gesicht wird allmälig mit dem Kinn vorn über den Damm gewälzt.

Die Geschwulst, welche der Steiss ganz ähnlich wie Schädel und Gesicht mitbringt, befindet sich auf der linken Hinterbacke und ist oft sehr bedeutend. Auch die Genitalien, namentlich die Hoden, sind oft durch den Druck zwischen den Schenkeln dunkelblau und durch die bisweilen enorme Grösse ganz entstellt.

Verläuft die Afterspalte im II. schiefen Durchmesser mit dem Steissbein vorn rechts, die Hüftenbeine im I., liegt also der Rükken vorn rechts, der Bauch, Füsse, Gesicht hinten links, so steht die rechte Hinterbacke vorn, hinter dem linken Schoossast und tiefer, wendet sich gegen den Schoossbogen, erscheint in der Schamspalte, und ihre dazu gehörige zweite Hüfte stemmt sich unter den linken Ast des Schoossbogens. Der Unterleib nebst den Füssen wendet sich der innern und untern Seite des linken mütterlichen Schenkels zu. Die Schulter wird in derselben Richtung geboren, der Kopf dagegen tritt mit dem Hinterhaupte vorn rechts aus dem Becken. Die Geschwulst befindet sich auf der rechten Hinterbacke.

Zweite Steisslage. Der Bauch und die Füsse sind vorn, der Rücken hinten.

Auch bei dieser Lage unterscheidet man, ob der Rücken rechts oder links gekehrt, was man deutlich an der Richtung des Steissbeins und der Genitalien erkennt. Die Beobachtungen Nägele's geben folgendes Verhältniss:

	Steisslagen.	Rücken hinten links.	Rücken hinten rechts.
Nägele	37	24	13

Der Mechanismus beider steht in demselben Verhältniss zu einander, wie bei der ersten Steisslage. Findet man im III. Zeitraum die Afterspalte im II. schiefen Durchmesser und das Steissbein hinten links, also die Hüftbreite im I., so befindet sich die linke Hinterbacke vorn hinter dem linken Schoossast und stellt sich von links unter den Schoossbogen, worauf sich die rechte über die rechte Hälfte des Dammes entwickelt. Der geborne Unterleib sieht nach oben rechts, verbessert aber diese Lage während der nächsten Wehe, indem sich der Rumpf in einem Viertelkreis so um seine Längenaxe dreht, dass der Bauch nach rechts unten zu stehen kommt. Nachdem der Kindeskörper diese Stellung, dieselbe wie bei der ersten Steisslage und zwar der häufigeren Art, angenommen, werden auch Schultern und Kopf demgemäss geboren. Die Geschwulst befindet sich auf der linken Hinterbacke.

Befinden sich die Genitalien und Füsse vorn links, die Afterspalte im I., die Hüftbreite im II. schiefen Durchmesser, so ist die rechte Hinterbacke die tiefere und vordere, befindet sich hinter dem rechten Schoossast, schneidet ein und stellt sich unter den rechten Ast des Schoossbogens. Der Bauch ist alsdann links nach oben gerichtet, wendet sich jedoch alsbald ebenfalls so, dass er nach unten links, also gegen die innere untere Seite des linken mütterlichen Schenkels, zu stehen kommt. Das Uebrige des Austritts ist identisch mit der selteneren Art der ersten Steisslage.

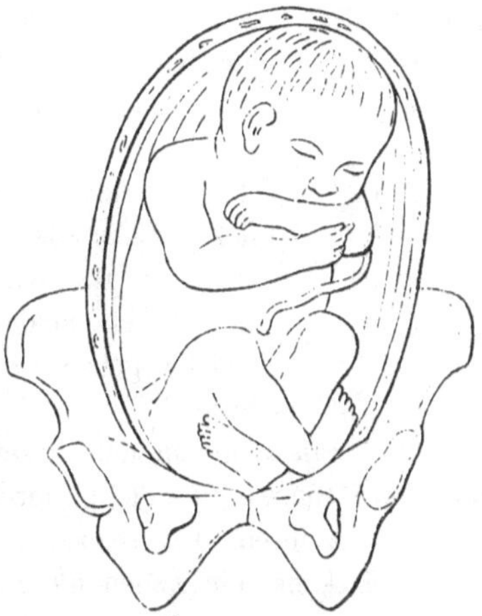

B. Die Fusslage.

Ob eine vollkommene oder unvollkommene Fusslage entsteht, hängt von folgenden Umständen ab. Liegen die Füsse im Muttermunde, folglich der Steiss zur Seite, so unterliegt es keinem Zweifel, dass beide Füsse gleichzeitig herabtreten, wenn eine hinreichende Oeffnung dies gestattet. Ist sie aber nur klein, so können ebenfalls beide, oder nur ein Fuss herabtreten. Ersteres geschieht, wenn sich die Füsse kreuzen, indem derjenige, welcher der vordern, tiefer gestellten Hüfte entspricht, den andern unter ihm befindlichen bei weiterem Herabtreten mit sich

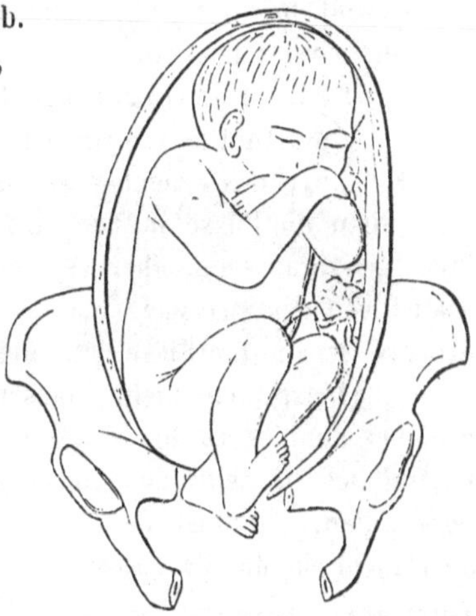

herabdrängt, dagegen kommt nur der eine, nämlich der vordere Fuss zum Vorschein, wenn er trotz der Kreuzung der tiefere, oder gar nicht gekreuzt, sondern nur neben dem andern liegt.

Diagnose. Durch die Eihäute kann man mitunter die Füsse daran erkennen, dass zwei spitze bewegliche Körperchen, nämlich die Hacken, in das Bereich des Fingers kommen, und man unterscheidet sie durch die Zehen von den Ellenbogen. Im übrigen können alle die Verhältnisse, welche bei Steisslagen vorkommen, wie die hochstehenden Kindestheile, die wurstförmige Blase, der äusserlich im Muttergrund fühlbare Kopf, auch dem Gedanken an das Vorliegen der Füsse Raum geben. Nach dem Abfluss des Wassers findet man die Füsse im Muttermunde und erkennt sie leicht an Hacken, Fussblatt, Knöcheln und Zehen. Man unterscheidet sie ohne Mühe von der Hand, welche geballt ist und den abstehenden Daumen besitzt.

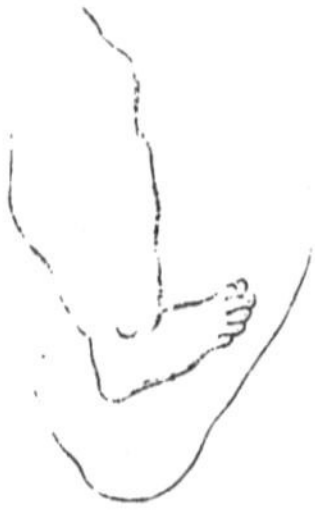

Hat man sich von dem Dasein der Füsse überzeugt, so suche man ihre Richtung, welche durch Hacken und Zehen bezeichnet wird, zu erfahren. Die Hacken bezeichnen die Richtung des kindlichen Rückens, die Zehen die Lage des Bauchs, der Nabelschnur und des Gesichts, die kleine Zehe die äussere Seite, die grosse Zehe die Mittellinie des kindlichen Körpers.

Eintheilung. Entsprechend den beiden Steisslagen nehmen wir sowohl bei der vollkommenen als unvollkommenen Fusslage ebenfalls zwei Lagen an:

Erste Fusslage: die Hacken nach vorn,

Zweite Fusslage: die Hacken nach hinten.

So lange das Fruchtwasser noch nicht abgeflossen, lässt sich, wenn man die Füsse in den Eihäuten fühlt, unmöglich die Art der Fusslage voraussehn, aber es stellt sich schon insofern ein Unterschied von der Steisslage heraus, als bei vorliegenden Füssen mehr Fruchtwasser in die Blase tritt, dieselbe wurstförmig herabtreibt und beim Blasensprunge mehr Wasser abfliesst, da die Füsse weniger geeignet sind es zu hindern, als der breite Steiss. Hat aber der Beginn des II. Zeitraums entschieden, ob einer oder beide Füsse herabtreten, dann ist zwar der Mechanismus bei beiden derselbe, aber nicht so die Prognose.

Tafel 67 a. Fusslage.

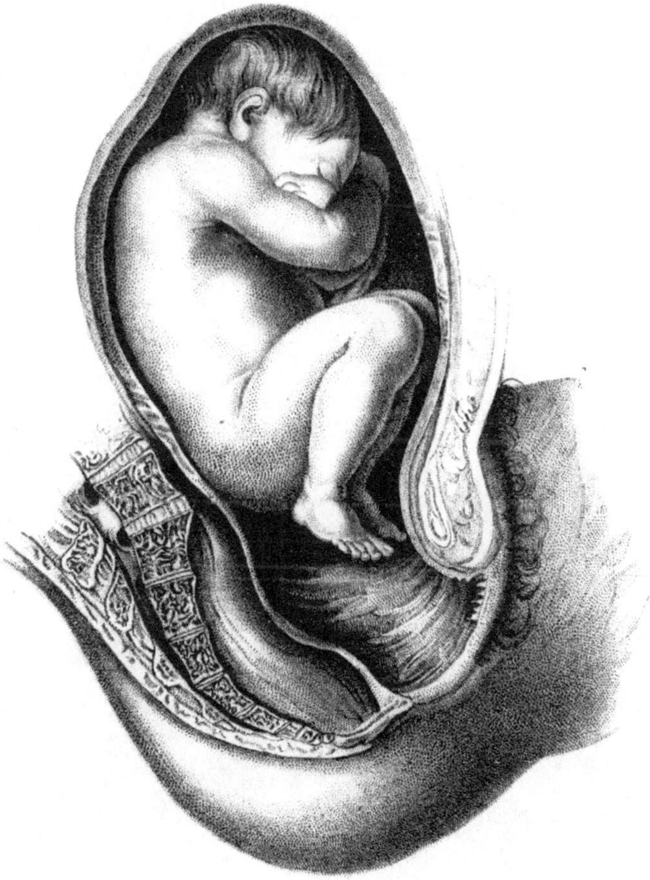

Bei der vollkommenen Fussgeburt wird der untere Theil ungleich rascher, der obere um so langsamer geboren. Die schlanken Schenkel treten rasch durch den Muttermund und der schmale Rumpf folgt schnell bis zu den Schultern. Die Ausschliessung dieser zögert, mehr aber noch die des Kopfes, wenn der Muttermund nicht vollständig erweitert war, wenn der Uterus nicht die kräftigste Anstrengung machte, wenn die Arme in die Höhe geschlagen oder das Kinn sich von der Brust entfernt hatte. Viele Kinder gehen hierbei durch den lang dauernden Druck der Nabelschnur gegen die Ränder des Muttergrundes zu Grunde.

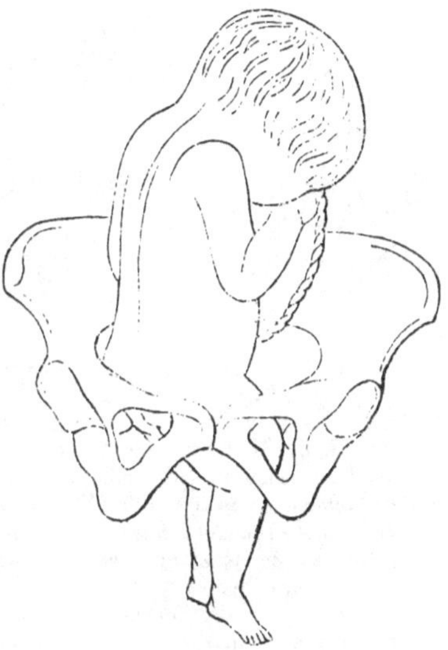

Die unvollkommene Fussgeburt bietet mehr den Vortheil der Steisslage. Der in die Höhe geschlagene Fuss vermehrt den Umfang des Steisses, des Unterleibs, und indem der Rumpf dadurch massenhafter wird, zögert der Austritt desselben, aber ist er ein Mal erfolgt, so hat er auch die Ausschliessung des übrigen Kindestheils, zumal derselbe seine Haltung behauptet, in der Art angebahnt, dass dieselbe nicht lange auf sich warten lässt. Als eine eigenthümliche Erscheinung ist noch hervorzuheben, dass der in die Höhe geschlagne Fuss sich stets im Verlauf der Ge-

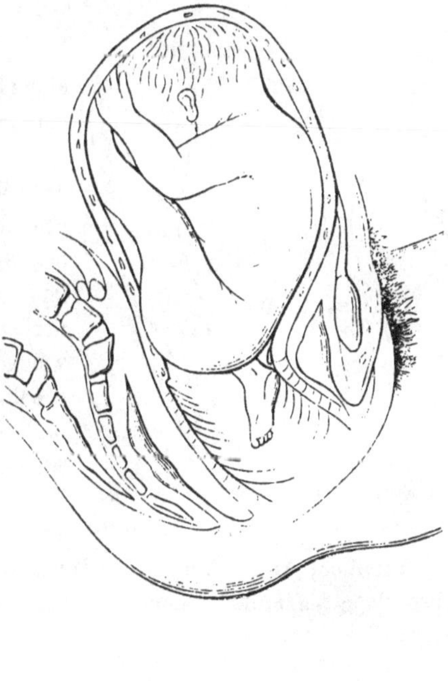

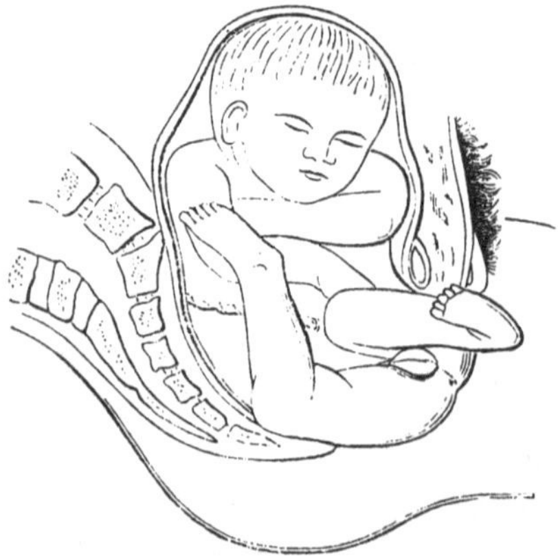

burt gegen die Aushöhlung des Kreuzbeins wendet und dadurch ein Aufstemmen der einen Steisshälfte auf die vordere Beckenwand vermieden wird. Diesen natürlichen Vorgang muss man als Vorschrift betrachten, wenn man einen Fuss herabholt und wenn man an ihm den Rumpf mittelst eines rotirenden Zuges extrahirt.

Geschichtliches. Die Gefahren der Fussgeburten waren zum Theil schon im Alterthum bekannt. Man nannte diese Geburten *partus agrippinus*, wovon wir in der *Historia naturalis*, Lib. VII. Cap. VI. des Plinius folgende Erklärung finden:

In pedes procedere nascentem contra naturam est, quo argumento eos appellavere Agrippas ut aegre partos.

In gleicher Weise deutet auch Celsus die Bezeichnung:

„Partus agrippus," indem er es von *„ab aegritudine et pedibus"* herleitete.

Diejenigen, welche vier Steisslagen unterscheiden, nehmen folgerecht auch vier Fusslagen an. 1. Hacke vorn rechts. 3. Zehe vorn rechts.
2. Hacke vorn links. 4. Zehe vorn links.

C. Die Knielage.

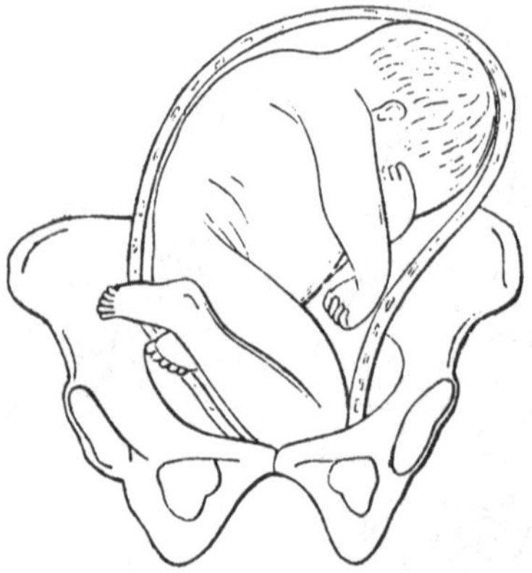

Sie kommt nur selten vor, ungefähr unter 5000 Geburten ein Mal und entsteht nur bei einer beträchtlichen Abweichung des Steisses zur Seite, welche das Herabtreten der Schenkel in den Muttermund ermöglicht. Verlauf und Mechanismus ist identisch mit dem der Fussgeburt, in welche sie auch sofort übergeht, sobald die Schenkel den Muttermund vollständig verlassen.

Abweichungen in dem Geburtsverlauf der Steiss- und Fusslagen.

Aehnliche Abweichungen im Mechanismus, wie wir sie bei der Schädellage angeführt, kommen auch beim vorliegenden untern

Rumpfende vor, wenn hier wie dort dieselben begünstigenden Verhältnisse vorhanden sind. So kann es sich bei einem überall zu grossen Raum ereignen, dass die Hüften in jeder Richtuug, sowohl im queren als graden Durchmesser durch das Becken durchtreten und die übrigen Körpertheile, welche sonst den Gesetzen des Mechanismus gehorchen, dieselbe Willkür besitzen. Dies kann sogar so weit gehen, dass, indem der geborene Bauch nach vorn gerückt ist, das nach vorn gerückte Gesicht ohne Schwierigkeit trotz dieser Lage das Becken verlässt, indem der Unterkiefer sich gegen die Schoossfuge stemmt und das weit zurückgebeugte Hinterhaupt vom Damme aus durchschneidet. Unterlässt der Rumpf in diesem Falle die Drehung, so ereignet es sich in einem andern Falle, da jede beengende Schranke fehlt, dass sie übertrieben wird, indem sie nicht in dem erforderlichen Viertelkreise, sondern in einem Halbkreise ausgeführt wird, wodurch sich der nach vorn und rechts stehende Bauch nicht blos nach hinten und rechts, sondern nach hinten und links kehrt. — Ist dagegen nur ein Theil des Beckens zu geräumig, so wird dieser den von ihm abhängigen Mechanismus erlassen, nämlich der Eingang das Einstellen, wogegen der Ausgang den Austritt in jeder beliebigen Lage gestattet.

Die Zwillingsgeburt.

Die Erkenntniss der Zwillinge hat im Beginn der Geburt dieselbe Schwierigkeit wie bei der Schwangerschaft, und ist erst dann ausser Zweifel, wenn das eine Kind geboren und das andere in der Gebärmutter äusserlich oder innerlich wahrgenommen wird. Gewöhnlich haben beide Zwillinge eine Gradlage, und fast eben so oft eine gleiche Stellung als eine ungleiche, wenn sich nämlich der Kopf des einen und der Steiss des andern zur Geburt stellt. Dies geht aus der Mittheilung von Cazeaux und Ramsbotham hervor, von denen der erste 291 Zwillingsgeburten, der zweite 376 aus der Royal Maternity zusammenstellt. Ich gebe dieselben hier mit der Bemerkung wieder, dass ich die Fusslagen zu den Steisslagen gezählt und das zuerst geborene Kind oben hingestellt.

	Schädel Schädel	Steiss Steiss	Schädel Steiss	Steiss Schädel	Gesicht Schädel	Schädel Schultern	Steiss Arm
Cazeaux:	134 Mal	32	55	60	1	7	2

	Schädel Schädel	Steiss Steiss	Schadel Steiss	Steiss Schädel	Schädel Schieflage	Steiss Schieflage	Schieflage Schieflage
Ramsbotham:	183 Mal	33	152		4	3	1

Von den 376 waren 135 Zwillinge verschiedenen Geschlechts, die übrigen gleichen, nämlich bei 123 Geburten Knaben, bei 118 Mädchen, wobei es auffiel, wie bei Kindern verschiedenen Geschlechts auch die Lage eine verschiedene war. Es geht hieraus hervor, dass bei ungleicher Stellung es nicht immer das Kind mit voranliegendem Kopf ist, welches zuerst geboren wird, eben so wie es ein Irrthum, das jedes Mal das grössere zuerst das Licht der Welt erblickt. Oft tritt die Thätigkeit der Gebärmutter früher ein, als die Kinder die volle Reife erlangt, und setzt in der Mehrzahl die Geburt der Kinder selbstständig ins Werk, wobei ein jedes Kind dem Mechanismus seiner Lage gehorcht. Die Zwillingsgeburt stellt zwei Geburten in rascher Folge dar, die keine räumlichen, sondern nur zeitliche Abweichungen darbieten. Als Eigenthümlichkeit müssen wir nämlich hervorheben, dass die erste Geburt bei weitem langsamer, die zweite dagegen rascher als eine einfache verläuft. Die Verlangsamung der erstern, welche sich bis zum nöthigen Einschreiten der Kunst ausdehnen kann, hat in einer Reihe von Verhältnissen, die sich von der Norm etwas entfernen, ihren Grund. Zunächst sinkt im I. und II. Zeitraum der vorliegende Kindestheil nur wenig herab, ist daher im Beckeneingang nur schwer oder gar nicht zu erreichen, weil einerseits das untere Segment des Uterus durch die neben einander liegenden Früchte eine Breite erlangt, welche sein Herabtreten ins Becken unmöglich macht, andererseits, weil der selbst tiefer stehende Zwilling von dem andern zur Seite gedrängt ist, überdies auch, kleiner als ein einziges ausgetragenes Kind, nicht in gleichem Grade dem Gesetz der Schwere folgt. Es fehlen also dem untern Uterinsegment die Vortheile des Einstellens, während der Mutterhals die Unnachgiebigkeit der oft nicht beendeten Schwangerschaft bei der Eröffnung geltend macht. Doch selbst, wenn dieser Fall nicht vorliegt, sind die zum Uebermass ausgedehnten Uterinfasern ausser Stande, mit voller Energie auf den Muttermund zu wirken, der sich daher unter sparsamen und schwachen Wehen sehr spärlich erweitert. Ist dies endlich ausgeführt, die Blase gesprengt und das Wasser abgeflossen, so erfolgt die Fortbewegung der Frucht ebenfalls nur träge, da das Verhältniss der Kraft zu ihrem auszuschliessenden Inhalt ein andres ist, als bei der einfachen Frucht. Indem nämlich die eine Uterinhälfte die nackte Frucht, die andere Hälfte die unversehrte Eiblase umschliesst, wird das gleichmässige Zusammenwirken beider seitlichen Hälften des Organs aufgehoben, und die zur Geburt gestellte Frucht wird auf einer Seite von der nachgiebigen Blase des Zwillings, auf der andern Seite vom Uterus umgeben. Letzterer vermag nur von oben herab durch die Thätigkeit des um die Eierröhre gelagerten Sphincters, sowie seitlich durch die diagonalen Seitenfasern auf die Frucht zu wirken, während die durch die Fruchtblase hindurchsetzende Kraft der sich nur schwach contrahirenden grössern Hälfte wenig Unterstützung gewährt. Dieser Kräftemangel würde auf den Gang der Geburt und somit auf das Leben der Frucht seinen Nachtheil äussern, wenn er nicht zum grossen Theil durch die geringe Grösse, sowie durch die Nachgiebigkeit der weniger entwickelten Kopfknochen, somit durch Herstellung günstiger räumlicher Verhältnisse ausgeglichen wäre. Ist das erste Kind geboren, so verliert die Gebärmutter nur wenig an Umfang und lässt äusserlich die Theile des zurückgebliebenen und innerlich die Fruchtblase fühlen. Das Organ versinkt alsdann gewöhnlich in einen Zustand der Ruhe, die so lange währt, bis es sich zur weitern Geburt hinlänglich erholt hat. Unterdessen bleibt in der Regel der Mutterkuchen, ohne eine Blutung zu erzeugen, bis zur Geburt der andern Frucht zurück, indem sich die leere Hälfte keineswegs bis zu dem die Trennung herbeiführenden Grade verkleinert. Die Länge der Pause ist verschieden nach der individuellen Energie des Uterus und währt meistens 1 bis 2 Stunden, mitunter selbst Tage, ohne die zurückbleibende Frucht zu gefährden. Riecke [1] erzählt, das in einem Falle zwischen der 1sten und 2ten Geburt 5 Tage, Guerni d'Illier [2] 8, Courtivron [3] 10 Tage, Sonderland, [4] dass 11 Tage verflossen. Janson [5] beobachtete, dass sich bei einer Frau 7 Wochen nach der Geburt des ausgetragenen Kindes Wehen einstellten, die eine todte sechsmonatliche Frucht austrieben. Diese Zeit der Ruhe benutzt die Gebärmutter zunächst, um sich allmälig an das zurückgebliebene Ei anzulegen. Geschieht dies alsbald, so wird die Frucht in ihrer ursprünglichen Lage, die meist eine grade ist, erhalten; erfolgt das Gegentheil, so wird ihr dadurch Gelegenheit gegeben, im weitern Raume eine so ungünstige Lage anzunehmen, welche das selbstständige Austreten unmöglich macht und eine Verbesserung erfordert. Bei der Geburt des zweiten Kindes fällt, da der Muttermund weit eröffnet bleibt, der erste Zeitraum aus und der zweite

[1] Beiträge zur geburtshülfl. Topogr. von Würtemberg. Tübingen 1827. p. 24.
[2] Académie des Sc. 1751. p. 107. [3] Académie des Sc. 1727. p. 20.
[4] Neue Zeitschr. für Geburtsk. Bd. II. p. 121. [5] Dublin Journal. Sept. 1842.

ist nur kurz, da die Blase sprungfertig ist. Da überdies die Geburtswege hinreichend ausgedehnt sind, so erfolgt der Austritt des zweiten Kindes in sehr kurzer Zeit.

Wird die Folge beider Geburten gestört und werden beide Geburten in eins gezogen, indem das Fruchtwasser beider Früchte zu gleicher Zeit abfliesst, und die Gebärmutter alsdann mit gleicher Kraft auf beide Früchte wirkt, so hindert das eine Kind das Herabtreten des andern und giebt zu den ernsthaftesten Störungen Anlass. Mitunter wird auch dieser Uebelstand durch Selbsthilfe ausgeglichen, indem die eine Frucht zurücktritt und der andern Platz macht, wie die Mittheilungen von Meriman,[1] Burns[2] und Dugès[3] beweisen, doch meist gelingt diese Entwirrung nur der einschreitenden Hand des Geburtshelfers.

Die Trennung und Ausschliessung beider Mutterkuchen, die entweder in einem innigen scheinbar verwachsenen Zusammenhange stehn, oder wenigstens durch die Eihäute fest mit einander verbunden sind, erfolgt meist sehr langsam, denn einmal ist die Kraft des Uterus durch die doppelte Anstrengung erschöpft, und dann ist es jetzt ihre Aufgabe, das ungewöhnlich ausgedehnte Organ zu dem gewöhnlichen Umfange zurückzuführen. Ist die Lösung und Entfernung beider Kuchen mit Erfolg durchgeführt, so sind noch ergiebige Nachwehen erforderlich, wenn nicht eine starke Metrorrhagie aus der doppelt grossen Wundfläche das Leben der Mutter bedrohen soll. Folgt jedoch dem ersten Kinde unmittelbar die dazu gehörige Nachgeburt, ohne die Trennung des zweiten abzuwarten, so entstehn dadurch keine weitern Nachtheile.

Die Prognose ist bei Zwillingen, weder für die Mutter noch für das Kind, eine so günstige wie bei der einfachen Geburt. Während bei der letztern die Mortalität der Mütter wie 1 : 70 ist, so stellt sie sich bei Zwillingen wie 1 : 44, bei einem einzelnen Kinde wie 1 : 30, bei Zwillingen wie 1 : 13.

Die Geburt von Drillingen geht in ähnlicher Art vor sich, und die Nachgeburt löst sich ebenfalls erst nach Entfernung sämmtlicher Früchte. Diese am Leben zu erhalten, ist um so weniger zu hoffen, als sie stets zu früh den mütterlichen Schooss verlassen haben.

[1] Synopsis of difficult partur. Lond. 1826. p. 102, sah beide Köpfe fast zugleich hervortreten. [2] Principles of midwif. Lond. 1837. p. 403 theilte einen ähnlichen Fall mit. [3] Revue méd. 1826. tome I. p. 350.

Behandlung der Geburt.

Behandlung.

Die Dienste, welche der Frau während der regelmässigen Geburt zu leisten sind, beschränken sich auf das Fernhalten jeder Störung, so wie auf die Anwendung alles dessen, was die schwere Stunde der Geburt erleichtern kann. Der geburtshilfliche Beistand, welcher somit mehr in dem sorgsamen Ueberwachen und der theilnehmenden Pflege als in wirklicher Hilfe besteht, wird demnach am vortheilhaftesten den Händen einer weiblichen Sachverständigen anvertraut. Die Sitte hat sich auch in diesem Sinne überall entschieden, und nur, wo Bildung und Wohlstand heimisch, wird, wenn die Besorgniss eine lebhaftere ist, zumal es sich um die erste Niederkunft handelt, der männliche Beistand erbeten. Darf sich der Geburtshelfer dieser Anforderung, welche aus dem Vertrauen zu einer höheren Kenntniss entspringt, nicht entziehen, so wird doch die Frau, der er seinen Dienst zusagt, seiner Delicatesse Dank wissen, wenn er zugleich die Anwesenheit einer Hebamme zu den verschiedenen kleineren vertraulichen Dienstleistungen verlangt, und er wird das Ansehen der ärztlichen Nobility wahren, wenn er sich durch die Untersuchung die Ueberzeugung verschafft, dass die Geburt regelmässig vorschreitet, und nur im entscheidenden Momente bei Unterstützung des Dammes und Entfernung der Nachgeburt handelnd auftritt. Die gleichzeitige Gegenwart der Hebamme gewährt auch den Vortheil, dass der Geburtshelfer nicht genöthigt ist, sich ununterbrochen in der unmittelbaren Nähe der Gebärenden aufzuhalten, sondern sich bei der Verzögerung der Geburt zeitweise entfernen kann, da eine kundige Person für die unerwartete Vollendung der Geburt zur Stelle bleibt. Ausserdem steht ihm auch im Falle der Noth in ihr eine kundige Gehülfin zur Verfügung. Da der Geburtshelfer mit den Einzelnheiten der Behandlung ebenso vertraut sein muss wie die Hebamme, so gelten für ihn dieselben Vorschriften. Sie bestehen:

1. In der Untersuchung,
2. In der Sorge für die Bequemlichkeit,
3. Im Verhalten in den einzelnen Zeiträumen.

1. Die Untersuchung ist die erste Pflicht, sobald man an das Geburtsbett tritt. Sie muss Auskunft geben:

a. ob die Frau auch wirklich an der Geburt ist,
b. wie weit dieselbe vorgerückt,
c. ob dieselbe auf die gewöhnliche Art und
d. wann sie beendet sein wird.

Am zweckmässigten leitet man die manuelle Exploration mit der Erkundigung nach dem Befinden im Allgemeinen sowohl jetzt als in der letzten Zeit der Schwangerschaft ein, ob letztere ihr natürliches Ende erreicht hat, ob Urin und Stuhl entleert, ob Wasser abgeflossen sei, wie die früheren Geburten verliefen, endlich nach den Wehen, wie sie beschaffen, wie lange sie währen, in welchen Zwischenräumen sie sich einstellen, ob das Leben des Kindes deutlich gespürt wird. Erst nachdem man von all diesem unterrichtet ist, wobei man sogleich erkannte, ob die Frau ein verständiges, ruhiges, ergebenes Gemüth besitzt, schreitet man zur äussern, dann zur innern Untersuchung. Zuerst prüfe man den Umfang und die Lage des Uterus sowie des Kindes ausser und in der Wehe, man überzeuge sich vom Zustande der Scheide, ob sie weich, warm, locker, schleimig, ferner von der Beschaffenheit des Muttermundes, ob er eröffnet, wie weit, ob seine Ränder hart oder weich, ob die Eihäute zu fühlen, voll oder leer sind, alsdann welcher Kindestheil vorliegt, ist es der Kopf, ob er allein oder in Begleitung der Nabelschnur oder eines Arms, wie weit er herabgerückt, wie die einzelnen Weichtheile und endlich wie die Räumlichkeit des Beckens beschaffen.

Hierauf wendet man seine Aufmerksamkeit dem Gesammtorganismus zu, um zu beurtheilen, ob er im Besitz der nöthigen Kraft und Tüchtigkeit ist, die Geburt zu einem glücklichen und baldigen Ende zu führen. Man beachte Alter, Constitution, Grösse und Gestalt, man sehe, ob der Rücken verbogen, ein Schenkel verkürzt, das Becken verschoben ist. Man unterlase nicht, den Gesichtsausdruck, die Respiration, dann Puls und Haut zu prüfen. Erst, wenn man sich über alles dieses die nöthige Kenntniss verschafft, kann man bestimmen, ob die Geburt begonnen und wie die Prognose zu stellen. Nur zu häufig wird nach beendigter Untersuchung von der Kreissenden die Frage gestellt, ob alles in der gehörigen Ordnung und ob die Geburt des Kindes bald beendet sei. Durch einen tröstenden Zuspruch suche man das Gemüth zu beruhigen, hüte sich jedoch, genau den Augenblick der Beendigung festzusetzen. Trifft diese Angabe, wie es häufig der Fall ist, nicht ein, so wirft dies ein falsches Licht auf die Kenntniss des Arztes. Die Kreissende verliert bei längerer Dauer ihr Vertrauen zu ihrem Geburtshelfer, der Muth und die Geduld sinkt zum grössten Nachtheil für den ferneren Verlauf der Geburt, die mit dem Erlöschen der geistigen Energie bisweilen vollständig stockt und künstliche Hülfe verlangt.

2. Ist die Geburt eingetreten, so sind, vorausgesetzt, dass noch Zeit dazu vorhanden, alle jene Vorbereitungen für die Kreissende zu treffen, welche Bequemlichkeit und Reinlichkeit erheischt, nämlich eine passende Stube, ein zweckentsprechendes Lager, eine geeignete Kleidung, etwas Kamillenthee, Schnupf- und Handtücher, Eau de Cologne. Ferner ist für den Neugebornen ein warmes Bad, Kinderzeug und Bettchen in Bereitschaft zu halten. Ausserdem muss eine Dienerin während der ganzen Geburtsdauer zur alleinigen Verfügung stehen, um in und ausser dem Hause sofort das Verlangte herbeizuschaffen. Für die natürliche Geburt reicht das Besteck der Hebamme aus, dessen Inhalt nach der Vorschrift des Pr. Hebammenbuchs aus Folgendem bestehen soll. Eine Büchse mit Fett zur Untersuchung, Nabelschnurscheere — eine Scheere ohne Spitze — zwei Bändchen zum Unterbinden, Klystirspitze mit dem Aufsatz zur Uterininjection, ein Schwamm, Flanelläppchen, Bürste, Schlinge und Schlingenträger, weiblicher Katheter, Hoffmannstropfen, Zimmttinktur und Essigsäure. Der Geburtshelfer vergesse nie, auch bei der natürlichen Geburt, seine Instrumente, *Secale cornutum* in getheilter Dosis, und sein Verbindzeug mitzunehmen.

Das Zimmer für Geburt und Wochenbett muss gross, hell, luftig, warm, dem Zuge nicht ausgesetzt und fern von Geräusch sein. In diesem Sinne prüfe man das gewöhnliche Schlafzimmer und suche den Uebelständen abzuhelfen, wenn kein besseres zu beschaffen. Es verbleiben darin nur diejenigen Personen, deren Unterstützung man bedarf, sowie eine erfahrene Freundin, ältere Verwandte oder Mutter, deren Anwesenheit beruhigt. Die übrigen, selbst der Ehemann, sind auszuweisen, ebenso alles Störende, wie Hunde, Katzen, Vögel, selbst stark riechende Blumen zu entfernen.

Das Geburtsbette muss ein Gegenstand besonderer Aufmerksamkeit sein, da die Kreissende oft lange in demselben zubringen muss, und durch ein unpassendes Lager die Mühe der Geburt wesentlich erschwert werden kann. Die Anforderungen, welche man an ein gutes Lager macht, sind einerseits, dass es sicher, bequem und reinlich ist, andrerseits, dass es leicht zugänglich ist für Hebamme oder Geburtshelfer. Ein gewöhnliches Bett kann leicht so eingerichtet werden, dass es all diesen Ansprüchen genügt. Zunächst wird das Bettgestell so gerückt, dass es den Zutritt zu beiden Seiten gestattet, und so eingerichtet, dass sich die Gebärende in einer Höhe befindet, welche die Hand der Hebamme zu den Genitalien leicht gelangen lässt. Damit die Frau fest und sicher liege, wählt man eine oder mehrere Matratzen von Pferdehaar, Seegras, im Nothfall auch nur von Stroh, und überdecke sie, um sie vor dem Durchnässen zu sichern, dort, wo der Steiss zu liegen kommt, mit einem Stücke Wachsleinewand. Auf diese wird ein mehrfach zusammengelegtes wollenes Tuch gelegt und über das Ganze das gewöhnliche Betttuch gebreitet. Eine zweite Unterlage von dicker Leinewand wird unmittelbar unter den Steiss geschoben, welche die abfliessende Unreinlichkeit aufnimmt und sich leicht entfernen lässt, worauf die Frau in einem trockenen und reinen Bette zurückbleibt. Nur, wenn eine verzärtelte Frau sich sehr gegen eine harte Matratze sträubt, kann dieselbe mit einem ganz dünnen Bette überlegt werden. Zur Unterlage des Kopfes werden die nothwendigen Kissen und zur Bedeckung des Körpers statt des Federbettes besser eine wollene Decke in einem Leinenüberzuge genommen. Als fester Stützpunkt für die Füsse setzt man an das Ende des Bettes eine Fussbank, für das Kreuz ein festes rundes Kissen, welches man aus einem stark geschnürten Kopfkissen leicht herstellt, für die Hände 2 lange Handtücher, welche man an die Bettpfosten des Fussendes stark befestigt. Giebt man der Frau die Seitenlage, so legt man jene Rolle nicht gegen das Kreuz, sondern zwischen die Schenkel, welche nur wenig gegen den Unterleib angezogen sind.

Bei Wohlhabenden bereitet man ausser dem Geburtslager ein zweites zum Wochenbett zu, um die Entbundene gleich nach der Geburt in dieses hinüberzubringen.

Statt der gewöhnlichen engen, schweren, unnöthigen Kleider lege die Frau das sogenannte Nachtkleid an, und falls sie nicht im Besitz eines solchen, ziehe sie alles Uebrige bis auf einen leichten Unterrock, eine dünne Jacke und ein Hemd aus. Rathsam ist es, das Haar, namentlich wenn es stark und in Zöpfen geflochten, glatt auszukämmen und es in einem einfachen Knoten geschlungen mit einer leichten Haube zu bedecken, um nicht in den ersten Tagen des Wochenbettes davon belästigt zu werden.

3. Das Verhalten der Gebärenden sowohl als des Geburtshelfers ist ein verschiedenes in den verschiedenen Zeiträumen. Indem wir die Vorschriften dafür angeben, haben wir zunächst die Schädellagen vor Augen, und werden später erwähnen, welche Modificationen die übrigen Lagen erheischen.

Im I. Zeitraum kann die Frau, vorausgesetzt, dass alle Anzeichen einer regelmässigen Geburt vorhanden sind, und der Kopf deutlich im Scheidengewölbe zu fühlen ist, nach Belieben sitzen, liegen oder herumgehen. Bei der oft langen Dauer, welche die Eröffnung des Mundes verlangt, erscheint es unzweckmässig, die Geduld durch ein fortwährendes Festhalten im Bett zu erschöpfen. Doch darf die Frau, wenn sie zu Stuhl gehen will, schon jetzt nicht mehr das Zimmer verlassen und muss dem Drang zum Uriniren, so oft er sich meldet, nachgeben. Bei wirklichem Appetit erlaube man nur ein wenig Grütze oder Mehlsuppe zu geniessen, zur Befriedigung des Durstes Zuckerwasser, Wasser mit Milch, schwachen grünen Thee, Fenchel-, Lindenblüthenthee. Heisser starker Kamillenthee, mit dem so vielfach Unfug getrieben wird, ist ebenso nachtheilig wie Kaffee von gleicher Beschaffenheit. In der Zwischenzeit einer Stunde untersuche man innerlich, um die Wirkung der Wehen zu beobachten. Eine häufige Wiederholung bietet keinen Gewinn, und geht auch die Besorgniss, eine Entzündung der Scheide dadurch hervorzurufen, dass sie vom Schleim entblösst wird, zu weit, so wird doch die Frau geängstigt und der Muttermund durch den Reiz zu krankhaften Contractionen veranlasst.

Lassen häufige und kräftige Wehen den Uebergang in den II. Zeitraum vermuthen, so wiederhole man diese Untersuchung, sowohl um sich von ihrem Erfolge Kenntniss, als sich von dem Dasein des Schädels durch die Eihäute Gewissheit zu verschaffen. Man benutze dazu die Wehenpause und hüte sich während der Wehe den Finger gegen die Blase zu drängen und sie zu verletzen. Findet man jedoch dieselbe nur sehr wenig gefüllt, so kann man auch während der Wehe über sie hingleiten, um die Wirkung derselben auf den Muttermund zu beurtheilen. Besondre Aufmerksamkeit schenke man dem Rande des Muttermundes, dessen Dicke und Spannung das rasche oder langsame Eröffnen voraussagt. Kommen die Wehen in dieser oder der vorigen Periode sparsam, schreitet die Eröffnung des Muttermundes nur langsam vor, so empfehle man der Frau, in der Stube auf- und abzugehen. Unter diesen Umständen ist auch ein einfaches Klystier von Nutzen, indem es ebenfalls einen belebenden Reiz auf die Wehenthätigkeit ausübt, und ausserdem den Vortheil bietet, das Beschmutzen der Hand bei Unterstützung des Dammes zu verhüten. Giebt die Untersuchung Gewissheit, dass der Schädel vorliegt, allein vorliegt und sich in der gewöhnlichen Lage befindet, so ist eine häufige Wiederholung unnöthig. Hat der Muttermund die Grösse eines Thalers erlangt, so steht der Abfluss des Wassers baldigst zu erwarten, und die Gebärende darf deshalb das Geburtsbett, selbst beim Stuhldrang, nicht mehr verlassen, wohl aber in ihm eine beliebige Lage annehmen.

War es der Hebamme bisher noch gestattet, sich in einem Nebenzimmer aufzuhalten, so ist jetzt ihr Platz im Zimmer der Kreissenden. Ist diese eine Erstgebärende, so versäume man nicht, ihr eine unnöthige Angst durch die Mittheilung zu ersparen, dass der Blasensprung unter deutlichem Geräusch erfolgt und mit dem Abgang von Wasser verbunden ist. Fliesst das Wasser ab, so achte man auf Menge und Beschaffenheit desselben, und denke zugleich daran, das andere Wasser, nämlich das Badwasser für das Kind, in Bereitschaft zu halten, weil bei Mehrgebärenden, oft auch bei Erstgebärenden der Durchtritt des Kindes rasch erfolgt.

Mit dem Beginn des III. Zeitraums ist es Pflicht, sich bei der innern Untersuchung auf das Genaueste, sowohl vom Muttermund als vom vorliegenden Kindestheil zu unterrichten. Zunächst prüfe man die Grösse des Mundes, die Dicke und Härte seines Randes, um darnach seine Nachgiebigkeit zu beurtheilen, alsdann verschaffe man sich Gewissheit, ob es auch wirklich der Schädel ist, der voranliegt, und welche Lage er zum Becken hat. Hiermit begnüge man sich noch nicht, sondern überzeuge sich, ob er allein, oder in Gesellschaft von Hand oder Nabelschnur eingetreten, und umkreise ihn in dieser Absicht in seinem ganzen Umfange. Gestattet die gewöhnliche Lage dies nicht, so lasse man eine günstigere anneh-

Tafel 67 b. Die Untersuchung im II. Zeitraum, wenn sich die Blase stellt.

Fig. I. In der Seitenlage der Frau, wobei der Daumen auf dem After zu liegen kommt.

Fig. II. In der Rückenlage der Frau mit zwei Fingern, wenn der hochstehende Muttermund für einen Finger unerreichbar ist.

Fig. I.

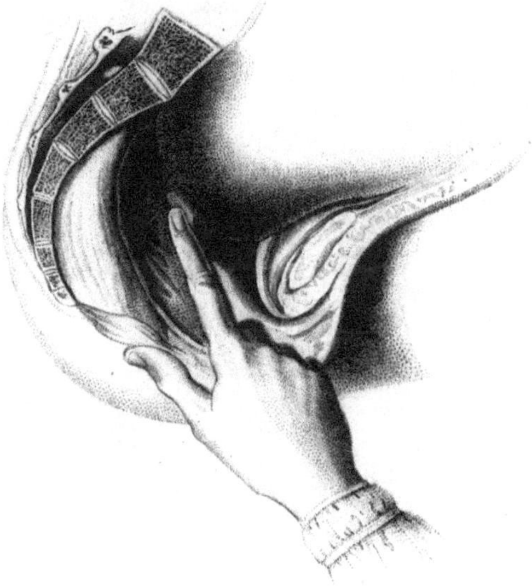

Fig. II.

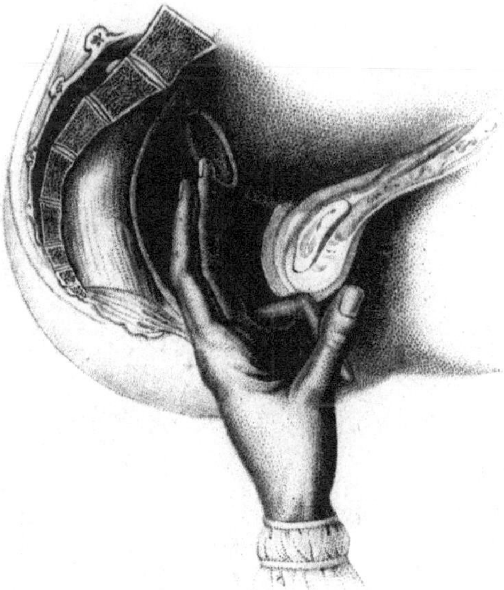

men und die liegende Frau selbst aufstehn. Gelingt es nicht mit einem Finger jene Theile zu erreichen, so bediene man sich 2, oder nach Bedürfniss 4 Finger. Erst nachdem man sich hierüber auf das Genaueste unterrichtet, wende man seine Sorgfalt dem weitern Verlauf der Geburt zu. Man überwache die Lage der Frau und die gehörige Anwendung der Bauchpresse. Am vortheilhaftesten ist es, wenn die Frau auf dem Rücken liegt, während der Wehe die Füsse gegen das Fussbrett stemmt, mit der Hand fest das Handtuch erfasst und das Kinn fest gegen das Sternum stützt. Zu wehren ist jedes nicht durch die Wehen hervorgerufene Drängen, zu verbieten das unruhige Umherwerfen, das Zurückbiegen des Kopfes, Emporheben des Kreuzes, sowie das Schreien während der Wehe. Die oft laut jammernde Kreissende suche man durch tröstende Worte zu beruhigen. Oft rückt der Kopf trotz kräftiger und häufiger Wehen nicht vorwärts, weil die Harnblase übermässig gefüllt den Beckenraum verengt. Man erkennt dies sowohl an dem häufigen vergeblichen Drang zum Uriniren, aber noch deutlicher durch die Umrisse des über die Schoossfuge aufgetriebenen Organs, welches mitunter bis fast zum Nabel hinaufreicht und fluktuirt. Die Anwendung des Katheters wird dann Erleichterung schaffen und die Wirksamkeit der Wehen nicht weiter gehindert sein. Die Untersuchung wiederhole man jetzt öfter, sowohl während der Wehen als ausser denselben, um sich von ihrem Erfolge zu überzeugen, hüte sich jedoch die wachsende Kopfgeschwulst für ein wirkliches Herabtreten des Kopfes zu halten.

Die Aufgabe des IV. Zeitraums ist, den Damm unbeschädigt zu erhalten und das Kind von der Nabelschnur zu trennen. Dem erstern zu genügen, wird in den meisten Fällen gelingen, wenn die Frau die gehörige Lage angenommen und deren Geburtshelfer die nöthige Unterstützung des Dammes gewährt.

Die beste Lage während dieses Zeitraums ist die in Deutschland und Frankreich übliche auf dem Rücken. Sie ist die natürlichste, denn eine jede Erstgebärende wird, sich selbst überlassen, ihre Entbindung in der Rückenlage abwarten. Sie bietet auch die meisten Vortheile. In der Rückenlage liegt die Gebärmutter in der Mitte des Unterleibes, wird von den beiderseitigen Bauchmuskeln mit voller Kraft zusammengepresst und bei der grössten Anstrengung, welche den Kopf durch die Beckenenge treibt und sich durch die Schüttelwehen ausspricht, wesentlich unterstützt. Die von selbst auseinander fallenden Schenkel eröffnen ein wenig den Scheidenausgang, während die erschlafften Dammmuskeln den Austritt des Kopfes erleichtern und schützend das geborne Kind umfassen. Ueberdies kann die Frau mit Händen und Füssen die Stützen beim Verarbeiten der Wehen benutzen, und die Hand des Geburtshelfers kann mit Leichtigkeit zur Sicherstellung des Dammes mitwirken, sowie zur Empfangnahme des Kindes verwendet werden. In der Rückenlage sei der Oberkörper fast horizontal gestreckt, die Schenkel mässig gegen den Unterleib gezogen, und die Kniee ein wenig gebogen, ungefähr einen Fuss von einander entfernt. Um die Frau in dieser Lage zu erhalten, ist es räthlich, ein jedes Knie durch eine Gehülfin zu fixiren, welche die freie Hand der Kreissenden reicht. Dies gewährt der letzteren nicht nur eine gewisse Erleichterung, sondern verhütet auch das Umherwerfen, wodurch im Momente, wo der Kopf durchschneidet, so leicht ein Dammriss herbeigeführt werden kann.

Die in England so allgemein angenommmene Seitenlage, seit Smellie London methode genannt, entbehrt dieser Vorzüge. Die Kreissende nimmt sie nicht gern an, und verweilt mit Widerstreben in ihr längere Zeit. Darum ist sie nur da in Anwendung zu bringen, wo es wünschenswerth ist einige Uebelstände zu beseitigen. Dieser Fall tritt bei einer starken Abweichung der Gebärmutter nach der Seite ein, wo der Gebärmuttergrund und mit ihm der Steiss auf die entgegengesetzte Seite gelangt, den Kopf hinüberzieht und von der Seite in den Beckeneingang gehörig einstellt. Denselben Vortheil bietet sie auch bei einem starken Hängebauch. Ausserdem ist sie von Nutzen, wo es gilt die rasche Durchschneidung des Kopfes zu verhüten, wenn nämlich ein spröder Damm bei stürmischen Wehen in Gefahr steht zu zerreissen, weil das starke Mitpressen unmöglich und somit die Entfaltung des Dammes verlangsamt wird. Meist legt sich dann die Frau auf die linke Seite, theils weil sie die angenehmere ist, theils weil die Gebärmutter häufiger nach rechts abweicht. Der Steiss befindet sich während der Geburt am Rande des Bettes und die angezogenen Schenkel werden durch ein Kissen in mässiger Entfernung gehalten.

Jede andere Lage ist unvortheilhaft oder schädlich. Die Entbindung im Stehen, schon wegen der Schüttelwehen kaum möglich, gefährdet das Kind durch Sturz auf den Boden., Abreissen der Nabelschnur dicht am Unterleibe, die Mutter durch Vorfall, Umstülpung und Blutung der Gebärmutter. Aehnliche Nachtheile entstehn beim Sitzen, Niederhocken oder Knieen mit aufgestützten Ellenbogen, was ebenso unbequem als ermüdend ist.

Bei der horizontalen Rückenlage muss der Steiss mässig hoch, die Beine angezogen und die nur wenig gebogenen Kniee um ein Unbedeutendes von einander entfernt und dadurch der Damm im Erschlaffen erhalten sein. Während der Kopf mehr und mehr zum Vorschein kommt, muss man der Frau auf das Entschiedenste das Pressen und Drängen untersagen und vor allem die grösste Beharrlichkeit in derselben Lage gebieten. Eine unvermuthete Bewegung, ein Ruck des Beckens während des Durchschneidens reisst den Damm unter der geschicktesten Hand entzwei.

Der Geburtshelfer unterstützt den Damm, indem er neben dem rechten Schenkel der Kreissenden die rechte Hand so lagert, dass ihr Ballen der ganzen untern Commissur entspricht, und die neben einander liegenden Finger bis zum After hinabreichen. Sobald die Wehe den Kopf über den Damm drängt, so dass dieser ein wenig vorgetrieben wird, drückt der aufgelegte Ballen den Damm und den Kopf nach oben und vorn, sowohl um das Hinterhaupt recht unter die Schoossfuge zu drängen, und so vom Damm abzuhalten, als auch die Haut und noch mehr die Muskelbündel des Dammes auseinandertreten zu lassen, also dehnbar und nachgiebiger zu machen. Der in dieser Richtung ausgeübte Druck wird dem wachsenden Andrange folgen, im Beginn der Wehen auch gering sein, gegen die Höhe derselben stärker und beim Nachlassen ebenfalls schwächer werden. Mit dem Aufhören hört auch die Unterstützung als etwas Ueberflüssiges auf. Sollte es nöthig sein, so muss auch ein etwas stärkerer Druck den Kopf soweit zurückhalten, dass er nicht zu rasch hervorstürzt. Die Gefahr des Einrisses ist dann am grössesten, wenn der Kopf im Durchschneiden ist. Gewöhnlich tritt eine kleine Pause ein, sobald der Kopf seine Stellung behält, während dieses Moments sei die Aufmerksamkeit ohne Unterbrechung der Unterstützung zugewendet. Selbst nachdem das Gesicht über den Damm glitt, und der Kopf geboren ist, darf die Hand den Damm nicht verlassen, sondern muss erst ruhig den Durchtritt der Schultern abwarten, die öfterer die Schuld eines Dammrisses auf sich laden, als man gewöhnlich glaubt, somit den Kopf mitunter in ungegründeten Verdacht gebracht haben. Erst wenn auch sie entwickelt sind und die Hüften rasch folgen, darf die Hand entfernt werden. Sitzt man neben der linken Seite der Kreissenden, so muss man sich der linken Hand zur Unterstützung bedienen.

Hat man Grund, die Frau in der linken Seitenlage zu entbinden, so setzt sich der Geburtshelfer auf einen Stuhl dicht neben dem Bette und bedient sich der Unterstützung der linken Hand. Diese umfasst dann gabelförmig die hintere Commissur der Schamspalte, so dass der Daumen auf der linken Schamlippe, der Zeige- nebst den übrigen Fingern auf der rechten ruht. Die Richtung des Druckes ist nach vorn. Liegt die Frau auf der rechten Seite, so wird die Unterstützung auch mit der rechten Hand in gleicher Weise vorgenommen.

Geschichtliches. Das traurige Loos einer Frau, deren Damm zerrissen, und die ebenso unser Mitleid verdient, als es Ekel erregt, wenn ihr beständig der Koth unwillkührlich fortgeht, hat alle Männer, die sich mit Geburtshülfe beschäftigen, auf das Lebhafteste interessirt und den Scharfsinn der talentvollsten gereizt, alles aufzubieten, um einem solchen Unglücksfalle vorzubeugen. Die Geschichte der Geburtshülfe legt reichliches Zeugniss von diesem Streben ab, denn es giebt keine geringe Zahl von Vorschlägen und Methoden zum Schutze des Dammes, die entweder vor der Geburt oder während derselben zur Anwendung kommen sollen. Schon während der Schwangerschaft empfahl Albucassem Einreibungen der Genitalien mit *oleum foenu Graeci* so wie den Gebrauch von Halbbädern. Lamotte ertheilte den Neuvermählten den vorsorglichen Rath durch öftres Einführen der Finger die enge Oeffnung zu erweitern, ein Rath, den wohl der Geburtshelfer der Jetztzeit einer jungen Frau gegenüber zu wiederholen kaum wagen dürfte, selbst wenn er sich dabei auf die usance in Kamschatka berufen wollte, wo die Mütter den Mädchen die *rima pudendi* von Jugend auf zu erweitern bemüht sein sollen. Die Mehrzahl der Vorschläge beschäftigen sich nur mit dem Verhalten während der Geburt, und zwar im IV. Zeitraum. Lamotte war der erste, welcher die Unterstützung mit der Hand als nothwendig erkannte, Puzos der erste, welcher sie in die Praxis einführte. Man suchte anfangs die Gefahr vom Damm abzuwenden durch Erweiterung des Constrictors mittelst der keilförmig eingeführten Finger — Tricot, Deleurye, Bernstein — sowie durch Zurückdrängen des Steissbeins — v. Horn, Deventer —, ohne zu bedenken, dass dadurch der Kopf um so leichter und stärker gegen den Damm drängt. Damit der Damm nicht unmittelbar vom Kopf gedrückt werde, liess man letztern über die in die Scheide eingeführten Finger oder über einen Hebel gleiten, — Stein, Gehler. Man drängt den Damm gewaltsam über den Kopf zurück, entweder durch unmittelbaren Druck gegen ihn — v. Horn, Graf, Fried, Danz, Joseph, Steidle, Deleurye — oder auch durch die in den Mastdarm eingeführten Finger — Stein, Starck und Hagen — endlich bemüht man sich auch den vorliegenden Kopf zurück zu halten — Osborn, Ficker, Josephi, Whitehaven. Voll Verzweiflung, dass trotz aller Mühe und

Tafel 68. Die Unterstützung des Dammes.

TAF. LXVIII.

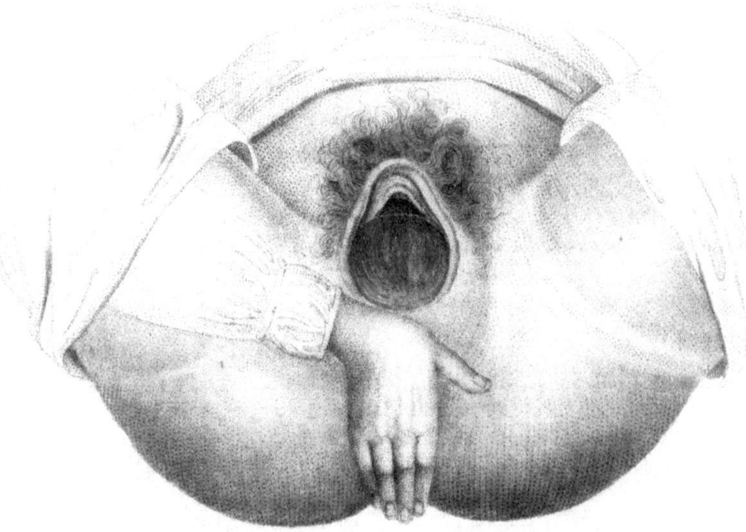

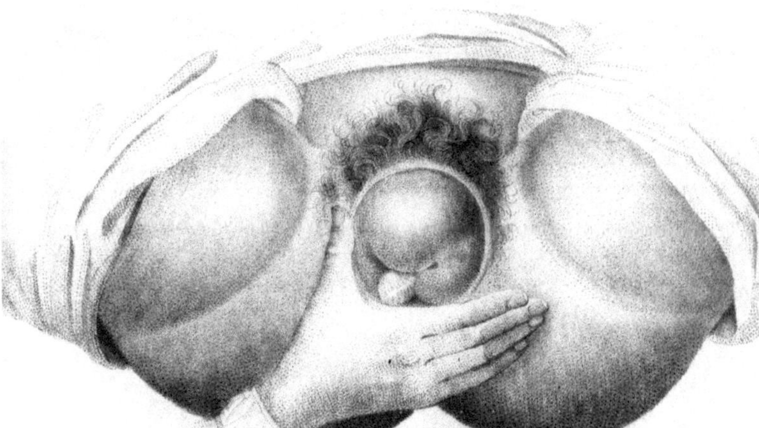

Vorsicht der Damm dennoch zerriss, empfahl Aitken, Sacombe, Faust und Meide, denselben ganz seinem Schicksale zu überlassen und sich jedes Handgriffes als überflüssig oder gar als schädlich zu enthalten. Wigand sagt, kein Geburtshelfer habe sich vielleicht so viel Mühe gegeben, den Damm zu schützen als er, jedoch kehre er von allen seinen Vorschlägen zurück und empfehle nur einen leisen Druck gegen den Damm zur Minderung des von der Spannung erzeugten Schmerzes.

Eine genauere von Ritgen und namentlich Siebold am Geburtsbette unternommene Prüfung dieses Vorschlages zeigt, dass bei einer solchen offenbaren Vernachlässigung die Einrisse, wenn nicht häufiger, doch um so beträchtlicher waren. Auf der andern Seite rieth Michaelis, wie es auch Weise ausführte, den Damm, auf dessen Erhaltung man verzichte, lieber vorher einzuschneiden, als einreissen zu lassen, weil gerissene Wunden schwerer heilen, ohne zu bedenken, dass wir kein Kennzeichen haben, wenn ein Dammriss unvermeidlich, und dass der eingeschnittene Wundwinkel leicht einreisst, sobald die übrigen Muskelfasern nicht dehnbar sind. Ritgen, welcher mit einem Cooperschen Bruchmesser am äussern Rande der Vaginalöffnung 6 — 14 leichte Einschnitte machte, steht ebenso isolirt da wie Hüter, welcher die Zange anlegte, bloss in der Absicht den Damm zu erhalten. Um den praktischen Nachweis, wie gross der Werth der von uns angeführten Methode ist, haben sich Siebold, Mende, Schmitt, Joerg, Horn, Nägele, Kilian, Busch dauernde Verdienste erworben, so dass ihre Vorzüge jetzt allgemein anerkannt und der Streit, ob bei der Unterstützung die Hand mit einem Tuche zu bedecken sei, um sie rein zu erhalten und ihr Festigkeit zu geben, ein ziemlich überflüssiger ist.

Versuchen wir den Nachweis, dieses Verfahren auch in dem natürlichen Verhältnisse der betheiligten Stelle zu begründen. Zur Ausdehnung des Dammes in die Länge tragen ausser der Haut und den Fascien hauptsächlich diejenigen Muskelfasern bei, welche den Uebergang vom *Sphincter ani* bis zum *Constrictor vaginae* bilden, und sowohl durch Zellgewebe als Fett nur locker mit einander verbunden sind. Jemehr diese eine compacte Masse bilden, desto stärker wird der Widerstand gegen den andringenden Kopf sein, je weiter die Fasern auseinander treten, desto grösser die Nachgiebigkeit. Es bedarf somit keiner Erklärung, dass ein gelinder Druck gegen die Schoossfuge hin, der einem in die Höhe Streichen gleicht, das flächenartige Ausbreiten der Muskelfasern begünstigt, ganz abgesehen von dem Falle, wo ein zu stürmischer Andrang des Kopfes den Damm gefährdet und die entgegen gehaltene Hand einen mässigen Gegendruck bewirkt. Es ist somit nicht ärztiche Politik, sondern Pflicht, nicht einen blossen Zuschauer abzugeben, dessen Hand unthätig weilt, während die Kreissende von einer so grossen Gefahr bedroht wird. Andere Hülfsmittel die vorgeschlagen sind, nützen nichts. Oelige Einreibungen vermögen nur der Haut eine gewisse Dehnbarkeit zu geben, aber nicht den aufs Aeusserste gespannten Muskeln. Dasselbe gilt von feuchter Wärme, welche als Kataplasmen, Sitzbad oder Bähung angewendet wird, deren man, wenn man nur Narben früherer Einrisse zu erweichen gedenkt, zur Beruhigung der Frau und des eigenen Gewissens anwenden kann. Stellen wir dagegen die Frage, ob wir durch diese Methode der Unterstützung einen jeden Dammriss zu verhüten im Stande sind, so müssen wir sie verneinen. Dammrisse wird es geben, so lange es Frauen giebt, deren Damm keine Nachgiebigkeit zeigt, deren Scheidenöffnung zu klein ist für den durchtretenden Kopf, aber Dammrisse werden seltener vorkommen, wenn man alle ursachlichen Verhältnisse kennt und würdigt. Folgende Punkte sind dabei besonders beachtenswerth.

1. Bei Erstgebärenden, namentlich wenn sie schon bejahrt sind und eine straffe Muskulatur besitzen, ist die Gefahr grösser, zumal wenn bei langer Geburtsdauer die Geschlechtstheile trocken oder gar empfindlich geworden.
2. Je langsamer die Entfaltung des Dammes, desto wahrscheinlicher ist seine Erhaltung namentlich dann, wenn der Kopf beim Durchschneiden einige Zeit unverrückt weilt.
3. Ein breiter Damm giebt eben so wenig Sicherheit gegen einen Riss, als ein kleiner Kopf. Der schmälste Damm zeigt oft eine erstaunliche Nachgiebigkeit und geht wider alles Erwarten unversehrt aus der Geburt, selbst wenn der Kopf ein grosser war.
4. Die Schultern sind dem Damme oft gefährlicher als der Kopf; indem dieser rund ist, vertheilt sich der Druck gleichmässig auf die Ausdehnung des ganzen Randes, dagegen treffen die eckigen Schultern nur die Mitte des Dammes, die gewöhnliche Stelle des Einrisses.
5. Die Hinterhaupt- und Steisslagen sind günstiger als die übrigen.
6. Beim Gebrauch der Zange muss dieselbe Rücksicht gegen den Damm wie bei der freiwilligen Geburt genommen und nur eine allmälige Entfaltung begünstigt werden.

Verbleibt der Kopf nach seinem Austritt aus dem mütterlichen Schooss ungebührlich lange in dieser Stellung, weil entweder die Schultern etwas breit sind, oder die Gebärmutter zu sehr erschöpft, um den Mechanismus auszuführen, so warte man erst geduldig den Eintritt der Wehen ab, wenn gleich während dessen das Gesicht eine bläuliche Färbung annimmt, und selbst etwas anschwillt. Treten nach Verlauf von 10—15 Minuten keine Wehen ein, so erwecke man sie durch Reiben des Muttergrundes und verstärke die Wirkung, indem man die Frau zum Abwärtsdrängen auffordert. Mitunter führt folgender Handgriff rasch zum Ziel. Der Kopf mit der vollen Hand gefasst, wird mit dem Gesicht nach der entsprechenden Innenseite des Schenkels gedreht, und dadurch den Schultern eine andere Richtung mitgetheilt. Sind alle diese Versuche erfolglos geblieben und über 15 Minuten verstrichen, hat überdies das Kind unvollkommen zu athmen begonnen, dann ist es Pflicht mit dem hakenförmigen Zeigefinger die auf dem Damm ruhende Achsel hervor zu ziehen.

Eine sehr häufige Erscheinung, die man irrthümlich für einen Grund des Zögerns der Schultern ansieht, ist die Umschlingung der Nabelschnur, welche den Hals des Kindes in einer oder doppelter Windung umgiebt. In einem solchen Falle lassen wir die Nabelschnur unberührt, und warten geduldig die fernere Austreibung ab. Die einzige und beste Hülfleistung, die man dabei gewährt, besteht darin, dass man den Kopf bei seinem Vorrücken mit der freien Hand gegen den Unterleib der Mutter emporhebt. Es ist nämlich eben so unnöthig die Schlinge zu lockern, um durch sie den Rumpf treten zu lassen, als nachtheilig sie über den Kopf zu zerren oder gar durchzuschneiden, aus Besorgniss, sie könne sich dem weitern Vorrücken des Rumpfes widersetzen. Dies geschieht in der That nicht, denn selbst wenn die Schlinge so stark ist, dass sie beim Anziehn und Versuch sie zu lockern nicht nachgiebt, ja kaum das Blatt der Schere unterzuschieben gestattet, verlässt gleichwohl der Rumpf ohne Schwierigkeit den mütterlichen Schooss. Mehr als ein Mal bot sich mir Gelegenheit, mich von dieser natürlichen Selbsthülfe durch Selbstschauung zu überzeugen, und zwar in dem Augenblick, wo ich grade im Begriff stand, die straffe nicht nachgiebige Nabelschnur zu trennen, um den Rumpf von dieser Kette zu lösen. Ein näheres Eingehen in die topographischen Verhältnisse lehrte mich auch den Grund kennen, woher die Nabelschnur, sobald sie ein Mal den Austritt des Kopfes zugelassen, sich nicht dem Vorrücken des Rumpfes zu widersetzen vermag. Zunächst setzt die Bildung einer Schlinge um den Hals schon eine mehr als gewöhnliche Länge voraus, die durch das Zuziehen der Schlinge um den Hals nicht von der natürlichen Länge auffallend abweicht. Hierzu kommt aber noch ein anderer Umstand, welcher jedes etwaige dadurch entstandene Missverhältniss auszugleichen vermag. In demselben Grade als der schon geborene Kopf vortritt, sinkt auch die Gebärmutter und mit ihr die Placenta nebst der Nabelschnureinsenkung ein wenig herab, so dass also die Entfernung zwischen Hals und Placenta fast dieselbe bleibt, wenn der Rumpf noch im Becken verweilt, oder aus der Scheide heraustritt. Es versteht sich ausserdem wohl von selbst, dass selbst die feste Umschlingung des Halses eines Kindes, welches noch nicht geathmet hat, keine Strangulation veranlasst, denn die Compression einer Luftröhre, die noch nicht der Luft zugänglich war, ist etwas Gleichgültiges, und die Compression der Weichtheile niemals so beträchtlich, dass sie die *Vena jugularis* oder *Carotis* lebensgefährlich erreicht.

Schreit das Kind mit kräftiger Stimme, so reinige man das Gesicht mit einem weichen Tuche und durchschneide die Nabelschnur. Zu diesem Behufe lege man zuvor zwei Ligaturen um dieselbe in einer Entfernung von 2 und 4 Zoll vom kindlichen Unterleib recht fest an, und durchschneide den Zwischenraum zwischen beiden mit der Vorsicht, dass die Spitze der Scheere gegen die innere Fläche der einen Hand gekehrt keinen kindlichen Theil verletzt. Das laute Schreien giebt die Befugniss zur Trennung des Kindes von der Mutter, da es Zeugniss ablegt, dass die Lunge in selbstständiger Thätigkeit den Sauerstoff beschafft, somit nicht mehr der Placenta, welche bisher dies belebende Element aus den Uterincapillaren bezog, bedarf. Ueberdies wird die Zufuhr des von dem Uterus oxydirten Blutes mit jedem Athemzuge geringer, denn mit jeder Inspiration wird die Lunge mehr ausgedehnt und das Herz so gestellt, dass sein *foramen ovale* dem Blut der Nabelvene den Durchtritt verweigert. Da zugleich auch ihr Inhalt sich nicht vollständig in das rechte Atrium ergiessen kann, weil sich jetzt in diesem der Strom der *Vena cava superior* und *inferior* vereinigt, so staut das Blut in der Länge der ganzen Nabelvene bis zu ihren Capillaren in der Placenta an und diese Stase theilt sich von hier aus den beiden Nabelarterien mit, deren Schlag immer matter und unregelmässiger wird, bis er zuletzt ganz erlöscht. Da aber der Ursprung der beiden *Arteriae umbilicales* aus der *iliaca* sich nicht in gleichem Grade verändert und ihr unverändertes Lumen nach wie vor das Blut von der Aorta empfängt, so ist die Ligatur der kindlichen Nabelschnur durchaus nothwendig, wenn nicht aus ihr eine beträchtliche Blutung entstehen soll. Auch die Erfahrung lehrt dass eine solche Blutung selbst mehrere Tage nach der Geburt eintreten, ja tödtlich werden kann, und mir selbst begegnete es zwei Mal, dass sich eine sehr reichliche Blutung 5 — 6 Stunden nach der Ligatur, welche sich etwas aufgelockert hatte, einstellte, und das eine Kind alle Erscheinungen der Blutleere darbot. Von Kluge wurden 12 Fälle ähnlicher Art bekannt gemacht, als Warnung gegen den Vorschlag, die Nabelschnur statt zu unterbinden mit einer stumpfen Scheere abzuquetschen, welcher von Schutz, Ziermann und Wohlfart im Anfange dieses Jahrhunderts ausging.[1] Die Unterbindung wird deshalb in einiger Entfernung vom Nabel vorgenommen, damit sich der Faden nicht so leicht abstreift,

[1] Hufelandsches Journal. 1819. Januar. pag. 118.

und falls dies geschieht, sich ohne Schwierigkeit erneuern lässt. Die zweite Ligatur, nämlich die des zur Placenta führenden Endes, genügt der Reinlichkeit. Beschreit dagegen der Neugeborne nicht sofort die Wände, so benutze man die Zeit, um die Luftwege von der oft grossen Menge Schleim zu befreien. Indem nämlich der Mund an die Scheidenwand angepresst wird, nimmt er den Vaginalschleim, der bei langsamen Vorrücken im Becken mitunter mit Mekonium vermischt ist, auf. Durch unvollkommene Bewegungen des Athmens und Schluckens gelangt er alsdann in den Kehlkopf und Magen, wo man ihn bei der Section oft in Masse antrifft. Dem hakenförmigen kleinen Finger gelingt es meist aus Schlund und Kehlkopf diesen Schleim, indem er sich demselben in langen Fäden anhängt, zu entfernen, und dadurch der Luft einen ungehinderten Zutritt zu gewähren. Mit gleichem Vortheil kann man sich hierzu einer Federfahne bedienen.

Mit dem Beginn des V. Zeitraums, also unmittelbar nach der Geburt des Kindes, lege man die Hand auf den Unterleib, um zu erfahren, ob noch ein zweites Kind vorhanden, und wenn dies nicht der Fall, so prüfe man, wo die Gebärmutter steht, ob sie gross oder klein, hart oder weich, und unterrichte sich von dem Allgemeinbefinden. Fühlt sich die Frau wohl, ist der Uterus mässig hart, und so gross wie ein Kindeskopf, ist endlich die Blutung aus der Scheide unbedeutend, so bleibt die Frau in der Rückenlage und hält die gestreckten Schenkel in mässiger Entfernung von einander. Da sich die Gebärmutter nach der Beendigung der schwierigsten Aufgabe eine Ruhe von 10—15 Minuten gönnt, so wird diese Pause gewöhnlich von der Hebamme dazu benutzt, um dem Neugeborenen die erste Hülfe zu Theil werden zu lassen. Um ihn entweder selbst ins Bad zu legen oder der Wärterin zu übergeben, muss man ihn so sicher halten, dass der schlüpfrige Körper nicht der Hand entgleite. Deshalb umfasst die Gabel des linken Daumen und Zeigefingers den Nacken, während der rechte Mittelfinger zwischen die innern Knöchel beider Füsse geschoben wird und die übrigen Finger dieselben fixiren. Nach Verlauf von zehn Minuten, oft schon während derselben, lassen wiederholte Wehen mit mässigen Blutabgang die Lösung des Mutterkuchens vermuthen. Um sich Gewissheit zu verschaffen, macht man den Versuch ihn zu entfernen. Zu diesem Behufe setzt sich der Geburtshelfer zur Rechten der Mutter auf den Rand des Bettes, führt unter den rechten

Schenkel die linke Hand und wickelt die Nabelschnur um Zeige- und Mittelfinger. Alsdann gleiten dieselben Finger der rechten Hand auf der Nabelschnur in die Scheide bis zu ihrer Insertionsstelle, die sich jetzt meist im Muttermund befindet und drücken die ein wenig angezogene Schnur gegen das Steissbein. Spürt man, dass der Mutterkuchen folgt, so suche man denselben durch Zug und Druck nach unten herab zu leiten. Ist er bis in den Scheideneingang gelangt, so wird nun die ganze Masse von der rechten Hand umfasst und dann unter dem Beistand der linken mehremals um ihre Axe gedreht, damit die Eihäute nicht abreissen, sondern durch das allmälige Zusammendrehn vollständig herausbefördert werden. Man achte ja darauf, die Eihäute in voller Integrität heraus zu befördern. Geschieht dies nicht und erscheint einige Tage nachher ein Stück derselben in den Genitalien, so setzt dies die Wöchnerin in grosse Angst und bringt den Geburtshelfer in den Verdacht, nicht die nöthige Sorgfalt auf die vollständige Beendigung der Geburt verwendet zu haben. Wurde diese Hülfe nicht geleistet, so wird die gelöste und aus der Gebärmutter getriebene Placenta bei der Rückenlage der Frau in der Scheide so lange verweilen, bis durch eine Bewegung des Beckens oder durch die Contraction der Scheide dieselbe entfernt wird. Demnach ist die Entfernung eine Nothwendigkeit, wenn der Kreissenden bald das wohlthätige Gefühl der glücklichen Beendigung zu Theil werden soll. Nirgend ist Gewalt oder nur eine geringe Kraft übler angewandt als gerade hier. Der festsitzende Mutterkuchen vermag bei starkem Zuge der Nabelschnur den nachgiebigen Muttergrund nach innen zu stülpen oder sich theilweise zu trennen und dann eine starke Blutung zu veranlassen. Es ist daher das erste Gebot, von jedem Versuche ihn zu entfernen abzustehn, sobald man nicht deutlich fühlt, dass er folgt. Zieht man gleichwohl ohne Rücksicht die Nabelschnur stärker an, so kann auch noch eine andere Gefahr, nämlich die Nabelschnur abzureissen, hinzutreten. Dies geschieht um so eher, wenn sie dünn und mürbe ist oder sich an die Eihäute ansetzt. Meist verräth sich dieses auch schon beim Anziehn durch ein eigenthümliches Gefühl und Geräusch.

Verzögert sich die Thätigkeit der Gebärmutter, weil sie entweder zu sehr erschöpft, oder die Trennung wegen der Grösse des Mutterkuchens erschwert, oder ihre Verbindung ungewöhnlich

Tafel 69. Der Probezug und die Entfernung der Nabelschnur.

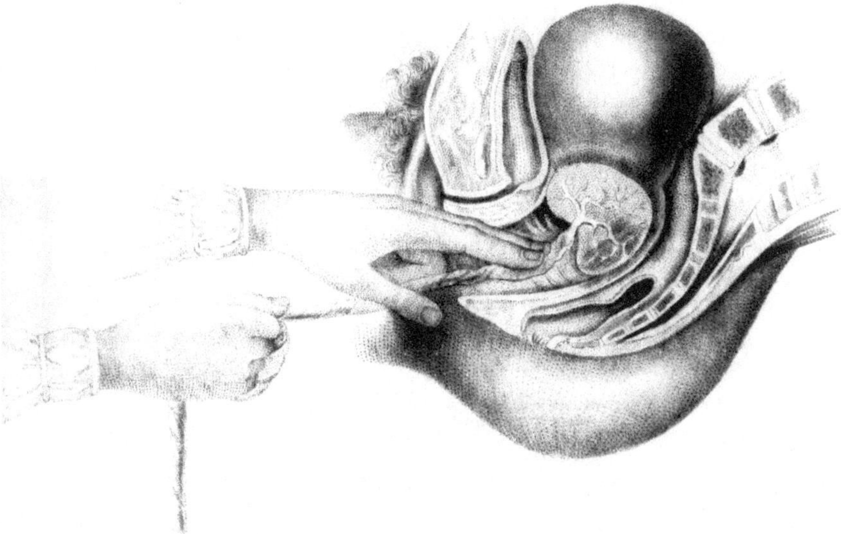

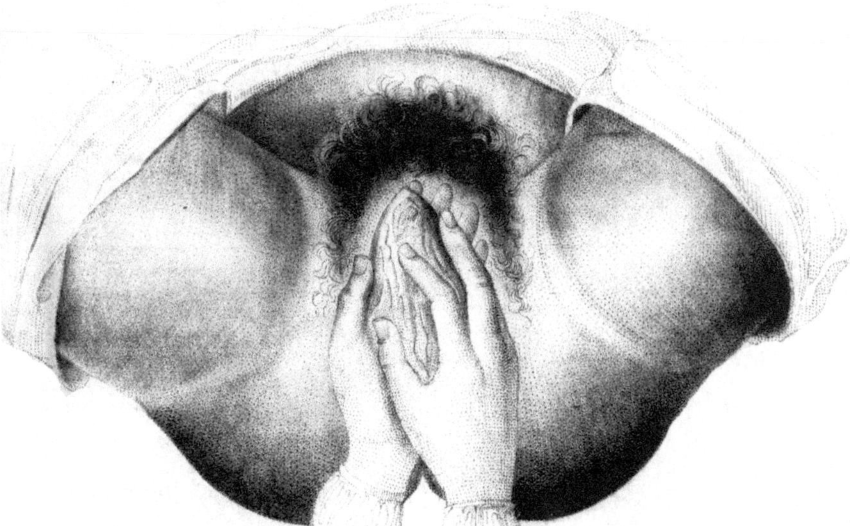

fest ist, so ist es rathsam, zunächst die Contraction des Organs durch Reiben des Grundes anzuregen, und wenn dieses unerachtet häufiger Wiederholung ohne Erfolg bleibt, die freiwillige Ausstossung des Mutterkuchens geduldig abzuwarten, sollten selbst 1—2 Stunden darüber vergehn, denn nur ein starker Blutfluss gebietet die eilige Entfernung. Hat man die Nachgeburt in Empfang genommen, so lege man sie in ein besonders dazu bestimmtes Gefäss und unterwerfe den Mutterkuchen, zumal dessen rauhe Seite, der genauesten Besichtigung, um vollständig sicher zu sein, dass kein Stückchen aus ihr herausgerissen in dem Uterus zurückgeblieben ist. Ferner überzeuge man sich, ob die Eihäute auch nicht abgerissen, und stülpe sie zu diesem Behuf über den Mutterkuchen zurück. Hierbei giebt man zugleich Obacht, in welcher Entfernung sich die Oeffnung befindet, da diese die Stellung der Eiblase, sowie den Sitz des Mutterkuchens bekunden. Findet man bei der Untersuchung die Theile der Nachgeburt nicht vollständig vorhanden, so bleibt nichts übrig, als die Hand in die Gebärmutterhöhle zu führen und mit dem Zurückgebliebenen die Veranlassung zu der hartnäckigsten und gefährlichsten Blutung der Gebärmutter zu entfernen. Noch ein Mal untersuche man die Geburtswege durch das Einführen zweier Finger, ob nirgends eine Verletzung oder Unordnung sich vorfindet und überzeuge sich zu wiederholten Malen, ob auch der Uterus gehörig zusammen gezogen bleibt. Diese sowohl innere als äussere Untersuchung darf man niemals unterlassen, denn in keiner Zeit sind Blutungen häufiger und gefährlicher. Den Eintritt einer solchen Metrorrhagie hat man besonders dann zu fürchten, wenn die Gebärmutter durch eine übereilte Austreibung des Kindes in einen Zustand der Schwäche verfiel, oder viele schwache und krampfhafte Wehen ihre Thätigkeit erschöpften, wenn die Uterinfasern durch viel Fruchtwasser oder ein grosses Kind über die Gebühr ausgedehnt nur sehr langsam zur Norm zurückkehren, endlich wenn die Mutter bei früheren Niederkunften einen starken Blutverlust erlitt. In all diesen Fällen ist es nicht blos rathsam den Uterus stets zu überwachen, sondern auch nöthig den Grund von oben herab, sobald die Bauchdecken weich genug sind, mit der vollen Hand zu umfassen und die vordere Wand der hintern entgegen zu drängen. Bleibt die Gebärmutter klein und hart, so ist die nächste Aufgabe, für die Ruhe der erschöpften Mutter Sorge zu tragen. Man empfehle die Schenkel dicht zusammen zu halten, lasse sie noch einige Minuten im Geburtsbette liegen und bedecke sie jetzt mit einem warmen Zudeck, da die Entbundene, welche während der angestrengten Geburtsarbeit von Schweiss bedeckt war, jetzt gewöhnlich vor Kälte zittert. Nachdem sie sich ein wenig erholt, werden die Genitalien und Schenkel mittelst eines lauen Schwammes vom Blut gereinigt und bei dieser Gelegenheit noch ein Mal untersucht, ob auch keine Verletzung stattgefunden oder Blutung eingetreten. Die beschmutzte Wäsche wird mit wohldurchwärmter reiner vertauscht und die Wöchnerin von geschickten Armen in das dicht herangerückte Wochenbett hinüber gehoben. Ist kein solches Bett vorhanden, so suche man alles Befeuchtete und Beschmutzte aus dem Geburtsbette zu entfernen. Zunächst wird die blutgetränkte Unterlage hervorgezogen und durch ein dickes Stopftuch ersetzt, dessen vorderes Ende zwischen den Beinen über die Genitalien hinaufgezogen das abgehende Blut aufnimmt und nachweist, ob und wie viel abgegangen. Ist die Leibwäsche ebenfalls durchnässt, so ist der Wechsel nicht zu vermeiden, aber mit der grössten Vorsicht auszuführen. Verbietet dies die Schwäche der Frau, so breite man eine wohl durchwärmte Windel über den Oberkörper und beseitige dadurch am leichtesten das Unbequeme und Nachtheilige des nassen Hemdes. Ausserdem ist es empfehlenswerth auf den Unterleib, dessen schlanke Form die Frauen so gern zu erhalten suchen, ein dickes, glattes, zusammen gelegtes linnenes Tuch, welches gut durchwärmt sein muss, aufzulegen, um durch den Druck sowohl das unangenehme Gefühl der Leere zu beseitigen, als die Contraction der Bauchdecke und der Gebärmutter zu unterstützen. Dies einfache Mittel ist in jeder Beziehung dem sofortigen Umlegen einer Leibbinde vorzuziehen. Sind die Schamlippen empfindlich, weil sie bei der langen Dauer der vierten Periode gezerrt wurden, so gewährt eine Compresse von Kamillenthee wesentliche Linderung. Nachdem die Kreissende so verbettet, und sich jetzt ganz dem wohlthuenden Gefühl hingegeben, dass Alles glücklich überstanden, verfällt sie gewöhnlich in einen sanften Schlummer, der einige Stunden währt, und aus dem sie wie neugeboren erwacht. Während dessen kann sich der Geburtshelfer, dessen Geschäft beendet ist, entfernen, nachdem er der Wärterin oder Umgebung klare und erschöpfende Vorschriften über das Verhalten der Wöchnerin zurückgelassen.

Die Behandlung der ungewöhnlichen Gradlagen weicht

im wesentlichen nicht von dem angegebenen Verfahren ab, sondern es sind nur einzelne Punkte hervor zu heben. Als erste gemeinsame Regel gilt die möglichste Erweiterung des Muttermundes zu erzielen. Zu diesem Behufe hat die Frau, sobald bei Nichtvorhandensein der gewöhnlichen Kindeslage die ungewöhnliche vermuthet, oder diese bei der Untersuchung erkannt wird, im ersten und zweiten Zeitraum das Bett zu hüten, und Alles zu vermeiden, was die Wehen verstärken und die Blase vor der Zeit sprengen könnte. In allen diesen Fällen ist die Hebamme gehalten, wenn nicht kräftige Wehen und die bei früheren Geburten erprobte Räumlichkeit des Beckens eine günstige Vollendung erwarten lassen, den Beistand des Geburtshelfers zu verlangen, also stets bei Erstgebärenden, schwachen Wehen und kleinem Becken.[1] Nach dem Abfluss des Wassers ist das Verhalten verschieden.

1. Bei der Gesichtslage untersuche man nur selten, weil die zarte Gesichtshaut, zumal wenn sie durch die Geschwulst gespannt ist, sehr leicht excoriirt wird. Die Warnung nicht das Auge zu verletzen ist für einen sorglichen Geburtshelfer überflüssig, zumal die Organe meist durch die lippenförmig geschwollenen Lider geschützt sind. Bei der Unterstützung des Dammes sei der Druck nicht zu stark, um nicht den Durchtritt von Stirn und Schädel von hinten her zu erschweren. Ist das Kind geboren, so vermeide man es gleich der Mutter zu zeigen, da der Anblick des entstellten Gesichts einen erschütternden Eindruck machen kann. Lässt die Mutter es sich nicht vorenthalten, so tröste man sie, dass diese Geschwulst eine vorübergehende sei und in wenigen Tagen verschwinde.

Geschichtliches. Die falsche Ansicht, welche die Geburtshelfer früherer Jahrhunderte über die Unmöglichkeit der natürlichen Ausführung dieser Lage hegten, hatte eine falsche Behandlung derselben zur unmittelbaren Folge. Der Wunsch die Lage zu verbessern veranlasste zunächst den Versuch, mit der eingeführten Hand den Schädel zu umfassen und ihn herab zu leiten. Gelang dies, wie gewöhnlich, nicht, so wurde bei hohem Stande auf die Füsse gewendet, bei tiefem die Zange oder das Perforatorium gebraucht. Portal und Deleurye erhoben vergebens ihre Stimme gegen dieses unrichtige Verfahren, bis endlich Boer's Ausspruch den lang gehegten Irrthum bannte.

In der letzten Zeit wurde der Vorschlag gemacht, die Gesichtslage unmittelbar nach Abfluss des Fruchtwassers, so lange der vorliegende Theil noch beweglich ist, in eine Schädellage dadurch umzuwandeln, dass die Frau die Seitenlage annimmt,

[1] Preuss. Hebeammenlehrb. Berl. 1829. §§. 475, 442, 429.

und zwar diejenige, nach welcher die Stirn gerichtet ist. Hierbei soll nämlich der Steiss durch seine Schwere den Rumpf so stellen, dass das Kinn ein wenig in die Höhe und die Stirn tiefer herabtritt, die dann mittelst des Fingers ein wenig in die Höhe geschoben leichter in die Schädellage übergehen soll. Zu bedauern ist aber dabei, dass in der Praxis sich nicht der gewünschte Erfolg herausstellt.

2. Bei der Steiss- und Fusslage ist es Grundsatz, das Herabtreten des Rumpfes bis zu den Schultern in keiner Art zu fördern, eingedenk, dass der Steiss längere Zeit im Becken verbleiben und selbst einen beträchtlichen Druck ertragen kann, ohne dass Gefahr für das kindliche Leben entsteht und diese nur vom Zurückbleiben des die Nabelschnur drückenden Kopfes ausgeht. Demnach ist es ebenso nachtheilig den Umfang des Rumpfes zu verkleinern und in dieser Absicht bei vorliegendem Steiss einen Fuss oder bei unvollkommener Fusslage den andern herabzuholen, als an den vortretenden Theilen zu ziehen. Durch letzteres wird die Haltung des Kindes verändert, indem sich die Ellenbogen auf den nicht hinreichend geöffneten Muttermund stützen, werden die Arme über den Kopf in die Höhe geschoben, und vergrössern den Umfang desselben um ein bedeutendes, während zugleich seine Lage eine sehr ungünstige wird, wenn sich das Kinn von der Brust entfernt, und sein grösster Durchmesser durch das Becken treten soll. Um die rasche Entwickelung des Rumpfes zu vermeiden, muss die Frau die Seitenlage annehmen und sich des Mitdrängens möglichst enthalten, weil diese Anstrengung vor dem entscheidenden Momente der Geburtskraft Abbruch thut, sogar sie völlig erschöpft.

Beim Durchschneiden des Steisses unterstütze man den Damm mit der einen Hand, während die andere den hervortretenden Steiss in die Höhe hebt. Bemerkt man dabei, dass die Nabelschnur zwischen den Beinen über den Steiss in die Höhe geht, also das Kind gewissermassen darauf reitet, so lockre man sie durch Anziehn des längeren Endes, und wickle den langsam herabtretenden Rumpf in ein erwärmtes Tuch. Ist er bis zu den Schultern geboren, so tritt der gefahrvollste Zeitpunkt ein, welcher das Kind tödtet, sobald er über 10 Minuten verlängert wird. Ihn abzukürzen muss die Frau, welche die Rückenlage behält, zu kräftigem Mitdrängen aufgefordert werden, damit alle Kräfte sich in der schleunigen Ausführung dieses Aktes vereinigen. Gleichzeitig unterstütze man auch den Damm und wende ihm eine ungetheilte Aufmerksamkeit zu, da der Kopf mitunter überraschend schnell hervorstürzt. Zögern die Wehen, so erwecke man sie durch kreisförmiges Reiben des Grundes und, wenn dies ohne Erfolg bleibt, lege man sofort die Zange an. Wo schon frühere Geburten kund gaben, dass die Beckenverhältnisse keine günstigen, wo die Wehen von Beginn schwach und der Verlauf ein mühseliger, wo der grosse Rumpf auf einen grossen Kopf schliessen lässt, da ist es gerathen, schon vor oder bei dem Eintritt des IV. Zeitraums die Frau auf das Querbett zu bringen, einerseits weil die Kreissende hier die Wehen besser verarbeiten kann, der langsam vorrückende Kopf bequemer in Empfang genommen, der Damm leichter unterstützt wird, andererseits weil das Anlegen der Zange, was kaum zu vermeiden ist, sowie ihre Handhabung wesentlich erleichtert wird. Zweckmässig ist es hierbei, den kindlichen Rumpf einer Gehülfin anzuvertrauen, statt ihn, wie einige vorschreiben, auf dem Arm, dessen Hand den Damm schützt, zu balanciren. Es bedarf wohl keiner Erwähnung, dass wo eine höhere Rücksicht obwaltet, wo Blutungen oder Convulsionen nur in rascher Ausführung der Geburt ihr Ende finden, eine Abweichung von jenem Verfahren stattfinden muss, daher bei hohem Steiss ein oder beide Füsse herabgeleitet und durch einen die Wehen benutzenden Zug der Austritt des Kindes beschleunigt werden muss. Ist dagegen der Steiss schon zu weit herabgetreten, um das Herabholen des Fusses zu gestatten, dann ist es nöthig, ihn mit hakenförmig in die Schenkelbeuge eingesetztem Finger herabzuziehn, wo dies nicht ausreicht, die Zange anzulegen.

Geschichtliches. Die älteren Geburtshelfer empfahlen, den Steiss nie als solchen kommen zu lassen, sondern der Möglichkeit seiner Einkeilung im Beckenring durch Herableiten eines oder beider Füsse zuvorzukommen. Portal, Deventer und Deleurye lehrten zwar schon, diese Lage sich selbst zu überlassen, doch erging es ihr ähnlich wie der Gesichtslage. Auch hier ist es wiederum Boer, dem es gelang, das jedesmalige Einschreiten als unnöthig und gefährlich zu beweisen. Da viele Kinder lediglich dadurch zu Grunde gehen, dass der Kopf nach der Geburt des Rumpfes nicht alsbald das Becken verlässt, so riethen die ältern Geburtshelfer, in der Absicht, die nachtheiligen Folgen des Drucks der Nabelschnur unschädlich zu machen, der kindlichen Lunge Luft zuzuführen, entweder mittelst der Hand oder mittelst eines Instruments. Pugh[1] schrieb folgendes Verfahren vor: Du musst die linke Hand in die Vagina unter die Brust des Kindes führen, den ersten und zweiten Finger in den Mund bringen, und hiermit die Zunge niederdrücken, während die Hohlhand gegen das Rektum gedrückt den Weg bildet, welcher die Luft zur Lunge der Frucht leitet; diese Methode übt noch heut Meigs

[1] Treatise of midwifery. London 1754.

in Philadelphia und redet ihr das Wort. Pugh bediente sich auch statt der Hand einer biegsamen Röhre, welche in den Mund des Kindes eingeführt wurde. Einen gleichen Zweck hatte der *Vectis aerophorus* von Weidemann und die Instrumente von Blick, Hecking, Baudelocque, Nev. Kilian erzählt, dass der Chef eines Mailänder Entbindungshauses bei allen schwierigen Geburten, gleichviel ob der Kopf vorliegt oder nicht, ein trompetenartiges Instrument in den Mund bringt. Die Zuleitung der Luft durch die Hand oder ein Instrument bietet aber bei weitem nicht jenen schnellen und sichren Erfolg als der Gebrauch der Zange, und nur in dem Fall, wo diese nicht bei der Hand ist, könnte man die Frage stellen, ob man jene Methode üben, ob man sie auch den Hebammen lehren dürfe. Meiner Ansicht nach muss der Zustand der Nabelschnur massgebend sein. Klopft diese lebhaft, so kann natürlich nicht die Rede davon sein, die Respiration unnöthiger Weise in Gang zu bringen, sondern nur wenn die Nabelschnur im Begriff ist, ihre Thätigkeit einzustellen oder schon aufgehört hat zu pulsiren. In diesem Falle darf, wenn der vor den Genitalien liegende Thorax des Kindes deutliche respiratorische Versuche macht, der Geburtshelfer nur das instinktartige Streben der Selbsterhaltung unterstützten. Ist dieses aber nicht vorhanden, dann ist es vorzuziehen, die Ausschliessung des Kopfes unter Anwendung passender Mittel zur Beschleunigung ruhig abzuwarten, ohne dabei der Lunge Luft zuzuführen, weil die so eingeleitete Respiration keine vollständige ist, und weil der Vaginalschleim, der sich meist in Masse im Munde und Pharynx der halbtodten Frucht befindet, durch die Respiration in den Larynx gelangt und zur Erstickung des gebornen Kindes führt. Somit erscheint es vortheilhafter die Geburt des Kopfes abzuwarten, um die Luftwege erst zu reinigen, und dann durch Lufteinblasen die Respiration in Gang zu bringen.

3. Die Behandlung der Zwillingsgeburt ist nach den Umständen eine sehr verschiedene. Befindet sich das erste Kind in einer Gradlage, so bedarf es nur der Erfüllung gewöhnlicher Vorschriften. Die von jenem Verhältniss herrührende Wehenschwäche ist jedoch nicht selten so bedeutend, und das Kind verweilt so lange im Becken, dass die Zange zu Hülfe genommen werden muss. Ist das erste Kind geboren, so untersuche man nicht blos äusserlich, sondern auch innerlich, ob auch ein zweites vorhanden. Die äussere Untersuchung allein genügt nicht, weil man, wie es mir einmal vorkam, eine grosse Eierstocksgeschwulst, die sich während der Schwangerschaft entwickelte, für das Behältniss des Zwillings halten kann und diesen Irrthum später zu berichtigen gezwungen ist. Hat man aber ein Mal Gewissheit von dem Dasein eines zweiten Kindes in der Gebärmutter, so lasse man die Nabelschnur unberührt, da das Anziehn derselben eine unvollkommene Trennung des Mutterkuchens veranlasst, und mit ihr eine Blutung, welche nur durch die vollständige Entleerung der Uterinhöhle gestillt werden kann. Die nächste Pflicht ist es, die Mutter von ihrer Lage

in Kenntniss zu setzen, was mit Vorsicht geschehen muss, da ein solcher unerwarteter Zuwachs der Mutter nichts weniger als Freude bereitet, und dazu noch die Besorgniss kommt, statt sich der gewünschten Ruhe hinzugeben, noch ein Mal die Reihe der Anstrengungen und Schmerzen zu ertragen. Daher mache man die Frau allmälig mit dem Gedanken vertraut, indem man die Möglichkeit der Zwillingsgeburt allmälig in Gewissheit überführt, und knüpfe daran die Versicherung, dass die zweite Geburt bei weitem schneller und schmerzloser ausgeführt wird. Während die innerlich untersuchende Hand das Vorhandensein des zweiten Kindes feststellt, muss sie sich auch über die Lage desselben unterrichten. Findet sie eine Schieflage, ist der Arm oder die Nabelschnur vorgefallen, so ist die Lage sofort durch die Wendung auf die Füsse zu verbessern. Ist jedoch eine Gradlage vorhanden, so ist es rathsam, zunächst die Thätigkeit der Gebärmutter abzuwarten. Mitunter ist der Raum zwischen den beiden Geburten nur ein sehr kleiner, und die zweite schon vollendet, ehe das erste Kind vollständig angekleidet. In der Mehrzahl vergehn jedoch 1—2 Stunden, bis Wehen eintreten, welche dann ohne Anstrengung und Schmerz das Kind durch die weitern Geburtswege hindurchtreiben. Wird dieser Zwischenraum verlängert, so fragt es sich, was soll der Geburtshelfer thun, was soll er lassen. Die Ansichten der bewährtesten Praktiker weichen in diesem Punkte weit von einander ab. Während Mauriceau und neuerdings Burns unmittelbar nach der Geburt des ersten Kindes die Blase des zweiten sprengen, Lamotte, Fried, Smellie, Levret, Petit, Deleurye, Camper, Saxtorp, Stein das zweite Kind jedes Mal wenden und extrahiren, so giebt Nägele als Norm des fast allgemein als das zweckmässigste anerkannten und von deutschen Geburtshelfern befolgten Verfahrens an: „nichts zu thun, um die Geburt zu fördern, ja selbst bei einer ungünstigen oder schiefen Lage die Wendung bis zum Eintritt der längern Wehen zu verschieben." Lässt sich dieses Abwarten der kontraktilen Thätigkeit des Uterus auch in einem Entbindungshause rechtfertigen, wo die Kreissende stets von kundigen Augen überwacht wird, wo jeden Augenblick die beste Hülfe zur Hand ist, und keine andere Wünsche als die des Geburtshelfers zur Geltung kommen, so ist es dagegen in der Privatpraxis, wo all jene günstigen Verhältnisse nicht vorhanden, vollkommen unthunlich. Zu wiederholten Malen überzeugte ich mich von der Gefahr eines unbedingten Wartens und ich erlaube mir nur eine dieser Erfahrungen mitzutheilen. Bei einer Erstgebärenden wurde das erste Kind leicht mit dem Schädel voran geboren, und beim Zögern der Wehen die Geburt des ebenfalls in der Kopflage befindlichen Zwillings der Obhut einer Hebamme anvertraut. Nach 22 Stunden wiederum zur Hülfe gerufen, fand ich eine tiefe Schulterlage und erfuhr, dass ungefähr 2 Stunden vorher das Wasser abgeflossen war. Der Uterus hatte sich so krampfhaft um das Kind zusammengezogen, dass eine Wendung nur mit der grössten Mühe ausgeführt und das Kind todt entwickelt wurde. In Folge eines übermässigen Hinausschiebens der Entbindung verliess zunächst die Frucht ihre günstige Lage und die Geburtswege hatten sich wiederum so verengt, dass sie mit der grössten Anstrengung geöffnet werden mussten. Bei frühem Einschreiten fallen diese Uebelstände nicht nur fort, sondern auch die Folgen sind keineswegs so bedenklich. Reden auch wir nicht einer unzeitigen Hast das Wort, und hüten uns unmittelbar nach der ersten Geburt die zweite durch gewaltsames Sprengen der Blase oder durch die Wendung einzuleiten, ohne der Mutter und Gebärmutter nur eine kleine Ruhe zu vergönnen, so wünschen wir dagegen die Thätigkeit derselben dann künstlich anzuregen, nachdem ihr hinreichende Zeit, Kräfte zu sammeln, eingeräumt wurde.

Das Verfahren, welches mir in treuer Nachahmung der Natur als das vortheilhafteste erscheint, besteht in dem Gewähren einer zweistündigen Pause. Zögert dann die Gebärmutter, so suche man die Wehen zu erwecken durch $^1/_4$ stündliches Darreichen von *Secale cornutum*, so wie durch Reiben des Uterus. Ist dies ohne Erfolg, so wird die Blase, da sie nicht mehr dazu beitragen kann den Muttermund zu eröffnen, gesprengt und die Wendung auf die Füsse ausgeführt. Gelingt es durch den Abfluss des Wassers Wehen zu erzielen, so ist die Ausschliessung den natürlichen Kräften zu überlassen, und, wenn sie nicht vorhanden, das Kind zu extrahiren.

Ist das passive Verhalten in zu langer Ausdehnung weniger räthlich, während das zweite Kind noch im Uterus verbleibt, so findet es um so vollere Anwendung bei der Behandlung des fünften Zeitraums. Blutungen sind hier um so mehr zu fürchten, als die Placentarfläche die doppelte Grösse und die doppelte Summe von Gefässöffnungen besitzt, dagegen der von Zwillingen überlastete und von zwei Geburten erschöpfte Uterus nicht sofort zu dem gebürenden Umfange zurückzukehren geneigt ist. Drängt nicht etwa eine Blutung, so warte man die Nachgeburtswehen ruhig ab, und erst wenn diese eingetreten, ziehe man die erstgeborne Nabelschnur, nicht alle beide zugleich an. Folgt jene, so wird auch meistentheils gleichzeitig die zweite gelöst. Trat bei Zwillings-Schwangerschaft die Gebärmutter in Thätigkeit, lange bevor die Früchte sich ihrer Reife genähert, und stösst sie die eine fort, so versteht sich von selbst, dass nichts geschehen darf, um die Gebärmutter zum Ausstossen der zweiten zu bewegen. Denn mit dem Aufhören der Wehen kann sich der Muttermund wieder schliessen und bis zur vollen Reife der zurückgebliebenen geschlossen bleiben, da das Verweilen der Placenta der ausgestossenen Frucht im Uterus durchaus ohne Nachtheil ist.

Floss das Fruchtwasser der beiden Eihüllen gleichzeitig ab, so legt der sich contrahirende Uterus sich an beide Früchte und treibt sie mit gleicher Kraft herab. Dies giebt zu den ernstlichsten Verwickelungen Veranlassung, die mitunter dadurch vermieden werden, dass eine Frucht durch eine besonders energische einseitige Contraktion oder durch besondere Schmiegsamkeit einen Vorsprung gewinnt und zuerst den mütterlichen Schooss verlässt. Die Ausschliessung der andern folgt dann sehr bald. Tritt dieser günstige Fall nicht ein, so sind die Folgen je nach der Lage, welche beide gegen einander haben, verschieden. Befinden sich beide Früchte in der Schädellage, so hindert die eine die andere im Vorrücken, sei es, dass beide gleichzeitig in den Beckeneingang getreten, was immer einen nur geringen Umfang des Kopfes voraussetzt, sei es, dass die eine schon die Beckenhöhle ausfüllt, während die andere in der Absicht in dieselbe zu treten die Brust des andern zur Seite drückt und so, den Rumpf festhaltend, das Vorrücken des tiefer stehenden Kopfes unmöglich macht. In beiden Fällen ist es Aufgabe des Geburtshelfers, den höhern Kopf ein wenig in die Höhe zu schieben und den tiefer liegenden mittelst der Zange herabzuziehen. Vermag der letztere nicht zu folgen, so bleibt nichts übrig als ihn zu verkleinern, um dem höher stehenden den Weg zu eröffnen. Hierzu empfiehlt sich das Cephalotribe mehr als das Perforatorium. In einem solchen verzweifelten Falle sah sich Meigs genöthigt, die Decapitation vorzunehmen, die in dieser Stellung des Kopfes wohl mit zu den schwierigsten Operationen gehört. Ist es bei beiden der Steiss, welcher vorliegt, so vermag man leicht dadurch Platz zu schaffen, dass die Füsse des einen herabgeholt und der Rumpf mittelst derselben extrahirt wird. Sollte der erste Kopf folgen, so muss ebenfalls zu dessen Verkleinerung geschritten werden. Fielen die Füsse beider Früchte vor, so muss eine genaue Untersuchung die zusammengehörigen zu ermitteln suchen, um nicht zwei verschiedene zu gleicher Zeit anzuziehn. Es bleibt endlich noch der Fall übrig, wo das eine Kind mit dem Steiss eintritt, während das zweite eine Kopflage hat. Gelingt es nicht, nach der Ausschliessung des Steisses bis zu der Schulter, durch die Zange den Kopf alsbald zu entfernen, sondern hakt sein Kinn sich an dem Kopf des andern fest, so kann ebenfalls die Nothwendigkeit eintreten, nachdem jeder andere Versuch erschöpft ist, den Kopf des geborenen Rumpfes zu zerstückeln. Doch auch diese Verschlingung beider Köpfe kann ohne Einschreiten der Kunst zu einem glücklichen Ende kommen, indem ein jeder Kopf an dem Halse des andern gedrückt gleichzeitig herabtritt. Mad. Lachapelle erwähnt eines solchen Falls in den zwanzig Beobachtungen ihrer vier Mémoires, und Dr. Dewees theilt einen ähnlichen, von Dr. Ervin beobachteten mit.[1]

Nach der Geburt des zweiten Kindes wird der Uterus einer Untersuchung unterworfen, um sich zu überzeugen, dass nicht ein Drilling vorhanden und einer jener Fälle von ausserordentlicher Fruchtbarkeit vorliegt. Findet man einen solchen, dann wird er ganz in derselben Art wie das zweite Kind behandelt.

Das Verhalten des Geburtshelfers während der natürlichen Geburt.

Haben wir bis hier angegeben, was der Geburtshelfer eben so genau wissen muss als die Hebamme, um deren Verfahren in jedem Augenblick zu übersehn und zu beurtheilen, so bleibt jetzt noch übrig, sein Verhalten bei der Geburt namentlich der Hebamme gegenüber zu bezeichnen.

Im Hause der Kreissenden angelangt, lasse er sich, zumal er nicht bekannt ist, anmelden, da sein unvermutheter Eintritt leicht auf die Wehen einen nachtheiligen Eindruck äussern kann. Nach einer genauen Erkundigung untersuche er stets selbst, verlasse sich nie auf die Aussage der Hebamme und wiederhole die Untersuchung, so oft ihm dieselbe Bedürfniss erscheint. Hierauf prüfe er, ob

[1] Cf. Cazeaux traité de l'art des acc. Paris 1844. p. 582.

auch die nöthige Vorbereitung in ihrer ganzen Ausdehnung getroffen und zu seiner Zufriedenheit vorhanden. Erst wenn er sich von all diesem überzeugt, kann er bis zum IV. Zeitraum ein ruhiger Zuschauer bleiben.

Im I. Zeitraum, zumal wenn er sich sehr in die Länge zieht, ist es dem Geburtshelfer erlaubt, das Haus zu verlassen, doch nicht ohne die nöthigen Verordnungen der Hebamme zu geben und nicht ohne genau den Ort zu bezeichnen, wo er zu finden. Der II. Zeitraum dagegen erheischt seine Anwesenheit im Hause und in der Nähe des Geburtszimmers. Nach dem Abgange des Fruchtwassers überzeuge er sich jedes Mal auf das Genaueste von der Lage des Kindes, und wenn die Untersuchung ihm nur Befriedigendes giebt, ist es Pflicht, die Gebärende stets im Auge zu behalten, um ihr Verhalten in jedem Augenblick zu überwachen. Kommt endlich der Kindestheil zum Durchschneiden, so muss er selbst die Unterstützung des Damms übernehmen, ebenso im nun folgenden Zeitraum die Entfernung der Nachgeburt. Diese beiden Hülfsleistungen darf der Geburtshelfer, wenn er ein Mal seinen Beistand bei einer gewöhnlichen Geburt zugesagt hat, nicht aus Händen geben, da jedes üble Ereigniss, wie ein tiefer Dammriss oder eine starke Blutung, ihm mit Recht zur Last gelegt wird und es ihn nicht entschuldigt, wenn jenes unter der Hand der Hebamme eintrat. Um jeden Zufall zu verantworten, jedes Vorkommniss zu vertreten, ist das selbstständige Handeln eine Nothwendigkeit. Dagegen überlasse er jene vertraulichen Dienste, welche beim Wechseln der Wäsche nöthig sind, das Verbetten, das Darreichen der Geschirre, Application der Klystiere der weiblichen Gehülfin, eben so wie das Baden und Ankleiden des Kindes.

Die Aethernarkose.

Die Zahl derjenigen Fälle, in denen bei chirurgischen Operationen bald nach der Anwendung des Chloroforms der Tod eintrat, mehrt sich von Tage zu Tage, so dass dies wohl zur reiflichen Ueberlegung auffordert, ob wir dem Mittel einen Platz in der Geburtshülfe einräumen. Wenn bis jetzt auch ein solch trauriges Ereigniss als entschiedene Folge der Narkose in der geburtshülflichen Praxis nicht bekannt geworden, so mögen doch folgende Mittheilungen als Beweis, von welchen Gefahren die Kreissende dadurch bedroht wird, hier eine Stelle finden. Grenser erzählt:

Nach einer Zangengeburt dauerte der soporöse Zustand der Entbundenen noch immer fort; ihr Gesicht war sehr stark geröthet, die Respiration laut und beschleunigt, und der Puls, welcher vor der Aetherisation kaum ein wenig beschleunigt war, hatte 130 Schläge in der Minute. Vier Minuten nach der Entbindung sank der Puls auf 102 Schläge, wenige Minuten später schlug die Person die Augen auf. Dieselben erschienen stark geröthet, wild, nach auswärts gedreht. Jetzt brach sie in lautes Weinen aus und sprach stotternd in eigenthümlich heulendem Tone; das Sprechen wurde ihr sichtbar immer schwerer. Erst nach anderthalb Stunden kehrten Bewusstsein und Verstand vollkommen zurück, aber die Wöchnerin blieb sprachlos und gab durch Geberden und unartikulirte Laute, ähnlich wie Taubstumme, zu verstehn, dass sie nicht sprechen könne. Erst nach Verlauf von 3 Stunden und nach Applikation eines Sinapismus auf die Kehle und Sternalgegend fand sich die Sprache wieder. Schlaftrunkenheit und Mattigkeit dauerten mehrere Tage fort. Abends traten Delirien ein. Uebler Geschmack im Munde wurde noch nach 3 Tagen wahrgenommen, und in der Nacht zum dritten Tage stellte sich plötzlich ein starker Durchfall ein, der nach 20stündiger Dauer erst dem Gebrauch von Stärkmehlklystiren und der innern Anwendung einer Oelemulsion mit Ipecacuanha wich.

Noch bedenklicher waren die Zufälle bei einer Frau, welche Webster [1] ätherisirte:

Bald nach dem Gebrauch des Chloroforms stellte sich Todtenblässe und vollkommene Gefühllosigkeit ein, die nur langsam wich, worauf eine sehr schwere Entbindung folgte. Am folgenden Tage befand sich die Wöchnerin in einem sehr beunruhigenden Zustand von Nervösität. Hierauf bekam sie furibunde Delirien, welche das Anlegen der Zwangsjacke erheischten. Dieses dauerte mehrere Monate, worauf erst allmälig die Reconvalescenz eintrat.

Indem die Aetherisation bei epileptischen Personen die Anfälle hervorzurufen vermag, so muss schon die bekannte Erfahrung, dass die Geburt vorzugsweise zu der nahe verwandten Ecclampsie disponirt, die Besorgniss erwecken, das Chloroform als veranlassende Ursache derselben anzusehn. Wenigstens scheint folgende Beobachtung in der Charité [2] dem nicht zu widersprechen.

Eine sensible epileptische Erstgebärende wurde, als der Kindeskopf sich dem Beckenausgang näherte, narkotisirt und fast, ohne die regelmässigen Wehen zu stören, eine Stunde in mässiger Narkose erhalten. Hierauf wurde das Kind geboren und die Nachgeburt entfernt. Alsbald trat Ecclampsie ein, welche in wiederholten Anfällen nach 19stündiger Dauer den Tod herbeiführte.

[1] Oppenheim Zeitschrift 1850. April p. 553.

[2] Verhandlungen d. Gesellschaft f. Geburtshülfe. Jahrgang III. 48. p. 290.

Was den Gebrauch um so gewagter erscheinen lässt, ist der Umstand, dass wir kein Urtheil über den Grad der Empfänglichkeit für das Mittel besitzen. Wie es einzelne Frauen giebt, bei welchen die vollständige Wirkung sich nach einer geringen Dosis zeigt, werden andere selbst von grossen Gaben wenig oder gar nicht afficirt, während einige gleich in vollständige Bewusstlosigkeit versinken, wird bei andern kaum das Gefühl abgestumpft. Bei sehr vielen bleibt nach der Rückkehr des Bewusstseins Kopfschmerz zurück, der mehrere Stunden anhält.

Das Bedenken gegen den Gebrauch des Chloroforms wird aber wesentlich dadurch vermehrt, als sein Uebergang in den fötalen Kreislauf, der schon beim innern Gebrauch von Kampfer und blausaurem Kali etwas Analoges hat, nicht mehr zu bezweifeln, somit nicht in Abrede zu stellen ist, wie seine narkotisirende Kraft das während einer zögernden Geburt erschöpfte Leben einer Frucht vernichten kann. Schon Amussat[1] und Seifert[2] beobachteten bei Thieren, dass nach der Inhalation die Früchte in einen asphyktischen Zustand verfielen, dunkler gefärbt erschienen und sich langsam erholten. Ganz analog der Einwirkung auf die Mutter wird anfangs bei der Frucht der Puls beschleunigt. Dubois sah 2 Mal die Frequenz auf 160 steigen und dann sinken. Aehnliches theilt Sachs[3] im 5ten und 11ten Fall mit. v. Siebold giebt an, dass die Kinder mit dem Eintreten der mütterlichen Betäubung unruhiger, und nachdem diese vollkommen eingetreten, ruhiger werden. Welchen gewaltigen Eindruck es überdies auf das Nervensystem der Frucht auszuüben vermag, beweist die Beobachtung von Cordan.[4] Die Anwendung des Chloroforms bei einer 7monatlichen Schwangern erweckte nämlich die heftigsten und für die Mutter sehr schmerzhaften convulsivischen Kindesbewegungen. Ueberdies häufen sich die Thatsachen, welche seinen Uebergang zur unmittelbaren Erkenntniss bringen. Pirogoff[5] erzählt, dass der Athem der Neugebornen trotz des Badens und Reinigens nach 20 Minuten den Aethergeruch gehabt. Hüter nahm ihn wahr, als er das kindliche Hirn mit einem Stäbchen umrührte. Es gehört aber zum be-

[1] Comptes rendus 1847. I. pag. 384.
[2] Zeitschrift der Gesellschaft für Aerzte zu Wien 1847.
[3] Verhandlungen der Gesellschaft für Geburtshülfe in Berlin 1848. pag. 274.
[4] Comptes rendus 1847. No. 10.
[5] Recherches pratiques et physiologiques sur l'étherisation. St. Petersburg 1847.

sondern Verdienst Hüters,[1] dass er durch vielfach wiederholte Experimente das Chloroform im fötalen Blute chemisch nachwies. Das Verfahren beruht darauf, dass das Chloroform, welches aus 3 Atom Chlor, 2 Kohlenstoff und 1 Wasserstoff zusammengesetzt ist, bei beträchtlicher Hitze in Chlor und Chlorwasserstoff zerfällt, welche die Eigenschaft besitzen, in dem Jodkalium das Jod frei zu machen und dadurch ein nahe befindliches Amylum zu bläuen. Zur Ausführung des Experiments dient eine Flasche, welche mit einer Unze Blut gefüllt im Sandbade langsam erwärmt wird, worauf das sich verflüchtigende Chloroform in ein gebogenes Glasrohr hinübergeht, dessen dünn ausgezogenes Ende durch eine Spirituslampe stark erhitzt wird. An dieser Stelle wird das Chloroform zerlegt, so dass das Chlor und der Chlorwasserstoff auf einen daneben befindlichen mit Jodkali und Amylum getränkten Papierstreifen einwirken kann. Die bläuliche Färbung verräth alsdann das Dasein des Chlors, welches unter keinen andern Verhältnissen aus dem Blut hergestellt werden kann. Wenn demnach die Aethernarkose auf eine grosse Anzahl Kinder während der Geburt keine sichtlichen Nachtheile äussert, so genügen diese Thatsachen doch, um auf die Gefahren aufmerksam zu machen, in welche das Kind durch dieses nicht unumgänglich nothwendige Mittel geräth. Dazu kommt noch, dass die Milch der Entbundenen noch längere Zeit auch den Geruch und Geschmack des Aethers behält. Seifert bemerkte bei einer Ziege, dass sie nach fünf Tagen diese Eigenschaft zeigte, und Gorup-Besanez wies den Chloroformgehalt der Milch bei einer Wöchnerin chemisch nach.

Alle diese Thatsachen erwägend komme ich zu dem Schluss:

Bei der natürlichen Geburt ist auf die Vortheile der Aethernarkose Verzicht zu leisten.

Die lange Dauer des Geburtsgeschäfts und die davon abhängige lange Anwendung bereiten dem Hirn Gefahren, die mit dem Vortheil in keinem Verhältnisse stehen, abgesehen davon, dass unangenehme oder bedrohliche Ereignisse der Geburt, so wie des Wochenbettes mit Recht oder Unrecht in Zusammenhang mit diesem Mittel gebracht werden. Nur bei Kreissenden, deren ungewöhnliche Empfindlichkeit so wie ungebärdiges Benehmen eine wirkliche Geburtsstörung befürchten lässt, dürften wir mit gutem Gewissen uns zu diesem Mit-

[1] Neue Zeitschrift für Geburtsk. 1850. Bd. 27. Hft. 3. pag. 382.

tel entschliessen, doch auch hier mit der Vorsicht nur Anfangs eine stärkere Betäubung zu bewirken, und später, bei jedesmaliger Rückkehr zum vollen Bewusstsein, durch eine kurze Wiederholung der Inhalation eine nicht vollständige Betäubung zu unterhalten.

Selbst in der operativen Geburtshülfe möchte ich seinen Gebrauch auf jene Fälle beschränken, wo ein exaltirter Gemüthszustand die momentane Lähmung der Gefühlssphäre nothwendig zum Ausführen der Operation macht. Aber auch hier möchte ich es nur bei der Wendung gestatten, nicht bei dem Gebrauch der Zange oder gar des Perforatoriums, um nicht jene bewusste Aeusserung des Schmerzes zum Schweigen zu bringen, welche der Geburtshelfer als Maassstab seiner Kraftanwendung betrachten kann, und die sich sowohl gegen rüchsichtslose Gewalt als ungestüme Handhabung des Instruments laut warnend erhebt.

In Bezug auf das Manuelle ist zu bemerken, dass man das Chloroform auf den Knoten eines Tuches gegossen hauptsächlich durch die Nase einathmen lässt, worauf zumeist bald Betäubung eintritt, die anfangs von Beschleunigung des Pulses und der Respiration begleitet ist. Dabei muss man sich aber vor der Täuschung wahren, das die Wehen begleitende Seufzen, Stöhnen und Umherwerfen als Rückkehr des vollen Bewusstseins anzusehn und darf daher nicht, um auch dieses zu beseitigen, das Mittel bis zur comatösen Narkose fortsetzen.

Das Wochenbett.

Unmittelbar nach vollendeter Geburt tritt das Bestreben ein, die Organe, welche durch Schwangerschaft und Geburt so beträchtliche Veränderungen erlitten, in jenen Zustand zurückzuführen, welcher die Möglichkeit einer wiederholten Empfängniss und Fruchtbildung bedingt. Da dies nicht ohne eine Menge augenfälliger Veränderungen geschieht, so nennt man jene Uebergangs- oder Rückbildungsperiode, welche individuell von verschiedener Länge, doch im Allgemeinen ungefähr einen Zeitraum von sechs Wochen umfasst, das Wochenbett, *puerperium*, die Frau eine Wöchnerin oder Sechswöchnerin, *puerpera*, und das Kind ein Wochenkind. Diese physiologischen Phasen des Wochenbettes zeigen sich am auffallendsten in den Geschlechstheilen, namentlich Geburtswegen, und strahlen von hier aus auf den Gesammtorganismus über. Ein ähnliches Verhältniss findet in der Schwangerschaft statt, doch mit dem Unterschiede, dass bei letzterer die Veränderungen des Gesammtorganismus in einer Entziehung des Blutes zu Gunsten des sich anbildenden Uterus besteht, beim Wochenbett dagegen in dem Zurückgehen des Blutes von dem sich rückbildenden Uterus in entgegengesetzter Richtung. Die wichtigsten Erscheinungen des Wochenbettes zeigen sich in der Geschlechtssphäre als Verkleinerung, im Gesammtorganismus als Turgor, als Vermehrung der Sekretion. Die Verkleinerung der einzelnen, die Genitalien bildenden und umgebenden Organe äussert sich verschieden nach ihren anatomischen Verhältnissen, in der Gebärmutter und den runden Mutterbändern durch Zusammenziehung, in der Scheide und den Bauchdecken durch Zusammenfalten, in den äussern Genitalien durch Abschwellen. Ausserdem bemerken wir noch eine reichliche Sekretion der jene Theile auskleidenden Schleimhaut.

Stellen wir einige Stunden nach dem Abgehen des Mutterkuchens eine Untersuchung an, so finden wir durch die weichen nachgiebigen Bauchdecken den Körper des ziemlich harten Uterus, welcher bis über die Hälfte der Nabelhöhe hinaufreicht und dessen oberes Segment einer Kugel von der Grösse des Kindeskopfes gleicht. Mitunter trifft man ihn auch höher und ausserhalb der Mittellinie, sei es, dass er diese Stellung vor der Geburt angenommen und behauptet, sei es, dass er eine günstigere verlassen. Denn es ist nicht ungewöhnlich, dass man die Entdeckung macht, wie der Uterus, welcher sich bald nach der Geburt in die Mittellinie und unter den Nabel gestellt, aus seiner Lage weicht, sich höher, weit über denselben zur Seite stellte, so wie grösser und weicher wurde. Dies beobachtete ich namentlich, wenn krampfhafte Wehen in den ersten Zeiträumen eintreten, so wie wenn der Kopf ungebührlich lang im Beckenraume verweilte, und möchte es den hydrostatischen Gesetzen zuschreiben, nach welchen die Uterinarterien, vorzugsweise die barometerartig gebogenen Seminales, anfangs durch die Uterincontraktion verkleinert, später mit dem Nachlass derselben wieder dem Andrange des Blutes nachgebend, das Parenchym überfüllen, welches in Folge der Congestion erigirt wird. Es vergehen dann mehrere Tage, bis das Organ sich zur früheren Lage, Härte und Umfang zurückgezogen. Die äusseren Schamlippen nebst dem Damm sind mit Blut benetzt, geschwollen, erschlafft, empfindlich, die Scheide ist blutgefüllt, weit, ihre Wände sind verlängert, schwammig, fast faltlos. Sie gehen fast unmerklich in die Vaginalportion über, deren Lippen als eine dicke, wulstige Vorragung kaum den äussern Muttermund als eine weite runde oder längliche Oeffnung darstellen, die in der Länge des Mutterhalskanals sich trichterförmig bis zum Muttermunde verengt, der noch mehrere Finger aufnimmt und gegen die Dilatationsversuche nachgiebig selbst in die Uterinhöhle zu dringen gestattet. Hier findet man die vordere Wand der hintern genähert, die Höhle abgeplattet und die Placentarstelle rauh, schwammig. Mitunter ist letztere daran kenntlich, dass sie einen Vorsprung gegen das Innere bildet, indem die weiche gefässreiche Stelle von den sie umgebenden fester kontrahirten Muskelfasern hervorgepresst ist, bisweilen aber findet das Entgegengesetzte statt, nämlich die Placentarstelle verdünnt, sackförmig ausgebuchtet und dann gewöhnlich in dem von der Eierröhre gebildeten Winkel. Der übrige Theil der Höhle ist glatt und eben. Hat man Gelegenheit, den Uterus bald nach der Geburt zu eröffnen, so findet man die Höhle mit einer dünnen Lage Blutgerinnsel überzogen, nach deren Entfernung die unebene Fläche zum Vorschein kommt, der hin und wieder Reste von der Decidua und Placenta anhaften. Die Placentarstelle ist weicher, rauher und leicht kenntlich durch die Menge offner Venenstämme von beträchtlicher Grösse. Bei der Entfernung des Fingers überzeugt man sich ebenso, wie bei der Besichtigung der Unterlagen, dass Blut abfliesst. Die Frau fühlt sich, nachdem sie einige Stunden geschlafen, gekräftigt und das behagliche Gefühl der Ruhe nach erschöpfender Anstrengung, gehoben durch die Freude, Mutter zu sein, giebt den Zügen den Ausdruck der Befriedigung. Die Augen sind matt, doch glanzvoll, die Wangen etwas gebleicht, doch die Lippen geröthet. Der Puls ist beschleunigt und voller, die Haut weich, duftend, zum Schweiss geneigt. In der folgenden Zeit des Wochenbettes tritt sowohl im grossen Ganzen als in den einzelnen Theilen das Streben der Ruhe und Rückbildung ein, welches aber nicht in gleicher Art und Zeit erreicht wird. Während sich der Einfluss der Genitalien auf den Gesammtorganismus ohne weitere Spuren zurückzulassen in Kurzem erschöpft, entstehn in den Genitalien selbst jene bleibenden Veränderungen, welche wir als untrügliche Merkmale einer Mehrgebärenden betrachten. Folgen wir den fernern Erscheinungen des Wochenbettes, soweit sie sich in den einzelnen Organen als auch im ganzen Organismus zu erkennen geben.

A. In den einzelnen Organen.

Der Uterus verkleinert sich von Tage zu Tage, so dass er nach 3 bis 4 Tagen nur eine Handbreit über der Schoossfuge, nach 8 Tagen einige Finger über derselben zu fühlen, und nach 14 Tagen ins kleine Becken herabgesunken sich der Untersuchung ganz entzogen hat. Letzteres geschieht früher bei Erstgebärenden, später bei Mehrgebärenden, deren lappige Hautdecken noch die Hand tiefer eindringen lassen. Mit der Verkleinerung des äussern Umfangs hält auch die Verkleinerung seiner Höhle gleichen Schritt, und, was das wichtigste ist, auch die Verkleinerung der Placentarfläche. Zugleich nimmt auch die Dicke seiner Wandung ab und die frühere Härte stellt sich wieder ein. Die Vaginalportion dagegen kehrt weit langsamer zu dem frühern Verhältnisse zurück. Die Lippen, welche in den ersten Stunden nur einen kleinen wulstigen Vorsprung bilden, sinken allmälig herab und stellen nur langsam den Mutterhals her, der nach 8 Tagen kaum die Hälfte der ursprünglichen Länge und überdies eine unförmliche Dicke besitzt. Die Ränder der Lippen sind aufgewulstet, eingerissen und anscheinend bemüht, wieder eine Querspalte zu bilden, vermögen sie den äussern Muttermund doch nur unvollkommen zu schliessen. Es vergehen meist 5 bis 6 Wochen, ehe die Rückbildung vollendet und dann ist die ursprüngliche Form nur ungefähr wieder hergestellt, denn der Hals bleibt für die Zukunft weicher, kürzer und dicker. Diese letztere Eigenschaft ist besonders auffällig an der Spitze, wodurch der ganze Scheidentheil, welcher vorne zugespitzt war, mehr die Form eines Cylinders erhält. Ausserdem sind beide Lippen verlängert, vorzugsweise jedoch die vordere, ihre Ränder sind nicht mehr glatt und scharf, sondern uneben und narbig. Diese nie schwindenden Narben sind es, welchen wir unter den Mitteln der Diagnose einen besondern Werth zusprechen, insofern als sie ein untrügliches Zeugniss ablegen, dass der Muttermund bis zum Einreissen ausgedehnt wurde. Die Höhle des Uterus kehrt nicht mehr zu der frühern jungfräulichen Enge zurück, eben so wenig wie der Mutterhalskanal mit seinem obern und untern Endpunkte, dem äussern und innern Muttermund. Hierüber erhält man durch Anwendung der Uterinsonde die beste Auskunft, denn sie dringt nicht nur bei weitem leichter durch den innern Mund, sondern in die Höhle des Organs gelangt verräth sie, dass seine Wände weniger dicht an einander liegen. Ist die Rückbildung des Organs in dieser Art beendet, dann hat es auch seine ursprüngliche Stellung im Becken wieder eingenommen, und nur, wo die Geburten sich sehr häufig wiederholen, ist dies nicht der Fall. Es stellt sich alsdann die Vaginalportion nach hinten und zur Seite, weil die Wände des Grundes dicker bleiben und leicht der Eigenschwere so wie dem ungleichen Zuge der runden Mutterbänder nachgeben.

Die Verkleinerung des Uterinparenchyms wird nur anfangs und in einem geringeren Grade durch die fühlbare aktive Contraktion der Muskelfasern, später und in einem höheren Grade durch die Elasticität seines Bindegewebes bewirkt. Jene Thätigkeit der Muskelfasern nennen wir Nachwehen, *dolores post partum.* Sie sind meist so geringfügig, dass sie von der Mehrzahl der Frauen nicht empfunden, sondern nur an der stossweisen Entleerung der Uterinhöhle erkannt werden. Mitunter sind sie jedoch ganz deutlich, ja sogar schmerzhafter als die Geburtswehen. Letzteres kommt besonders bei Mehrgebärenden vor, deren Geburt sehr rasch oder sehr langsam verlief, so wie bei Frauen, die zu krampfhaften Affectionen geneigt sind. In diesen Fällen sind die Nachwehen in den ersten 24 Stunden am heftigsten, lassen dann nach und hören mit dem dritten spätestens vierten Tage auf. Die Veranlassung zu ihrem Eintritt geben wohl die in der Uterinhöhle befindlichen Coagula, welche, je fester sie mittelst des Fibrins an der innern Wand haften, desto mehr die Anstrengung des Organs herausfordern. In einem Falle, wo der Schmerz sich bis zur Ohnmacht steigerte und vergeblich krampfstillende Mittel verabreicht waren, schwieg er sofort, als die eindringende Hand einige Blutcoagula nicht ohne Mühe entfernt hatte. Die Erkenntniss dieser Wehen ist leicht, denn sie unterscheiden sich von jedem andern Schmerz des Wochenbettes durch die Intermission, durch den gleichzeitigen Blutabfluss, Schmerzlosigkeit des Unterleibs und Uterus, so wie durch den Eintritt gleich nach der Geburt und durch das Abnehmen in den nächsten Tagen.

In demselben Grade, wie das Parenchym der Gebärmutter sich zusammenzieht, geschieht dies auch bei den runden Mutterbändern, wogegen die vom Bauchfell gebildeten breiten Bänder die auf der Gebärmutter gebildeten Falten dadurch auseinanderziehen, dass sie wiederum mehr zu den Eierröhren und Eierstöcken hinübertreten. Die erstern, welche zur Seite des Uterus herabhängen, erheben sich und nehmen zuletzt eine horizontale Lage an, während die Ovarien bei verminderter Congestion zu dem früheren Umfang zurückkehren und allmälig die Entwickelung der Eichen beginnen.

Die Scheide legt sich, je mehr die Gebärmutter herabsinkt, in Falten, wird wieder enger und kürzer. Gleichzeitig mindert sich auch, indem die Follikeln in jene Falten zurücktreten, die Quelle einer copiösen Absonderung. Zuletzt gewinnt auch der Constrictor seine Energie wieder, nachdem er so wie das fibröse Gewebe der Schleimhaut seinen Blutreichthum allmälig verloren. Die grossen Labien, welche schon während der Schwangerschaft turgescirten, erhalten erst nach Monaten das feste Gefüge, welches sie befähigt, die Schamspalte zu schliessen und die kleinen Labien zurückzuhalten. Mitunter stellt sich dies Verhältniss jedoch nicht wieder her, besonders wenn der Kopf lange im Durchschneiden stand, und diese Theile nicht jene Elasticität besitzen, um genau die frühere Gestalt anzunehmen. In diesem Falle ragen die kleineren Labien kammartig hervor und nehmen eine dunkle Färbung an. Das zerrissene Bändchen ersetzt sich nicht mehr, sondern heilt durch Eiterung; ebenso wie der Dammriss, welcher einige Tage nach der Geburt durch die Contraktion der Muskeln bei weitem kleiner erscheint, und dessen unvergängliche Narben ebenfalls ein zuverlässiges Mittel der Diagnose bieten. Die Bauchdecken sind in den ersten Tagen ganz erschlafft, und üben auf den Darmkanal nur einen schwachen Druck aus, weil die ausgedehnten Sehnenfasern des Rektus nebst seiner Scheide nur langsam die frühere Resistenz gewinnen, daher sie nicht selten bei Frauen, bei denen die Geburten in rascher Wiederholung einander folgen, hängend oder gar beutelartig werden. Die Haut legt sich in grosse und kleine Falten, die selten und nur nach der ersten Geburt verschwinden, dagegen behält sie jene glänzenden Streifen als Ueberbleibsel der frühern Ausdehnung, so wie die dunkle Färbung der weissen Linie oder braune Flecken.

Gleich nachdem sich der Uterus seines Inhaltes entledigt, beginnt aus den Genitalien ein Sekret abzufliessen, welches meist eben so lange als die Verkleinerung der Gebärmutter und der Scheide anhält, und nicht wenig dazu beiträgt, um die Rückbildung dieser Theile zu fördern. Dieses Sekret ist unter den Namen des Wochenflusses, oder der Lochien,[1] bekannt. Es ändert im Verlauf der Zeit Farbe und Consistenz, so dass man die rothe,

[1] *τα λοχεια, ad partum pertinentia, λοχευειν,* gebären.

Wochenreinigung, *lochia sanguinolenta*, und die weisse unterscheidet, die letztere, *l. alba*, wiederum in die seröse, *l. serosa*, und milchige, *l. lactea*, theilt. Ungeachtet dieser Verschiedenheit besitzt sie doch die constante Eigenthümlichkeit eines besondern Geruchs, welcher das Wochenzimmer dem Kundigen sogleich verräth. In den ersten 24 Stunden fliesst reines Blut aus der Scheide, indem es entweder beständig aussickert oder von Zeit zu Zeit von der Gebärmutter fortgestossen wird. Seine Beschaffenheit ist die des Blutes aus einer frischen Wunde und seine Quelle jene Gefässmündungen in der Placentarstelle, welche von den contrahirten Fasern noch nicht vollständig geschlossen sind. In den beiden folgenden Tagen behält der Fluss das blutige Ansehn, ist aber dünner, und die Flecken der Unterlage sind nicht mehr so intensiv. Die bräunliche Farbe der Blutcoagula so wie der penetrante Geruch verrathen die beginnende Zersetzung. Unter dem Mikroskop erkennt man die Blutkörperchen verändert, zum Theil in Molekularkerne aufgelöst und gemischt mit Epithelium der Schleimhaut des Uterus und der Scheide. Bei der Analyse vermisst man den Faserstoff und findet an seiner Stelle nur Eiweiss. Auch dieses Sekret stammt in seiner grössern Masse aus der Placentarstelle, deren ausgeschwitztes Serum den Farbestoff der in der Höhle enthaltenen Coagula auflöst. Nach dem dritten und vierten Tage, namentlich wenn eine reichliche Milchsekretion eingetreten und der Uterus sich sämmtlicher Blutgerinnsel entledigt hat, nehmen die Lochien mehr die Eigenschaften des Serums an, sind hellgelb, riechen weniger streng und lassen auf der Unterlage Flecken wie von Milch zurück. Sie enthalten eine Menge unvollkommener Epitheliumzellen in der Gestalt der Schleimkugeln, die ersten Produkte einer Uterinmucosa, deren Bildung, schon zur Zeit der Schwangerschaft begonnen, jetzt mehr und mehr sich vervollkommnet, und, indem sie frei hervortritt, auch die Produkte ihrer Thätigkeit zur Anschauung bringt, denn auch die Analyse zeigt die grösste Aehnlichkeit mit dem Serum des Schleimes. Hier findet also unzweifelhaft eine Neubildung statt. Aber nicht blos für die Neubildung der Uterinmucosa während des Wochenbettes, sondern auch für die des ganzen Parenchyms spricht sich Kilian auf das Entschiedenste aus und führt den Beweis mittelst des Mikroskopes. Dies weist nämlich nach, dass die Gesammtmasse der Muskelfasern sich nicht in gleicher Vollendung befindet, sondern in den verschiedenartigsten Stufen der Ausbildung, so wie ferner, dass die vollendetsten Formen sich spalten, zersetzen, auflösen, verschwinden, während die jüngern sich mehr und mehr entwickeln. Somit wäre die frühere Ansicht, welche im Verhalten des Uterus beim Wochenbette nur ein Abschwellen der turgescirenden Uterinfasern sieht, nicht eine in der Wahrheit begründete, und es würden, da die Schwangerschaft und Geburt die Energie der Fasern verbraucht, in Stelle der alten neue Fasern treten, und somit für jede neue Schwangerschaft ein neues Uteringewebe gebildet. Den 10ten oder 11ten Tag nach der Entbindung nimmt das Sekret eine milchige Farbe und einen stärkern Geruch an. Unter dem Mikroskop sieht man Eiterkügelchen neben Epithelium und die chemische Untersuchung weist die Identität mit eitrigem Schleim nach. Diese Beschaffenheit behält der Wochenfluss bis zu seinem Aufhören, wogegen sich seine Menge von Woche zu Woche mindert und bei einer Frau, die ihrem Kinde die Brust reicht, nach 3—4 Wochen, bei einer nicht stillenden erst nach der 6ten Woche gänzlich aufhört. Diese Reihenfolge in der Veränderung ist jedoch keine unverrückbare. Es ist nicht selten, dass das Blut auch unerwartet wieder fliesst, zumal zur Zeit des Milchfiebers oder bei kräftigem Saugen des Kindes, so wie nach einer Gemüthsbewegung oder einem Diätfehler, also überhaupt wenn die Blutwellen, stärker in Bewegung gesetzt, den schwachen Widerstand der noch schlaffen Muskelfasern überwinden. Mitunter nehmen auch die Lochien einen ausserordentlich fötiden Geruch an. Ist dies gewöhnlich eine natürliche Folge der Zersetzung von Placentarresten oder gangraenöser Entzündung des absondernden Organs oder vernachlässigten Wechsels der Unterlage, so beobachtet man doch auch Fälle, in denen keiner dieser Umstände vorhanden, und wo man den Grund einer krankhaften Blutkrasis, namentlich einer solchen, welche sich schon während der Schwangerschaft durch hydropische Erscheinungen verräth, oder auch einer eigenthümlichen Schärfe der Absonderung zuschreiben muss.

Sehr häufig finden Abweichungen in der Menge statt und zwar ein Zuviel dort, wo eine active oder passive Congestion gegen den Unterleib, besonders gegen den Uterus vorhanden, die sich in Metrorrhagie oder *fluor albus* aussprechen, so wie bei durch häufige Entbindungen oder auch durch Aborte erschlafften Geburtswegen. Antagonistisch wird sie bei reichlichem Schweiss, Stuhl oder Milch wesentlich geringer. Ist es nicht selten, dass sie weit über die angegebne Zeit andauert, namentlich in den Fällen, wo sie auch stark floss, so kommen auch Beispiele vor, wo bei geringer Menge die Dauer sich nur auf einige Tage beschränkt, ohne dass eine Krankheit die Ursache oder die Folge war. Die Lochien stehen wie jede andre Sekretion unter dem Einflusse der individuellen Constitution, so wie der momentanen Einwirkung. Wir sehen daher, wie sich nicht nur bei den verschiedenen Frauen eine verschiedene Beschaffenheit und Menge haben, dass sie früher oder später aufhören, sondern dass sie auch bei denselben Frauen wechselnd, an einem Tage überreichlich, am andern spärlich abgehen. Diät, Wärme und Affekte haben hierbei hauptsächlich Einfluss. Aus der chemischen Untersuchung ergiebt sich, dass die Lochien, mit Ausnahme der in den ersten 12 Stunden stattfindenden Blutung, keine einfache Flüssigkeit sind, sondern zusammengesetzt aus dem Sekret der Placentarstelle, der übrigen Uterinfläche so wie der Scheide, wobei jedoch die erste eine Zeitlang das Uebergewicht behauptet. Es ist demnach die Ansicht eine falsche, nach welcher die Lochien nur die Phasen einer Uterinwunde darstellen, die zuerst blutet, dann Serum ergiesst, zuletzt eitert. Denn es findet in der That keine Eiterung und Heilung durch Eiterung statt, sondern nach dem Aufhören der Blutung die Absonderung eines serösen Schleims, wie er bei einer congestiven oder in der Neubildung begriffenen Mucosa stets eintritt. Erst mit Herstellung eines vollkommenen Epitheliums wird allmälig diejenige Festigkeit erlangt, welche die gesunde, ausgebildete Schleimhaut eigenthümlich besitzt. Diese Absonderung hat zugleich den Vortheil, die überfüllten Gefässe der Gebärmutter zu entlasten, das Parenchym des Uterus zu erhärten, aus seiner Höhle die Reste der Placenta, so wie der Decidua auszuspülen, wohin der Name der Wochenreinigung zielt, und durch Herstellung einer neuen Mucosa die Möglichkeit einer neuen Generation herbeizuführen. Wir sehen also in diesem Sekret ein bedeutsames Glied in der Reihe der Rückbildungsmomente, dessen plötzliche Unterbrechung nicht ohne Rückwirkung zunächst auf die Cirkulation im Uterus und im weitern Kreise auf die Unterleibsorgane und den ganzen Organismus bleiben kann, daher wir die naturgemässe Folge, so wie den ungehinderten Fluss als Garantie für ein gesundheitsgemässes Wochenbett mit Recht betrachten, und jede Störung, welche namentlich Kälte, Affekte und Diätfehler her-

25 *

vorrufen, als eine Veranlassung zu schwerer Erkrankung der nächst betheiligten Organe betrachten.

B. Im ganzen Organismus.

Der Organismus kehrt bei weitem rascher in seinen ursprünglichen Zustand zurück, ohne auch nur ein Merkzeichen jener weit verbreiteten Veränderungen zu behalten. Besucht man die Wöchnerin am folgenden Tage, so findet man fast dieselben Erscheinungen wie wenige Stunden nach der Geburt. Der Puls schlägt voller, beschleunigt, die Respiration ist frei, die Haut warm, weich, duftend, zum Schweiss geneigt, der sich leicht über den ganzen Körper ergiesst, besonders während des Schlafs, ebenso nach wärmerer Bedeckung, wenn die Hände unter dem Zudeck gehalten werden, und die Wöchnerin reichlich trinkt. Der Schweiss hat einen säuerlichen Geruch und das Eigenthümliche, dass er, selbst wenn er reichlich fliesst, nicht ermattet, sondern das Gefühl der Behaglichkeit zurücklässt. Die Brüste schwellen an, und ihr Sekret fliesst reichlicher, zumal wenn das Kind mehrere Male angelegt wird. Der Urin ist sparsam und mit den Lochien gemischt, der Stuhl zurückgehalten, die Zunge rein, Appetit rege, ein ruhiger erquickender Schlaf stellt sich leicht auch am Tage ein. Es sind also alle Erscheinungen einer Aufregung im Gefässsystem mit deutlicher Congestion zu den peripherischen Gebilden vorhanden. Alle diese Veränderungen nehmen, mit Ausnahme der Milchsekretion, welche gegen den 3ten oder 4ten Tag vollkommen hergestellt ihre Höhe unverändert behält, von Tage zu Tage ab, so dass der grösste Theil von ihnen nach ungefähr 8 Tagen geschwunden, und nur die weiche empfindliche Haut, so wie die Schwäche als natürliche Folge einer so schmerzhaften, mit Blutverlust verbundenen Operation, zurückbleibt. Auch diese schwindet bei gutem Appetit und Schlaf, worauf die Frau in den vollen Besitz der früheren Kräfte gelangt. Bei der grössern Zahl der Wöchnerinnen erfolgt dieser Uebergang allmälig, ohne durch ein auffälliges Ereigniss unterbrochen zu werden. Bei der geringeren Zahl, ungefähr einem Drittel, ruft dagegen der mehr oder weniger plötzliche Eintritt der Milchsekretion eine fieberhafte Aufregung, das sogenannte Milchfieber, hervor, welche einen Zeitraum von 12 — 24 Stunden umfasst und dann spurlos schwindet.

Die Pflege der Wöchnerin und des Neugebornen.

Die Behandlung der Wöchnerin.

Die Entbundene verlangt dieselben Rücksichten, wie eine durch Blutverlust und Schmerz erschöpfte Operirte, denn bei beiden bleibt eine mehr oder weniger deutliche Reaction nicht aus, nur dass bei der erstern noch hinzukommt, dass eine Menge Sekretionen eingetreten, deren Störung, so leicht veranlasst, von den nachtheiligsten Folgen begleitet ist. Daher die Nothwendigkeit der grössten Vorsicht. Es ist Regel, dass eine Wöchnerin die ersten 8 Tage ununterbrochen das Bett hütet, und hiervon darf unter keiner Bedingung abgegangen werden. Der Geburtshelfer muss sein Ohr den Wünschen, selbst wenn sich die Frau ganz wohl fühlt und sich auf ihr ungetrübtes Wohlsein beruft, verschliessen, denn jede unzeitige Willfährigkeit in diesem Punkte bestraft sich nur zu leicht durch eine Blutung oder Vorfall des Uterus. In dieser Zeit ist nämlich dies Organ noch nicht zu jener Festigkeit zurückgekehrt, um dem Andrange der Blutwellen so wie dem Druck von oben zu widerstehen. Einerseits giebt die Stase, die durch die senkrechte Stellung und noch mehr beim Gehen sich vermehrt, leicht zu einer Blutung Veranlassung, andererseits sind die Stützen des Uterus, die Scheide, die Uterinligamente, so wie der Damm, noch nicht so weit erstarkt, um dem Druck der Eingeweide, welchen der noch breite Muttergrund eine bedeutende Fläche darbietet, so wie der eigenen beträchtlichen Schwere der vergrösserten Gebärmutter erfolgreichen Widerstand zu leisten. Eine Senkung oder Vorfall der Scheide nebst dem Uterus ist, selbst in beträchtlicher Entfernung von der Entbindung, nur zu oft Folge der Vernachlässigung jener Regel. Es ergiebt sich von selbst, dass die Vorsicht doppelt gross sein muss bei Frauen, welche einen starken Blutverlust erlitten oder dazu geneigt sind. Diese müssen natürlich längere Zeit im Bette verweilen, ebenso wie solche, die aus dem frühern Wochenbette eine Senkung des Uterus behielten. Während der ersten 8 Tage sind namentlich folgende Verhältnisse zu berücksichtigen.

An das Wochenzimmer macht man zunächst den Anspruch, dass es geräumig, gleichmässig erwärmt und stets eine gesunde Luft enthält. Es ist daher nöthig, in ihm täglich die Fenster und die Thür zu öffnen, um alle üblen Gerüche, als die nicht seltene Quelle bösartiger Wochenbettfieber und Krankheiten des Neugebornen, zu entfernen. Daher sind alle verunreinigten Geschirre und Wäsche sogleich fort zu bringen. In den ersten drei Tagen muss ein beständiges Halbdunkel die Neigung zum Schlaf begünstigen und aus diesem Grunde auch jedes Geräusch fern gehalten werden. Nicht nur die körperliche Ruhe muss begünstigt werden, mehr noch die geistige. Deshalb ist es gerathen, jeden Besuch mit Ausnahme der nächsten Verwandten zu verbieten.

Das Lager muss durch einen Bettschirm hinlänglich vor Zug geschützt weder in zu grosser Nähe der Thür noch des Ofens sich befinden, und alle Bequemlichkeiten darbieten, welche ein langes Liegen weniger unangenehm machen. Es darf nicht zu weich sein, aber muss gleichzeitig eine mässige Wärme bieten, weder die Haut zu unnöthiger Thätigkeit reizen, noch dieselbe unterdrücken. Soll das Bett gemacht werden, wonach die Wöchnerinnen täglich so sehr verlangen, so geschieht dies mit der grössten Behutsamkeit. Unter keiner Bedingung erlaube man der Frau aus dem Bette zu steigen und sich während der Zeit auf einen Stuhl zu setzen, sondern lasse sie von geschickten Händen auf ein dicht daneben gerücktes Bett oder Sopha hinüberheben und wiederum zurück auf das in Ordnung gebrachte Lager. Ein Gegenstand besonderer Aufmerksamkeit müssen die Unterlagen sein. Sie sind häufig zu wechseln, so wie die Genitalien mehrere Male des Tages mit einem in Chamillenthee getauchten Schwamm zu waschen. So wie die grösste Reinlichkeit überhaupt das Wohlbefinden der Wöchnerin erhöht, so ist doch ein Wechsel der Leib- und Bettwäsche in den ersten 8 Tagen nur mit der grössten Zurückhaltung zu gestatten. Ist er unvermeidlich, so ist die Wäsche erst dann in Gebrauch zu ziehen, nachdem sie zuvor 24 Stunden erwärmt, und somit jede Feuchtigkeit und Kälte entfernt ist. Unterlässt man diese Vorsicht, so treten, wie ich mich mehrere Male überzeugt habe, Uterinblutungen oder fieberhafte Zufälle ganz plötzlich ein.

Die Diät sei in den ersten drei Tagen in Rücksicht auf das Milchfieber nur sparsam und wenig nahrhaft. Das Frühstück besteht aus einer Tasse grünen Thee mit Milch, das Mittag- und Abendbrod aus einem Teller Grütze oder Mehlsuppe. Zum Getränk dient Fencheltbee oder Lindenblüthenthee. Während des Milchfiebers wird diese Diät beibehalten und in den nächsten Tagen aus Besorgniss vor einem Wochenbettfieber selbst bei regem Appetit nur ein wenig nahrhafte Speise gestattet. Zum Frühstück und Vesper wird dem Thee Semmel oder Zwieback hinzugefügt; zu Mittag eine Hühner-, Hammel- oder Kalbsbrühe, ausserdem leichte Mehl- oder Eierspeise, Austern oder in Wasser gekochte Fische, wie Hechte, Bars, Zander. Zum Getränk kann der Fencheltbee mit Haferschleim vertauscht werden. Erst nach dem 8ten Tage ist schwacher Kaffee erlaubt und dann die Rückkehr zu den gewohnten Speisen vorzubereiten. Erlaubt man zugleich der Frau das Bett zu verlassen, so muss auch darin ein Uebergang stattfinden. Zunächst bleibe sie des Tages nur 1—2 Stunden auf einem bequemen Stuhl oder Sopha, später dehne sie es auf Vor- und Nachmittag aus, verlängere allmälig das Aufbleiben und stelle Versuche an, ein wenig umherzugehen, bis es nach 14 Tagen in vollem Maasse erlaubt ist, natürlich ohne das Zimmer zu verlassen. Erst wenn es sich hierbei herausstellt, dass es gut vertragen wird, ist bei günstigem Wetter ein Spaziergang zu gestatten. Der alten Sitte, seine Schritte zunächst in das Gotteshaus zu lenken, darf man in Rücksicht auf die örtlichen Verhältnisse aus medizinischen Gründen nicht das Wort reden, und es ist daher davon möglichst abzurathen. Bei jedem Besuch erkundige man sich nach den Sekretionen, zumal nach den Lochien, dem Urin und Stuhl. Der letztere pflegt nicht leicht vor dem 3ten Tag von selbst zu erscheinen. Vor dieser Zeit ist er daher nicht zu befördern, wohl aber, wenn er länger zögert. Das beste Mittel ist ein Klystier aus Chamillenthee nebst 2—3 Löffeln Baumöl. Seife so wie Salz vermeide ich als etwas Reizendes, welches nicht allein heftigen Schmerz, sondern sogar einen stürmischen oder anhaltenden Durchfall hervorrufen kann. Dasselbe beobachtete ich öfter nach dem Gebrauch von Ricinusöl, dessen man sich im Wochenbette mit einer gewissen Vorliebe bedient.

Eine besondere Behandlung erheischen die Brüste, und da wir es als eine Pflicht einer jeden Frau anerkennen, dass sie ihr Kind selbst stillt, und diese Pflicht in ihrem vollen Umfang in allen Sphären jetzt wieder ihre natürliche Anerkennung gefunden, so wenden wir diesem Punkt eine besondere Aufmerksamkeit zu.

Das Selbststillen.

In der schon von der Schwangerschaft vorbereiteten und mit dem Wochenbett reichlich eintretenden Milchsekretion stellt die Natur an die Mutter die Aufforderung, ihr Kind selbst zu stillen. Sie darf sich dieser natürlichen Verpflichtung nicht aus leichtfertigen Gründen entziehen, und geschieht dies dennoch, so treffen die Folgen davon die Mutter sowohl als das Kind oft mit voller Schwere. Denn nicht nur, dass Entzündung und Eiterung der Brustdrüse weit häufiger bei solchen Frauen, welche die Milchsekretion absichtlich eingehen lassen, vorkommen, sondern es treten auch, wo dieses nicht der Fall ist, Störungen des Wochenbettes leichter ein. Wird nämlich dem Kinde die Brust versagt, so nimmt der Blutstrom nicht seine dauernde Richtung gegen dieselbe, was den grossen Nachtheil hat, dass der Uterus nicht durch jene beständige Ableitung vor jener Blutfülle im Wochenbett bewahrt wird, welche wiederkehrende und erschöpfende Blutungen veranlasst oder durch Stockungen den Grund zu organischen Veränderungen legt, die erst viele Jahre später deutlich zum Vorschein kommen. Ausserdem haben stillende Frauen in der Regel einen regelmässigen Appetit, eine kräftige Verdauung, eine lebhafte Assimilation, so dass sie eine blühende Farbe bekommen und bei gesteigertem Wohlbefinden der Körper die höchste Stufe weiblicher Entwickelung erlangt. Aber auch die Psyche bleibt von der Wohlthat, welche das Stillen gewährt, nicht ausgeschlossen. Die erwachende Mutterliebe wächst in demselben Maasse, als sie in der Beschäftigung mit dem neugebornen so hülfsbedürftigen Wesen immer neue Nahrung findet und jene zarte Sorgsamkeit verdrängt nicht nur die niedern Leidenschaften, sondern erhebt das Gemüth zu jener Fülle des Edelmuths, welche, zu jedem Opfer stets willig, in der Ausübung nie ermattet. Ueberdies hat das Nähren noch den grossen Vortheil, eine zu rasche Aufeinanderfolge der Schwangerschaften zu verhüten, welche bei jugendlichen Müttern die Kräfte erschöpft, den Grund zu einer Menge nervöser Beschwerden legt und ein vorzeitiges Altern herbeiführt. Der Neugeborne wird seinerseits benachtheiligt, wenn ihm nicht die Mutterbrust gereicht wird, denn er erhält zunächst nicht die in der ersten Milch enthaltenen Salze, welche die Eigenschaften besitzen, das zähe Mekonium aufzulösen und durch das Abführen die Darmschleimhaut für die Verdauung geschickter zu machen. Lässt sich auch die spätere Muttermilch durch eine Amme ersetzen, so ist doch das die kindliche Wohlfahrt stets überwachende Auge der Mutter unersetzlich. Leider giebt es jedoch Fälle, in denen die Frau ausser Stande ist, ihrer Pflicht nachzukommen, selbst bei grösstem Eifer, so wie Fälle, in denen es gerathen ist, sowohl im Interesse der Mutter als des Kindes, das Nähren zu untersagen. In jener zuerst angedeuteten Lage befinden sich diejenigen, welche eine verkümmerte oder gar keine Warze haben, ferner diejenigen, deren Drüse, wenig entwickelt, nur eine geringe Menge Milch bereitet. Dagegen ist denen zu rathen, das Geschäft des Säugens gar nicht zu beginnen, welche eine so delikate Constitution und ein so reizbares Gemüth besitzen, dass die unbedeutendsten Ereignisse des gewöhnlichen Lebens eine fieberhafte Erregung herbeiführen, welche, unzertrennlich von einer wesentlichen Umänderung der normalen Beschaffenheit der Milch, das Kind in beständige Gefahr des Erkrankens bringt. Ferner müssen selbst gesunde und kräftige Mütter mit guter und reichlicher Milch das Geschäft des Säugens aufgeben, wenn äussere Verhältnisse sie an der regelmässigen Erfüllung ihrer Verpflichtung hindern, denn in diesem Falle muss der Säugling nicht nur zeitweise hungern, sondern erhält eine durch den längern Aufenthalt in der Drüse ihrer ursprünglichen Güte beraubte Milch. Ausserdem giebt dies gewöhnlich Veranlassung zu Stockungen in der Brustdrüse und zur Entzündung mit allen ihren Folgen. Es kommt auch vor, dass Frauen von unzweifelhafter Gesundheit Milch von eigenthümlicher Beschaffenheit bereiten, welche dem Kinde nicht zusagt, so dass mannichfache Verdauungsbeschwerden, Brechen, Durchfall, Leibschmerzen und bei langer Dauer Abmagerung erfolgt. Zwei Fälle dieser Art kamen mir vor, in denen die Kinder in Gefahr kamen, an der Brust einer Frau mit blühender Gesundheit und anscheinend untadelhafter Milch das Leben zu verlieren, sich aber sehr bald bei einer Amme erholten. Diejenigen Frauen, welche an Phthisis leiden, dürfen nicht stillen. Wenig Thatsachen stehen in der Medizin so fest als die Erblichkeit dieser Krankheit und die angeborne Anlage würde durch die Muttermilch noch gesteigert werden. Dazu kommt noch, dass bei offenbarer Lungenschwindsucht der beständige Andrang des Bluts in die Nähe der Respirationsorgane diese Krankheit zu rascherem Verlauf anspornt. Ist die Frau geisteskrank, so ist das Stillen nicht zuzulassen, ebenso wenn sie mit Epilepsie behaftet ist, weil bei einem Anfall während des Säugens das Kind zu Boden stürzen kann. Dagegen ist Krätze kein Grund, das Kind der Mutter zu entziehen, eben so wenig Syphilis, wenn sie nicht deutlich an der Warze auftritt. Chronische Krankheiten, welche die ganze Constitution untergraben und die Kräfte zerrütten, geben selten der Brust so viel Blut ab, um für den Säugling hinreichend Nährstoff zu bereiten. Sollte dies dennoch der Fall sein, so kann der Versuch des Stillens keinen Schaden bringen, muss jedoch sofort eingestellt werden, wenn die Mutter darunter leidet und das Kind nicht gedeiht. Mit Bestimmtheit kann man dies bei einem organischen Leberleiden voraussetzen, weil hier die mit einem galligen Beisatz gemischte Milch ungeniessbar wird. Bei einer ikterischen Amme, deren Milch eine schwach gelbliche Färbung hatte, wies Gorup Besanez durch Salpetersäure den Gallenfarbestoff nach.[1] Ehe wir die Rücksichten erwähnen, welche die Säugende nehmen muss, um im eigenen Interesse so wie des Kindes die Sekretion in ungestörtem Fluss und unveränderter Güte zu erhalten, wünsche ich die physikalischen Eigenschaften der Milch so wie ihre Verwendung zum Zweck der kindlichen Ernährung näher zu erörtern.

Die Milch.

Die Milch stellt jene wunderbare Flüssigkeit dar, welche ebenso geeignet ist, Hunger und Durst zu stillen, und nicht nur das nöthige Material zur Ernährung, sondern auch zum Wachsthum des Kindes enthält. Im frischen Zustand ist sie eine weisse Flüssigkeit, von angenehmem, süssem Geschmack und eigenthümlichem Geruch. Sie besteht aus einer Mischung von Wasser, Fett, Casein, Milchzucker und den feuerbeständigen Salzen des Blutes. Das Verhältniss dieser Bestandtheile ist nicht immer dasselbe, sondern wechselt, je nach der Entfernung des Wochenbettes, dem Alter, der Constitution, der Nahrung der Frau. Sowohl dieser Umstand als die verschiedene Methode der analytischen Untersuchung geben abwechselnde Resultate, so dass die physiologische Mitte nur ungefähr in folgenden Zahlen ausgedrückt wird:

[1] Archiv f. physiologische Heilkunde. 49.

Wasser	87,98
Feste Bestandtheile	12,8
Milchzucker	6,50
Butter	3,35
Käsestoff	1,52
Feuerbeständige Salze . . .	0,45
Das specifische Gewicht .	1032.

Im Augenblicke, wo die Milch die Brust verlässt, besitzt sie eine Wärme von 30° und reagirt alkalisch. Diese letztere Eigenschaft ist wahrscheinlich durch die phosphorsauren Salze bedingt, welche sich in keiner thierischen Flüssigkeit in gleicher Menge vorfinden. Es ist auch eine Eigenthümlichkeit der Frauenmilch, dass sie diese Alkalescenz weit länger behält als Kuhmilch, so wie sie auch bei einer gesunden Frau länger bleibt, als bei einer kranken.

Bringt man die Milch unter das Mikroskop, so bemerkt man in einer hellen Flüssigkeit eine Menge Kügelchen von verschiedenem Durchmesser, deren Grösse im Durchschnitt die der Blutkörperchen übertrifft und $^1/_{800}'''$ beträgt. Sie bestehen aus Fett mit einer Hülle, welche nach Henle's Untersuchung aus Casein besteht. Wird diese durch Anwendung von Säure oder Schütteln zersprengt, so tritt der Inhalt frei heraus und stellt sich als Butter dar. Lässt man die frische Milch eine Zeit lang ruhig stehen, so trennen sich einzelne Bestandtheile. Die leichten Fettkügelchen erheben sich zum grossen Theil, sammeln sich auf der Oberfläche und bilden hier eine dicke Haut, den Rahm. Wird dieser abgenommen, so bleibt nur der kleinere Theil des Fettes in der Milch zurück, worauf sie specifisch schwerer wird und nunmehr eine bläuliche Färbung annimmt. Aus dem Rahm, der ausser den Fettkügelchen noch etwas Milch enthält, werden durch die bekannte Behandlung die Kügelchen zersprengt, deren Inhalt sich dann zu kleinern oder grössern Klümpchen vereinigt. Dieser bildet die Butter, der dünnere Theil die Buttermilch. Die Butter ist kein einfacher Stoff, sondern aus Stearin, Olein und Butyrin zusammengesetzt, deren Verhältniss jedoch nicht immer constant bleibt. In der abgerahmten Milch ist der Käsestoff vorwiegend. Derselbe ist in der klaren Flüssigkeit ebenso aufgelöst wie das Fibrin und Albumin im Blute. Doch während das Fibrin coagulirt, sobald es dem Einflusse der Lebenskraft entzogen ist, Eiweiss durch Kochen gerinnt, bedarf es eines eigenthümlichen Mittels, um den in der Milch gelösten Käsestoff niederzuschlagen. Man bedient sich nämlich dazu eines Stückchens

Magenschleimhaut eines bald nach der Geburt gestorbenen Kalbes und legt dieses in die Milch, während sie langsam erwärmt wird. Unterwirft man die nicht abgerahmte Milch dieser Behandlung, dann wird die Butter von dem coagulirenden Käsestoff zugleich eingeschlossen. Langsamer erfolgt die Gerinnung des Käsestoffs, wenn die Milch mehrere Tage an einem warmen Orte steht und säuert, indem durch den Zutritt des Sauerstoffs der Luft der Milchzucker in Milchsäure umgesetzt wird. Der Käsestoff, welchen man leicht durch Alkohol fällen oder durch Abdampfen gewinnen kann, löst sich mit Leichtigkeit im Wasser und wird aus dieser Lösung durch Säure nicht gefällt. Hierdurch unterscheidet sich wesentlich der aus der Frauenmilch gewonnene von dem der Kuhmilch, welcher sich nur schwer und langsam löst, ebenso dadurch, das er überhaupt sich weniger different gegen Reagentien verhält als der Käsestoff der Kuhmilch. Beim Verbrennen enthält die Asche 6 proc. Salze, welche fast nur aus phosphorsaurem Kalk bestehn, der an das Kasein sowohl im löslichen als ungelösten Zustande gebunden ist. Wird der durch Kochen der Milch gefundene Käsestoff durch das Filtrum entfernt, so bleibt eine dünne Flüssigkeit übrig, welche trüber als Wasser ein opalisirendes Ansehn hat. Sie ist unter dem Namen Molken bekannt und enthält vorzugsweise Milchzucker. Um diesen zu gewinnen, kocht man die Molken bis zur Syrupsdicke ein und stellt sie an einen warmen Ort, worauf sich nach einigen Wochen der Milchzucker ausscheidet, gewöhnlich als Körnchen, in seiner vollendetsten Gestalt als vierseitige Säulchen mit zugespitzten Endflächen. Der Milchzucker löst sich in drei Theilen heissen so wie in sechs Theilen kalten Wassers auf, und hat einen angenehmen süssen Geschmack. Er besitzt, wie Pelouze und Fremy zuerst beobachteten, die Eigenthümlichkeit, durch Einwirkung der Magenschleimhaut zu Milchsäure zu werden, welche ihrerseits die Gerinnung der Milch bedingt, da ihrer Ansicht nach nur aus der sauren Flüssigkeit das Casein coagulirt wird. Doch hierbei zeigt sich auf das Deutlichste der grosse Unterschied zwischen dem Chemismus des Organismns und des Laboratoriums. Simon bewies nämlich, dass die vollständige Coagulation noch von einem andern Momente abhängen müsse, indem er beobachtete, dass die Gerinnung bei weitem langsamer erfolgt, wenn die Magenschleimhaut einer Lösung von Milchzucker und Casein, rascher, wenn sie der Milch zugesetzt wird. Die Salze der Milch betragen 0,4 proc.

und bestehen aus $^2/_3$ im Wasser unlöslichen und $^1/_3$ im Wasser löslichen. Die ersteren bestehen aus phosphorsaurem Natron, ein wenig phosphorsaurer Magnesia, aus phosphorsaurem Kalk und kohlensaurem Kalk. Die im Wasser löslichen aus Clornatrium, Chlorkalium, etwas Chlorkalcium. Die im Wasser unlöslichen enthalten somit vorzugsweise die Knochenerde, welche in der Milchsäure ihr Lösungsmittel besitzt. Dagegen bestehn die im Wasser löslichen hauptsächlich aus dem für die Verdauung so wichtigen Kochsalz, welches den andauernden und alleinigen Genuss der Milch für den Säugling möglich macht.

Die Brustdrüse beginnt ihre Absonderung bei vielen Frauen schon vor der Niederkunft, tritt aber erst einige Tage nach derselben in volle Thätigkeit. Hierbei nimmt nicht nur die Menge der Milch dem grössern Bedürfniss entsprechend beträchtlich zu, sondern es verändert sich auch ihre spätere Beschaffenheit in Bezug auf die stufenweise Entwickelung des Kindes. Es wird namentlich mehr Nährstoff, der hauptsächlich im Casein und dem an ihn gebundenen phosphorsauren Kalk besteht, beansprucht, sowohl zur Kräftigung der Muskeln als zur Erhärtung der Knochen, bis letztere Festigkeit genug erlangen, um die Last des Körpers beim Sitzen, Stehen und zuletzt beim Gehen zu tragen. Ausserdem muss noch jener Ueberschuss geliefert werden, welchen die das Säuglingsalter abschliessende Zahnbildung erheischt. Wir wollen versuchen, diese Ansicht durch ein tieferes Eingehen in die einzelnen Veränderungen zu erörtern. Die milchähnliche Flüssigkeit, welche sich vor der Geburt in der Brust befindet, unterscheidet sich von der wirklichen Milch vorzüglich dadurch, dass Eiweiss vorhanden und der Zuckergehalt äusserst gering ist. Nach und nach verdrängt aber der Käsestoff das Eiweiss, der Zucker und Fettgehalt nimmt bedeutend zu. Je näher der Zeitpunkt der Entbindung heranrückt, desto geringer wird der Unterschied zwischen jener Flüssigkeit und der wirklichen Milch. Unmittelbar nach der Geburt wird eine Milch bereitet, welche, von der später erscheinenden verschieden, den Namen Colostrum erhalten hat. Dieses Colostrum ist dicker als die eigentliche Milch, schmutzig gelblich, reagirt alkalisch und ist auffallend süss. Die Zahl der Fettkügelchen erscheint unter dem Mikroskop grösser und ihr Umfang beträchtlicher als in der gewöhnlichen Milch. Ausserdem bemerkt man gelbliche granulirte runde oder fast runde Körperchen, seit Donné „corps granuleux" genannt, die, bei weitem grösser als die kleinen Fettkügelchen, aus sehr kleinen Fettkörperchen zusammengesetzt erscheinen. Sie verschwinden nach 14—20 Tagen des Wochenbettes. Wir stellen zur Uebersicht die chemische Untersuchung des Colostrum und der Milch von derselben Frau neben einander:

	Colostrum.	gewöhnliche Milch.
Wasser	82,2	88,7
Feste Bestandtheile	17,2	11,2
Fett	5,0	2,5
Casein	4,0	3,4
Milchzucker	7,0	4,8
Asche	0,3	0,2

Das Colostrum besitzt demnach vielmehr feste Bestandtheile, namentlich Butter und Zucker. Auch die Salze sind vermehrt und deren grosse Menge giebt in Verbindung mit dem Reichthum von Milchzucker die laxirende Kraft, um das zähe Mekonium aus dem kindlichen Darmkanal zu entfernen. Die Bildung des Fettes scheint noch keine vollendete, indem ein Theil noch nicht von Casein eingekapselt und daher in seiner Auflösung und Assimilirung mehr Salz erfordert. Es hat somit das Colostrum die grösste Aehnlichkeit in Zusammensetzung und Wirkung mit einer versüssten Emulsion, der etwas abführendes Salz beigemischt ist. Diese Eigenthümlichkeit währt bis zum Milchfieber. Ist dasselbe vorüber, so schwinden jene Colostrumkügelchen, die Milchkügelchen nehmen in der Mehrzahl ihre bestimmte Form an und geben der Milch allmälig eine reine gelbliche Färbung. Ungefähr 14 Tage nach der Geburt finden wir, dass die Milch jetzt eine eigenthümliche Beschaffenheit angenommen, welche sie mit geringer Abweichung fortwährend behauptet. Diese Abweichung wird ungefähr dadurch ausgedrückt, dass in der ersten Periode vorherrschend Zucker und wenig Käsestoff vorhanden, in der zweiten das umgekehrte Verhältniss eintritt, der Käsestoff zu-, der Zucker abnimmt, in der dritten endlich sich beide Bestandtheile in einem gleichen Verhältnisse erhalten.

Ueber die Art und Weise, wie übrigens der Käsestoff im weiblichen Körper erzeugt und in die Brüste ausgeschieden wird, können wir höchstens als Vermuthung hinstellen, dass der Eiweissstoff des Blutes, welcher in der milchähnlichen Flüssigkeit vor der Geburt allein vorkommt, später die Basis des Käsestoffs bleibt. Ueber die Entstehung des Fettes so wie des Zuckers fehlen uns dagegen alle Anhaltspunkte, um auch nur eine Hypothese aufzustellen. Die Ansichten über Bestimmung und Schicksal der Milch und ihrer einzelnen Bestandtheile auf dem Wege zur Assimilation dürften folgende sein. Hat der Neugeborne gesogen, so gerinnt die Milch im Magen in kurzer Zeit, wie man sich beim Erbrechen wenige Minuten nach dem Säugen überzeugen kann. Dieses rasche Niederschlagen des gelösten Caseins, welches vielleicht ebenso wohl durch die eigenthümliche Kraft der Magenschleimhaut als durch die rasche Umsetzung des Milchzuckers in Milchsäure veranlasst wird, scheint eine zur Verdauung höchst nothwendige Umwandlung zu sein, und wir sehen es als eine höchst bedenkliche Krankheitserscheinung an, wenn die Milch, selbst längere Zeit nach dem Genuss, unverändert ausgebrochen wird. Das rasche Gerinnen erscheint somit als der wesentliche erste Akt der Verdauung. Nur diese in die Augen fallende Umwandlung ist unzweifelhaft, dagegen besitzen die übrigen nur soweit Wahrscheinlichkeit, als Verlass ist auf Experimente in und ausser dem Körper, verbunden mit dem Vergleich ähnlicher chemischer Vorgänge.

Der Käsestoff, dessen Formel $Pr.^{10} S.$ ist, unterscheidet sich in seiner Zusammensetzung sowie in seinem physiologischen Verhältniss nur wenig sowohl vom Eiweiss, dessen Formel $Pr.^{10} S^2 P.$, als auch vom Faserstoff, dessen Formel $Pr.^{10} S P.$ ist, dem er also ungleich näher steht. Bedenkt man, dass Faserstoff und Eiweiss Grundstoffe der meisten Organe sind, und dass sie, im Blute flüssig erhalten, leicht in jene übertreten, so ist die Wichtigkeit des Caseins selbstredend. Steht dabei das Casein mit ihnen nicht auf derselben Stufe der vollkommenen Organisation, so gilt dies mit gleichem Recht von dem ganzen Organismus des Säuglings im Vergleich zum Erwachsenen. Aber das Casein enthält nicht blos das Material zur Ausbildung und Vergrösserung der Weichgebilde, sondern steht auch im innigsten Zusammenhange mit der zur Herstellung eines Skelets nöthigen Knochenerde.

Der Milchzucker wird im Magen des Säuglings durch die hier abgesonderte Säure leicht in Milchsäure umgesetzt, was ein Gerinnen des Käsestoffs, der durch das Alkali in Lösung erhalten wurde, zur Folge hat. Doch ist hiermit ihre Aufgabe noch keineswegs erfüllt. Es ist nicht unwahrscheinlich, dass sie hauptsächlich dazu beiträgt, das Casein in Eiweiss und Faserstoff umzuwandeln und seinen Uebergang in das kindliche Blut und die Organe zu vermitteln. Ausserdem ist aber auch die Milchsäure ein Lösungsmittel des phosphorsauren Kalks und wird also zum wichtigsten Transportmittel für das Knochensystem. Bei der lebhaften Metamorphose im kindlichen Körper, bei dem schnellen Ausscheiden und Ersatz wird es nöthig, dass dies wichtige Hülfsmittel der thierischen Stoffmetamorphose in reichlicher Menge vorhanden ist, und darum ist die Masse des Zuckers so gross. Der Milchsäure schreiben wir aber nicht nur die Kraft zu, das Casein umzuwandeln und das Fett im Magen oder Dünndarm aufzulösen, sondern auch die Fähigkeit, jene Stoffe während dieser Operation vor einer Zersetzung, die bis zur Gährung oder Fäulniss geht, zu bewahren. Die antiseptische Eigenschaft der Milchsäure ist etwas Bekanntes und wird in der Oekonomie dahin benutzt, dass man im Sommer Fleisch durch das Eintauchen in saure Milch längere Zeit frisch erhält. Fallen muss daher ganz jene obsolete Ansicht, dass Zucker, folglich auch Milchzucker, nur ein Nährstoff sei. Hierzu genügt schon die einzige Beobachtung, dass jede zuckerartige Substanz durch Berührung mit einer feuchten thierischen Membran in Milchsäure umgewandelt wird. Die Butter wird entweder mit Hülfe der Milchsäure in Buttersäure verwandelt und im ursprünglichen Zustande absorbirt oder emulsionsartig ins Blut übergeführt. Wenigstens liegt die Vermuthung ganz nahe, wie das Fett der Milch in das Fett des Säuglings übergeht, welches hauptsächlich in grosser Menge unter der Haut abgelagert dem Körper eine relativ grössere Fülle giebt, als er in irgend einer andern Lebensperiode zeigt. Vielleicht dient dieser Fettreichthum als wärmende Hülle, welche der organischen Thätigkeit des Innern gehörigen Schutz verleiht, zumal die Wärme des Säuglings stets geringer ist als die der Erwachsenen.

Verhalten der Säugenden.

Das Mechanische des Anlegens lehrt die Mutter das eigne Gefühl, und in welcher Lage sie es thut, ist ihrer Bequemlichkeit anheimzugeben. Gewöhnlich ziehen die Frauen es vor, dabei zu sitzen, sie können jedoch auch, wenn sie sich schwach fühlen, in der Rückenlage verbleiben. Es bedarf wohl keiner Erinnerung, dass nicht blos eine Brust, sondern beide gleichmässig verwendet werden. Um mit erfolgreicher Ausdauer zu stillen, muss die Stillende besonders darauf achten, dass die Warze unversehrt erhalten und die Brustdrüse eine gleichmässig gute Milch bereitet. Damit die Warze nicht durchgesogen wird, wodurch das Geschäft des Säugens äusserst schmerzhaft, ja ganz unterbrochen werden kann, ist es nöthig, sie jedes Mal, nachdem das Kind die Brust losgelassen, mit kaltem Wasser zu waschen, damit nicht Milchreste, indem sie säuren, die zarte Haut zur Entzündung reizen und ein Abstossen derselben veranlassen. Die Gefahr ist um so grösser, wenn das Kind an Schwämmchen leidet, weil dieser Verschwärungsprocess durch die Berührung so leicht übertragen wird. War die Warze schon in früherer Zeit wund, so ist Vorsicht doppelt nöthig und statt des reinen Wassers dann Rothwein zu wählen. Um sicher zu sein, dass die Drüse fortwährend eine gleiche Menge bereitet, ist es erforderlich, darüber zu wachen, dass beständig das Gleichgewicht in dem Zufluss des milchbereitenden Blutes und in dem Abfluss des fertigen Sekretes aufrecht erhalten wird. Der Zufluss wird so lange ein gleichmässiger sein, als er nicht unmittelbar durch Kälte oder Druck zurückgehalten, oder antagonistisch nach einer andern Richtung gelockt wird. Es ist Regel, die Brüste vor Erkältung zu schützen, so wie vor Druck zu bewahren, und daher empfehlenswerth, stets die Brüste mit einer nicht dicken Compresse von weicher Leinwand zu überdecken, so wie das Schnüren zu unterlassen. Von wesentlichem Vortheil ist ferner eine mässige Arbeit, welche mit Anstrengung der Arme verbunden ist, weil deren Gebrauch einen wohlthätigen Einfluss auf die Cirkulation der obern Extremitäten und somit gegen die Brustdrüse ausübt. Diesem letzten Umstande wenigstens ist es zuzuschreiben, wenn Frauen der arbeitenden Klassen selbst bei weniger entwickelten Drüsen weit reichlichere Milch bereiten als die vornehmeren, welche ihre Zeit in Ruhe und Unthätigkeit hinbringen. Dieses giebt zugleich Aufschluss, woher mitunter Ammen, deren Milch Anfangs reichlich floss, dieselbe mehr und mehr verlieren, so wie über das Mittel, diesem vorzubeugen.

Um einen gleichmässigen Abfluss zu erhalten, gehört vor Allem das regelmässige Anlegen des Kindes, und dieses ebenso wie die Mahlzeiten der Erwachsenen einzuhalten. Würde diese Vorschrift mehr beachtet, so würde nicht nur die Zahl der entzündeten Brüste und der leeren Drüsen eine weit geringere sein, sondern auch die Kinder weniger an Verdauungsbeschwerden leiden, welche der Mutter so vielfache Beunruhigung und schlaflose Nächte bereiten. Die Gewöhnung gelingt leicht, wenn die Mutter nur dem Vorurtheil entsagt hat, dass ihr Kind nicht jedes Mal deswegen schreit, um die Brust zu erhalten, somit also nicht augenblicklich dazu bereit ist, ihm dieselbe zu geben. Es ist ebenso leicht als zweckmässig, die physische Erziehung gleich mit dem ersten Tage zu beginnen, indem das Kind ein Gewohnheitswesen ist und sich leicht an die Ordnung gewöhnt, dagegen ein Mal verwöhnt, sich nach 3—4 Monaten gegen die Einführung der Ordnung sträubt und, bei dem hartnäckigen Widerstand, alsdann die Mutter selten so viel Festigkeit besitzt, um die Herstellung der nothwendigen Ordnung durchzusetzen. Hierzu kommt noch, dass bei einer gewissen Regelmässigkeit im Darreichen die Menge der in 24 Stunden abgesonderten Milch, welche nach der gewöhnlichen Annahme 1 bis $1\frac{1}{2}$ Pfd. beträgt, gleichmässig vertheilt wird, somit einerseits der Brustdrüse die nöthige Ruhe gegönnt wird, sich vollständig zu füllen, anderseits dem Kinde, das Genossene auch vollständig zu verdauen. Das zu beachtende Zeitmass ist nicht immer gleich. In den ersten Tagen schlafen die Kinder mehr und verlangen seltener die Nahrung, in den folgenden häufiger. Als allgemeine Regel kann man annehmen, dass die Brust am Tage nicht öfter als alle 2 Stunden, des Nachts alle 4 Stunden dargereicht wird. Geschieht es häufiger, so kann die Milch nicht jenen Grad der Vollendung erreichen, dessen sie bedarf, um vollständig ihren Zweck zu erfüllen. Bei einer genauen Untersuchung des Abmelkens der Kühe stellt sich nämlich als eine Thatsache heraus, dass nicht beständig dieselbe Qualität gewonnen wird, sondern zuerst eine dünne seröse Milch abfliesst, die später reicher an festen Bestandtheilen ist, dagegen die letztere den meisten Buttergehalt besitzt. Aehnliches müssen wir auch bei den Frauen annehmen, und es ist klar, dass wenn die Milch nicht ihre Reife, um mich dieses Ausdrucks zu bedienen, erlangt hat, nur der erste, nämlich der seröse, also der den geringern Nährstoff enthaltende Theil vom Kinde ausgesogen wird. Ausserdem setzt ein häufiges Anlegen den Magen in eine fast ununterbrochene Thätigkeit, welcher allmälig eine Erschlaffung folgt, die zur Magenschwäche und diese zu den bedenklichsten Digestionsstörungen Veranlassung giebt, ganz abgesehen davon, dass wenn ein Kind wegen Leibschmerzen schreit, es durch das Darreichen der Brust momentan zwar beruhigt wird, doch, indem die veranlassende Ursache neue Nahrung bekommt, auch die Beschwerden vermehrt werden. Dass ein zu langes Entziehen der Nahrung dem Gedeihen des Kindes eben nicht förderlich ist, liegt auf der Hand. Schon die Schwellung der Brust mahnt die Mutter an die Gefahr und findet dieses nicht Beachtung, dann wird die Spannung immer schmerzhafter und überschreitet leicht die Grenze zum Pathologischen. Wird das Kind an die überfüllte Brust angelegt, so vermag es zunächst nicht die in der prallen Geschwulst nur wenig vorragende Warze zu fassen, muss beim Saugen alle Kräfte aufbieten und ist mitunter dadurch genöthigt, davon zu lassen, ehe es vollständig gesättigt. In diesem Falle wird nun auch die Drüse nicht gründlich entleert und bleibt ein Theil der Milch zurück, so giebt dies Anlass zur Stockung, zu Milchknoten, ja kann eine solche Verstopfung in den Milchwegen erzeugen, dass die Brust ganz unwegsam wird und die Milchbereitung theilweise oder ganz einstellt. Ueberdies hat auch die Milch ihre ursprüngliche gute Beschaffenheit eingebüsst, denn es ist Thatsache, dass sie bei zu langem Verweilen serös wird. Also auch hier treffen die Folgen nicht nur die Mutter, sondern auch das Kind.

Unter den Verhältnissen, welche auf die Mischung der Milch wesentlichen Einfluss ausüben, steht die Diät obenan. Bekannt ist der Einfluss der Ernährung auf die Menge und den Chemismus des Blutes, und dieser erstreckt sich in weiterer Folge auch auf die Milch, aber keineswegs in einem bedeutenden Grade, denn das Verhältniss der wesentlichsten Bestandtheile, des Käsestoffs und des Milchzuckers, bleibt fast unverändert bei animalischer und vegetabilischer Kost, nur der Buttergehalt wird dabei verändert. Ist die Menge des Nährstoffes nur ausreichend, so bleibt die Qualität dieselbe bei feiner so wie bei grober Kost. Ausserdem finden wir eine ähnliche Unabhängigkeit der Menge der Sekretion von der Menge des Genossenen. Nach vielem Essen, noch mehr nach vielem Trinken, fliesst die Milch reichlicher, umgekehrt aber nimmt die Verminderung keineswegs in gleichem Maasse ab, so dass sie auch beim Aussetzen der mütterlichen Nahrung nicht ganz verschwindet. Der Reiz des Saugens scheint in diesem Falle das Blut nach der Brustdrüse zu ziehen, so dass diese Quelle für den kindlichen Unterhalt niemals versiegt, sollte sie auch auf Kosten der mütterlichen Existenz fliessen. Auch hier ist es wiederum der Buttergehalt, welcher alsdann verringert wird. Vermag auch einerseits die Verdauung die differente Zusammensetzung der Nahrungsmittel zu überwältigen und sie dem Blut als einen homogenen Stoff darzubieten, aus welchem wieder die Milch bereitet wird, und vermag auch eine genauere Beobachtung durch das Mikroskop nicht den Unterschied zu erklären, wie er sich in der Milch zeigt, so ist er doch keineswegs ganz in Abrede zu stellen, eben so wenig als die Thatsache, dass die hervorstechenden Eigenschaften gewisser Mittel in der Milch wiederzufinden sind. Wir müssen demnach hierauf um so mehr Acht haben, als dieser Unterschied in der Beschaffenheit der Milch uns die nöthigen Winke über die Diät giebt. Zur Untersuchung hat man leider nicht so leicht die Frauen- als die Kuhmilch zur Verfügung. Die Ergebnisse derselben müssen wir demnach als etwas Analoges ansehen. Ein Vergleich bei verschiedener Fütterung derselben Eselin ergab nach der Beobachtung von Peligot; dass die Kartoffel den Milchzucker und das Wasser mehre; nach längerer Fütterung mit Möhrenzucker hatte die Milch beim Einkochen einen orangenfarbigen nach Möhren riechenden Rückstand. Nach Hermstedt überträgt Absinth der Milch seine Bitterkeit, Anchusis und Equisetum giebt ihr eine bläuliche, Rubia tinctorum und Galium ruboides eine gelbliche Färbung. Nach Parmentier sind die ätherischen Oele in der Milch zu erkennen, dagegen geben Gratiola und Euphorbium der Milch eine abführende Kraft. Die chemische Untersuchung der Milch von Fleischfressern, als deren Repräsentant der Hund anzusehen ist, zeigt wesentliche Unterschiede von der Milch der von Vegetabilien lebenden Thiere. Sie zeichnet sich durch einen grossen Reichthum fester Bestandtheile aus, denn sie enthält an Butter, Casein und Salzen 31, an Wasser nur 69. Ausserdem hat sie die Eigenschaft, sehr lange alkalisch zu bleiben. Welchen Einfluss die Nahrung ausübt, zeigt sich bei ihr am augenfälligsten. Young fand, dass die Milch einer Hündin, die längere Zeit nur Vegetabilien erhalten hatte, eine gleiche Beschaffenheit wie die der Ziege besass, dass sie jedoch ihre eigenthümliche Beschaffenheit mit der Rückkehr zur natürlichen Nahrung wieder annahm. Es ist daher nicht unwahrscheinlich, dass Frauenmilch, wie Bergius behauptet, bei blos vegetabilischer Kost leicht säuert, bei einer animalischen dagegen dies nicht der Fall, und es ist aus der Analogie zu folgern, dass blos animalische die festen Bestandtheile vermehrt. Eine gemischte Nahrung dürfte daher für die Frau die zweckmässigste sein. Simon, dem wir die besten Beobachtungen über den Einfluss der Nahrung auf die Milch verdanken, gelangte nach zahlreichen Untersuchungen zu folgendem Resultat. Durch eine sehr nahrhafte Kost, vorzüglich Fleischspeisen, kann die Menge der Milch vermehrt, die Beschaffenheit aber nur in so weit verändert werden, als mehr Butter erzeugt wird, Käsestoff und Zucker sich wenig oder gar nicht verändert. Mangel an Nahrung oder schlechte Kost ändert umgekehrt den Buttergehalt, obwohl jeder der beiden andern Stoffe im gleichen Verhältnisse verbleibt. Diese allgemein gültige Regel findet ihre praktische Anwendung dahin, dass man jede nahrhafte Kost der Säugenden gestatten kann, natürlich in Uebereinstimmung der Verdauungskraft. Bei Missachtung dieser Vorschrift treten leicht krankhafte Zufälle des Säuglings ein, welche die fehlerhafte Beschaffenheit der Milch bezeugen. Um die gute Milch auch gut zu erhalten, ist ausser der Beobachtung der diätetischen Vorschriften von wesentlichem Nutzen ein gewisses Gleichgewicht in Ruhe und Anstrengung, so wie der Aufenthalt in freier Luft. Henry beobachtete bei den Eselinnen nach starker Bewegung den Käsestoff und Milchzucker vermindert, den Wasser- und Buttergehalt vermehrt. Die Stallfütterung giebt der Milch mehr feste Bestandtheile, wozu jedoch auch noch das trockne Futter nicht wenig beiträgt. Einen ungleich grössern Einfluss, als die körperliche Erregung, hat die geistige. Gemüthsbewegungen, ebensowohl plötzlich erschütternde als anhaltende, verändern die Milch. Durch den Angriff auf das centrale Nervensystem werden nämlich die von ihm ausstrahlenden peripherischen Fasern, so wie die Thätigkeit der von ihnen abhängigen Organe unterdrückt, der Zufluss des Bluts und mit ihm die Absonderung gemindert, mit dieser Minderung aber auch die Beschaffenheit wesentlich geändert. Es sind die Beispiele nicht selten, wo Affekte einen schädlichen Einfluss auf das Kind ausübten, der sich bis zum plötzlichen Tode steigern kann. Dies kann nicht in Abrede gestellt werden, wenn dergleichen Unglücksfälle auch nicht so häufig vorkommen, als es die allgemeine Meinung ist. Lässt sich diese Abweichung der Milch nicht genau durch Mikroskop und Analyse bestimmen, so ist sie doch nicht vollständig der sinnlichen Wahrnehmung entrückt. Parmentier und Deyeux berichten von einer Frau, dass, sobald die Nervenzufälle eintraten, im Verlauf von 2 Stunden die Milch ihre Färbe verlor und schleimig wurde, dass diese Veränderung sich während 2 Monate jedes Mal bei den verschiedenen Anfällen wiederholte. Simon untersuchte die Milch bei einer Frau Christel, welche, unerachtet sie in Folge eines heftigen Aergers fieberte und an Anschwellung der Brust litt, das Kind angelegt hatte, worauf dasselbe alsbald Erbrechen, Durchfall und Krämpfe bekam. Er fand einen auffallenden Unterschied zwischen der frühern ganz normalen Beschaffenheit. Sie war weniger gesättigt und hatte einen eigenthümlich thierischen Geruch. Abgedämpft gerann sie, reagirte sauer und stiess einen widerlichen Geruch aus. Ein kleiner zurückgesetzter Theil reagirte schon den Abend sauer und hatte sich zersetzt, entwickelte aber am folgenden Morgen eine Menge Schwefelwasserstoffgas, welches das in Bleilösung getrockene Papier braun färbte. Als die Frau wieder genesen war, erlangte die Milch wieder ihre ursprünglichen Eigenschaften und reagirte noch nach 5 Tagen alkalisch.

Während des Säugens können physiologische Erscheinungen eintreten, welche die Menge und Beschaffenheit der Milch wesentlich beeinträchtigen. Dies ist zunächst die Zeit während der wiederkehrenden Menstruation. Wenn auch gewöhnlich dieselbe erst 9 Monate nach der Niederkunft sich wieder einstellt, so sind doch die Fälle, in denen dies schon in 3, 4, 5 Monaten geschieht, nicht selten. Der Eindruck, den dies auf die Milch hat, ist ein verschiedener. Zuweilen befindet sich das Kind dabei ganz wohl, namentlich wenn es kräftig ist und eine kräftige Verdauung besitzt, mitunter weist jedoch Schlaflosigkeit und die Zeichen der gestörten Verdauung auf die veränderte Beschaffenheit der Milch. Unter dem Mikroskop erblickt man in diesem letzteren Fall auch gewöhnlich Colostrumkügelchen als einen Beweis, dass die Sekretion nicht die höchste Stufe der Vollendung erlangt. Da der Zustand nur ein vorübergehender ist und höchstens 2, 3 Tage währt, so ist dies kein Grund, das Stillen während dieser Zeit auszusetzen und dadurch die Sekretion in Stocken oder in Unordnung zu bringen. Ist die Frau schwanger, dann treten nicht nur ähnliche Veränderungen ein, sondern es nimmt auch die Menge ab, so dass die Mutter das Stillen aufgeben muss, weil drei lebende Wesen darunter zu leiden haben.

Eine der wichtigsten Fragen, über welche der Arzt zu bestimmen hat, ist die, ob auch die erkrankte Mutter das Stillen fortsetzen soll. Sie muss nach Umständen bejaht und verneint werden. Ist nämlich zunächst die Brustdrüse selbst erkrankt und entzündet, so ist das Anlegen ja nicht zu unterbrechen, weil dies einerseits das passendste und einfachste Mittel ist, die Entzündung zu zertheilen, andererseits die Milch selten eine dem Säuglinge augenfällig nachtheilige Eigenschaft annimmt. Dieser Fall tritt erst dann ein, wenn die Entzündung in Eiterung übergeht, welche das Parenchym der Drüse auflöst und zerstört, worauf sich Eiterkügelchen der Milch mechanisch beimischen. Wird alsdann das Kind angelegt, so lässt es die Warze bald los und der Magen entledigt sich durch Brechen des krankhaften Stoffes. Ist ein andres Organ als die Brustdrüse erkrankt oder hat sich ein Fieber eingestellt, so bestimmt die Bedeutung des einzelnen Falles, ob das Geschäft des Säugens aufzugeben oder fortzusetzen ist. In den meisten Fällen muss der Versuch gemacht werden, dasselbe fortzusetzen, selbst auf die Gefahr hin, dass das Kind einige Tage kränkelt und sich Verdauungsbeschwerden zuzieht, da dieses vorübergehende Uebel nicht in Betracht kommt dem grossen Vortheil gegenüber, eine so wichtige Ableitung, wie diese Sekretion, im Gange zu erhalten und dem Kinde die natürliche Nahrung zu sichern. Dazu kommt noch, dass es sich mit der während der Krankheit verringerten Menge begnügt, welche mit der Wiederkehr der Gesundheit auch zur früheren Fülle zurückkehrt. Jedenfalls ist der Versuch zu machen, das Stillen fortzusetzen und dies wird auch bei chronischen Leiden, so wie bei leichten akuten Zufällen, die durch Indigestion oder Erkältung ihre Veranlassung gefunden, vom besten Erfolge sein. Dagegen wird in jenen schweren Krankheiten, wie Typhus oder tiefer greifende Entzündung eines lebenswichtigen Organs, die Drüse nach wenigen Tagen ihre Thätigkeit einstellen. Auch in diesem unglücklichen Fall ist der Verlust kein unersetzlicher, denn die Beispiele sind nicht selten, wo es der wiedergenesenen Mutter durch ausdauerndes Anlegen gelang, das Blut wieder gegen die Brust zu locken und die Sekretion wieder in der frühern Art herzustellen. Nur dort, wo die Constitution der Frau bei Wiederaufnahme des Säugens mehr und mehr leidet, wird man den Gedanken daran aufgeben müssen.

Bei der medizinischen Behandlung einer erkrankten Säugenden muss der Arzt, indem er sich des Einflusses auf die Beschaffenheit der Milch erinnert, gewisse Rücksichten bei der Wahl der Medikamente im Auge behalten. Lassen sich die Einflüsse des in die Milch übergegangenen Medikaments auf das Befinden des Säuglings bei der Frauenmilch schwer feststellen, da man nicht weiss, wie viel dabei der Krankheit in Rechnung zu bringen, so muss man sich auch in diesem Punkte mit der Analogie begnügen und die Resultate, welche die Experimente bei milchenden Thieren gaben, als maassgebend auch für das ärztliche Verhalten betrachten. Die Analysen von Peligot, Chevalier, Henry und Harnier enthalten folgende übereinstimmende Thatsachen. Kochsalz geht leicht in die Milch über und ist bei reichlichem Genuss auch in Menge in derselben vorhanden. Dasselbe gilt von schwefelsaurem Natrum und Magnesia so wie von Borax. Dagegen vermag man Cremor tartari, so wie alle Salze mit organischer Basis, ferner die kohlensauren Salzverbindungen nicht darin aufzufinden. Von den metallischen Medikamenten geht Wismuth, Eisenoxyd, Zinkoxyd in geringer Menge über, Jodkali lässt sich schon wenige Stunden nach der Einnahme unzweifelhaft nachweisen. Dagegen wurde Quecksilber vergebens gesucht, selbst nachdem es andauernd und reichlich bis zum Eintritt der vollen Wirkung gebraucht war. Daher steht zu vermuthen, dass, wenn es wirklich gelang, nur durch das Darreichen von Quecksilber an die Mutter das syphilitische Kind zu heilen, dies nur dem Umstande zuzuschreiben ist, dass dadurch die festen Bestandtheile der Milch verringert und auf diese Art das Kind einer Art Hungerkur unterworfen wurde. Ebenso war man ausser Stande, Chinin, Salpeter, Schwefelleber wiederzufinden. Die Anwendung der Aethernarkose bei einer Säugenden ist unstatthaft, denn die Milch behält noch mehrere Stunden nach beendetem Rausch einen deutlichen Aethergeruch.

Die Dauer des Stillens beträgt ungefähr dieselbe Zeit, als die der Schwangerschaft, denn die Milch fliesst in der Regel nur neun Monate in gleicher Menge und Güte, später wird sie sparsamer und verliert wegen der geringen Menge der festen Bestandtheile auch an Nahrhaftigkeit. Ueberdies wird auch die Mutter durch die Zähne des schärfer saugenden Kindes daran erinnert, mit dem Darreichen einer andern Kost zu beginnen. Wird dieser Aufforderung nicht Genüge geleistet, und fährt die Mutter fort, aus übertriebener Nachsicht gegen das ungestüm verlangende Kind die Brust zu reichen, so wird hierdurch nicht nur für den Säugling der Grund zur englischen Krankheit und zu hartnäckigen Verdauungsstörungen gelegt, sondern die Mutter verfällt, selbst wenn sie sich einer kräftigen Constitution erfreut, in *Atrophia lactantium.* Nur als Ausnahme dürfen wir es ansehen, wenn Ammen, wie man dies mitunter beobachtet, 2, 3, ja 4 Kinder derselben Frau hintereinander, jedes ein Jahr lang, nähren und das Gedeihen des Säuglings den augenscheinlichen Beweis für die Masse, so wie untadelhafte Beschaffenheit der Milch ablegt. Häufiger kommt der entgegengesetzte Fall vor, wo Mütter im 3ten, 4ten oder 5ten Monat ohne alle Veranlassung die Milch allmälig vollständig verlieren. Ist die Zeit des Entwöhnens da, so suche man dasselbe im Interesse beider Betheiligten allmälig herbeizuführen, indem die Brust immer seltener, andere Kost immer häufiger gereicht wird. In den meisten Fällen gelingt es leicht und die Trennung zwischen Mutter und Kind geht ohne Schwierigkeit vor sich. Mitunter aber sträubt sich der Säugling auf das Hartnäckigste, und es bleibt dann nichts anderes übrig, als ihn plötzlich abzusetzen. Wenn er auch in den ersten Stunden darüber ein gewaltiges Geschrei erhebt, und der Umgebung eine schlaflose Nacht bereitet, so wird er zuletzt durch den Hunger zu anderer Nahrung getrieben und hat nach einigen Tagen die Mutterbrust vergessen. Von grösserer Bedeutung dagegen ist diese plötzliche Veränderung für die Mutter, weil die Ansammlung der Milch so leicht eine Entzündung und Eiterung der Drüse veranlasst. Die Aufmerksamkeit des Arztes muss alsdann vor allem dahin gerichtet sein, dieses zu verhüten, und es wird gelingen, wenn man alles anwendet, um die Congestion gegen die Brustdrüse zu mindern und die Resorption des fertigen Sekrets zu beschleunigen. Zu diesem Behufe muss die Frau im Bette verbleiben, die Brüste in die Höhe binden, die Hände unbeschäftigt lassen, eine sparsame Diät führen. Ableitungen nach dem Darmkanal durch kühlende Laxanzen, Molken mit *fol. Sennae* vermögen die Zertheilung zu beschleunigen. Sennert, Linac und Kilian legen dem Pfeffermünzthee eine besondere Wirkung die Milch zu vermindern bei. Von Aerzten sowohl als von Laien wird auch empfohlen, die Brüste mit Watte, Werg, Kaninchenfellen zu bedecken und einen gelinden Druck durch ein eng anliegendes Leibchen auszuüben. Mir hat kein Mittel bessere Dienste geleistet als das *Empl. Hydrargyri cin.*, welches mit einer Oeffnung für die Warze den Umfang der Drüse weit überragt. Schon nach 24stündigem Liegen lassen die entzündlichen Erscheinungen nach, im Verlauf von 2, 3 Tagen ist die Brust welk und die Milch verschwunden. Ich habe dies Mittel sehr oft angewendet, aber mich überzeugt, dass es ebenso sicher als unschädlich ist, denn das Eczema, welches eine reizbare Haut unter ihm entstehen lässt, vergeht bald und scheint selbst revulsorisch zu wirken.

Mitunter vermag, unerachtet alle Vorschriften über die Diät und das Regim auf das Gewissenhafteste beobachtet werden, die Drüse nicht den erforderlichen Bedarf zu beschaffen. Ist dies gleich anfangs der Fall, so wird es leicht erkannt. Tritt es erst im Verlauf des Stillens ein, so ist die Erkenntniss nicht so leicht, wie es den Anschein hat, da bei zeitweisem Hunger des Kindes leicht die Verdauung in Unordnung kommt und es selbst aus andern Gründen momentan durch das Darreichen der Brust oder Einflössen von Milch und Thee beruhigt wird. Zur Entscheidung sind folgende Punkte zu beachten. Bei dem vollständig gesättigten Säugling tritt Abspannung und Müdigkeit ein, die alsbald in einen gesunden mehrstündigen Schlaf übergeht. Der Stuhl ist reichlich und gut und in 24 Stunden werden 5—6 Windeln gehörig mit Harn durchnässt. Wird dagegen die Drüse bald nach dem Anlegen schlaff und leer, lässt sie der Säugling los und sucht schreiend die andere, sind die Exkremente, namentlich der Harn, nur sparsam, dann muss man Milchmangel als Ursache der mangelhaften Ernährung ansehen. Zunächst mache man den Versuch durch das Darbieten einer nahrhaften und massenhaften Kost dem Uebelstande abzuhelfen. Den erwünschten Zweck erreicht man nicht selten durch den reichlichen Genuss leichten bittern Biers, Haferschleim, Fleischbrühe mit Eigelb. Ist aber alles vergeblich, dann ist es vorzuziehen, eine Amme zu nehmen, als das Kind nebenbei zu füttern; denn die Nachtheile einer gemischten Nahrung zeigen sich oft schon früh in dem unvollkommenen Gedeihen, oft später zur Zeit des Zahnens. Gestatten jedoch die Verhältnisse keine Wahl, dann muss die Kost des Kindes eine der mütterlichen möglichst ähnliche Beschaffenheit besitzen.

Die Eigenschaften der Amme.

Wird für das Kind eine Amme besorgt, so wird diese von den Eltern in der Regel dem Arzt zugeschickt, um dessen Urtheil über die Tauglichkeit einzuholen. Bei der Prüfung einer solchen Person überzeuge man sich, ob sie vollkommen gesund, und ob sie die Fähigkeit besitzt, mit Erfolg zu stillen. Zunächst untersucht man, ob sie nicht an einer ansteckenden Krankheit leidet, vor allem ob sie frei von Scabies oder Syphilis. In Beziehung auf letztere genügt es nicht blos, die Genitalien auf das Sorgfältigste nach primären Formen zu durchforschen, sondern man denke auch an die secundären und tertiären. Lässt sich der Arzt hierin eine Unachtsamkeit zu Schulden kommen, so kann dies ein unsägliches Unheil über die ganze Familie bringen. Ich habe einen solchen unglücklichen Fall beobachtet, wo nicht blos der inficirte Säugling elendiglich zu Grunde ging, sondern noch mehrere Familienmitglieder inficirt wurden. Man gebe Obacht, ob übelriechende Profluvien aus den Ohren, der Nase, dem Mund und den Genitalien wahrzunehmen, welche die Nähe der Amme nicht nur widerlich, sondern offenbar nachtheilig machen, ferner ob deutliche Zeichen einer Dyskrasie oder eine augenfällige Disposition zu einer Krankheit vorhanden. Wichtig ist es, das die Verdauung in der gehörigen Ordnung ist, worüber Gesichtsfarbe und Zunge Auskunft giebt. Es ist wohl nicht hinlänglich bewiesen, dass Blondinen weniger Milch besitzen als Brünette, ebenso ein Vorurtheil, dass die rothen Haare der Amme sich auf den Säugling übertragen. Mit grösserem Recht kann man dies vom Schielen behaupten.

Ist es festgestellt, dass die Person gesund ist, dann prüfe man die Brüste, ob die Warze gehörig gross und nicht wund, ob der Umfang der Brust, namentlich ihrer Drüse, die Wahrscheinlichkeit giebt, eine hinreichende Menge Milch zu bereiten. Nie ist man im Stande, dies vorweg zu erkennen, und am allerwenigsten berechtigt, es daraus zu schliessen, dass die Amme bei der Untersuchung die Milch mit Leichtigkeit aus der prallen Brust in einem grossen Bogen hervorspritzt, weil es ein gewöhnlicher Kunstgriff ist, vor der Untersuchung die Milch anzusammeln. Kleine Brüste mit festen lappigen Drüsen sondern oft viel Milch ab, während die fetten, hängenden, welche kaum die Contouren der Drüsen wahrnehmen lassen, nur eine geringe Menge produciren. Mehr Garantie für eine reichliche Milchbereitung giebt eine Mehrgebärende, welche die früheren Kinder mit Erfolg stillte, zumal wenn schon 3—4 Wochen seit der Entbindung verflossen. Weniger Verlass bietet eine Erstgebärende, zumal in den ersten 14 Tagen. Ebenso wenig als die Untersuchung festzustellen vermag, ob die Drüse fähig ist, eine hinreichende Masse zu liefern, ebenso wenig vermag sie die Güte des Sekrets zu ermitteln. Die gedeihliche Muttermilch hat eine bläulich weisse Farbe, schmeckt süss und setzt bei längerm Stehen eine reichliche Menge Rahm ab. Dies sind aber nur die augenfälligsten physikalischen Eigenschaften, die noch keinen Aufschluss über den innern Werth geben. Alle in dieser Absicht bisher vorgeschlagenen Proben sind ungenügend. Man findet in Lehrbüchern den Rath ertheilt, einen Tropfen Milch auf einen Nagel des Daumens zu bringen und ihn dann langsam abfliessen zu lassen, wobei man an seinem raschen oder langsamen Rinnen die Dichtigkeit der Milch, so wie an der Spur den Fettgehalt erkennt. Giesst man etwas Muttermilch in ein Glas kaltes Wasser, so bilden sich anfangs Fäden, die sich auflösen und dem Wasser ein gleichmässig opalisirendes Ansehen geben. Man würde irren, wollte man die Güte der Milch daraus behaupten, ebenso, wollte man sie in Abrede stellen, wenn sich etwas Fett auf der Oberfläche oder etwas käsiger Niederschlag auf dem Boden lagert. Donné hat durch das Mikroskop nach der Menge der Milchkügelchen den Grad der Tauglichkeit beurtheilt, aber das Instrument zeigt nur den Fettgehalt, aber nicht die Fähigkeit einer leichten Assimilation. Einigen Halt im Betreff der innern Beschaffenheit giebt der süsse Geschmack, denn ich habe einige Male, wo das Kind beständig kränkelte, gefunden, dass diese Süsse der Milch fehlte, und statt deren ein salziger Geschmack eingetreten war. Einen bessern Nachweis giebt der Zustand des Ammenkindes. Ist dies wohlgenährt, so ist man berechtigt, dasselbe auch bei ihrem Pflegling zu erwarten. Man sieht es gern, dass das Ammenkind ungefähr in gleichem Alter mit dem Pfleglinge ist. Eine nicht zu grosse Differenz bringt jedoch keinen Nachtheil, weil die Mischung der Milch sich zwar ändert, doch diese Aenderung erst nach einem Vierteljahr deutlich und auch dann nicht für die Verdauung und Ernährung von zu grosser Bedeutsamkeit ist. Bei einer beträchtlichen Entfernung wird dagegen die Milch, wenn sie dicker und fettreicher geworden, von einem schwachen Magen nicht so leicht vertragen, und es steht überdies zu befürchten, dass die Amme nicht im Stande sein wird, noch volle 9 Monate zu nähren, und man zu einem unvollkommenen, selbst misslichen Wechsel gedrängt wird. Doch auch hiervon giebt es zahlreiche Ausnahmen, so dass man es im Nothfalle schon versuchen muss, sich auch mit einer alten Amme zu behelfen. Ist man in der Lage, für ein Kind von mehreren Monaten eine Amme zu besorgen, und ist nur eine frische zu beschaffen, so wird auch diese Milch in der Regel gut vertragen und unter allen Verhältnissen der künstlichen Ernährung vorzuziehen sein. Genügt die untersuchte Person den gestellten Anforderungen, so ist man berechtigt, sie als Amme zu empfehlen, und bewährt sie sich auch in der That als solche, dann müssen die Eltern alles aufbieten, sie als gute Amme zu erhalten. Es sind demnach alle Rücksichten zu nehmen, welche für die stillende Mutter als bindend angesehen werden, denn nur dann kann man darauf rechnen, dass die Milch weder an Menge noch an Güte abnimmt. Diese Unannehmlichkeit tritt nämlich dann besonders ein, wenn die Diät und das Verhalten der Amme zu sehr von der früheren Gewohnheit abweicht, so namentlich bei kräftigen Landmädchen, wenn sie den ganzen Tag müssig in der Stube sitzen und mit der nahrhaftesten Kost, zumal Fleischspeisen, überfüttert werden, während sie gewohnt sind, stundenlang in freier Luft angestrengt zu arbeiten und vegetabilische Nahrung zu geniessen. Vermeidet man diese schroffen Gegensätze und sucht sie durch Uebergänge auszugleichen, so wird man die Freude haben, wie der Säugling bei der Brust der Amme fast ebenso gedeiht, als würde er von der eigenen Mutter gestillt. Ist dies nicht der Fall, kränkelt das Kind, leidet es an Verdauungsstörungen, dann forsche man nach der Ursache und man wird sie in der Mehrzahl in einem fehlerhaften Verhalten oder in einem Unwohlsein der Stillenden finden. Nur zu häufig macht man die Entdeckung, dass die Amme ihren Milchmangel durch ein heimliches Füttern zu verstecken sucht, oder aus Leichtsinn dem Kinde von ihrer eigenen Kost zu schmecken giebt, um es frühzeitig auch daran zu gewöhnen. Man forsche, ob das Befinden der Amme auch völlig befriedigt, ob keine gastrischen oder katarrhalischen Affektionen vorhanden, ob sie sich keinen Diätfehler zu Schulden kommen liess, ferner ob sie sich auch nicht um das Schicksal des eigenen Kindes oder der Angehörigen härmt, endlich ob nicht etwa die Menstruation, oder gar eine neue Schwangerschaft eingetreten ist, die man vermuthen kann, wenn die schon eingetretene Regel fortbleibt. Ist das Unwohlsein ein vorübergehendes, so lasse man das Kind ferner anlegen, ist eine ernste Krankheit im Anzuge, so sorge man für eine neue Amme. Giebt eine genaue Untersuchung die Ueberzeugung, dass keiner der erwähnten Umstände vorhanden, dass die Amme vollkommen wohl, und ihre Milch keine Veränderung erfahren, dann erst darf man ein von der Amme und ihrer Ernährung unabhängiges Leiden des Säuglings annehmen.

Die künstliche Ernährung.

Sind Umstände vorhanden, welche die Mutter verhindern, dem Kinde die Brust zu reichen oder sie durch eine Amme zu ersetzen, so bleibt nichts übrig, als die künstliche Ernährung zu versuchen. Wir nennen dies ausdrücklich einen Versuch, da es als ein grosses Glück zu betrachten ist, wenn es gelingt, nicht nur das Kind zu erhalten, sondern wenn dasselbe auch gedeiht und so viel Lebensenergie erwirbt, um die Fährlichkeit des Zahnens oder der Kinderkrankheiten glücklich zurückzulegen. Im Allgemeinen wird man als leitenden Grundsatz dieses Unternehmens den Gedanken festhalten müssen, die künstliche Ernährung der natürlichen in Stoff und Form möglichst ähnlich zu machen. Demnach muss man als Aequivalent der Frauenmilch die Milch eines Thieres reichen, und zwar am zweckmässigsten diejenige, welche der Frauenmilch am nächsten steht. Eine tabellenartige Zusammenstellung der verschiedenen Milcharten zeigt ihre verschiedene Zusammensetzung.

Bestandtheile der Milch der	Frauen	Kühe	Eselinnen	Ziegen	Schafe.
Wasser	88,7	85,7	90,7	86,8	85,6
Feste Bestandtheile .	11,2	14,3	9,3	13,2	14,3
Butter	2,5	4,0	1,2	3,5	4,2
Käse	3,4	7,2	1,6	4,0	4,5
Milchzucker . . .	4,8	2,8	6,2	5,0	5,2
Verschiedene Salze .	0,2	0,6	0,3	0,5	0,6

Man ersieht hieraus, dass Ziegen- und Schafmilch fettreicher ist, und sie macht auch in der That durch ihre Schwerverdaulichkeit leicht Digestionsbeschwerden, dagegen hat die Milch der Eselinnen, welche der Frauenmilch am meisten ähnelt, und welche sich bei reizbarer Verdauung Erwachsener so wohlthätig zeigt, bei Kindern die Eigenschaft, sehr stark abzuführen, so dass man ihren Gebrauch bald aufgeben muss. Es bleibt somit nur übrig, Kuhmilch zu nehmen und deren beträchtliche Abweichung durch einen passenden Zusatz auszugleichen. Bei einem Vergleich findet man nämlich, dass die Frauenmilch dünner und süsser ist, woraus natürlich die Nothwendigkeit folgt, die Kuhmilch zu verdünnen und zu süssen. Es ist dabei höchst wichtig, die Milch stets von demselben Thiere zu erhalten, sich vor der Anwendung von der untadelhaften Beschaffenheit zu überzeugen, und sie möglichst frisch zu verabreichen.

Die ungekochte Milch, die jedoch vorher abgerahmt sein muss, ist verdaulicher als gekochte, verdirbt aber leichter, wenn sie an einem warmen Orte oder auch im Sommer aufbewahrt wird. Als Verdünnungsmittel bedient man sich des abgekochten, noch warmen Wassers, welches der Mischung die Temperatur der aus der Brust fliessenden Milch giebt. Die Menge des zugesetzten Wassers muss nach den verschiedenen Zeiten eine verschiedene sein, und richtet sich vorzugsweise nach dem Alter des Kindes und dem Zustande seiner Verdauung. Entsprechend der natürlichen Veränderung der Milch in der Mutterbrust darf auch die künstlich dargestellte nicht dieselbe Beschaffenheit während der ganzen Zeit besitzen, sondern muss von Zeit zu Zeit weniger verdünnt und zuletzt unvermischt gegeben werden. Man beginnt damit, auf einen Esslöffel Milch zwei Esslöffel Wasser zu nehmen, verringert nach ungefähr acht Wochen die Menge des Wassers, so dass von beiden gleiche Theile, wiederum nach acht Wochen nur $\frac{1}{3}$ Wasser genommen wird. Ein halbjähriges Kind kann reine Milch erhalten. Das Wasser wird noch mit wenigem weissen Zucker versetzt, wobei man sich zu hüten hat, von letzterem zu viel zu nehmen, weil er Neigung zur Säure erzeugt. Ein sehr übliches Verdünnungsmittel in Stelle des Zuckerwassers ist schwacher Fenchelthee, welcher sich nicht nur durch seine natürliche Süsse, sondern mehr noch durch seine die Verdauung belebende Eigenschaft bei schwachem Magen empfiehlt. Regel ist es ausserdem, nur unmittelbar vor dem Gebrauch die Mischung zu bereiten und sie nur milchwarm zu verabreichen. Eine besondere Wichtigkeit ist der Art des Darreichens beizulegen. Auch hier ist die Natur möglichst nachzuahmen. Man bedient sich dazu eines sogenannten Saugfläschens, welches einer Eau de Cologne-Flasche ähnlich, oder eine ovale platte Form hat, und dessen Oeffnung durch einen warzenähnlichen Pfropf geschlossen ist. Entweder besteht letzterer aus einem Stückchen Badeschwamm, dessen freies den Hals überragendes Ende mit Musselin oder einer fein durchlöcherten Blase überzogen ist, oder er besteht aus einem Kork mit einem elfenbeinernen mehrfach durchbohrten Röhrchen. Einen wohl verdienten Ruf haben sich die patentirten Saugstöpsel von Charrière erworben. Sie bestehen aus decalcinirtem Elfenbein und haben an der Seite einen nadeldicken Kanal, welcher der äusseren Luft den Eingang gestattet, aber so schief geht, dass die Milch nicht von innen nach aussen durchdringen kann. Damit die Flüssigkeit durch den Längenkanal des Stöpsels nicht in zu grosser Menge dem saugenden Kinde zufliesst, braucht man nur den untern Theil, ehe man ihn ins Fläschchen setzt, mit dicker Leinwand zu überziehen. Ist der Stöpsel sehr hart geworden, so lasse man ihn nur eine halbe Stunde in kaltem Wasser liegen. Das Saugglas, mit der Nahrung nicht vollkommen gefüllt, wird dem etwas in die Höhe gerichteten Kinde gereicht. Hierdurch wird dasselbe zum Saugen genöthigt, und die Speicheldrüse zu einer reichlichen Absonderung veranlasst, welche, mit der Nahrung gemischt, wesentlich zur leichtern Verdauung beiträgt. Es ergiebt sich dabei wohl von selbst, welche Nachtheile von dem gewöhnlichen Verfahren entstehen, wobei das Kind auf den Rücken gelegt, und der Inhalt einer Schnabeltasse oder eines Löffels in den Mund gegossen wird, so dass es ohne Mühe in vollen Zügen oft wider Willen zu trinken gezwungen ist. Der Gebrauch des Fläschchens hat auch das Gute, dass es nicht blos genau die Menge des Inhalts angiebt, sondern auch erkennen lässt, wie viel das Kind schon genossen. Es bedarf wohl keiner Erinnerung, dass der ganze Apparat auf das Reinlichste gehalten wird, und vor dem jedesmaligen Gebrauch alle Theile geprüft werden, damit sie nicht die Verderbniss der Milch veranlassen. Ganz junge Kinder darf man nach dem Füttern nicht stark bewegen, sondern muss sie, wenn es irgend möglich, gleich hinlegen, grössere können jedoch aufbleiben. Wie viel dem Kinde jedes Mal zu reichen ist, richtet sich nach dem Appetit und der Verdauung. So lange das Kind mit sichtlichem Verlangen an dem Fläschchen kräftig saugt, ist das Begehren zu befriedigen, aber nicht so lange, bis Erbrechen eintritt. Durch genauere Beobachtungen kommt man bald dahinter, welches das rechte Maass ist. Dieses ist dann für einige Zeit beizubehalten. Im Allgemeinen reicht es aus, wenn der Neugeborne ungefähr $^3/_4$ Pfd. Flüssigkeit in 24 Stunden consumirt und jeden Monat etwas zugelegt wird. Die Zwischenräume, in welchen die Nahrung zu reichen, sind nach denselben Grundsätzen zu bestimmen, die für das Säugen als maassgebend ausgesprochen. Vor allem suche man es dahin zu bringen, dass das Kind während der Nacht nur 1 bis 2 Mal die Nahrung verlangt, und gebe dann am besten reinen Fenchelthee oder Zuckerwasser, indem man die Milch, welche in der warmen Stube aufbewahrt so leicht säuert, lieber fortlässt.

Gedeiht trotz aller Sorgsamkeit das Kind nicht, indem es entweder ohne weitere krankhafte Erscheinungen abmagert, oder indem mannigfache Störungen der Verdauung eintreten, so liegt dies an der Schwäche des Digestionsapparats, welcher jenen Unterschied des natürlichen und künstlichen Nährmittels nicht zu überwältigen vermag. Dieser besteht in seinen gröbern physikalischen Eigenschaften, da bei Kuhmilch die Milchkügelchen umfangreicher sind, der Käsestoff compacter, die Neigung zur Säuerung grösser und das Gerinnen durch Einwirkung des Kindesmagens weit später erfolgt. Ausserdem ist auch der Milchzucker weit leichter verdaulich als der Rohrzucker, und weit geeigneter die nothwendige Umsetzung der Milchelemente zu bewirken. Um dem schwachen Magen zu Hülfe zu kommen, ist man gezwungen, für die Milch einen andern Zusatz als den frühern, oder ein anderes Nährmittel zu wählen, indem man die Milch ganz bei Seite lässt. Als Verdünnungsmittel hat man eine grosse Menge in Gebrauch gezogen, die, um auf ihren Werth näher einzugehen, entweder vegetabilischer oder animalischer Natur sind. Zu den letzteren gehören die verschiedenen Fleischsuppen, zu den ersteren eine Lösung von Gummi arabicum, Schleim von Hafer, Gerste, Waizengrütze, Salep, Arrowroot und Zwiebackwasser. Unter all diesen ist das Zwiebackwasser am gebräuchlichsten und bietet, was nicht in Abrede zu stellen ist, bei gehöriger Benutzung auch die entschieden günstigsten Resultate. Die Art seiner Bereitung ist folgende: Ein hart gebackner Zwieback wird, fein gestossen und mit einer Tasse Wasser übergossen, in einer kleinen Kasserolle über einem Spirituslämpchen ungefähr 10 Minuten gekocht, wobei ein beständiges Umrühren das Klümpern verhütet. Hierauf wird die Abkochung durch ein Tuch gegossen und tüchtig ausgedrückt, das Abgeseihte mit etwas Zucker versetzt und der Milch beigemischt, so dass die in das Saugfläschchen gefüllte Mischung eine Temperatur hat, welche das Auge verträgt. Dieser Zwiebacksabkochung sprechen wir den Werth eines eben so leichten als verdaulichen Nahrungsmittels zu, nicht nur weil das Waizenmehl durch seinen grossen Klebergehalt, also durch sein stickstoffhaltiges Princip sich dem animalischen nähert, sondern weil auch durch das Zusetzen von Hefe, so wie durch das Backen seine Elemente inniger gemischt und leichter löslich geworden sind. Dem so behandelten Waizenmehl, wie es sich im Zwieback vorfindet, geben wir daher auch unbedingt den Vorzug vor alter Semmelkrume, oder geröstetem Waizenmehl, weil dieses weniger löslich. erstere mehr zur Säuerung geneigt ist.

In der neuern Zeit ist das Arrowroot sehr gebräuchlich geworden, über dessen Zubereitung Mayer, einer der bedeutendsten Kinderärzte in Berlin, folgenden Rath ertheilt: Eine Drachme des Pfeilwurzelmehls wird mit einem Pfund kalten Wasser gekocht und dann etwas Milchzucker hinzugesetzt. Die Milch, welche demselben beigemischt werden soll, wird vorher einer besondern Behandlung unterworfen. Um nämlich sicher zu sein, dass sie nicht sauer ist, bedient man sich des Krebssteins, von dem man 1 Drachme nimmt, darauf unter beständigem Umrühren allmälig 1 Quart nicht aufgekochte Milch giesst, die Mischung 3 Stunden stehen lässt und dann die Milch von dem Bodensatz abgiesst. Hierauf wird sie mit Arrowrootwasser gemischt, so dass die Mischung eine milchwarme Temperatur hat. In den ersten 4 Wochen erhält das Kind 1 Theil Milch und 2 Theile Arrowrootwasser, von da ab bis zum 4ten Monat von beiden gleiche Theile, später 3 Theile Milch und 1 Theil Arrowrootwasser. Die Quantität des dazu gesetzten Milchzuckers besteht in den ersten 8 Tagen aus 2 Theelöffeln, später aus 1 Theelöffel auf eine Tasse Milch. Dies Verfahren ist sehr umständlich und deshalb bei armen ungebildeten Leuten kaum anwendbar, ausserdem ist es unnöthig, jedes Mal die künstliche Entsäuerung vorzunehmen, wenn man für frische Beschaffung und gute Aufbewahrung der Milch Sorge trägt. Zweifelhaft bleibt es überdies, ob das Pfeilwurzelmehl, welches allerdings leicht verdaulich ist, nicht in dieser Beziehung noch von einer Zwiebacksabkochung übertroffen wird. Der Schleim von Gummi arabicum hat zu wenig Nahrungstoff und ist für die Verdauung zu indifferent, der von Hafer, Gerstengrütze und Salep gewonnene weniger löslich und weniger nährend.

Die animalische Nahrung, wie sie in der Regel als Fleischbrühe gereicht wird, verträgt das Kind schon sehr früh, weil sie für ihn ein natürliches Bedürfniss zu sein scheint. Denn selbst die pflanzenfressenden Säugethiere reichen in ihrer Milch den Jungen ein animalisches Nährmittel, welches mehr stickstoffiges Princip enthält, als sie in den späteren Jahren erhalten. Die körnerfressenden Vögel geben ihren Jungen Insekten, oder füttern sie aus ihrem Kropf, welcher die Nahrung aufgelöst in dem Magenschleime in einen milchähnlichen Zustand versetzt hat. Zu den animalischen Nährmitteln, welche dem Kinde theils vermischt, theils unvermischt gereicht werden, gehört die Suppe von einer Taube, einem Huhn, Kalb-, Schöpsen- oder Rindfleisch und die Lösung von Hausenblase. Bei der Zubereitung nimmt man auf eine Taube oder $^1/_4$ Theil eines Huhnes, so wie auf $^1/_4$ Pfd. Kalb- oder Schöpsenfleisch, von welchem auf das sorgfältigste Fett und Sehnen entfernt worden, 1 Pfd. Wasser, kocht es gehörig ab und setzt ein klein wenig Salz zu. Vergleicht man die Wirksamkeit dieser verschiedenen Mittel, so findet man, dass die Suppe von Tauben weniger nahrhaft ist als vom Huhn, dass die vom Kalbfleisch mehr bläht als die vom Schöpsenfleisch, diese drei an Nährkraft auf gleicher Stufe stehen, dagegen die Hühnersuppe noch den Vorzug der leichteren Verdaulichkeit besitzt. Der Lösung von Hausenblase bedient man sich nur in England, denn auf dem Continent macht man ihr denselben Vorwurf wie der Lösung des arabischen Gummi.

Welches dieser angeführten Mittel in den einzelnen Fällen das passendste ist, lässt sich nicht vorweg bestimmen, sondern muss dem Scharfsinn und Takt des Arztes, mitunter auch dem Versuch überlassen bleiben. Nur im Allgemeinen kann man auf einige Punkte die Aufmerksamkeit lenken, welche bei der Wahl in Betracht kommen. Diese sind: das Alter des Kindes, der Grad der Abmagerung und der Verdauungskraft. Hat das Kind noch nicht die ersten acht Wochen zurückgelegt, dann giebt man nur Zwiebackwasser oder Arrowroot, bei guter Verdauung und nicht beträchtlicher Abmagerung mit Milch in der gewöhnlichen Art gemischt, verträgt aber auch dieses nicht der Magen, so gebe man Zwiebackwasser allein, dem man erst später noch Fleischbrühe in steigender Menge zusetzt. Bei einem Kinde von $^1/_4$ Jahr mit guter Verdauung kann man schon den Versuch machen, zunächst der Milch Hühner- oder Schöpsenbrühe zuzusetzen, gebe jedoch letztere ebenfalls allein, falls der Magen sich gegen die Mischung sträubt, wobei die Vorsicht zu rathen, die Brühe abwechselnd mit Zwiebackwasser erst jeden zweiten Tag und, wenn sie gut vertragen wird, täglich zu geben. Mit zunehmendem Alter muss die Menge des Fleisches vermehrt und mit dem leicht verdaulichen Schleim von Zwieback, Reis und Arrowroot versetzt werden. Kinder über $^1/_2$ Jahr können auch Rindssuppe erhalten. Hierbei ist jedoch die Art der Zubereitung höchst wichtig und wir müssen hierin nach dem Vorbilde der Engländer unterscheiden Brühe und Suppe. Erstere ist die Infusion, letztere das Dekokt. Nur die Brühe ist bei der künstlichen Ernährung des Kindes anwendbar und in folgender Art herzustellen. Es wird reines Muskelfleisch auf einem Porzellanteller würfelförmig geschnitten und mit kochendem Wasser übergossen. Nach vierstündiger Digestion wird das Fleisch gut ausgepresst, und die Brühe dem Bedürfniss gemäss gesalzen, worauf sie sich zur weiteren Verwendung eignet. Dieser Fleischthee, *beefthea,* ist ebenso nährend als leicht verdaulich und ersetzt vollständig den von Weisse in Petersburg unter ähnlichen Verhältnissen mit gutem Erfolg verwendeten Saft des rohen Fleisches.

Wir müssen hier noch einer Methode der künstlichen Ernährung gedenken, die schon im grauen Alterthum bekannt, später vergessen, erst in neuerer Zeit in Deutschland von Zwierlein, in Frankreich von Desormeux mit Glück versucht wurde. Sie besteht darin, den Säugling an die Zitzen einer Ziege anzulegen. Der günstige Erfolg ist nicht in Abrede zu stellen und dieser Versuch daher überall anzustellen, wo Besseres nicht zu beschaffen ist.

Bei einer genauen Befolgung der diätetischen Vorschriften wird es oft gelingen, das Kind zu erhalten, zumal wenn auch das übrige Verhalten ein angemessenes ist, wenn namentlich das Kind täglich gebadet und in die frische Luft getragen wird. Im Ganzen ist daher die Prognose für den Pflegling in der Stadt nicht so günstig als auf dem Lande, wo überdies die Milch stets frisch und von vorzüglicher Güte zu bekommen ist.

Baden und Ankleiden.

Die ersten Hülfsleistungen für den Neugebornen werden in der Regel von der Hebamme oder Wickelfrau besser und gewandter besorgt als vom Geburtshelfer, der jedoch selbst auch von dem kleinsten Umstand die genaueste Kenntniss besitzen muss.

Das Erste, worauf der Neugeborne Anspruch macht, ist ein warmes Bad. Nachdem die Nabelschnur durchschnitten und unterbunden, bringe man ihn in ein Bad von reinem Wasser, dessen Temperatur ungefähr die des eben verlassenen Amnions erreicht, also fast 30° R. beträgt. Die Wanne steht in mässiger Höhe und enthält so viel Wasser, dass der Körper des Kindes davon vollkommen bedeckt wird. Zuerst wasche man das Gesicht, damit nicht das vom Hautschmutz verunreinigte Wasser die zarten Sehorgane reizt, dann reinige man den Mund, zuletzt den übrigen Körper.

Das Bad hat den Zweck, nicht nur das Kind gleichmässig zu erwärmen, nachdem es durch die äussere Luft abgekühlt ist, sondern auch den zähen Kindesschleim aufzulösen und in der Haut eine kräftige Cirkulation herzustellen, um sie zum Perspirationsorgan zu erheben. Gelingt es nicht, durch sanftes Reiben mit feinem Flanell den fettigen Ueberzug von der Haut zu entfernen, so kann man auch weisse Seife nehmen, oder wenn man ganz sicher gehen will, dass nicht jenes reizende Reinigungsmittel in Augen und Mund gelangt, das Gelbe vom Ei. Das gereinigte Kind wird mit einem recht weichen Handtuche abgetrocknet, rasch eingehüllt und behufs leichterer Handhabung auf ein mit weicher Leinwand bedecktes Kissen, welches auf einem Tische von passender Höhe liegt, gelegt. Hierauf prüfe man noch ein Mal die Ligatur der Nabelschnur, ob sich dieselbe während des Badens gelockert, damit nicht, wie es zuweilen vorkommt, eine unwillkommene Nachblutung eintritt. Dieser Fall ereignet sich besonders dann, wenn die Nabelschnur viel Sulze enthält. Indem letztere nämlich aussickert, vermag das Band nicht mehr die Gefässe vollkommen zu schliessen, und es ist unter solchen Umständen räthlich, scharf nachzubinden. Hat man sich somit gegen eine Blutung sicher gestellt, so wird der Nabelschnurrest in ein Stückchen weicher alter Leinwand eingeschlagen, gegen das linke Hypochondrium gelegt, um nicht die Leber zu drücken, und in dieser Lage mittelst mehrerer Touren einer handbreiten elastischen Binde unverrückt erhalten. Hierauf werden die übrigen Kleidungsstücke angelegt.

Die Bekleidung des Kindes muss bequem, leicht zu entfernen und je nach der Jahreszeit mehr oder weniger warm sein. Sie besteht gewöhnlich aus einem Hemdchen, einer Jacke und einem Mützchen. Steiss und Beine werden zunächst in eine dreieckig gelegte Windel wie in Höschen behufs leichter Entfernung des Verunreinigten eingeschlagen. Ein grösseres viereckiges Tuch, die Fusswindel, wird um die Mitte des Unterkörpers und um beide Füsse lose herumgelegt, das herunterhängende Ende in die Höhe geschlagen und durch eine zweite handbreite Binde, die mehrere Male um den Leib geht, festgehalten.

Die Temperatur eines ausgetragenen Neugebornen beträgt 2 bis 5 Grad Wärme weniger als die eines Erwachsenen, und dieser Unterschied muss eben durch die Kleidung ausgeglichen werden. Erfahrung und Instinkt lehrt uns das Kind warm halten. Die schützende Kleidung muss aber auch bequem sein, sie darf Brust und Bauch nicht drücken, die Bewegung des Kopfes oder der Glieder nicht hindern. Entspricht sie diesem Zwecke, so hat man nicht das Recht mit dem Geschmack der Eltern zu rechten. Zur Befestigung dienen Bänder, nirgends Stecknadeln, weil diese leicht herausgleiten und das Kind verletzen.

Das vollständig angekleidete Kind wird nun der Mutter zur Begrüssung dargebracht, und dann in das Bettchen auf die Seite gelegt, so dass es für den Fall des Erbrechens nicht in Gefahr kommt zu ersticken. Man gebe dem Bettchen eine solche Stellung, dass es weder der Zugluft ausgesetzt ist, noch ein starkes Licht die zarten Augen reizt. Gewöhnlich verfällt das Kind gleich nach der Geburt in einen ruhigen Schlaf, der mehrere Stunden dauert, aus welchem es dann mit Schreien — ein Zeichen, dass es Hunger spürt — erwacht. Während jener Zeit hat sich die Mutter auch erholt und kann das Kind sofort anlegen, selbst wenn sie eine Erstgebärende ist, und die Brüste noch nicht sich stark gefüllt haben.

Die Kinderstube.

Der Kinderstube wird selten diejenige Aufmerksamkeit zugewendet, welche dem beständigen Aufenthalt des Neugebornen, des Stolzes und der Hoffnung der ganzen Familie, gebührt, und würde sie mit einer gleichen Sorgsamkeit, wie das für Fremde bestimmte Putzzimmer eingerichtet, es wäre um die Wohlfahrt vieler Kinder besser bestellt. Es liegt in der Natur der Verhältnisse, dass der Neugeborne während der ersten 14 Tage das Wochenzimmer mit der Mutter theilt, in deren unmittelbarer Nähe sein Bettchen steht. Je mehr jedoch die Mutter erstarkt, und das Wochenzimmer sein specifisches Ansehen verliert, um so mehr müssen diejenigen Anordnungen getroffen werden, welche das Gedeihen des Kindes erheischt. Vor allem muss für Licht und Luft, diese wesentlichen Faktoren des Lebens, gesorgt werden. Wie die Pflanze farb- und kraftlos bleibt, wenn beide fehlen, so sehen wir auch die animalische Vegetation verkümmern und finden in der kellerartigen Behausung mit ihrer Summe schädlicher Effluvien die Quelle des vielfachen Siechthums und der überwiegenden Mortalität unter den Kindern der ärmern Klasse. Die Kinderstube muss hell und geräumig sein, darf nicht zum Trocknen der Wäsche, noch zum Wohn- und

Schlafzimmer von andern benutzt werden. Sie muss häufig gelüftet werden und ausserdem eine beständig gleichmässige Wärme besitzen, weil diese ein wesentliches Bedingniss für das Gefühl der Behaglichkeit so wie des Gedeihens und der Entfaltung aller organischen Funktionen ist. Der Thermometer in der Kinderstube muss stets 14—15° R. zeigen, eine Abweichung in einer oder der andern Richtung hat grossen Nachtheil. Die übermässige Wärme erweckt nicht nur Schweiss, sondern veranlasst Congestionen gegen den Kopf und verweichlicht den Körper bis zu einer krankhaften Empfindlichkeit für die Kälte; dagegen erzeugt andrerseits eine zu geringe Temperatur Leibschmerz, Durchfall und Störung der Verdauung. Friert das Kind, so bemerkt man dies am ersten an Händen und Füssen, und hat alsdann dem Uebelstande abzuhelfen.

Das Kind kann schon frühzeitig der Wohlthat der freien Luft theilhaftig werden, wenn man nur die nöthigen Rücksichten auf die Verhältnisse nimmt. So ist es einem kräftigen Kinde von vier Wochen schon gestattet, die milde Luft eines lauen Sommertages einzuathmen, während ein schwächliches, im Winter geborenes erst das Frühjahr abwarten muss, um das Zimmer verlassen zu dürfen. Gewinnt man die Ueberzeugung, dass die Kräfte des Kindes dabei zunehmen, dann darf man den Aufenthalt im Freien nicht nur ausdehnen, sondern ihn häufiger wiederholen. Der Vorsicht angemessen ist es dabei, das Gesicht durch einen Schleier und den Körper durch eine wärmere Bekleidung zu schützen, ferner Wind und Nässe zu meiden. Erst in spätern Jahren, wenn das Kind sich selbstständig tüchtig bewegen kann, darf man daran denken, den kindlichen Körper gegen den Wechsel der Witterung, gegen Kälte und Wärme abzuhärten, wogegen ein dahin zielendes Experiment innerhalb der ersten Lebensjahre leicht die traurigsten Folgen haben kann.

Das Lager.

Sowohl im Interesse der Bequemlichkeit als Reinlichkeit ist es zweckmässiger, wenn das Kind sein eignes Lager besitzt, zumal die mütterliche Wärme, wenn auch für den Säugling wohlthätig, doch in einer gehörig entsprechenden Bedeckung ihr vollgültiges Aequivalent findet. Ueberdies hat es auch seine Gefahren, wenn die Mutter das Kind beständig im eignen Bette behält, denn die Fälle stehen keineswegs vereinzelt da, in denen das Kind im Schlaf erdrückt wurde. Das Lager des Kindes muss gleich der Kleidung weich, behaglich warm sein, und aus Unterbett, Kopfkissen und Zudeck bestehen. Die Unterlage muss, um die Unreinlichkeit zu entfernen, sich rasch trocknen lassen, wozu eine Matratze von Pferdehaar, Seegras, Stroh oder Laub am zweckmässigsten, wogegen das Uebrige am besten mit Federn gestopft ist. Empfehlenswerth ist es, die Bettchen von Zeit zu Zeit zu lüften und in die Sonne zu legen. Das Kopfende des Bettchens wird gewöhnlich mit einer Gardine umgeben, nicht nur um das Licht, sondern auch Fliegen abzuhalten. Ob der Wiege, ob der Bettstelle der Vorzug gebührt, ist ein Streit, der noch heute nicht geschlichtet. Ein ruhiges gesundes Kind schläft dort, wo es hingelegt wird, und ihm genügt das Bettchen. Für unruhige, reizbare, kränkliche bedarf es mitunter einer Beihülfe, um den Schlaf zu begünstigen, und dann ist die Wiege, welche das instinktartige Schaukeln des schreienden Kindes im Mutterarm ersetzen soll, an ihrem Platz. Die Stellung der Bettchen ist in der Nähe der Mutter, um das Kind leicht aus demselben herausnehmen und zurücklegen zu können. Es darf nicht zu flach sein, weil das ältere Kind, sich aufrichtend, leicht herausfallen kann.

Die Sekretionen.

Bald nach der Geburt pflegt das Kind das Mekonium von sich zu geben und den Urin zu lassen. Wo ersteres unvollkommen oder gar nicht geschieht, da tritt die Nothwendigkeit ein, den Abgang künstlich zu veranlassen. Man bedient sich dazu eines Theelöffels *Syrupus rhei* oder eines Klystiers aus Chamillenthee und Oel. Später erfolgen die Sekretionen, vorausgesetzt, dass das Kind eine passende Nahrung erhält und gedeiht, in ähnlicher Art wie beim Erwachsenen, nur sind sie reichlicher und heller. Der Darmkanal entledigt sich 3—4 Mal täglich seines Inhalts, der eine hellgelbe, halb flüssige Masse darstellt, welche eine durchgehends gleiche Beschaffenheit und einen eigenthümlichen nicht strengen Geruch besitzt. Mitunter leiden Kinder, deren Aussehen das vollständigste Gedeihen ausspricht, an Stuhlverstopfung, wobei nicht nur der Stuhl selten und hart ist, sondern auch beim Abgang grossen Schmerz verursacht. Dies zu beseitigen dient eine Messerspitze Rhabarber,

Kinderpulver oder *Magnesia usta*, ein Theelöffel Rhabarbersyrup, ein Klystier, ein Zäpfchen. Wenn alle diese Mittel vergeblich angewendet sind, hilft ein Theelöffel Ricinusöl. Mitunter ist von guter Wirkung eine halbe Tasse frischer Kuhmilch. Durch eine gewisse Regelmässigkeit im Darreichen der Nahrung vermag man auch den Stuhl an eine gewisse Regelmässigkeit zu gewöhnen. Bei einiger Aufmerksamkeit kann man nämlich an den eigenthümlichen Gesichtszügen, der Unruhe, den Blähungen den Eintritt des Stuhls voraussehen und dann ist es gerathen, das Kind, selbst wenn es erst einige Monate alt ist, in die Lage des Abhaltens zu bringen, in welcher es am bequemsten den Mastdarm entleert. Geschieht dies mit einer gewissen Ausdauer, so meldet das Kind nicht nur sein Bedürfniss durch Schreien an, sondern ein Mal an eine gewisse Zeit gewöhnt, folgt es willig der Aufforderung zur Stuhlentleerung. Geräth die Verdauung in Unordnung, so offenbart sich dies zuerst in einer Veränderung des Stuhlgangs, indem er Stücke geronnenen Käsestoffs, welche im Innern vollkommen weiss sind, und ausserdem grünliche Galle enthält. Der Urin wird 5—6 Mal täglich gelassen und färbt die Windel nur sehr schwach. Von welcher Wichtigkeit für die Erhaltung des Wohlbefindens die ungestörte Thätigkeit der Haut ist, bedarf keiner Erörterung für den, welcher die Menge der von ihr perspirirten Stoffe kennt. Zu diesem Behufe genügt nicht nur die grösste Reinlichkeit und die sofortige Entfernung der durchnässten und beschmutzten Wäsche so wie der verunreinigten Umgebung, sondern das Kind muss täglich in lauem Wasser gebadet werden. Blosses Waschen ersetzt die längere Einwirkung der lauen Wärme nicht, abgesehen davon, dass es leicht Erkältung herbeiführt. Dagegen dient es zur Kräftigung der Hautdecke und zur Gewöhnung an Kälte, wenn ausserdem der ganze Körper mit einem in kaltes Wasser getauchten Schwamm benetzt wird. Dies ist jedoch erst anzuwenden, nachdem das Kind schon $^1/_4$ Jahr alt geworden. Ausserdem ist die Mundhöhle täglich mehrere Male auszuwaschen, wozu man sich kalten Wassers bedient, welches mit ein wenig Zucker versetzt ist.

Wir müssen hier noch auf eine Eigenthümlichkeit des Säuglings aufmerksam machen, auf das sogenannte Speien. Einige Minuten, mitunter auch $^1/_4$ Stunde nach dem Saugen, erfolgt mit einem Ructus das Erbrechen einer kleinen Menge Milch, welche aus Molken und geronnenem Käse besteht. Man bemerkt dabei nicht, dass dieser Akt das Kind anstrengt, ihm unangenehm ist, oder es irgend wie dabei leidet. Es scheint nur das natürliche Streben zu sein, das Zuviel zu entfernen und dieses wird durch die mehr senkrechte Stellung des Säuglingsmagens ausserordentlich erleichtert. Da es eine kräftige Action des Organs voraussetzt und die Beschaffenheit des Ausgestossenen auch Zeugniss für eine gehörige Einwirkung des Magensaftes auf das Genossene ablegt, so kann man hierin wohl den Grund finden, dass das Ammenwort „Speikinder, Gedeihkinder," etwas Wahres enthält.

Schlaf und Wachen.

Der Neugeborne schläft in der ersten Zeit noch viel, indem sich nur allmälich ein Uebergang von dem vegetativen Intrauterinleben zu dem psychischen herstellt. Erst nach 6 bis 8 Wochen lernt nämlich das Kind den Gebrauch der Sinne, und mit ihnen steigert sich auch die Summe der Empfindungen, die bis dahin nur auf eine kleine Zahl beschränkt waren. Je mehr sich die Empfänglichkeit für die äussern Eindrücke steigert, um so länger bleibt das Kind munter, desto mehr wird die Zeit des Schlafens in 24 Stunden abgekürzt. Während daher der Neugeborne nur selten den Schlaf unterbricht, und dann nur, um die Brust zu nehmen und Bedürfnisse zu befriedigen, bleibt er bei der fortschreitenden Entwickelung länger wach, bis er zur Zeit des Entwöhnens nur noch des nächtlichen Schlafes bedarf. Selbst über den Schlaf vermag die Gewohnheit ausserordentlich viel Macht zu erlangen, und indem die Mutter willkührlich dem Kinde die Brust reicht, vermag sie auch die Zeit des Schlafens und Wachens zu bestimmen. Sie kann es demnach auch leicht so einrichten, dass das Kind Nachts nur 1—2 Mal die Brust verlangt und die übrige Zeit ruhig schläft und es ist ihre Schuld, wenn das Kind anstatt des Nachts am Tage schläft und dann durch sein Geschrei ihren Schlaf verscheucht. Viel und ruhiger Schlaf ist ein günstiges Zeichen von Gesundheit und guter Verdauung.

Das Schreien des Kindes.

„*Fletus moderatus pueris non obest, pectus delatat et calefacit,*" ist eine physiologische Thatsache, die schon Aristoteles [1] ausspricht. Ein mässiges Kindergeschrei darf keine Besorgnisse erwecken, am allerwenigsten die Mutter veranlassen, das Kind durch Darreichen der Brust oder Schaukeln zum Schweigen zu bringen. Bei der geringen activen Bewegung, welche den schwachen Armen und Beinen des hülflosen Wesens gestattet ist, kann die peripherische Circulation auf die Dauer nur eine schwache sein. Durch das Schreien, durch tiefe Respiration wird eine Ausdehnung der Lungenzellen und in unmittelbarer Folge ein rascher kräftiger Herzschlag veranlasst. Daher sehen wir bei einiger Aufmerksamkeit, dass sich während des Schreiens nicht nur das Gesicht röthet, sondern auch die ganze Haut eine röhtliche Färbung annimmt, und beobachten beim Impfen, dass die Stichwunde kaum blutet, so lange das Kind ruhig ist, dagegen ziemlich stark, wenn es zu weinen beginnt. Eine aufmerksame Mutter oder Amme wird übrigens bald an dem Tone des Schreiens erkennen, ob diese einzige Sprache des Neugebornen ein Leiden, ein Bedürfniss ausdrückt oder nur eine gewöhnliche Bewegung der Respirationsmuskeln ist. Häufiger ereignet es sich, dass Kinder, wenn sie bloss der Bewegung halber schreien, durch Darreichen von Nahrung, ohne dass sie Appetit haben, überfüttert werden, als dass ein Nachtheil von dem Gewährenlassen entsteht.

[1] Arist. Politic. Lib. VII. c. 17.

Druckfehler.

Seite 29	Zeile 7	v. u.	statt *ani constrictor* lies *ani* und *constrictor*
- 30	- 26	v. o.	st. Wirkung l. Wirkung des Steissbeins
- 46	- 7	v. u.	st. die vergrösserte Uterindrüse l. die vergrösserten Uterindrüsen
- 80	- 8	v. o.	st. erscheint l. erscheint auch
- 81	- 8	v. o.	st. Fingerspitze l. Fingerspitzen
- 98	- 18	v. u.	st. Aufregung l. geschlechtliche Aufregung
- 112	- 6	v. o.	st. keiner und l. keiner oder
- 112	- 11	v. u.	st. noch vorn l. noch weit
- 125	- 8	v. o.	st. 4 Zoll l. $4\frac{1}{4}$ Zoll
- 145	- 12	v. o.	st. — 2 — $2\frac{1}{2}$ l. 1 Unze 2 Dr. und 1 Unze $2\frac{1}{2}$ Dr.
- 160	- 4	v. u.	st. verrückt l. zerdrückt
- 166	- 17	v. u.	st. 6ten, 7ten, 8ten, 9ten l. des 6ten, des 7ten, des 8ten, des 9ten
- 193	- 15	v. u.	st. Unrecht l. Unrecht allein
- 215	- 20	v. o.	st. herabgedrängt l. herabgedrängt werden kann
- 238	- 11	v. o.	st. diese Eierröhrenschwangerschaft l. die *Graviditas tubaria*
- 263	- 11	v. u.	st. krampfhafter l. krankhafter
- 293	- 3	v. u.	st. *Claires* l. *Glaires*
- 318	- 16	v. o.	st. am l. am vorderen
- 367	- 1	v. u.	st. 1829 l. 1839
- 387	- 8	v. o.	st. sich l. sie
- 388	- 9	v. u.	st. Operation l. Action
- 407	- 5	v. u.	st. Deyeux l. Denyeux
- 414	- 7	v. u.	st. unvollkommenen l. unwillkommenen

FSC
www.fsc.org
MIX
Papier | Fördert
gute Waldnutzung
FSC® C083411

Kolibri 360 GmbH
Ferdinand-Jühlke-Straße 7
99095 Erfurt, Deutschland
produktsicherheit@kolibri360.de